Krankenhausplanung für Wettbewerbssysteme

Springer-Verlag Berlin Heidelberg GmbH

H.-H. Rüschmann K. Schmolling
C. Krauss A. Roth

Krankenhausplanung für Wettbewerbssysteme

Leistungssicherung statt Kapazitätsplanung

Unter Mitarbeit von:
J. Förster C. Rotering G. Jansen
R. Thode I. Gerber

Mit 110 Abbildungen

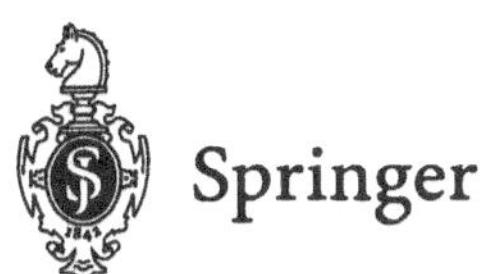

Springer

Prof. Dr. rer. pol. Hans-Heinrich Rüschmann
Dr. rer. pol. Klaus Schmolling
Dipl.-Inf. Christian Krauss
Dr. med. Andrea Roth M.P.H.
Gesellschaft für Systemberatung im Gesundheitswesen GS$_b$G
Lindenallee 21
D-24105 Kiel

ISBN 978-3-642-64068-1   ISBN 978-3-642-59648-3 (eBook)
DOI 10.1007/978-3-642-59648-3

Die Deutsche Bibliothek - CIP-Einheitsaufnahme
Rüschmann, Hans-Heinrich: Krankenhausplanung für Wettbewerbssysteme: Leistungssicherung statt Kapazitätsplanung / Hans-Heinrich Rüschmann; Klaus Schmolling; Christian Krauss; Andrea Roth. - Berlin; Heidelberg; New York; Barcelona; Hongkong; London; Mailand; Paris; Singapur; Tokio: Springer, 2000
ISBN 978-3-642-64068-1

Springer-Verlag ist ein Unternehmen der Fachverlagsgruppe BertelsmannSpringer.

Reprint of the original edition 2000

Umschlaggestaltung: Design & Production, Heidelberg

SPIN 10731776   22/3136xz

Vorwort

Die Bundesrepublik Deutschland Deutschland bietet den kranken Menschen in allen Regionen eine hervorragende Krankenhausversorgung. Die Grund- wie Spezialversorgung steht allen Patienten unabhängig von ihrem Versicherungsstatus zur Verfügung. Diese sozialstaatliche Errungenschaft ist nicht hoch genug einzuschätzen. Viele Menschen arbeiten kontinuierlich daran, daß diese Krankenhausversorgung ihr hohes Niveau hält. So dient die Krankenhausplanung der Gesundheit der Menschen in einem Land – sie ist kein Selbstzweck.

Wie jede Einrichtung müssen sich auch die Krankenhäuser dem globalen Wettbewerb stellen. Die Globalisierung zeigt, daß allein die effiziente Leistungserbringung zählt – eine Orientierung an Kapazitäten ist längst überholt. Daher ist eine Finanzierung von Krankenhausleistungen und eine Planung von Betten-Kapazitäten nicht mehr kompatibel. Dieses Mißverhältnis gefährdet zukünftig sogar eine zeitgemäße medizinische Versorgung von Patienten: Geplante Überkapazitäten wie entstandene Defizite verschlingen unnötig Ressourcen, deren der wirklich Kranke dringend bedarf. Neue Behandlungswege können sich nicht etablieren, da der „alte" Plan nicht zeitgerecht reagieren kann.

In einer von leistungsorientierten Entgelten geprägten Krankenhauslandschaft kann sich ein Wettbewerb zum Wohle des Patienten nicht unter den Bedingungen einer starren Kapazitätsplanung entfalten; über flexible Rahmenbedingungen aber können die Länder sinnvoll gestalten.

Diese Studie entwickelt erstmals einen Planungs-Rahmen für die Krankenhausleistungen eines Landes. Das Instrument „Krankenhaus-Rahmenplanung" wird detailliert methodisch vorgestellt: Leistungsmodule bündeln die derzeit noch unstrukturierten Krankenhausleistungen für kranke Menschen. Die Leistungsmodule werden auf ihre Zukunftsorientiertheit geprüft und neu strukturiert. Die Neustrukturierung der Soll-Module orientiert sich an Krankenhäusern mit vorbildlichen Versorgungslösungen für Patienten und folgt damit der Methodik des Benchmarking. Die Planung von Krankenhausleistungen ist methodisch neu, daher ist jeder einzelne Arbeitsschritt im Sinne von Handlungsanweisungen erläutert – das Lesen wird gleichfalls zur Arbeit.

Wie verändert sich nun der Leistungsbedarf in den Fachdisziplinen, wie in den Regionen? Spannende Beispiele auf empirischer Datengrundlage sind analysiert. Darüber hinaus beleben medizinische und ökonomische Expertenmeinungen sowie regionale Modelle die politische Diskussion um den Krankenhaus-Rahmenplan.

Der handwerklichen Arbeit des Planens (individuelle, regionale Zahlen) folgt die politische und normative Umsetzung in einem Land. Schleswig-Holstein stellt sich innovativen Ideen und will zukünftig in seinem Krankenhaus-Rahmenplan den regionalen Bedarf an Krankenhausleistungen ausweisen. Nur noch übergangsweise werden Kapazitäten festgesteckt.

Die GSbG ist seit vielen Jahren für das Krankenhaus als System engagiert. Unzählige Erfahrungen münden jetzt in das flexible System einer Krankenhaus-

Rahmenplanung, das sich gleichermaßen den Entwicklungen unserer Gesellschaft anpaßt wie es über Leistungsorientierung auch formt. Das Krankenhauswesen bleibt damit ein bedeutender Wirtschaftsfaktor in den Regionen eines Landes.

Dank gilt der Ministerin für Arbeit, Gesundheit und Soziales in Schleswig-Holstein, die die vorliegende Studie mit ihrer Aufgeschlossenheit für eine neue Methodik ermöglicht hat. Dank gilt auch der Beteiligtenrunde und insbesondere den Krankenhäusern mit der Krankenhausgesellschaft Schleswig-Holsteins, die eine Krankenhaus-Rahmenplanung mit der Übermittlung der patientenbezogenen Struktur- und Leistungsdaten erst ermöglicht haben.

Kiel, im März 2000

Für die GS$_b$G

Hans-Heinrich RÜSCHMANN

Inhaltsverzeichnis

Buch A

Leistungsorientierte Krankenhaus-Rahmenplanung

- Methodik -

Buch C

Gutachtenergebnisse zur Krankenhaus-Rahmenplanung eines Bundeslandes

Anhang

Verzeichnisse

Zusammenfassung

Leistungsorientierte Krankenhaus-Rahmenplanung – Methodik – [Buch A]

A 1 Kompatibilität zwischen Krankenhausplanung und Krankenhausfinanzierung

Zwei voneinander unabhängige Institutionen steuern die akutstationäre Versorgung: Der Staat zeichnet für die Planung und Investitionsfinanzierung der Krankenhauskapazitäten verantwortlich und stellt damit die Voraussetzung für die Versorgung der Bevölkerung mit Krankenhausleistungen sicher – die Krankenkassen vergüten für ihre Patienten die „Benutzerentgelte“ und gewährleisten damit die Finanzierung der Betriebskosten in den Krankenhäusern.

Bis zur Bundespflegesatzverordnung 1995 (BPflV ′95) wurden die Benutzerentgelte über tagesgleiche Pflegesätze vergütet, so daß die Krankenhauskapazitäten konsequenterweise an der Bezugsgröße Pflegetag bemessen wurden: *die Bettenplanung.* Mit dem Gesundheitsstrukturgesetz von 1993 (GSG ’93) und der BPflV ′95 ist der Einstieg in ein leistungsorientiertes Vergütungssystem erfolgt, welches den Pflegesatz je Tag durch leistungsorientierte Entgelte – die Fallpauschalen – sukzessive innerhalb der nächsten Jahre ablöst. Diese wettbewerbsorientierte Vergütungsform induziert neue Entwicklungen im Krankenhaus unabhängig von staatlichen Planvorgaben zur Anzahl von Krankenhausbetten. Zusätzlich bewirken bestehende Überkapazitäten einen Wettbewerbsmarkt, auf dem Krankenhausleistungen nach den Kriterien Qualität und Preis nachgefragt werden.

▶ Die Dynamik einer Leistungsfinanzierung setzt die Planung eines Landes für die Krankenhausversorgung seiner Bürger schrittweise außer Funktion.

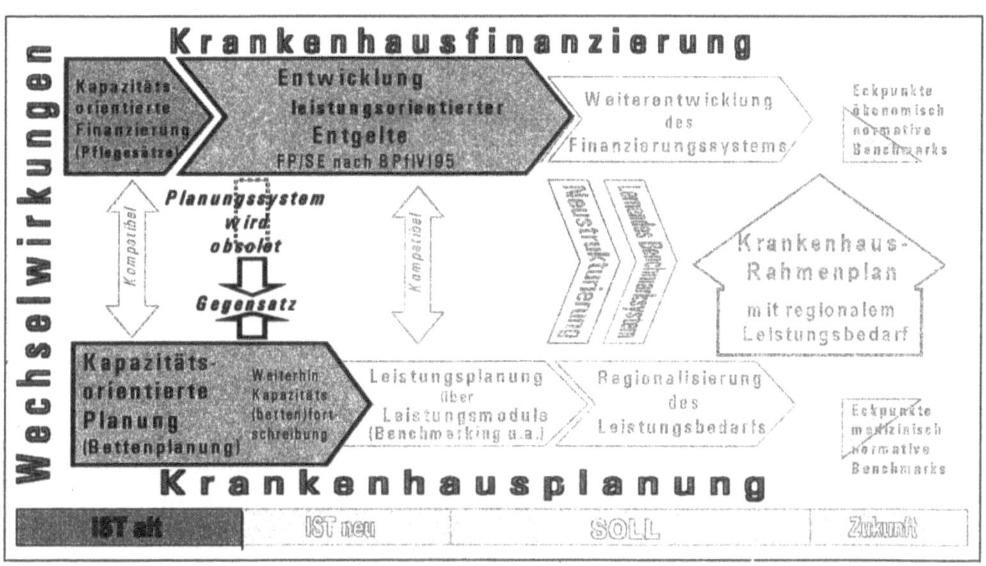

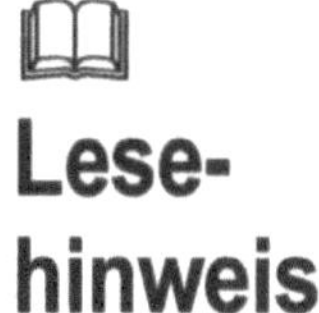

In der Konsequenz muß jede weitere Krankenhausplanung zum Finanzierungssystem der Krankenhausleistungen kompatibel sein. Grundsätzlich wird damit für die Zukunft eine Abkehr von der ressourcen-orientierten (Pflegetag) zu einer *output*-orientierten (Fallpauschale) Betrachtungsweise vollzogen. Aufgrund der Innovationskraft des Leistungswettbewerbs dürfen nicht einzelne Plangrößen für akutstationäre Leistungsanbieter festgeschrieben werden. Statt dessen ist eine den Wettbewerb strukturierende Rahmenplanung zu entwickeln, die den fachgebietsbezogenen Leistungsbedarf auf der Ebene von Versorgungsregionen ausweist. Das Land trägt die Verantwortung für die Gesundheitsversorgung, so daß der regionale Leistungsbedarf durch die akutstationären Leistungsanbieter abgedeckt werden muß (Sicherstellungsauftrag).

A 2 Strukturierung von Krankenhausleistungen in Leistungsmodule (IST-Module)

Wenn Krankenhausleistungen und nicht -betten für die Versorgung der Bevölkerung geplant werden, muß der Leistungsbedarf inhaltlich definiert sein. Die Versorgung der Patienten wird als Kombination von Behandlungsanlaß (z. Zt. ICD-9 bzw. ICD-10) und Therapie (z. Zt. OPS 301) beschrieben.

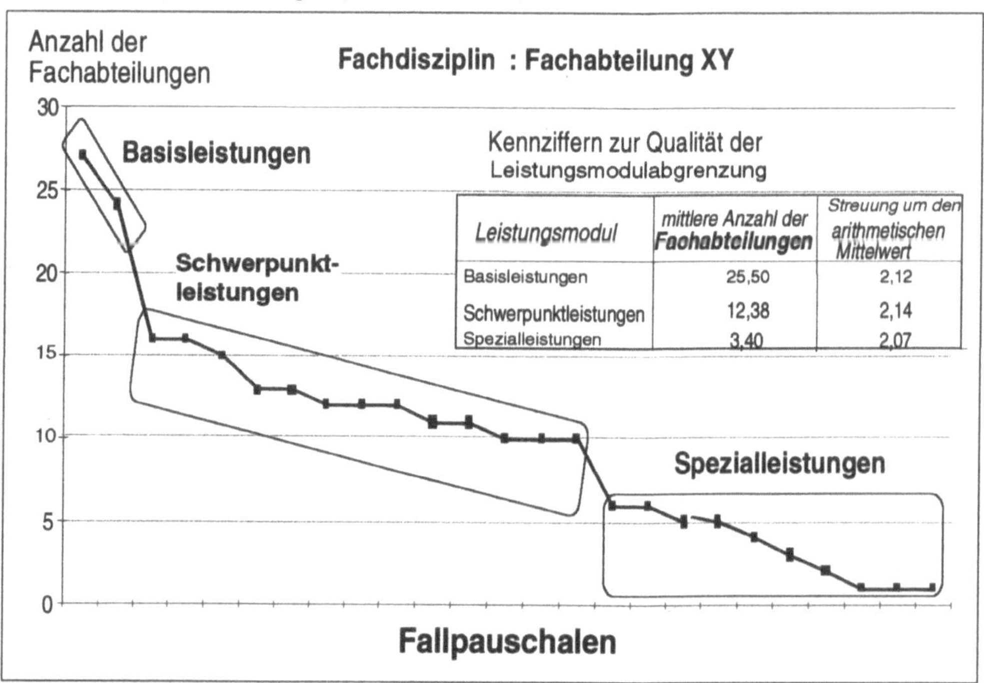

Leistungsmodul	mittlere Anzahl der **Fachabteilungen**	Streuung um den arithmetischen Mittelwert
Basisleistungen	25,50	2,12
Schwerpunktleistungen	12,38	2,14
Spezialleistungen	3,40	2,07

Die Bezeichnungen der Leistungsmodule haben keine Beziehungen zu den Versorgungsstufen der Krankenhäuser. Ein Großteil der Krankenhäuser erbringen unabhängig der Versorgungsstufe Basis-, Schwerpunkt- und Spezialleistungen.

Die Analyse des Leistungsbedarfs im Versorgungsgebiet gelingt über statistische Gruppierung der einzelnen Leistungen (z. B. Fallpauschalen) in Module: Die Leistungsgruppen definieren sich aufgrund der Anzahl von Fachabteilungen, die bestimmte medizinische Leistungen erbringen (Clusteranalyse). Basisleistungen sind Leistungen, die von fast allen Fachabteilungen einer Disziplin erbracht werden (z. B. Appendektomie in der Chirurgie). Dagegen werden Schwerpunktleistungen von einer mittleren Anzahl (z. B. Knieendoprothese in der Orthopädie), Spezialeistungen nur von wenigen Krankenhausabteilungen im Land erbracht (z. B. Nierentransplantation).

Ein Leistungsmodul (hier: Basis-, Schwerpunkt-, Spezialleistungsmodul) weist für jede zugehörige Leistungsart neben der Anzahl der Fachabteilungen, die diese Leistung erbringen, alle vorhandenen Informationen zu den unter dieser Leistungsart gruppierten Patienten auf. Somit sind sowohl beschreibende Daten zur Leistungsart (z. B. operative Therapie, Indikation) als auch Struktur- und Leistungsinformationen (z. B. durchschnittliches Alter, durchschnittliche Verweildauer, Anteil von zusätzlichen Operationen) zu den versorgten Patienten verfügbar. Eine Leistungsplanung muß diese Informationen berücksichtigen und insgesamt für die zukünftige Versorgung neu strukturieren.

A 3 Neustrukturierung der Behandlungspfade von Patienten – von IST zu SOLL über Benchmarking

Die Krankenhausplanung dient dazu, den Bedarf für zukünftige Krankenhausleistungen zu strukturieren. Medizinische, ökonomische und gesellschaftliche Entwicklungen müssen auf der Basis der aktuellen Krankenhausdaten antizipiert werden. Die Bedarfsanalysen dienen dazu, die Leistungen der Akutkrankenhäuser im Hinblick auf die Versorgungsnotwendigkeit, die Art der Versorgung sowie die Intensität der Versorgung zu prüfen.

Bei bestimmten Indikationen/Diagnosen/Therapien (Behandlungspfade) gibt es einen unterschiedlichen Anteil von Patienten, die nicht unbedingt eine stationäre Versorgung benötigen – dies gilt für konservative Behandlungen wie für Operationen. Für diese Indikationen können ambulante Behandlungen akutstationäre Leistungen teilweise substituieren, möglicherweise auch als vorstationäre oder teilstationäre Behandlung.

Neue medizinische Behandlungspfade, wie die Versorgung in der Akutgeriatrie oder Frührehabilitation, sollten im Sinne des Patienten flächendeckend etabliert werden. Sie wirken sich auf die Leistungen in traditionellen Abteilungen aus.

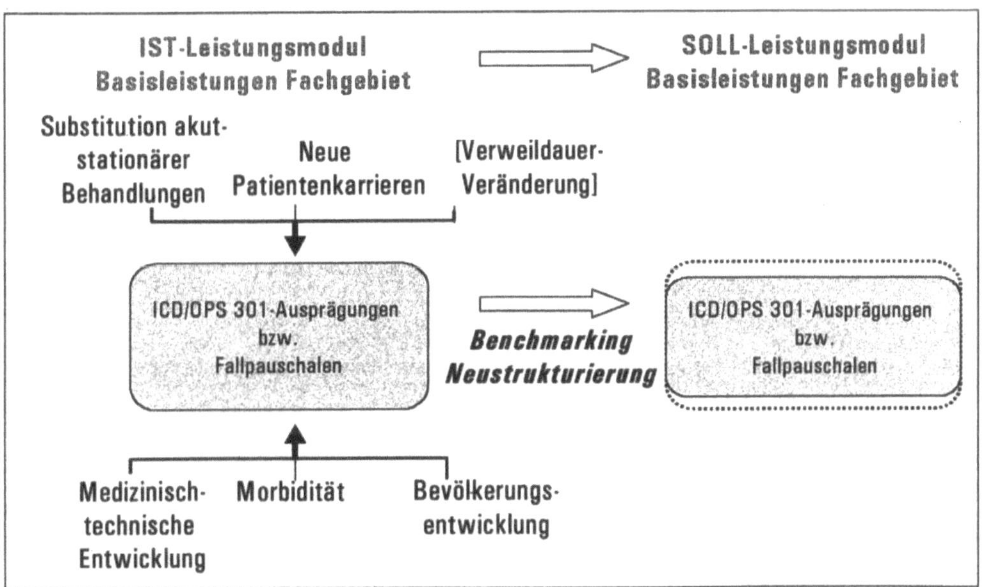

Die „abrechnungstechnischen" Inhalte eines Leistungsmoduls – Fallpauschalen, konservative Leistungen und restliche operative Leistungen – werden bei einem flächendeckenden Fallpauschalsystem obsolet.Die zukunftsorientierte Krankenhaus-Rahmenplanung orientiert sich also an Krankenhäusern bzw. Fachabteilungen, die als herausragende Organisationseinheiten im Bereich der Gesundheitsversorgung eingestuft werden und gute Versorgungslösungen im geschilderten Sinne bereits praktizieren. Diese Methode des **Benchmarking** korrespondiert mit dem Anspruch auf eine leistungsorientierte Krankenhausplanung; Benchmarkgrößen sind damit Orientierungspunkte für alle Krankenhäuser eines Landes. Das Benchmarkverfahren kommt bei zahlreichen Analysen für die Krankenhaus-Rahmenplanung zur Anwendung.

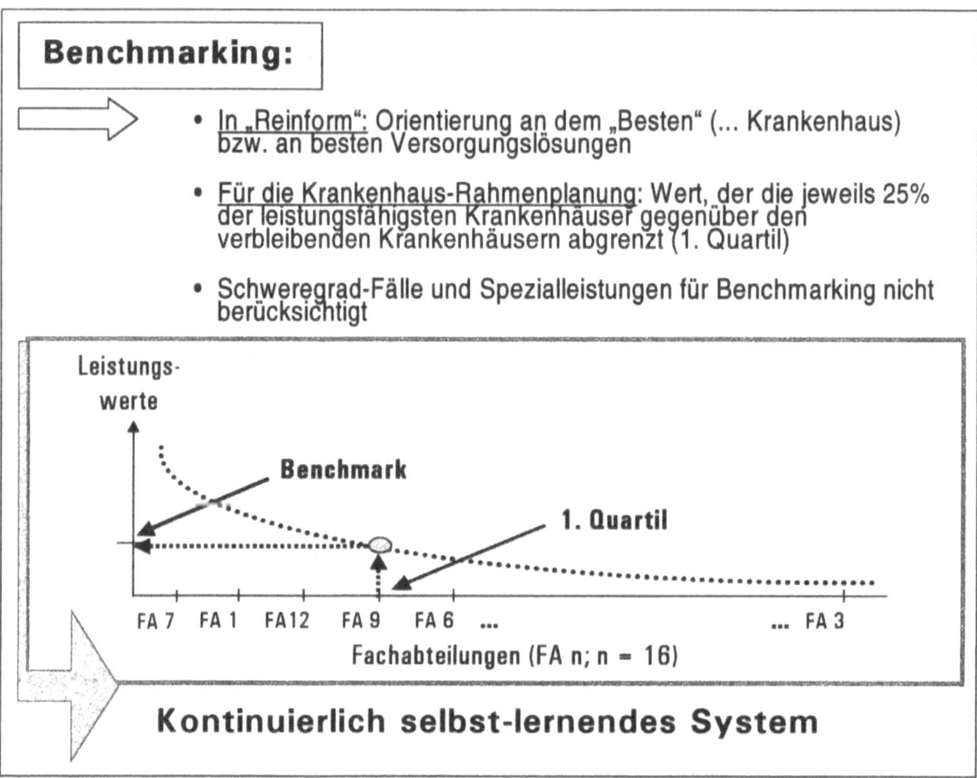

Benchmarkgrößen werden im wesentlichen indikations- bzw. therapiebezogen ermittelt. Für ein definiertes Untersuchungsobjekt (z. B. indikationsbezogene Fallzahl) werden die relevanten Daten jeder Fachabteilung gemessen und in absteigender Reihenfolge aufgeführt. Quartile trennen die Gesamtheit der Fachabteilungen in vier gleiche Teile. Der Benchmark wird mit dem Wert der Fachabteilung gleichgesetzt, die das erste Quartil (25%) und damit die leistungsfähigen Fachabteilungen gegenüber den verbleibenden Fachabteilungen abgrenzt.

▶ Aufgrund der widersprüchlichen Anreize für Krankenhäuser – Bettenbedarfsplanung auf der einen und Fallpauschalen mit Restbudget auf der anderen Seite – haben sich die Krankenhäuser hinsichtlich der Neustrukturierung akutstationärer Behandlungen landesweit noch nicht deutlich differenziert, so daß das Benchmarking für diesen Bereich erste Schritte in einem lernenden System bedeuten und damit zur Zeit orientierende Ergebnisse erzeugt, die den Krankenhäusern genügend Zeit für künftige Umstellungen ermöglicht.

Aus der Neustrukturierung der Behandlungspfade resultiert für jedes Leistungsmodul ein verändertes Leistungsspektrum sowie eine modifizierte Zahl der Behandlungsfälle. Dieses Ergebnis ist schließlich im Hinblick auf die Morbiditätsentwicklung zu korrigieren. Dabei werden Häufigkeit und Struktur im Auftreten von Krankheitsarten in ihrer jüngsten Entwicklung fortgeschrieben (Regressionsanalysen) und mit dieser Fortschreibung implizit die medizinisch-technische Entwicklung und Leistungsbesonderheiten der Versorgungsregion als Ganzes berücksichtigt. Spezielle Aspekte, wie bspw. neue diagnostische Verfahren oder Operationstechniken werden zusätzlich über eine Krankenhausbefragung erhoben.

Objektive Benchmark-Kriterien für die Neustrukturierung der Behandlungspfade

Analysebereich	Flächendeckende Versorgungsformen	Zielsetzung
Substitution akutstationärer Behandlungen	- Ambulantes Operieren (§ 115b SGB V) - Ambulante konservative Behandlung - Isolierte vor-/teilstationäre Versorgung	Identifikation von Diagnosen/Therapien, die durch Ausnutzung alternativer Versorgungsformen in Teilen ambulant oder in anderen Versorgungseinheiten behandelt werden können.
Verzahnung von ambulanter und stationärer Versorgung	- Vor-/nachstationäre (§ 115a SGB V) und teilstationäre Versorgung - Praxisklinische Konzepte	Identifikation von Diagnosen/Therapien, die in Teilen in kooperativer Leistungserbringung intersektoral durch ambulante und stationäre Anbieter erbracht werden können.
Verzahnung von akutstationärer und rehabilitativer Versorgung	- Frührehabilitation und Anschlußheilbehandlung - Akutstationäre Geriatrie - Tagesklinik	Identifikation von Diagnosen/Therapien, die in kooperativer Leistungserbringung interdisziplinär und intersektoral durch stationäre und rehabilitative Anbieter erbracht werden können.
Analyse von Fallzahlsteigerungen	- OP-Quotenanalyse - Analyse von Krankenhaushäufigkeiten - Wiederaufnahmequoten	Identifikation von Krankenhäusern, die nicht medizinisch bedingte Fallzahlsteigerungen aufweisen
Temporäre Effekte auf die Krankenhausversorgung	- Bevölkerungsentwicklung - Morbiditätsanalyse - Medizinisch-technische Entwicklung	Untersuchung von Einflußfaktoren hinsichtlich ihrer Auswirkungen auf die Krankenhausversorgung

Grundlage der Krankenhaus-Rahmenplanung sind zunächst objektive Benchmarkkriterien, die sich an der real existierenden Versorgung der Bevölkerung in einem Land orientieren.

Regionalisierung des Leistungsbedarfs

Die mit Hilfe des Benchmarking abgeleiteten SOLL-Leistungsmodule stellen die Basis für den Krankenhaus-Rahmenplan eines Landes dar. Die in den fachgebietsbezogenen SOLL-Leistungsmodulen enthaltenen, als ICD-9/OPS 301 bzw. mit Fallpauschalen gekennzeichneten Leistungen werden über die Herkunft des Patienten (PLZ) auf einzelne Regionen des Landes und Patienten mit Wohnort außerhalb des Landes heruntergebrochen. Im Ergebnis liegen für jede Region (auch überregional) fachgebietsbezogene Leistungsmodule vor, die neben der Fallstruktur (ICD-9/OPS 301 bzw. Fallpauschalen) auch die Anzahl der zu erwartenden Patientenfälle vorgeben.

▶ Mit der Ausweisung der regionalen und überregionalen Leistungsbedarfe eines Landes endet definitionsgemäß die Aufgabe eines Gutachtens zur Krankenhaus-Rahmenplanung.

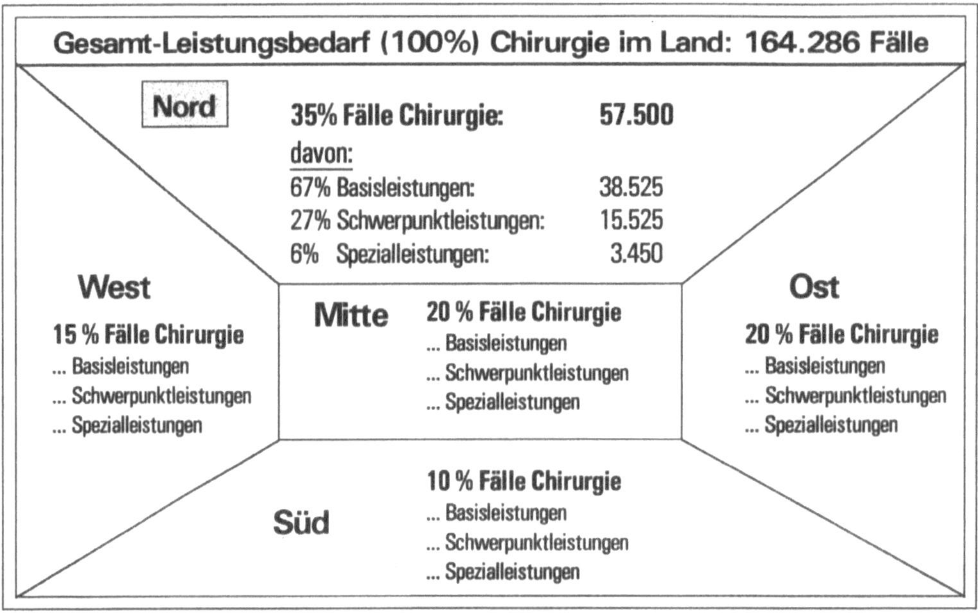

Ohne ausgewiesenen überregionalen Leistungsbedarf; fiktive Zahlen und Regionen.

Die Regionalisierung des Leistungsbedarfs ist ein planerischer Akt auf der Grundlage des Wohnortes der behandelten Patienten.

Grundsätzlich findet die Krankenhausversorgung wohnortnah in den Kreisen bzw. Regionen statt; die kreisübergreifende Krankenhausinanspruchnahme liegt unter 10 %. Eine Ausnahme bildet hier die Akzeptanz des Patienten von Krankenhäusern in Großstädten, die offensichtlich bis zu 30 % der Krankenhauspatienten eines ländlichen, angrenzenden Kreises versorgen. Im Wettbewerb um den Patienten müssen die Krankenhäuser der Großstadtrandgebiete Konzepte entwickeln, um Patienten für die medizinische Basisversorgung (insbesondere in der Inneren Medizin, Gynäkologie/Geburtshilfe und Chirurgie) in ihrer Wohnregion zu gewinnen.

A 4 Krankenhaus-Rahmenplanes – die GS$_b$G-Konzeption

Die Umsetzung der regionalen Leistungsmodule (Gutachten) in die Versorgungsrealität müssen Land (Sicherstellung) und Kassen (Versorgungsverträge) einvernehmlich regeln – und zwar in Kooperation mit den Krankenhausträgern als Vertragspartner: so die GS$_b$G-Konzeption. Zur Erstellung des Krankenhaus-Rahmenplanes ist zunächst die Politik gefordert, Entscheidungen zur Wirtschaftlichkeit und Dezentralisierung zu vertreten. Der Krankenhaus-Rahmenplan weist dann Standorte mit Krankenhausabteilungen aus, die an der Versorgung teilnehmen dürfen – dies teilt auch der Feststellungsbescheid mit. Die Krankenkassen als Kostenträger und die Krankenhäuser verhandeln nun um die Anteile, Kosten und Qualität der Krankenhausleistungen für die Versicherten und insgesamt der Bevölkerung (§ 109 Abs. 1, S. 5 SGB V). Über die Genehmigung dieser Leistungsstruktur-Verträge stellt das Land die Versorgung der Bevölkerung mit Krankenhausleistungen sicher.

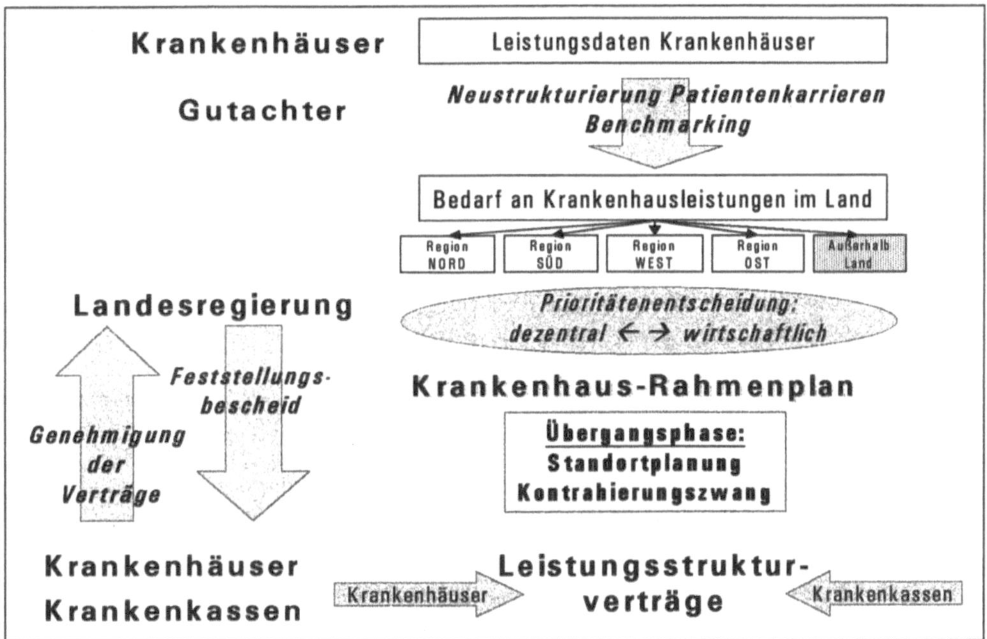

Die Dynamik des Krankenhauswettbewerbs ist so in einem ordnungspolitischen Rahmen steuerbar, und die öffentliche Aufgabe „Krankenhausversorgung" verbleibt in der gestalterischen Verantwortung der Länder mit ihren Kommunen.

Empirische Krankenhaus-Rahmenplanung - Anwendung und Übergangsphase - [Buch B]

Die Entwicklung der Krankenhausplanung hin zu einer Krankenhaus-Rahmenplanung bewirkt einen radikalen Umbruch: Die Übergangsphase zu konzeptionieren und die Beteiligten mit ihren divergierenden Interessen zu einen, ist die eigentliche Herausforderung einer Krankenhaus-Rahmenplanung. Wichtigstes Kennzeichen der Übergangsphase ist, daß sowohl Krankenhausleistungen als auch korrespondierend Krankenhauskapazitäten (beschränkt auf Bettenzahlen) ausgewiesen werden.

Formale und informelle Regelungen in und außerhalb des Krankenhauses sind zu modifizieren, beispielsweise die Anpassung landesbezogener Krankenhausgesetze oder die Implementierung von Controllingsystemen. Die Kompatibilität zwischen Krankenhaus-Rahmenplanung und –Finanzierung bleibt das einigende Ziel. Die Krankenhaus-Rahmenplanung ist ein lernendes System; die Methode des Benchmarking erlaubt die kontinuierliche Anpassung an die Leistungsfähigkeit des Krankenhauswesens.

B 5 Validierung der Krankenhausdaten

Die praktische Anwendung der Methodik zur Krankenhaus-Rahmenplanung hat zu wichtigen Erkenntnissen im Hinblick auf eine bedarfsgerechte Versorgung mit Krankenhausleistungen geführt. Mit den patientenbezogenen Einzeldatensätzen nach § 301 SGB V liegt Datenmaterial vor, das von seiner Qualität und Quantität bisher einmalig in Deutschland ist. Die Methodik hat jedoch auch Schwächen bei der Basis jeglicher Planungsbemühen, der Datengrundlage, aufgezeigt. Nicht erkannte, fehlende Datensätze sowie falsche Formate, Inhalte und Strukturen der Daten haben die Leistungsstruktur einiger Krankenhäuser erheblich verzerrt. Die Datenrückmeldung durch die GS$_b$G in Schleswig-Holstein führte dazu, daß die Datensituation mit allen Beteiligten durch viel Aufwand aufgearbeitet und in einem laufenden Rückkopplungsprozeß korrigiert wurde.

▶ Dieser langwierige Prozeß bewirkt im Ergebnis einen validen Datenbestand aller Krankenhäuser.

B 6 Leistungsmodule für Fachgebiete mit nicht-fallpauschalierten Leistungen

Erst ab dem Jahr 2003 soll es in Deutschland ein flächendeckendes Fallpauschalsystem geben – in der Übergangsphase sind die Krankenhausleistungen nur anteilig fallbezogen definiert. Die Vielzahl von Merkmalsausprägungen werden vereinfacht durch die Einschränkung auf Diagnose- und Therapieobergruppen sowie durch den Bezug zu einem Organgebiet. So können je nach Anzahl der erbringenden Fachabteilungen Basis-, Schwerpunkt und Spezialleistungen identifiziert werden.

B 7 Korrespondenz von Krankenhaus-Leistungen und –Kapazitäten: Anpassung der Verweildauer

Korrespondierend zur Ermittlung des krankenhaus- bzw. fachabteilungsbezogenen Leistungsbedarfs sind in der Übergangsphase Aussagen über die notwendigen Kapazitäten abzugeben. Diese Kapazitäten müssen differenziert aus dem Leistungsbedarf für das individuelle Krankenhaus abgeleitet werden. Dabei sind insbesondere Pflege-, Operations-, Funktionsleistungs- und Hotelkapazitäten zu berücksichtigen. Im Vordergrund stehen Pflege- und Hotelkapazitäten. Daher werden für alle Behandlungsanlässe und ggf. Therapiewege des Versorgungsgebietes die Verweildauern entsprechend der zentralen Methode des Benchmarkings ermittelt und anteilig auf die notwendigen Kapazitäten zur Leistungserbringung umgerechnet.

B 8 Benchmark-Analysen: Illustrationen der Neustrukturierung

Objektive Benchmark-Analysen berücksichtigen Neustrukturierungen von Behandlungspfaden und die ambulante Substitution akutstationärer Leistungen. Beispielsweise[1] wirkt sich die Substitution durch ambulante Operationen auf der

[1] Alle hier beispielhaft dargestellten Ergebnisse basieren zwar auf einem Teil der von den Krankenhäusern bereitgestellten Daten entsprechend der Datenvereinbarung nach § 301 SGB V; sie sind jedoch nur insoweit verwendet worden, wie keine Rückschlüsse auf einzelne Krankenhäuser oder Versorgungsregionen möglich sind.

Grundlage von Benchmarking insbesondere auf die Basisleistungen eines operativen Faches aus.

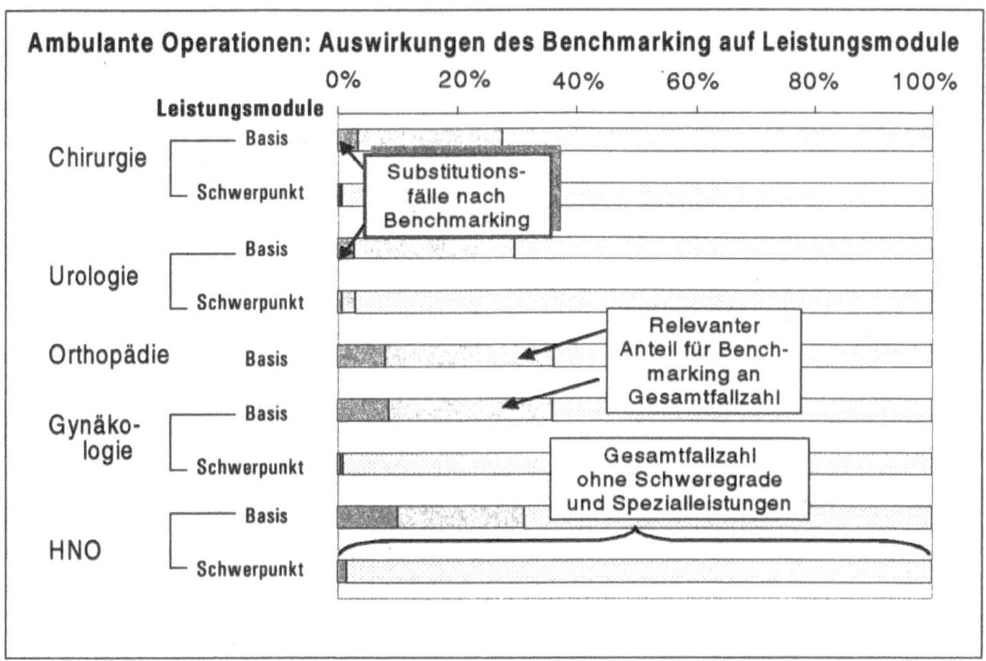

Im Schwerpunktmodul Orthopädie werden derzeit keine Leistungen ambulant erbracht, so daß hier kein Benchmarking durchgeführt werden kann.

In der Übergangsphase werden darüberhinaus auch die Verweildauern von Patienten[2] im Krankenhaus über Benchmarking (je Fachabteilung) bewertet. Hierbei spielt die therapie- und indikationsbezogene Verweildauer eine Rolle, die auch durch kurzzeitstationäre Anteile beschrieben ist. Auch haben vor- und nachstationäre Behandlungen eine Auswirkung auf die Länge des Krankenhausaufenthaltes.

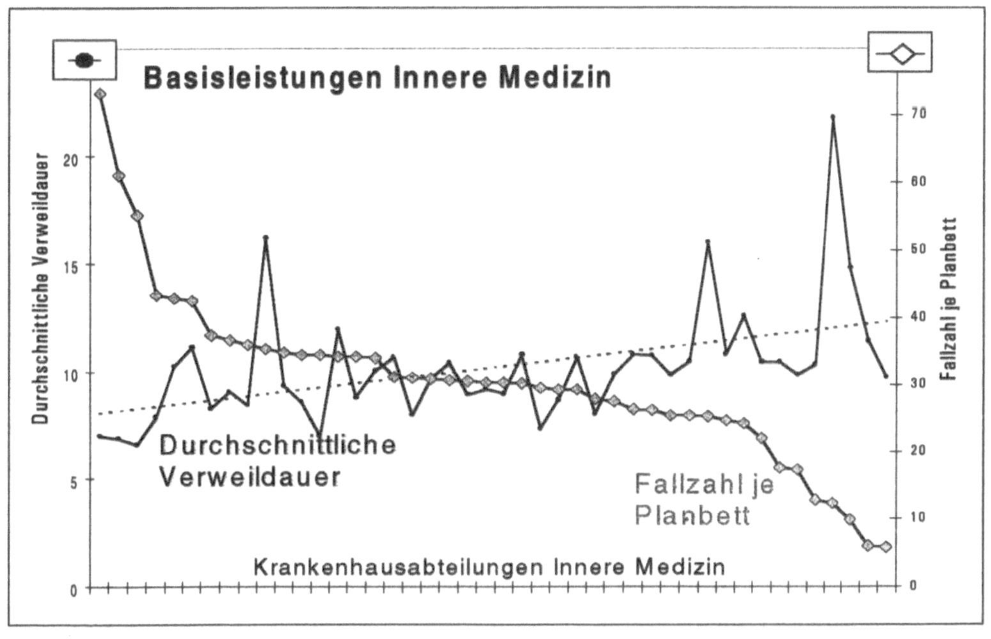

[2] Schweregrad-Fälle und Spezialleistungen sind für Benchmark-Analysen ausgeklammert.

Die Unterschiede in den Verweildauern lassen sich kaum – insbesondere bei Beachtung der hohen Fallzahlen – durch ein außergewöhnliches Patientenklientel erklären, zumal entsprechend dem Versorgungskonzept hoch eingestufte Krankenhäuser sehr häufig geringe durchschnittliche Verweildauern aufweisen und eine deutliche Abhängigkeit der Verweildauer vom Belegungsgrad besteht. Bei diesen Analysen sind alle erkennbaren Schweregradfälle und Spezialleistungen aus den vergleichenden Analysen herausgenommen worden.

Die Analysen zeigen für ausgewählte Behandlungsanlässe und Therapiewege daher ein Potential für Verweildauerrückgänge und damit für die Reduktion von Pflegetagekapazität auf. Dabei ist zu berücksichtigen, daß die durchschnittliche Verweildauer im hier betrachteten Versorgungsgebiet mit 10,4 Tagen bereits unter dem Durchschnitt von Deutschland (durchschnittlich 10,7 Tage) liegt[3].

Zur politischen Diskussion der Beteiligten an der Krankenhausplanung werden zusätzlich Versorgungsalternativen über **normative Benchmarks** präsentiert. Normative Benchmarks beziehen sich auf medizinische und/oder ökonomische Besonderheiten in einer Region bzw. einem Modellprojekt. Auch können Erfahrungen aus den U.S.A. konkret in bezug auf das Krankenhauswesen eines Landes analysiert werden. Normative Benchmarks fließen nicht in die Planungsempfehlungen ein; sie relativieren die objektiven Benchmarks der flächendeckenden Versorgung und können Eckpunkte von Entwicklungen aufzeigen.

Eckpunkte der Krankenhausentwicklung durch normative Benchmarks		
Medizinisch normative Benchmarks	Besondere medizinische Versorgungsmodelle oder Expertenmeinungen setzen Orientierungspunkte für die Weiterentwicklung des Krankenhauswesens	• Entwicklung Anteil ambulanter Operationen • Kurzzeitstationäre Fallpauschalen in der Gynäkologie • Versorgung chronisch Kranker in Beispielregionen • Zentrale Aufnahmestation
Ökonomisch normative Benchmarks	Besondere Finanzierungsmodelle verändern die medizinische Leistungserbringung im Krankenhaus	• Komplexpauschale am Beispiel der Kreuzbandruptur • AP-DRG in bestimmten Diagnosen (Erfahrungen aus den U.S.A.) • Krankenhaus-Tage je 1.000 Versicherte (regionale Benchmarks) • Managed Care: Utilization Review-Parameter

B 9 Krankenhausstandort: Lokalisierung des Leistungsbedarfs

In der Übergangsphase umfaßt die Krankenhaus-Rahmenplanung auch die Lokalisierung des Leistungsbedarfs auf der Ebene der einzelnen Krankenhäuser bzw. Fachabteilungen im Versorgungsgebiet. Die Zuordnung von Leistungsbedarfen kann nach unterschiedlichen Kriterien vorgenommen werden. Über die Nachfrageanalyse erfolgt zunächst einmal eine rein rechnerische Verteilung des Leistungsbedarfs auf einzelne Krankenhäuser. Zugrundegelegt wird die im Leistungswettbewerb schon jetzt existierende unterschiedliche Nachfrage des Patienten bzw. einweisenden Arztes. Die rechnerische Zuordnung wird modifiziert durch normative

[3] Im Vergleich zu internationalen Ergebnissen nähern sich damit die deutschen Krankenhäuser - zumindest bei ausgewählten Diagnosen und Therapien - den Extremwerten, bspw. aus den U.S.A., an.

Entscheidungen der Beteiligten, beispielsweise über Wirtschaftlichkeit bzw. Dezentralisierungsgrad und Trägervielfalt. Insgesamt führen diese Abwägungen zu konkreten Planentscheidungen für die Krankenhäuser einer Region.

B 10 Praktische Umsetzung eines Krankenhaus-Rahmenplanes

Viele Beteiligte an der Krankenhausplanung fordern eine leistungsorientierte Krankenhaus-Rahmenplanung – in dieser Publikation wird sie erstmalig stufenweise konkretisiert. Die Entwicklung der Methodik ist durch Unterstützung der Landesregierung, der Krankenkassen und vor allem der Krankenhäuser des Bundeslandes Schleswig-Holstein möglich geworden. Die Methodik wird im Auftrag der Landesregierung für die Planungsempfehlung der akutstationären Versorgung in Schleswig-Holstein genutzt.

Lese-
hinweis

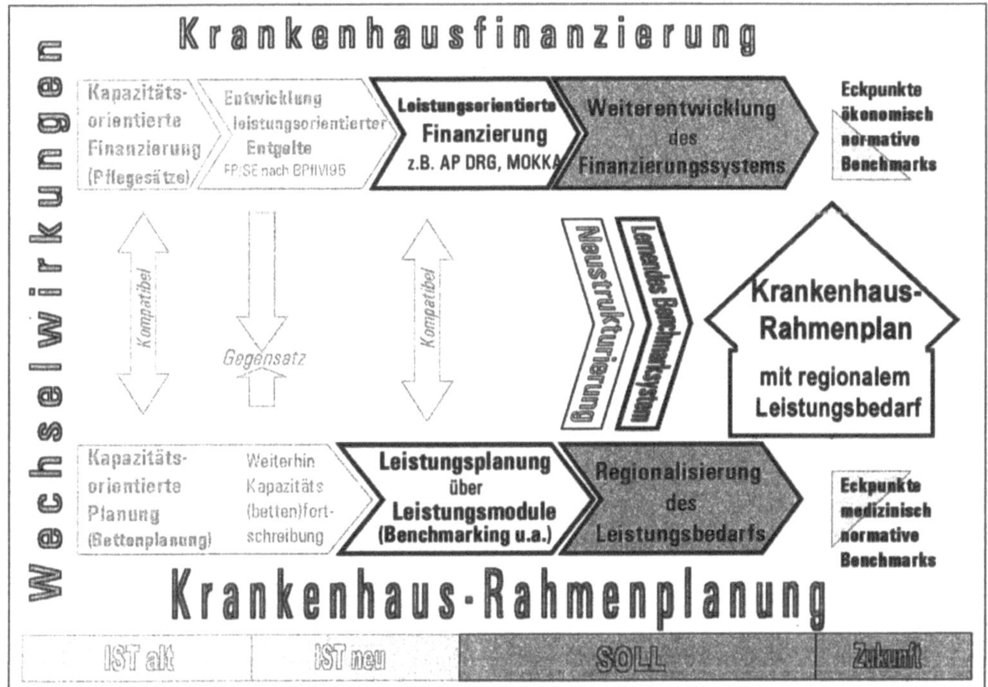

Der **Wettbewerb** innerhalb des vorgegebenen Krankenhaus-Rahmenplans zwischen den Krankenhäusern und damit die Chance zur Steigerung der Effizienz in der Leistungserbringung wird sich nur dann einstellen, wenn u. a. folgende Maßnahmen schrittweise eingeleitet werden:

(a) Orientierung der pauschalen Investitionsförderung seitens des Landes ausschließlich an leistungsbezogenen Bezugsgrößen (z. B. indikationsbezogene Fallzahlen)

(b) Leistungsgerechte Verhandlung der Krankenhausbudgets bei Vernachlässigung der Bettenzahl

(c) Erhöhung der Transparenz von Krankenhausleistungen durch sukzessive Definition von Pauschalleistungen als Kombination von ICD-9 und OPS 301-Schlüsseln

(d) Ermittlung von Preisen für Pauschalleistungen und Verankerung der Fallpauschalen in der BPflV '95; für „Substitutionsleistungen" sektorenübergreifend einheitliche Vergütung über Fall- oder Komplexpauschalen (BPflV '95 und EBM)

Der Leistungsbezug für den Krankenhausbereich muß weitere Veränderungen im Gesundheitswesen nachziehen. Praxisbeispiele belegen, daß eine Reihe von Faktoren den **Erfolg einer Krankenhaus-Rahmenplanung** flankieren müssen:

[1] Finanzierbarkeit von ambulanten Operationen am Krankenhaus auf wirtschaftlicher Grundlage zur Substitution akutstationärer Leistungen

[2] Flächendeckende Implementierung der Geriatrie zur zielgerichteten Behandlung älterer Menschen aus sozial-humanitären wie sektorenübergreifend ökonomischen Gesichtspunkten

[3] Umwidmung eines Teils von Krankenhäusern der Grund- und Regelversorgung in ländlichen Regionen in praxisklinische Konzepte und interdisziplinäre OP-Zentren mit Hintergrundbetten

Der Krankenhaus-Rahmenplanung liegen reale, schon in der Fläche erprobte Weiterentwicklungen und Bestlösungen im Krankenhaus zugrunde, die auf alle Krankenhausleistungen des Landes schrittweise übertragen werden. Über das Benchmarking ist die Methodik des Krankenhaus-Rahmenplanes ständig in Weiterentwicklung und flexibel, so daß medizinische, gesundheitspolitische und ökonomische Entwicklungen immer berücksichtigt werden.

▸ Der Krankenhaus-Rahmenplan fördert damit seinerseits die Verbesserung der akutstationären Patientenversorgung in einem Land.

Gutachtenergebnisse zum Krankenhaus-Rahmenplan eines Bundeslandes [Buch C]

Für die normativen Entscheidungen zum Krankenhaus-Rahmenplan erhalten die Beteiligten eines Landes über das Gutachten **umfangreiche Detailinformationen**. Neben den landesweiten, indikationsbezogenen Fallzahlen, Pflegetagen sind Krankenhaus-Indikatoren (z.B. OP-Quote, Anteil teilstationärer/ambulanter Leistungen am Krankenhaus) fachgebietsbezogen ausgewiesen. Für jedes einzelne Krankenhaus erhalten die Beteiligten den rechnerischen Leistungsbedarf zur zukünftigen Versorgung der Bevölkerung mit akutstationären Leistungen[4]. Die Krankenhäuser eines Landes erhalten zur Selbststeuerung einen Leistungsüberblick (Durchschnittswerte) typischer Krankenhausgruppen. Für diese Krankenhausgruppen sind Benchmarkwerte (Anteile ambulant am Krankenhaus, Verweildauer) für die häufigen Indikationen/Therapien aufgelistet.

4 Dem Datenschutz entsprechend sind nur zukünftige SOLL-Leistungen der Krankenhäuser aufgeführt. Im gesamten Gutachten werden keine krankenhausindividuellen IST-Leistungsdaten veröffentlicht.

Buch A
Leistungsorientierte Krankenhaus-Rahmenplanung
- Methodik -

1 Staatlicher Dirigismus im Planungssystem versus Wettbewerbselementen im Finanzierungssystem[5] (IST-Situation)

1.1 Dirigismus einer staatlichen Kapazitätsplanung

Der Markt für Krankenhausleistungen in Deutschland umfaßt ein Umsatzvolumen von etwa 100 Mrd. DM. Das Leistungsangebot ist dabei durch ein *Überangebot an Kapazitäten* insbesondere als Folge der Krankenhausplanung in Verbindung mit dem Selbstkostendeckungsprinzip (bis 1993) gekennzeichnet. Mit der Bundespflegesatzverordnung 1995 (BPflV' 95) werden erstmals *wettbewerbsorientierte Vergütungsformen* vorgegeben, die zu einer veränderten Inanspruchnahme von akutstationären Krankenhausleistungen führen. Demgegenüber ist das Grundkonzept zur Planung der Krankenhauskapazitäten bislang unverändert geblieben (vgl. Abbildung 1).

Abbildung 1: Konflikt zwischen Planungs- und Finanzierungssystem

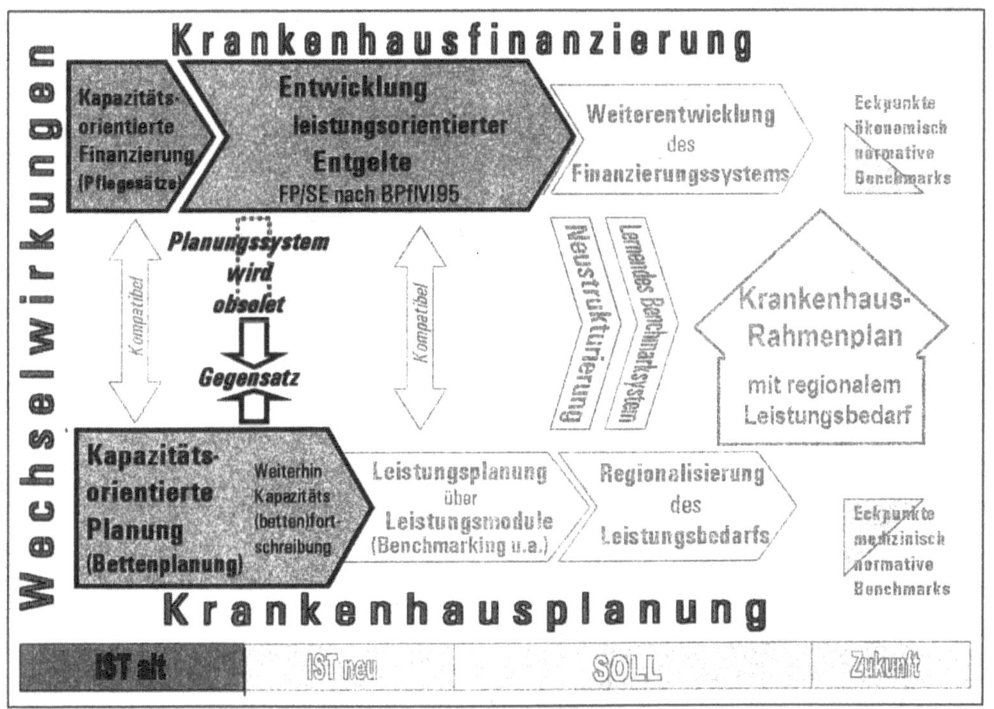

Lese-hinweis

Krankenhausplanung und Vergütungselemente sind miteinander verwoben

Aufgrund des Übergangs zu wettbewerbswirtschaftlichen Finanzierungsformen wird eine Neuorientierung von der *Bestimmung der Angebotskapazitäten* bis hin zu einer leistungsorientierten, *flexiblen Rahmenplanung* zwingend notwendig. Die

[5] Vgl. dazu auch RÜSCHMANN (1998)

Notwendigkeit ergibt sich aus der Dominanz der wettbewerbsorientierten Kräfte gegenüber den staatlichen Vorgaben, so daß ein Zögern die Krankenhausplanung ad absurdum führen würde.

1.1.1 Einfluß von Bedarf und Marktsystem auf die Krankenhauskapazitäten

Krankenhausplanung wird durch normative Entscheidungen beeinflußt

Im Hinblick auf die Definition von „Bedarf" ist eine Vielzahl bedarfstheoretischer Ansätze zu unterscheiden. Diese lassen sich den Gruppen „Objektiver Bedarf", „Bedarf als gesellschaftlich anerkannte Bedürfnisse" sowie „Subjektiver Bedarf" zuordnen. Jeder Bedarfsansatz ist Ausdruck eines *normativen Standpunktes*, der politische, wissenschaftstheoretische, medizinische, ökonomische, sozialhumanitäre und/oder ethische Aspekte umfaßt. Je nach Bewertung wird die Politik, die Wissenschaft, die Selbstverwaltung oder das Individuum Ausgangspunkt der Bedarfsüberlegungen. Bei Entscheidungen über vorzuhaltende Krankenhauskapazitäten handelt es sich also immer um eine Verknüpfung objektiver Kriterien mit normativen Standpunkten.

Daneben hat der ordnungspolitische Rahmen, in dem Krankenhausleistungen angeboten und nachgefragt werden, wesentlichen Einfluß auf die Entstehung von Angebotskapazitäten. Die sozioökonomische Systemanalyse unterscheidet grundsätzlich Markt- und Nicht-Markt-Systeme (vgl. Abbildung 2):

Krankenhausplanung wird durch ordnungspolitische Vorgaben beeinflußt

In einem *Marktsystem* bietet ein Anbieter (A) einem Nachfrager (N) Leistungen in Form von Waren und/oder Diensten an. Im direkten Austausch erhält er beim Transfer dafür eine Gegenleistung, in aller Regel ein monetäres Äquivalent. Der Nachfrager ist gleichzeitig Konsument (K) und Zahler (Z).

Ein *Nicht-Markt-System* ist dagegen durch das Auseinanderfallen der Marktfunktionen gekennzeichnet. Es stehen sich zwar auch hier Anbieter und Konsument gegenüber, jedoch ist der Nachfrager nicht der Konsument. Die Bezahlung der Leistung erfolgt weder durch den Konsumenten noch durch den Nachfrager, sondern durch einen Dritten, den Zahler.

Abbildung 2: Markt und Nicht-Markt-System

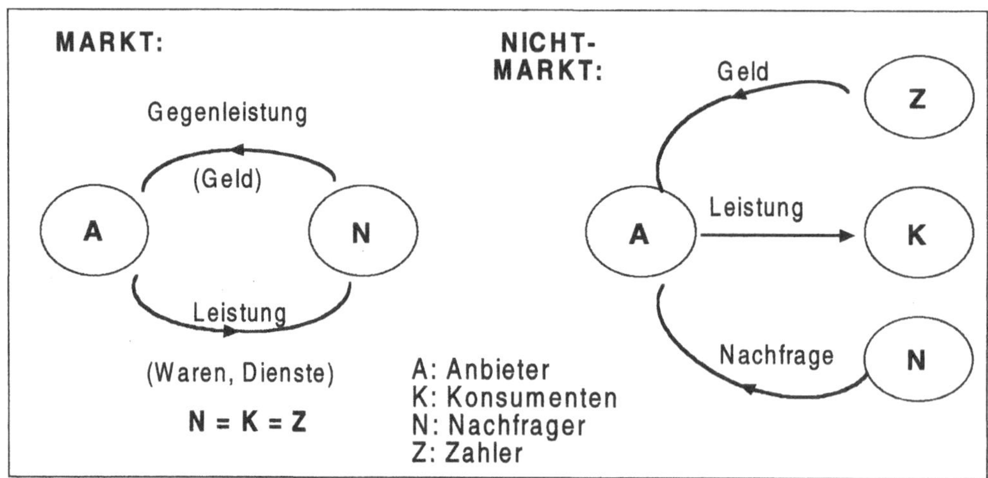

Die Krankenhausversorgung von Patienten der Gesetzlichen Krankenversicherung (GKV) erfolgt in Deutschland derzeit in einem Nicht-Markt-System. Gründe für die Funktionsunfähigkeit des Nicht-Markt-Systems als optimales Allokationsinstrument sind neben *monopolistischen und oligopolistischen Strukturen* sowie *fehlendem freien Marktzugang* vor allem folgende Merkmale:

In Nicht-Markt-Systemen werden zahlreiche Regelungen notwendig

- *Sachleistungsprinzip*: Nicht der Patient, sondern seine Krankenversicherung rechnet mit dem Krankenhaus ab. Aus diesem Grund entfallen die Möglichkeiten und das Interesse zur Nachfragesteuerung durch den Patienten.
- *Fehlende Transparenz*: Der Rechnungsbetrag des Krankenhauses ist für die Krankenkasse als Zahler weitestgehend ein Datum, da leistungsorientierte Budgetverhandlungen nur ansatzweise durchgeführt werden.
- *Kontrahierungszwang*: Die GKV muß mit allen Krankenhäusern Versorgungsverträge schließen, die in die Krankenhauspläne der Länder aufgenommen wurden. Eine Angebotssteuerung seitens der GKV ist nur bedingt möglich, da die Länder bei der Krankenhausplanung mit den Beteiligten einvernehmliche Lösungen anzustreben haben.

1.1.2 Bestimmung der Angebotskapazitäten

Die Bundesländer sollen nach § 1 Abs. 1 Krankenhausfinanzierungsgesetz (KHG)[6] die bedarfsgerechte Versorgung der Bevölkerung mit leistungsfähigen, eigenverantwortlich wirtschaftenden Krankenhäusern und deren wirtschaftliche Sicherung unter Berücksichtigung sozial tragbarer Pflegesätze sicherstellen. Zu diesem Zweck stellen die Bundesländer Krankenhauspläne und Investitionsprogramme auf[7].

Abbildung 3: Analytische Bettenformel

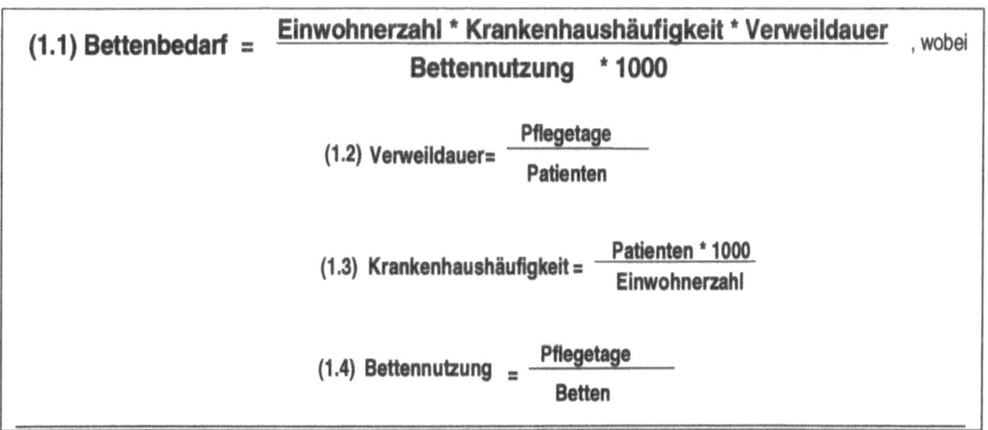

$$\text{(1.1) Bettenbedarf} = \frac{\text{Einwohnerzahl} * \text{Krankenhaushäufigkeit} * \text{Verweildauer}}{\text{Bettennutzung} \quad * 1000}\text{, wobei}$$

$$\text{(1.2) Verweildauer} = \frac{\text{Pflegetage}}{\text{Patienten}}$$

$$\text{(1.3) Krankenhaushäufigkeit} = \frac{\text{Patienten} * 1000}{\text{Einwohnerzahl}}$$

$$\text{(1.4) Bettennutzung} = \frac{\text{Pflegetage}}{\text{Betten}}$$

[6] **Gesetzeszitate beziehen sich immer auf den Stand von 1999.**

[7] Die vorliegende Publikation konzentriert sich auf die Aspekte der Krankenhausplanung; mit ihr sind auch Entscheidungen zur Investitionsförderung verbunden. Dieser Aspekt ist darüber hinaus mit der Diskussion über einen Übergang von der dualen zur monistischen Finanzierung eng verknüpft; er wird in Kapitel 1 angesprochen.

Kernstück der staatlichen Krankenhausplanung ist in den vergangenen Jahrzehnten - in einigen Bundesländern heute noch - die sog. analytische Bettenbedarfsformel gewesen (Abbildung 3). Sie stellt ein mathematisches, statisches Verfahren dar und soll den Bettenbedarf einer Versorgungsregion ermitteln. Sie ist demnach *kapazitätsorientiert* und vernachlässigt die medizinische Leistung.

Durch Einsetzen der Bedarfsparameter als Ist-Werte (1.2) bis (1.4) in (1.1) ergibt sich die Identität: Bettenbedarf = vorhandene Bettenanzahl. Daraus würde folgen, daß ein stabiler Zustand auch bei einer tatsächlichen Über- oder Unterversorgung mit Betten rechnerisch ermittelt würde, d. h. die Bettenanzahl müßte konstant bleiben. Werden anstelle von Ist-Werten für die Parameter Krankenhaushäufigkeit und Verweildauer Erwartungswerte eingesetzt, ist die Formel aufgrund von Interdependenzen zwischen den Parametern mathematisch nicht mehr zulässig.

Das Regelungsinstrument der „Bettenbedarfsformel" bestimmt Bettenzahlen als monoton steigende Funktion

Wird für die Bettennutzung ein „Optimalwert" von 85 % Auslastung angesetzt, der tatsächlich jedoch 95 % ausmacht, wird die Bettenbedarfsformel zu einer monoton steigenden Funktion[8] (vgl. Abbildung 4):

$$\text{Bettenbedarf} \approx \frac{0{,}95}{0{,}85} * \text{Anzahl der Betten}$$

Dies aber bedeutet, daß dort, wo eine hohe Bettenzahl je 10.000 Einwohner vorhanden ist, grundsätzlich ein größerer zusätzlicher Bettenbedarf ermittelt wird als in Regionen, in denen eine geringere Bettenzahl vorliegt. Von einer Bedarfsplanung wird aber das Gegenteil eines solchen Regelverhaltens erwartet.

Abbildung 4: Exemplarische Ergebnisse zur Krankenhausplanung aus der Vergangenheit[9]

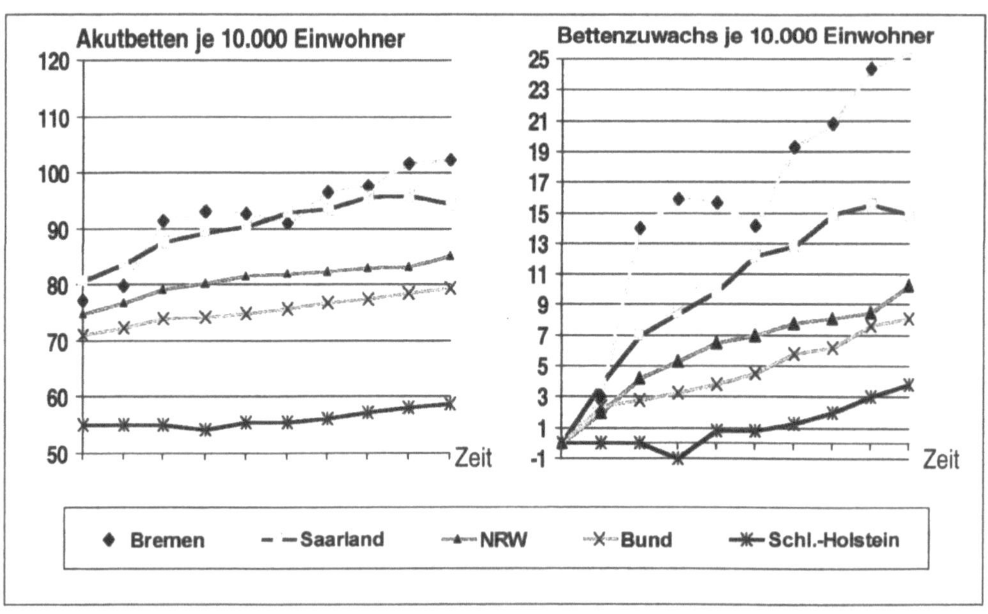

[8] Vgl. GSbG (1988), S. 40ff.

[9] Wirkungsmechanismus insbesondere bis Ende der 80iger Jahre.

Die Planung der Angebotskapazitäten im akutstationären Bereich obliegt den Ländern und befindet sich damit in öffentlicher Hand. Grundsätzlich zieht der Staat immer dann Regelungskompetenzen an sich, wenn er der Auffassung ist, daß der Markt ohne seine Einflußnahme nicht funktionieren kann (Marktversagen) und das Zusammenspiel der einzelnen Marktteilnehmer nicht ausreicht oder aber versagt. Implizit wird damit unterstellt, daß für den Bereich der Krankenhäuser bürokratische Instanzen über bessere Erkenntnisse und Methoden als Marktteilnehmer verfügen.

Aufgrund falscher Planungsgrundlagen (z. B. analytische Bettenbedarfsformel), mangelndem finanziellen Entscheidungsrisiko, fehlendem wirtschaftlichen Druck für marktgerechte Lösungen, Prognosefehlern und mangelnder Anpassungsfähigkeit ist es in den vergangenen Jahrzehnten einerseits zu *deutlichen Nachfrageüberhängen* und andererseits zu *drastischen Überkapazitäten* an Krankenhausbetten gekommen. Dies hat erhebliche finanzielle Konsequenzen für die Gesundheitsausgaben in Deutschland.

Das für das Gesundheitswesen unterstellte Marktversagen führt zur staatlich dirigistischen Planung mit dem Ergebnis von Fehlallokationen auf Kosten der Solidargemeinschaft

Die Überkapazitäten, verstärkt gewachsen durch das Selbstkostendeckungsprinzip bis 1993 in Verbindung mit dem Kontrahierungszwang, führen faktisch dazu, daß die Krankenversicherungen die Betriebs- und Folgekosten einer ineffizienten Versorgungsstruktur in vollem Umfang finanzieren. Damit wurde den Krankenhäusern nicht nur kein Anreiz zur wirtschaftlichen Leistungserbringung geboten, sondern neben den Überkapazitäten auch noch Unwirtschaftlichkeiten auf Kosten der Solidargemeinschaft vollständig subventioniert. Dieses führte zur Fehlleitung von Ressourcen jährlich in Milliardenhöhe. Der Versuch, dem Marktversagen durch staatliche Planung zu begegnen, endete seinerseits im *Staatsversagen.* Diesem Staatsversagen im Bereich der Krankenhausplanung steht auf der Finanzierungsseite ein konsequent beschrittener Weg zu mehr Markt und damit Wettbewerb gegenüber.

1.2 Wettbewerbsorientierte Krankenhausfinanzierung

1.2.1 Innovation durch Modellvorhaben

Schon ab Mitte der 80er Jahre sind in Kooperation zwischen den Landesverbänden der Krankenkassen und einzelnen innovativen Krankenhausträgern neue Vergütungssysteme erprobt worden. Gegenstand dieser *Modellversuche* ist die fachgebietsbezogen flächendeckende Vergütung („all-patient") der Krankenhausleistungen auf der Basis diagnosebezogener Fallpauschalen (GSbG: Augenklinik Kiel-Bellevue, 1985; Kardiologie: Deutsches Herzzentrum Berlin, 1995)[10] oder therapiebezogener Fallpauschalen (GSbG: Orthopädische Fachklinik Manhagen, 1991)[10]. Daneben wurden neue Finanzierungsformen, wie die degressive Preisgestaltung im Fallpauschalen-System sowie die Vereinbarung von Einkaufsmodellen, genutzt.

---

10 In Anlehnung an **D**iagnosis **R**elated **G**roups (DRG) bzw. **P**atient **M**anagement **C**ategories (PMC).

Im Finanzierungssystem der Krankenhäuser sind schon sehr früh innovative - aus der Marktwirtschaft abgeleitete - Vergütungsformen erprobt worden

Das *Dynamic Payment System* (DPS) basiert auf der Tatsache, daß die im Krankenhaus für die Behandlung von Patienten entstehenden Kosten abhängig von der Zahl der behandelten Patienten (Fallzahl) sind. Mit steigender Fallzahl sinken die Grenzkosten, d. h. die Kosten für jeden weiteren Fall reduzieren sich. Bei einem DPS wird dieser Effekt bei der Preisgestaltung berücksichtigt (vgl. Abbildung 5).

Bis zum Erreichen einer definierten Fallzahl - im Beispiel 3.100 Patienten - wird dem Krankenhaus für einen bestimmten Behandlungsfall ein fixer Preis (Fallpauschale) gezahlt. Bei dieser Fallzahl wird davon ausgegangen, daß die Kosten durch die Erlöse gedeckt werden (*Break-Even-Point*). Für eine über diese Fallzahl hinaus behandelte Anzahl von Patienten - im Beispiel 3.750 Patienten -, die wiederum vertraglich festgeschrieben ist, wird ein ermäßigter Preis vergütet (z. B. Festpreis minus 25%). Die Reduktion der Erlöse ist auch aus Sicht des Krankenhauses tolerabel, da ab dem *Break-Even-Point* bis zur Kapazitätsgrenze überwiegend variable Kosten zu decken sind.

Abbildung 5: Wirkungsweise des Dynamic Payment Systems (DPS)

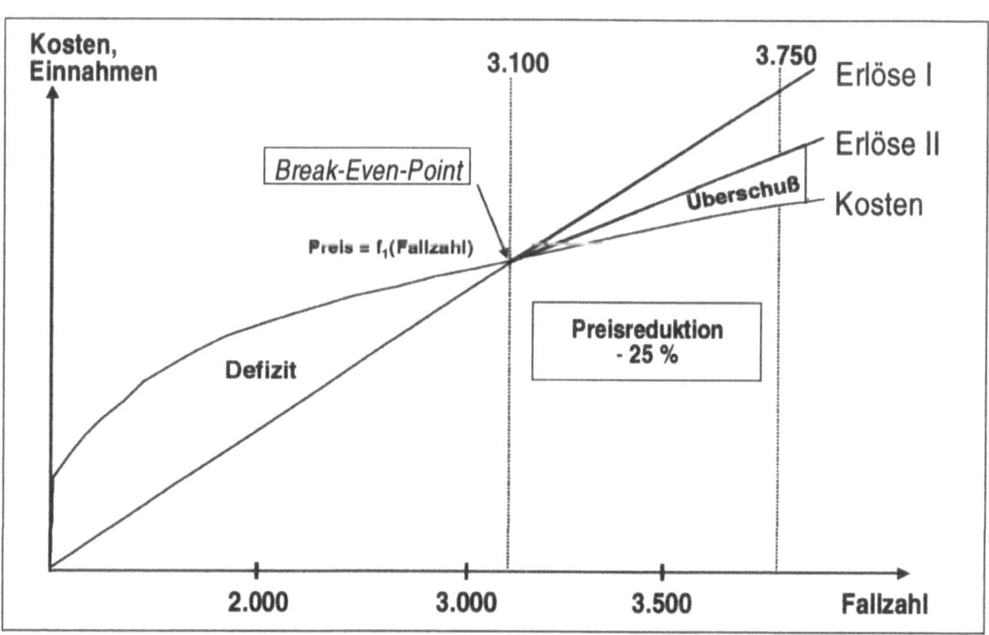

Durch die dynamische Preisgestaltung werden Teile der von den Krankenhäusern durch steigende Fallzahlen realisierten Kosteneinsparungen an die Kostenträger weitergegeben. In Abbildung 5 wird dies durch die Absenkung der Erlöse I-Kurve auf das Niveau der Erlöse II-Kurve dargestellt. Neben dem automatisierten *Einsparungseffekt* verringert DPS den Anreiz zu - in aller Regel medizinisch nicht indiziertem - Mengenwachstum.

In der Grundkonzeption eines *Einkaufsmodells* garantiert der Kostenträger einem Krankenhaus, daß für einen zukünftigen Zeitraum bestimmte Leistungen an diesem Krankenhaus erbracht werden. Dabei sind Art und ggf. Anzahl der Leistungen exakt zu bestimmen. Die Leistungserbringung im Rahmen eines Einkaufsmodells setzt voraus, daß der Kostenträger über eine Steuerung der Patientenströme dem Krankenhaus eine Belegungssicherheit bieten kann.

Das Krankenhaus selbst erbringt die vereinbarten Leistungen zu *niedrigeren Preisen*, als dies ohne Einkaufsmodell möglich gewesen wäre. Dies ist mit der Steigerung der Fallzahl und den hieraus resultierenden Wirkungen zu begründen (vgl. Kapitel 1.3.2). Darüber hinaus ist mit der Belegungssicherheit eine verbesserte Planungsgrundlage gegeben, so daß Spareffekte aus der Beschaffung von Sachmitteln und der effizienteren Einsatzplanung der Mitarbeiter resultieren. Beide Vertragspartner haben also durch die Vereinbarung des Einkaufsmodells ökonomische Vorteile.

Innovative Vergütungselemente führen zu Vorteilen bei Krankenhaus, Krankenkasse und Patient

In Kenntnis der skizzierten Vorteile neuer Vergütungssysteme hat der Gesetzgeber in der BPflV '95 Regelungen verankert, die weitere Innovationen in der Krankenhausfinanzierung erlauben. So können die Vertragspartner mit *Modellvorhaben nach § 26 BPflV '95* neue fallpauschalierte Leistungen erproben oder innovative Vergütungssysteme für das Krankenhaus mit der Zielsetzung der bundesweiten Verankerung vereinbaren. Diese Möglichkeit haben in den letzten Jahren viele Krankenhäuser genutzt und können nunmehr komplexe und teure Leistungen über aufwandsgerechte Pauschalentgelte abrechnen. Die Orientierung am Behandlungsfall - und nicht an der Anzahl der Betten bzw. der Verweildauer - führt zu einer größeren Leistungstransparenz und ermöglicht damit eine *leistungsorientierte Planung* der Kapazitäten.

In anderen Modellvorhaben wird die *Verzahnung* der stationären mit der rehabilitativen Versorgung erprobt. So werden in der orthopädischen Fachklinik Manhagen neben der Hauptleistung, d. h. der operativen akutstationären Behandlung, auch anschließende Leistungen der stationären Rehabilitation erbracht. Aus der hohen Behandlungskontinuität resultiert für den Bereich der Endoprothetik eine um etwa 50 % kürzere Behandlungsphase in der Akutklinik sowie ein um bis zu 10 Wochen früherer Abschluß der gesamten Behandlung, der auch aus der Vermeidung einer Wartezeit und/oder einer Verkürzung der Anschlußheilbehandlung resultiert. Die Behandlungskontinuität sowie die integrierte und abgestufte Versorgungsstruktur bewirkt eine raschere Heilung des Patienten auf qualitativ hohem Niveau.

Der Gesetzgeber macht neue Vergütungssysteme für alle Marktteilnehmer verfügbar

In Deutschland sind zahlreiche *Praxisnetze* (Modellvorhaben nach § 63 oder Strukturverträge nach § 73a SGB V) entstanden[11]. Ein regionaler Verbund niedergelassener Ärzte soll die Versorgungsstruktur verbessern, die Kommunikation und Kooperation fördern sowie finanzielle Einsparpotentiale insbesondere über die Vermeidung bzw. Verkürzung von Krankenhausaufenthalten offenlegen.

In einem anderen Projekt ist für die Augenheilkunde (Fachklinik Manhagen) ein abgestuftes System der Leistungserstellung in einem Krankenhaus konzipiert worden. Bei der Leistungserstellung wird erst im Verlauf der postoperativen Phase entschieden, ob der Patient ambulant, tagesklinisch oder vollstationär versorgt wird. Die Vergütung der Leistungen erfolgt jedoch unabhängig von der Versorgungsform über eine *Komplexpauschale*.

Neue Vergütungssysteme sollen auch das Aufbrechen der Gesundheitssektoren bewirken

Die oben beispielhaft aufgeführten Projekte haben gemeinsam, daß sie durch Über-

[11] In der Medizinischen Qualitätsgemeinschaft Rendsburg (MQR) haben sich etwa 130 niedergelassene Ärzte zusammengeschlossen; im Regionalen Praxisnetz in Kiel (RPN-K) sind etwa 380 niedergelassene Ärzte eingebunden.

schreitung der sektoralen Grenzen eine isolierte Planung der Krankenhauskapazitäten erschweren. Auch wird hier deutlich, daß sich eine Krankenhausplanung an veränderten Leistungsarten und Leistungsmengen orientieren muß.

1.2.2 Dynamisierung des Krankenhausmarktes durch den Gesetzgeber

Als Folge der zunehmend restriktiveren Finanzierungsmöglichkeiten bei Krankenkassen, Länderhaushalten sowie den Patienten mußte es zu einer Umkehr der nicht mehr adäquaten Grundsätze der Finanzierung von Krankenhausleistungen kommen. Im Jahr 1993 trat das Gesundheitsstrukturgesetz (GSG '93) in Kraft, wodurch zunächst das Selbstkostendeckungsprinzip seine Gültigkeit verlor. In einem Übergangszeitraum von fünf Jahren sollte die Finanzierung der Krankenhäuser sukzessive auf wettbewerbsbildende Elemente umgestellt werden.

Mit dem GSG '93 ist die Krankenhausbehandlung um weitere Behandlungsformen erweitert worden; im Krankenhaus können demnach neben den vollstationären auch ambulante, vor- und nachstationäre sowie teilstationäre Leistungen erbracht werden (§ 39 SGB V). So besteht für alle Leistungserbringer im Gesundheitswesen die Möglichkeit zur ambulanten Operation. Die neuen Behandlungsformen werden zum großen Teil über pauschale Entgelte vergütet.

Mit dem GSG '93 und der BPflV '95 sind wettbewerbliche Finanzierungsformen den Krankenhäusern verbindlich vorgegeben worden

Gleichzeitig hat die BPflV '95 für einen Teil der stationären Behandlungsfälle pauschale Vergütungen festgesetzt. Gegenwärtig werden etwa 20 % der Krankenhausleistungen pauschaliert abgerechnet. Die Vergütungen erfolgen bei der Behandlung eines Krankenhausfalls unabhängig von der Verweildauer im Krankenhaus über eine Fallpauschale bzw. für die Erbringung einer Teilleistung (zumeist Operation) über ein Sonderentgelt. Damit ist für einen Teilbereich der stationären Leistungen der tagesgleiche Pflegesatz, der keinen Bezug zu den Kosten der Behandlung aufweist, zugunsten einer aufwandsgerechten Vergütungsform abgelöst worden. Pauschalentgelte ermöglichen nicht nur eine gerechtere Finanzierung der Leistungen bzw. Krankenhäuser; sie tragen gleichfalls zu einer *Verringerung der Pflegetage* im Krankenhaus bei und erlauben die Reduktion von Krankenhausbetten[12].

Für die nicht durch pauschalierte Entgelte zu vergütenden Leistungen (Restbudget) sind differenzierte Abteilungspflegesätze sowie ein Basispflegesatz für nichtmedizinische Leistungen eingeführt worden. Für diese Größen, die keinen Kostenbezug zu einer konkreten Patientenbehandlung aufweisen, wird eine landesweite Pauschalierung angestrebt (vgl. z. B. § 13 Abs. 3 BPflV '95). Damit haben die Pflegesätze den Charakter von vorgegebenen Preisen, die sich nicht an den Kosten eines individuellen Krankenhauses orientieren.

Unmittelbares Resultat der Regelungen des GSG und daraus resultierender Verordnungen (BPflV '95) ist der Rückgang der Pflegetage insgesamt:

---

[12] Vgl. auch Kapitel 8.1 und 8.2 „Illustrationen der Neustrukturierung durch empirische Beispiele“

Abbildung 6: Wirkungen des GSG - gesetzlich verordneter Wettbewerb

• Verweildauerunabhängige Entgelte
• Ambulantes Operieren
• Vor- und nachstationäre Behandlung
• Teilstationäre Behandlung
Rückgang Pflegetage
Überkapazitäten
Wettbewerb

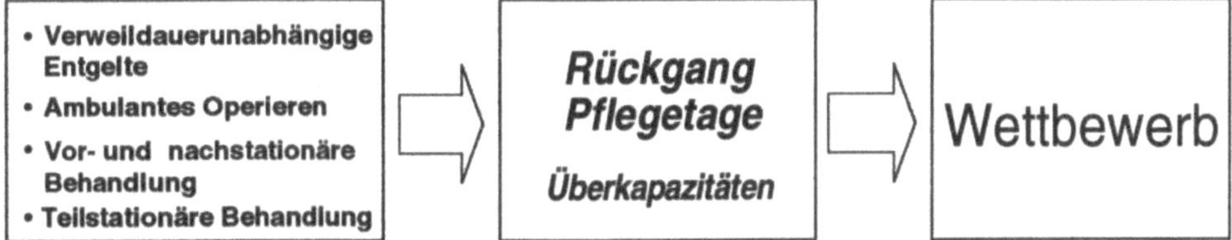

Unter dem Slogan „Vorfahrt für die Selbstverwaltung" hat der Gesetzgeber weitergehende Regelungen zur Deregulierung der Gesundheitspolitik getroffen[13]. So ist mit dem 2. GKV-Neuordnungsgesetz die Verantwortung für das System zur Finanzierung der laufenden Betriebskosten der Krankenhäuser auf die Selbstverwaltung übergegangen. Die Deutsche Krankenhausgesellschaft und die Spitzenverbände der Krankenkassen sind demnach ab dem Jahre 1998 für die Weiterentwicklung der Fallpauschalen- und Sonderentgeltkataloge sowie für die Gestaltung der Regeln zur Abrechnung von Krankenhausleistungen zuständig.

Die bisherigen Verhandlungen zwischen den Partnern der Selbstverwaltung haben deutlich gemacht, daß künftig mit dem Krankenhausfinanzierungssystem die leistungsorientierte Vergütung der Krankenhäuser flächendeckend umgesetzt werden soll („all-patient"). Dies impliziert einen massiv zunehmenden Wettbewerb der Krankenhäuser um den Patienten.

Auch die Krankenkassen sind einem stärkeren *Wettbewerbsdruck* ausgesetzt. Seit Öffnung des Krankenversicherungsmarktes kommt dem Beitragssatz eine zentrale Bedeutung bei der Auswahl der Krankenkasse zu. Dessen Höhe wird entscheidend durch die Ausgaben für die Krankenhäuser bestimmt. Die Krankenkassen werden daher ein erhöhtes Kostenbewußtsein im Rahmen von konsequent leistungsorientierten Verhandlungen mit den Krankenhäusern zum Ausdruck bringen. Dies bedeutet, daß *wettbewerbsorientierte Elemente* beim Angebot von Krankenhausleistungen im Vordergrund stehen werden.

Der weiteren Verbreitung von pauschalen Entgelten im Krankenhaus steht auf der Seite der Krankenkassen eine Öffnung des Krankenversicherungsmarktes gegenüber

1.3 Zielkonflikt zwischen staatlicher Planung und Wettbewerb

1.3.1 Funktionsweise des Fallpauschalen-Systems

Die Einführung von Fallpauschalen führt zu gravierenden Änderungen in der akutstationären Versorgung. Dies betrifft die Volkswirtschaft ebenso wie die Fachabteilungen des einzelnen Krankenhauses. Die Änderungen basieren auf Kapazitäts- und Fallzahleffekten wie auch auf Qualitäts- und Preiseffekten. Alle Effekte lassen

[13] **Gesetzeszitate beziehen sich auf den Stand von 1999.**

sich am Beispiel eines Patienten mit Behandlung „Operation einer Kreuzbandruptur“ aus Abbildung 7 verdeutlichen.

Pauschale Entgelte führen gemeinsam mit medizinischen Benchmarks zu medizinisch notwendigen Verweildauern, die erheblich unter den gegenwärtigen Verweildauern liegen

Aus der Aufnahmeuntersuchung, Operation sowie weiteren Behandlungen am Patienten entstehen Kosten, die im Verlauf der postoperativen Behandlung bis zum Ende des Aufenthaltes gleichmäßig wachsen. Der Kostenverlauf wird vereinfacht in der Kostenkurve Pflegesatz abgebildet. Die Erlöskurve Pflegesatz (E_{Pf}) ist aufgrund der Vergütung durch tagesgleiche Pflegesätze eine linear steigende Funktion in Abhängigkeit der Verweildauer (VD): $E_{Pf} = f(VD)$[14]. Hingegen gilt für die Erlöskurve Fallpauschale (E_{FP}): $E_{FP} = const.$ Sie ist unabhängig von der Verweildauer. Wesentliche Bedeutung kommt der Break-Even-Analyse zu, d. h. dem Zeitpunkt, an dem die Erlöse den Kosten entsprechen. Im Pflegesatz-System ist dieser Zeitpunkt in dem gewählten Beispiel nach 17,38 Tagen erreicht. Im Fallpauschalen-System orientiert sich der Preis an der medizinisch indizierten Verweildauer; hier 5 Tage (Schritt ②; vgl. Abbildung 7). Dieser Zeitraum entspricht bei kostenorientiert kalkulierter Fallpauschale dem neuen Break-Even-Punkt.

Abbildung 7: Wirkungen eines Fallpauschalen-Systems

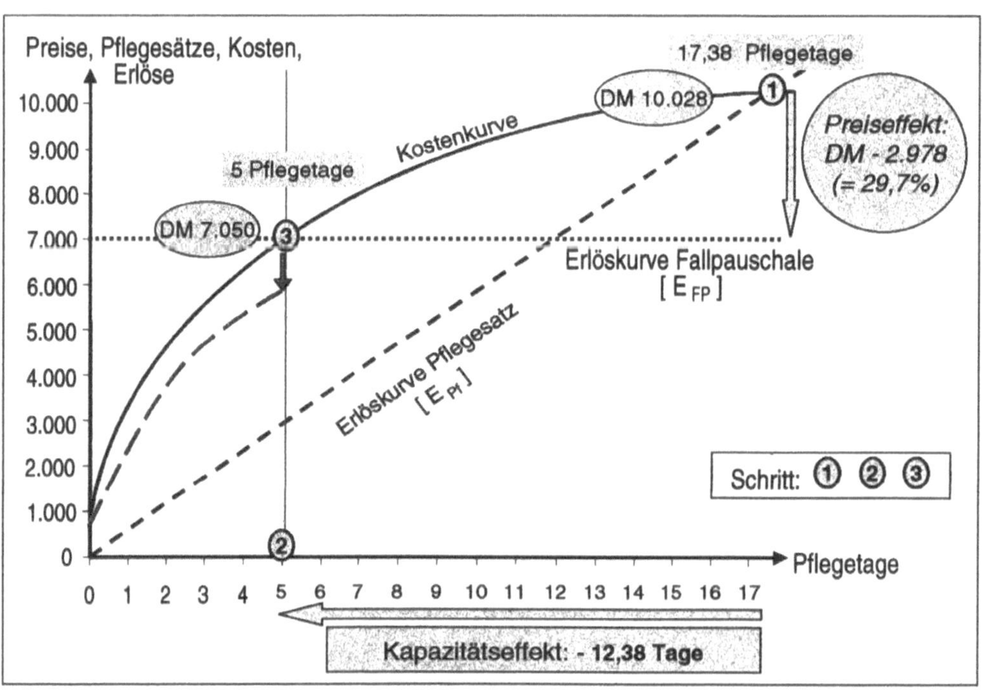

Als Ergebnis ist festzuhalten, daß durch die fallpauschalierte Vergütung ein Anreiz zur Eliminierung nicht medizinisch bedingter Pflegetage gesetzt wird (*Kapazitätseffekt*). Die Abbildung 7 führt nun bei den Beteiligten am Krankenhausgeschehen zu verschiedenen Betrachtungsweisen:

[14] Die Erlösfunktion geht von der Annahme aus, daß der Erlös die abhängige Variable darstellt. Dies muß zumindest bei den Krankenhäusern bezweifelt werden, die über eine aussagekräftige Kostenrechnung verfügen: hier gilt $VD = f(E_{Pf})$, d.h. die Verweildauer wird so gewählt, daß mit dem Erlös die Kosten der Behandlung gedeckt sind (Schritt ①).

- Aus *Patientensicht*: Vermeidung der mit dem stationären Aufenthalt verbundenen Nachteile, wie Vernachlässigung sozialer Bindungen

  => Anreiz zur gezielten Nachfrage nach Krankenhausleistungen

- Aus *Krankenhaussicht*: Kostendeckende Vergütung des Behandlungsfalls bei medizinisch indizierter Verweildauer mit Gewinnchancen, aber auch Verlustrisiken

  => Anreiz zur effizienten Leistungserbringung

- Aus *Krankenkassensicht*: Senkung der Fallkosten durch Vermeidung medizinisch nicht bedingter Pflegetage sowie durch effizientere Leistungserbringung

  => Anreiz zu innovativen Verhandlungsstrategien (*Preiseffekt*)

- Aus *Landessicht*: Senkung der Krankenhaus(betten)kapazitäten und Einsparung im Bereich langfristiger Investitionsmittel (duale Finanzierung)

  => Anreiz zu modernen Planungssystemen

Die Verkürzung der Verweildauer ist sowohl für den Patienten, als auch für die Verantwortlichen an der Gesundheitsversorgung von Vorteil

Das Krankenhaus nimmt aufgrund der frei werdenden Betten den Leistungswettbewerb auf (*Qualitätseffekt*), um die Nachfrage (Einweisungen) zu erhöhen und seine Kapazitäten auszulasten. Über Fallkostensenkungen bei festen Entgelten können Überschüsse erwirtschaftet werden (*Fallzahleffekt*).

Über die Stückkostendegression bei höherer Fallzahl sowie Spezialisierungsvorteile ist eine weitere Senkung der Fallkosten (variable wie fixe Kosten) zu erwarten, die in Abbildung 7 mit einer Verlagerung der Kostenkurve nach unten dargestellt wird (Schritt ③; vgl. Abbildung 7). Das niedrigere Niveau K_{FP} in Kombination mit der Verkürzung der Verweildauer führt zu einer weiteren Reduzierung der Fallkosten im Preissystem der Fallpauschalen. Ein *Preissenkungsmechanismus* wird angestoßen, so daß die Krankenhäuser neben dem Leistungswettbewerb gezwungen sind, auch in einen Preiswettbewerb einzutreten. Gleichzeitig sind die Kostenträger angehalten, die Abschaffung des Kostendeckungsprinzips auch faktisch zu leben, da sonst die mit dem Preissystem verbundenen Anreizmechanismen zum Erliegen kommen[15].

Abbildung 8: Determinanten für Wettbewerb

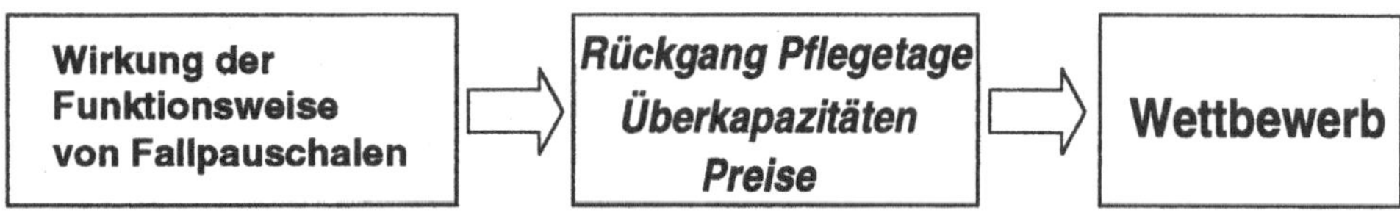

[15] Gegenwärtig werden die Preise für die Leistungen der Krankenhäuser durch das KHG und die BPflV'95 fest vorgegeben. Frei verhandelbare Preise sind aber bereits Gegenstand von Gesprächen zwischen den Organen der Selbstverwaltung. Die Realität in der Krankenhauslandschaft hat diese Diskussion bereits überholt. So bieten einzelne Krankenhäuser den Krankenkassen einseitig Preisreduktionen bei gleichbleibendem Gesamtbudget an. Gleichfalls finden sich Preisgestaltungen, die analog der gewerblichen Wirtschaft auf degressiven Preisen in Abhängigkeit des Leistungsvolumens basieren.

1.3.2 Wirkungen im Wettbewerb

Verweildauerverkürzungen sind Voraussetzung für den Wettbewerb zwischen Krankenhäusern

Wettbewerb spielt sich auf der Leistungs- wie auf der Preisebene ab. Voraussetzung für den Preiswettbewerb ist der Leistungswettbewerb. Er bedeutet Qualitätsverbesserung und Leistungsintensivierung statt Leistungsausgrenzung; er bedeutet Leistungssteuerung zur Positionierung am Markt statt externer Steuerung zur Selektion[16].

Die *Leistungsqualität* kann durch eine Vielzahl von Faktoren gesteigert werden (siehe Abbildung 9). So erhöhen eine intensive pflegerische Betreuung durch motivierte Mitarbeiter wie auch innovative, patientenschonende Behandlungsmethoden auf neuestem Stand der Technik die Wettbewerbsattraktivität des Krankenhauses. In der Folge weisen, wie alle bisherigen Modellversuche zeigen, die niedergelassenen Ärzte eine größere Anzahl von Patienten zur Behandlung ein.

Abbildung 9: Wirkungen bei Erhöhung der Leistungsqualität

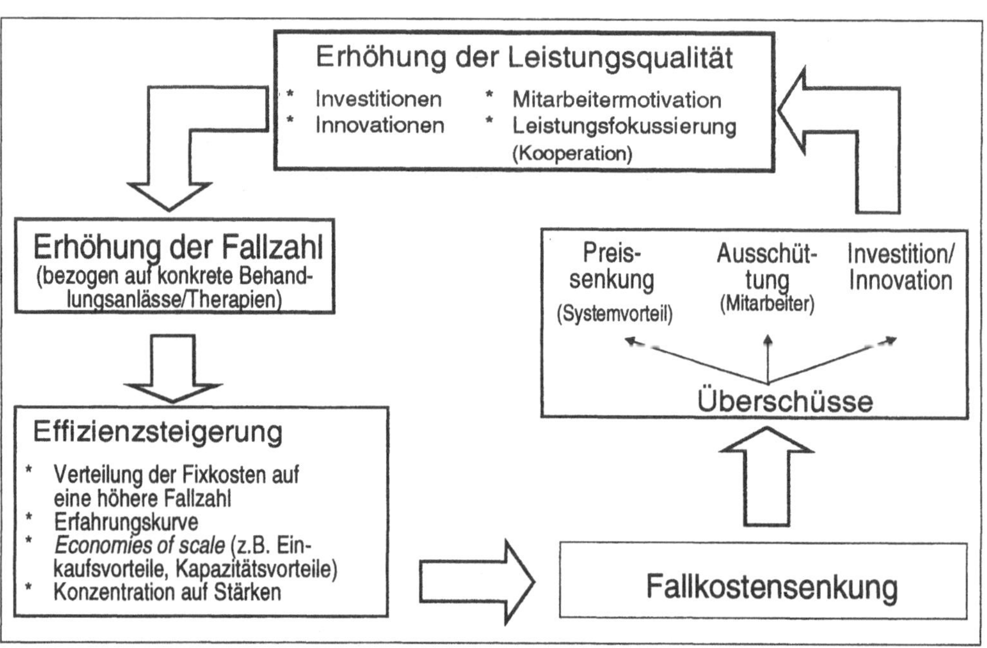

Der Wettbewerb wird über die Erhöhung der Leistungsqualität aufgenommen und führt in der Konsequenz über Fallzahlerhöhungen auch zu einem Preiswettbewerb

Das Resultat der erreichten Fallzahlsteigerungen ist eine Steigerung der Effizienz, die durch die Verteilung der Fixkosten auf eine größere Fallzahl, die Nutzung von Einkaufs- und Kapazitätsvorteilen sowie die zunehmende Qualifikation der Mitarbeiter bewirkt wird. Durch die Steigerung der Effizienz kommt es - bis zum Erreichen der Kapazitätsgrenze - zur Senkung der Kosten je Fall und damit bei gleichbleibenden Preisen zur Realisierung von Überschüssen. Die Überschußverwendung erlaubt neben der Ausschüttung an Mitarbeiter (Motivation) und Preissenkungen zugunsten der Kostenträger bei gleichbleibender Qualität (Systemvorteil) vor allem die Finanzierung weiterer Investitionen bzw. Innovationen.

Die Investitionen (z. B. die Anschaffung neuer Medizintechnik) und die Durchführung innovativer Projekte (z. B. Gewährleistungshaftung) wirken sich positiv auf

[16] Vgl. auch Kapitel 8 mit Beispielen

die Ergebnisqualität der Behandlung aus. Dadurch verbessert sich das Image des Krankenhauses in der Öffentlichkeit (Patientennachfrage, Einweisungsverhalten). Weitere *Fallzahlsteigerungen* durch vermehrte Zuweisungen sind wiederum die Folge.

Die Fallzahlerhöhung hat vielfältige Wirkungen auf die gesamten Arbeitsprozesse im Krankenhaus. Dies soll am Beispiel der Erfahrungskurve eines Operateurs illustriert werden (Abbildung 10). Die Grafik basiert auf realen Daten und zeigt die Abhängigkeit der OP-Dauer von der kumulierten Anzahl gleichartiger Operationen des Operateurs. Mit dem Fallzahlenanstieg kommt es durch Spezialisierung des Operateurs zu einer deutlichen Abnahme der OP-Dauer.

Die qualitativen und quantitativen *Vorteile der Spezialisierung* für den Patienten sind evident: Die Narkosezeiten sind geringer, es besteht ein niedrigeres Infektionsrisiko und die operativ bedingten Komplikationsraten gehen zurück. Aus betriebswirtschaftlicher Sicht werden darüber hinaus OP-Kapazitäten freigesetzt, die zur weiteren Fallzahlsteigerung und/oder für andere Behandlungen zur Verfügung stehen. Des weiteren ist mit einer verkürzten Inanspruchnahme von OP-Kapazität je Fall auch ein ökonomischer Vorteil verbunden, da die von der Zeitdauer der OP-Belegung abhängigen Kosten verringert werden[17].

Abbildung 10: Erfahrungskurve eines Operateurs

OP-Dauer (normiert)
100
90
80
70
60
50
40
30
20
10
0
1.000
2.000
3.000
4.000
5.000
6.000
7.000
8.000
9.000
OP-Zahlen (kumuliert)

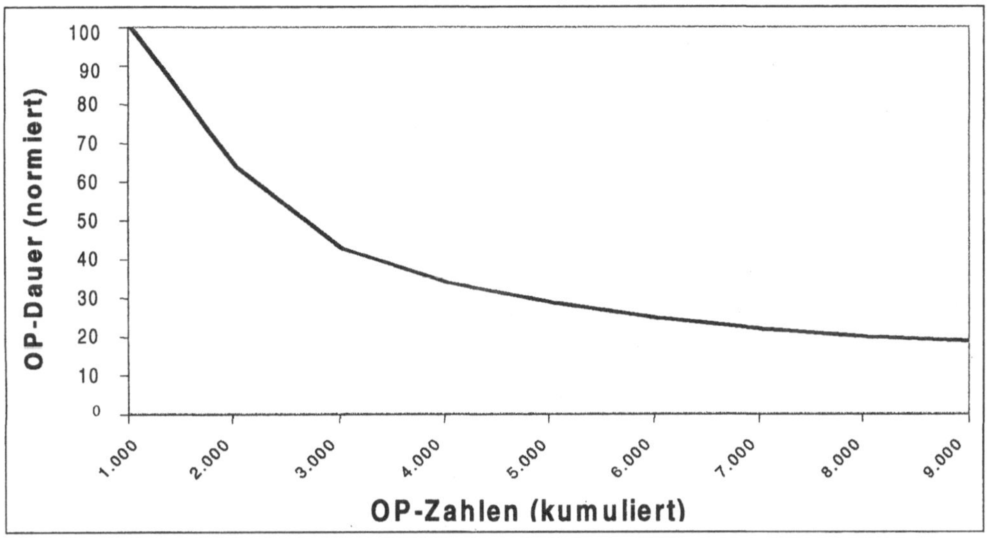

Die genannten Vorteile treten auch bei Einsatz von innovativer Medizin-Technik auf. In den operativen Fachdisziplinen konnten durch Entwicklung neuer Operationsverfahren wesentliche Fortschritte bei den Behandlungsmöglichkeiten erzielt werden. Bei der minimal-invasiven Behandlung wird der Patient deutlich geringer belastet, er hat weniger Schmerzen und bedarf zumeist einer kürzeren stationären Behandlung. Einzelne Krankenhäuser haben die minimal-invasive Chirurgie bereits frühzeitig als Wettbewerbsvorteil genutzt und so ihre Marktposition ausgebaut.

Fallzahlerhöhungen durch Subspezialisierung innerhalb des Versorgungsauftrags haben Auswirkungen auf die Leistungsqualität und die Degression von Fixkosten

17 Vgl. auch Kapitel 8.1, 8.2 und 8.4 „Illustrationen der Neustrukturierung durch empirische Beispiele“

Ein weiterer qualitativer Vorteil im Wettbewerb über Fallpauschalen besteht in der *Gewährleistung des Erfolgs* einer medizinischen Behandlung durch den Leistungserbringer. So sind Krankenhäuser bei fallpauschalierter Vergütung verpflichtet, aus Komplikationen im postoperativen Zeitraum resultierende Leistungen auch nach bereits erfolgter Entlassung bis zu einem bestimmten Datum unentgeltlich zu erbringen[18]. Die Krankenhäuser werden daher der Ergebnisqualität eine hohe Bedeutung zumessen.

Der beschriebene Prozeß impliziert *Subspezialisierungen* innerhalb des Versorgungsauftrags. Hierunter ist nicht ausschließlich die funktionale Arbeitsteilung zu verstehen, sondern auch eine Konzentration auf solche Diagnose-/Therapiekomplexe, die häufig sind und mit steigender Fallzahl erbracht werden können. Diese Konzentration führt, bedingt durch die sinkenden Verweildauern, zur Leistungsverdichtung und damit zu häufig wiederkehrenden, gleichartigen Arbeitsvorgängen. Sie führt insbesondere auch zu Nachfrageerhöhungen durch Patienten hoher Schweregrade in den Subspezialisierungen.

Im Leistungswettbewerb wird das Krankenhaus seine *Angebotsstruktur* und Kooperationspotentiale als Wettbewerbsparameter kontinuierlich prüfen und modifizieren. Unter Berücksichtigung von Fachabteilungsstruktur und Leistungsfähigkeit konkurrierender Kliniken wird das Krankenhaus abgestufte und integrierte Versorgungskonzepte anstreben. Dies geschieht vor allem über Kooperationen mit unterschiedlichen Anbietern von Gesundheitsleistungen (vgl. Abbildung 11).

Abbildung 11: Konzeption für eine abgestufte, integrierte Versorgung durch Kooperationen

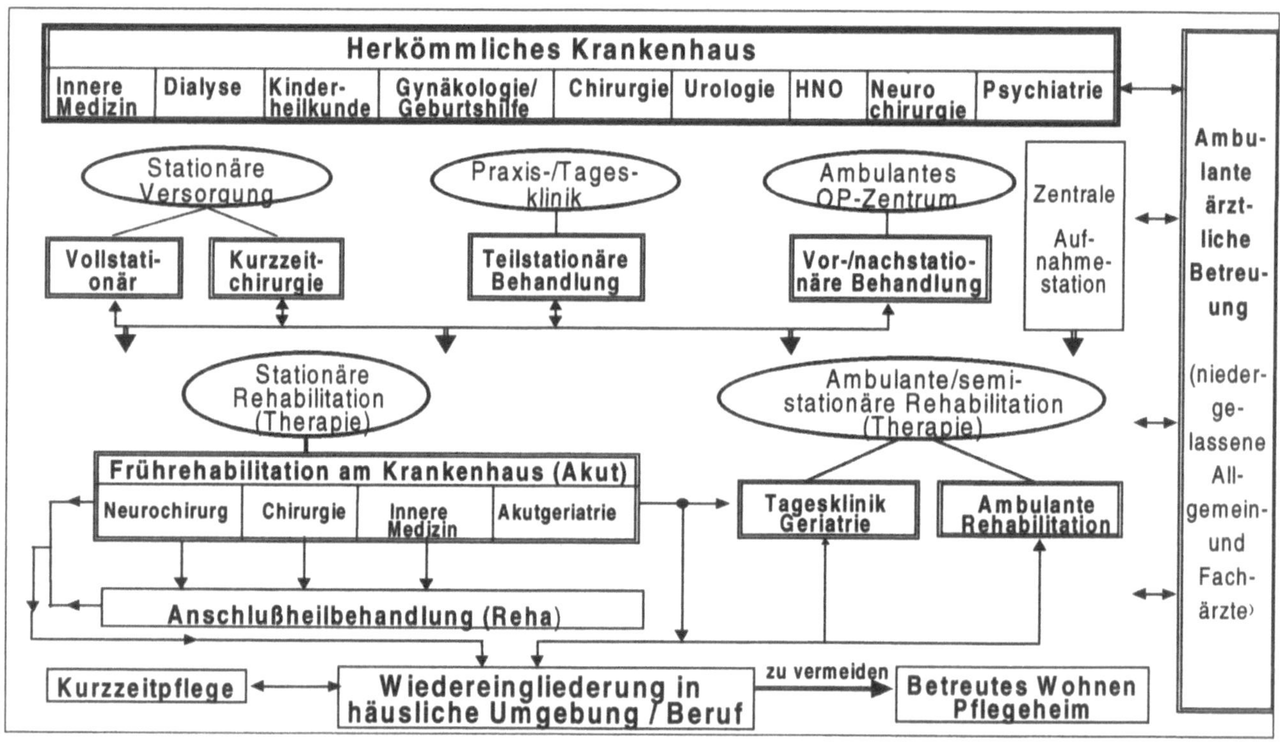

[18] Vgl. § 14 Abs. 2 S. 5 BPflV '95; TUSCHEN, QUAAS (1996), S. 335f.

Ein Beispiel für eine sektoralübergreifende Leistungskooperation ist das Konzept der kurzzeitstationären Behandlung. *Kurzzeitstationär* behandelte Patienten werden am zweiten bis vierten Tag nach der Operation nach Hause entlassen. Die weitere medizinische Betreuung erfolgt durch niedergelassene Ärzte; zur pflegerischen und physiotherapeutischen Unterstützung stehen ambulante Dienste zur Verfügung. Der gesamte weitere Heilungs- und Genesungsprozeß kann in der gewohnten Umgebung des Patienten stattfinden. Kurzzeitstationäre Behandlungskonzepte ermöglichen als „output-orientiertes" Verfahren eine umfassende Qualitätssicherung.

Die Leistungsqualität wird auch über intersektorale Kooperationen gewährleistet

Aus dem Verständnis der Funktionsweise von Wettbewerbssystemen wird deutlich, daß Nachfrageentscheidungen neu getroffen und daher Patientenkarrieren umgeleitet werden. Der Wettbewerb im Leistungsgeschehen verändert die Struktur des Angebotes an Krankenhausleistungen. In Verbindung mit Preisbildungsprozessen ist er Bestandteil eines jeden *Marktsystems*. Damit gelten für Krankenhäuser die Wirkungsmechanismen, die aus der gewerblichen Wirtschaft bekannt sind. Das bedeutet, daß sowohl Chancen als auch Risiken für die Anbieter von Gesundheitsleistungen existieren. Jedes Krankenhaus muß sich im Wettbewerb positionieren. Gelingt dies nicht, resultiert als logische Konsequenz das Ausscheiden aus dem Markt. Andererseits können leistungsfähige Anbieter ihre Marktposition ausbauen.

In Abbildung 12 ist für das einzelne Krankenhaus der Zusammenhang zwischen Wettbewerbsparametern (personelle, sächlich/investive und infrastrukturelle) und Marktanteilen dargestellt. Aus den Modellversuchen ebenso wie aus empirischen Untersuchungen der gewerblichen Wirtschaft ist bekannt, daß mit der Optimierung der Wettbewerbsparameter eine Erhöhung des Marktanteils korrespondiert.

Abbildung 12: Wettbewerbsorientierter Anbietermarkt

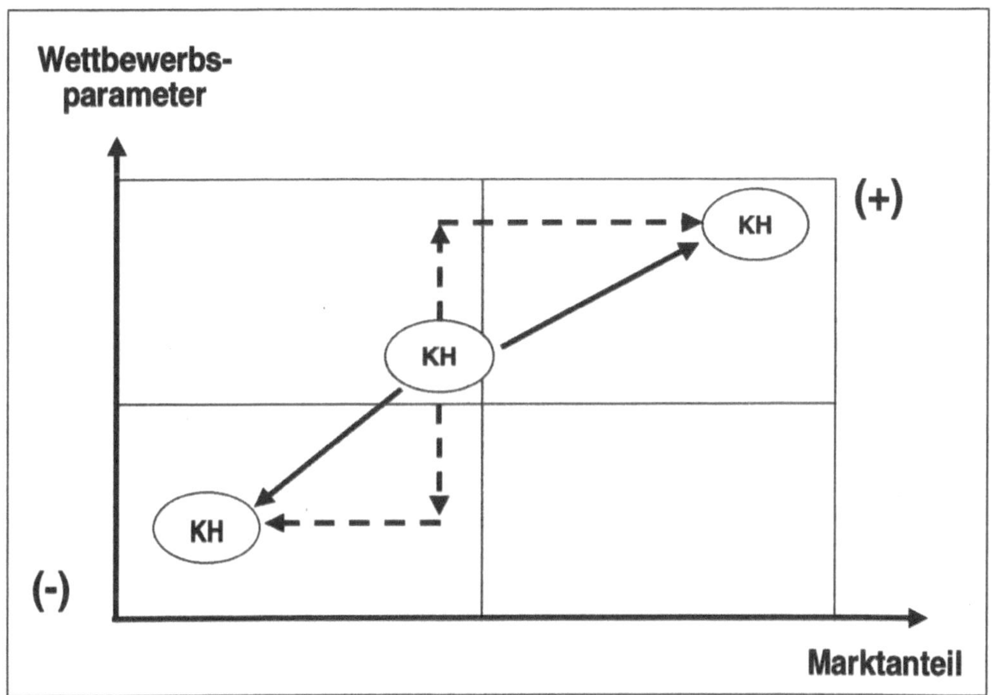

Die Fokussierung auf die Leistungsqualität in Verbindung mit Preisbildungsprozessen ist Bestandteil von Marktsystemen, in dem Markteintrittschancen/Marktaustrittsrisiken über eine Positionierung resultieren

Krankenhäuser, die den Wettbewerb aktiv aufnehmen, werden - quasi als Vorleistung - ihre Wettbewerbsparameter verbessern, damit ihren Marktanteil erhöhen und sich in der Abbildung 12 in Richtung rechts oben positionieren. Krankenhäuser, die ihre Wettbewerbsparameter nicht nutzen, werden entsprechende Marktanteile verlieren. In Verbindung mit der umgekehrten Wirkungsweise des Kreislaufs in Abbildung 9 erfahren sie bei geringeren Fallzahlen eine Fallkostenerhöhung (Fixkosten auf weniger Fälle verteilt) und müssen in der Konsequenz kostenintensive Leistungen abbauen. Sie müssen damit rationieren statt rationalisieren. Dies heißt wiederum schlechtere Positionierung (links unten) bis hin zum Ausscheiden aus dem Markt. *Bestandsschutz* kann es - auch über einen Krankenhausplan - nicht mehr geben.

1.3.3 Planung und Finanzierung: ein Gegensatzpaar

Der oben beschriebene Leistungswettbewerb und seine Wirkungen haben sich bislang noch nicht umfassend entfalten können. Dies ist damit zu begründen, daß das System zur Krankenhausfinanzierung gegenwärtig durch ein *Mischsystem* aus leistungs- und kapazitätsorientierten Finanzierungsformen geprägt ist. Das sog. Erlösabzugsverfahren ist zunächst bis zum Jahr 2001 verlängert worden, so daß weiterhin die wettbewerbsbildenden Elemente des neuen Finanzierungssystems abgeschwächt wirken. Allerdings ist eine Erhöhung des Fallpauschalenanteils am Krankenhausbudget aufgrund der durch die Selbstverwaltung formulierten Intention zur Einführung von weiteren leistungsorientierten Entgelten zu erwarten.

Trotz dieser Einschränkungen weist der statistische Trend im Krankenhaussektor auf eine zunehmende Wettbewerbsorientierung hin. Bei kontinuierlich sinkender absoluter Anzahl an Betten kam es zwischen 1990 und 1997 zum Rückgang der Pflegetage bei gleichzeitig steigender Fallzahl. Insgesamt ging die Auslastung der 581.000 Betten (minus 105.000 Betten) um 3,1 Prozentpunkte auf 80,7 % in 1997 zurück[19]. Die durch die starre Krankenhausplanung zur Verfügung gestellten Krankenhauskapazitäten werden nicht mehr in vollem Umfang für die Versorgung der Bevölkerung benötigt.

Auch wenn gegenwärtig noch wettbewerbshemmende Faktoren dominieren, sind erste Anzeichen eines Wettbewerbs unter Krankenhäusern erkennbar

Auf der anderen Seite bestehen auch weiterhin wettbewerbshemmende Strukturen. Genannt seien hier die ungenügende Finanzierung ambulanter Operationen, die mangelnde Verzahnung des ambulanten und stationären Sektors und die fehlenden Möglichkeiten zur Lenkung von Patientenströmen durch die Krankenkassen. Gegenwärtig laufen jedoch - wie oben skizziert - Modellvorhaben zur Erprobung neuer Strukturen, die vergleichsweise schnell zu weiteren *Strukturreformen* führen werden.

Im Ergebnis steht die Erwartungshaltung eines kurzfristig entstehenden Krankenhausfinanzierungssystems, das durch leistungsorientierte Vergütungsformen sowie sektorenübergreifende Kooperationsmöglichkeiten geprägt ist. Diese innovativen Systemelemente führen letztlich zu einem eher marktwirtschaftlich ausgerichteten

[19] Vgl. DKG (1998c), S. II

System, in dem die leistungsfähigen, qualitativ hochwertigen Krankenhäuser im Wettbewerb bestehen und ihr Leistungsangebot ständig verbessern werden[20].

▶ Im Gegensatz hierzu steht eine an der Bettenkapazität orientierte Krankenhausplanung durch die Länder. Dieses starre Planungssystem behindert den kostensenkendem Leistungswettbewerb in seinen Wirkungsmechanismen und wirkt der qualitativen Leistung entgegen. Mit der Weiterentwicklung bzw. Umgestaltung des Krankenhausvergütungssystems geht daher zwingend die Forderung nach einer Reform des Systems zur Krankenhausplanung einher. Der Schaffung marktähnlicher Strukturen auf der Finanzierungsseite müssen kompatible Schritte im Bereich der Kapazitätsplanung im Sinne einer wettbewerbsgesteuerten Kapazitätsregulierung folgen.

[20] Vgl. auch Kapitel 8.3 und 8.4 „Illustrationen der Neustrukturierung durch empirische Beispiele“

2 Abbildung der Krankenhausleistungen in Leistungsmodulen (IST-Module)

Die bisherige Krankenhausplanung mißt den Bedarf an Krankenhauskapazitäten in der Einheit „Anzahl der Betten“. Der Bedarf besteht jedoch nicht an Krankenhausbetten, sondern vielmehr an bestimmten Krankenhausleistungen. Diese Leistungen wiederum erfordern bestimmte Kapazitäten, z. B. OP-Kapazitäten, diagnostische Maßnahmen und Hotelkapazitäten. Das Krankenhausbett ist kein Leistungsindikator für die Planung[21].

Krankenhausleistungen werden für die medizinische Versorgung der Bevölkerung benötigt. Die Versorgungsnotwendigkeit resultiert aus der Morbidität der Bevölkerung in einer Region. Die Morbidität induziert die Nachfrage nach Krankenhausleistungen. Grundlage einer bedarfsgerechten Krankenhausplanung ist demzufolge die exakte Beschreibung der zu deckenden Krankheitslast der Bevölkerung. Allerdings ist diese Krankheitslast aufgrund weitestgehend fehlender epidemiologischer Daten bisher weder bekannt, noch sind die Übergänge zwischen „zumutbaren“[22] und absolut behandlungsbedürftigen Krankenheiten definiert. Mithin muß eine Orientierung an den in den Krankenhäusern des Versorgungsgebietes, d.h. eines konkreten Bundeslandes, behandelten Krankheiten bzw. Patienten erfolgen.

Bei der neuen Krankenhausplanung wird der Leistungsbedarf aufgrund der prospektiven Leistungsinanspruchnahme definiert - Bettenkapazitäten bleiben unberücksichtigt

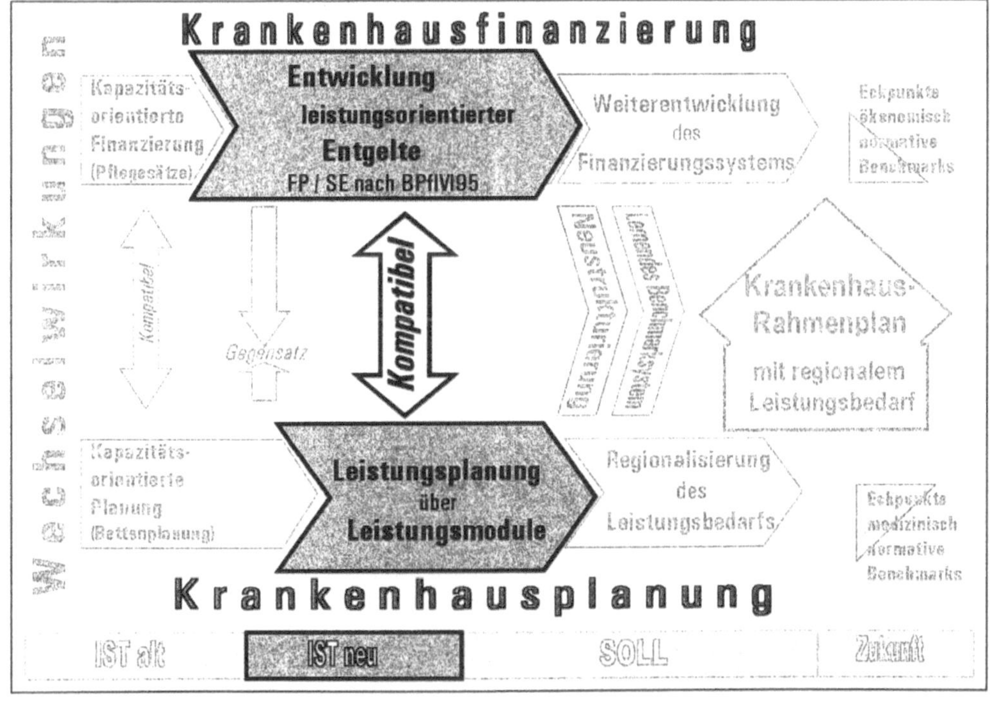

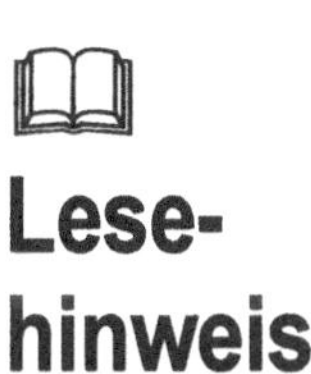

Lese-hinweis

---

21 Der Krankenhausplan darf sich nicht auf die Festsetzung von Kapazitäten, insbesondere Bettenkapazitäten, zurückziehen; vielmehr ist die Krankenhausplanung der Länder „... in Richtung einer sachgerechten Rahmenplanung ...“ weiterzuentwickeln, vgl. DKG (1998a), S. 8.

22 „Krankenkassen, Leistungserbringer und Versicherte haben darauf zu achten, daß die Leistungen wirksam und wirtschaftlich erbracht werden und nur im notwendigen Umfang in Anspruch genommen werden.“ § 2 Abs. 4 SGB V

Im Krankenhaus wird die Versorgung der Patienten als Kombination von Behandlungsanlaß und Therapie beschrieben. Behandlungsanlaß und Therapie sind Leistungsindikatoren und definieren inhaltlich den Versorgungsbedarf der Bevölkerung. Die zentrale Aufgabe der Krankenhausplanung besteht somit in der Erfassung und Strukturierung von Behandlungsanlässen und Therapiewegen unter Berücksichtigung innovativer Versorgungsformen zur Ableitung eines regionalen Versorgungsbedarfs.

2.1 Zielsetzung der strukturierten Darstellung von akutstationären Leistungen in Leistungsmodulen

Bislang war es für die Zwecke der Krankenhausplanung ausreichend, die akutstationäre Versorgung unter Rückgriff auf die Daten zu den einzelnen Patienten der Krankenhäuser zu analysieren. Dies gilt uneingeschränkt auch für eine innovative Krankenhaus-Rahmenplanung auf der Basis der leistungsorientierten Diagnose- (ICD-9) bzw. Therapieschlüssel (OPS 301). Ein wesentlicher Unterschied betrifft jedoch die aus den Analysearbeiten abgeleiteten Ergebnisse bzw. Empfehlungen zur Krankenhausplanung. Während sich die „alte" Krankenhausplanung im Kern auf den Ausweis von Kapazitäten („Betten") beschränkte, wird mit der Krankenhaus-Rahmenplanung eine Darstellung regionsbezogener Leistungsbedarfe notwendig. Damit werden unmittelbar die mit der Bildung von Leistungsmodulen angesprochenen Ziele deutlich:

(1) Transparenz des Leistungsbedarfs

Die Darstellung einzelner Behandlungsfälle einer Region anhand von unzähligen ICD-9 bzw. OPS 301-Daten ist unübersichtlich und wenig verständlich. Daher ist eine inhaltliche Zusammenfassung der Einzeldaten in Fallgruppen bzw. Leistungsmodule aus Gründen der Transparenz und Handhabbarkeit angezeigt.

(2) Planungsgrundlage für das Krankenhaus

Eine abgestimmte Krankenhaus-Rahmenplanung umfaßt eine Aussage über den Leistungsbedarf auf der regionalen Ebene. Bei der Bestimmung des Leistungsbedarfs auf der lokalen Ebene der Krankenhäuser ist eine detaillierte Vorgabe nach einzelnen Behandlungsfällen als ICD-9, OPS 301 oder ICD-9/OPS 301-Kombination (ggf. Fallpauschalen) nicht zweckmäßig. Hiermit wird ein Detaillierungsgrad suggeriert, der in der Krankenhauspraxis planerisch nicht abgebildet werden kann. Zur Gewährleistung der Flexibiliät ist das Leistungsangebot einzelner Krankenhäuser mit Hilfe der Leistungsmodule als Aggregation unterschiedlichster Behandlungsfälle zu spezifizieren.

(3) Inhalt eines Versorgungsvertrags

Schließlich ist der krankenhausbezogene Leistungsbedarf als Ergebnis einer Verteilung bzw. Zuweisung eines regionalen Leistungsbedarfs zu dokumentieren. Nur dann ist eine Überprüfung der durch das Krankenhaus übernommenen

Verpflichtung zur Leistungserbringung möglich. Aus den unter Punkt (1) und (2) genannten Gründen muß die Dokumentation des Leistungsbedarfs entsprechend der einzelnen Leistungsmodule erfolgen.

Die Bildung der Leistungsmodule muß im wesentlichen krankenhausplanerischen Anforderungen genügen. So ist zu fordern, daß mit Hilfe der Leistungsmodule eine Strukturierung der Leistungen der Krankenhäuser im Versorgungsgebiet erreicht werden kann. Dazu ist insbesondere auf die Anzahl der Leistungserbringer abzustellen, die gleiche bzw. unterschiedliche Leistungen anbieten.

Dem konkreten Vorgehen liegt somit die *Prämisse* zugrunde, daß sich das gesamte Leistungsspektrum der Krankenhäuser im Versorgungsgebiet entsprechend der Anzahl der Fachabteilungen, bei denen ein bestimmter Behandlungsfall dokumentiert wird, in Leistungsmodule differenzieren läßt (vgl. Kapitel 2.4). So ist bekannt, daß bspw. in der Fachdisziplin der Allgemeinen Chirurgie bestimmte Behandlungen (z. B. Blinddarmentfernungen) von allen chirurgischen Fachabteilungen - unabhängig von der Versorgungsstufe des jeweiligen Krankenhauses - durchgeführt werden. Sie sind dort in unterschiedlicher Fallzahl, jedoch mit ähnlichem Anteil bezogen auf die Gesamtfallzahl anzutreffen. Auf der anderen Seite existieren Behandlungsanlässe/Therapiewege, die ausschließlich von hoch spezialisierten Leistungseinheiten erbracht werden können (z. B. chronisch entzündliche Neuropathien und therapierefraktäre Myositiden).

2.2 Datenbedarf

Zur Entwicklung eines Krankenhaus-Rahmenplans - hier am Beispiel des Landes Schleswig-Holsteins - ist eine umfangreiche Datenbasis erforderlich. Diese ist weit *umfangreicher* als die bisher zum Zwecke der Krankenhausplanung erhältliche und genutzte Datenbasis.

Üblicherweise werden zur Krankenhausplanung folgende Daten verwendet:

- Daten des Landes bzw. Statistischen Landesamtes (z. B. Bestands- und Planungsdaten, Daten zur Diagnose in Zeitreihen, Einzugsgebietestatistiken sowie Bevölkerungsstatistiken),
- Daten der Krankenhäuser (z. B. individuelle Besonderheiten, Planungsperspektiven, spezielle Auswertungen zu einzelnen Behandlungspfaden),
- Daten der Landeskrankenhausgesellschaft (z. B. Auswertungen über die Leistungs- und Kalkulationsaufstellung),
- Daten des Medizinischen Dienstes der Krankenversicherung (z. B. Fehlbelegungsanalysen, Substitutionspotentiale durch den ambulanten Bereich) und
- Daten wissenschaftlicher Institute (z.B Zentralinstitut für die kassenärztliche Versorgung zum Substitutionspotential durch ambulantes Operieren, Deutsches Krankenhausinstitut e.V. zur Begleitforschung der BPflV '95)

Die umfangreichen Erfahrungen aus aktuellen Studien der GS$_b$G bereichern die Empfehlung zur Krankenhausplanung und schärfen das Bewußtsein für die sektorenübergreifenden Versorgungprozesse[23] von Patienten.

Prospektiver Charakter der Krankenhaus-Rahmenplanung impliziert Berücksichtigung umfangreicher Datenbestände und Analysen zum gegenwärtigen und zukünftigen Leistungsbedarf

Erstmalig stehen der GS$_b$G auch einzelfallbezogen - über alle stationären Patienten des Landes - die Daten der Krankenhäuser zur Patientenversorgung und -abrechnung gemäß § 301 SGB V zur Verfügung (vgl. Kapitel 5). Diese Daten umfassen patientenbezogen bspw. folgende Informationen:

- Patientenstammdaten (codiert und anonymisiert)
- jeweilige Krankenkassen sowie versorgendes Krankenhaus
- jeweilige Daten zur stationären Patientenkarriere (Aufnahme-/Verlegungsdiagnose, Operationsdatum sowie durchgeführte Therapien, Entlassungstag, -diagnosen sowie Entlassungsgrund)
- jeweilige Entgelte (Fallpauschale, Abteilungspflegesatz etc.)
- Ambulante Operationen im Krankenhaus

Die *Validität* sämtlicher Daten gilt als gesichert. Dies ist im wesentlichen durch die langjährige Erfahrung bei der Erfassung und Verarbeitung der Daten begründet. Im Hinblick auf die Daten nach § 301 SGB V ist mittlerweile von einem Lernprozeß bei der Codierung der zum 01.01.1996 neu eingeführten Klassifikationssysteme auszugehen. Das gilt vor allem für die Diagnoseverschlüsselung, zumal hier gegenüber dem vorherigen System lediglich eine weitergehende Differenzierung auf vier Stellen geschaffen wurde[24].

Bei der Verschlüsselung der Prozeduren in der Medizin (Internationale Klassifikation der Prozeduren in der Medizin - ICPM bzw. OPS 301) handelt es sich um ein Klassifikationssystem, welches erstmals in den Routinebetrieb im Krankenhaus aufgenommen wurde. Im Jahr 1996 und teilweise auch im Jahr 1997 ist - obgleich es sich um Abrechnungsdaten handelt - von z.T. erheblichen *Validitätsdefiziten* auszugehen. Dies haben Untersuchungen der GS$_b$G im Auftrag der Kostenträger gezeigt. Aufgrund dieser Tatsache mußte die vorliegende Studie zeitlich verschoben werden.

---

23 Hierzu gehören: Planungsanalysen, Geriatriegutachten (vgl. GS$_b$G 1995, 1998a), Entwicklung und Überarbeitung von Entgelten der BPflV '95, Monistische Finanzierung etc. für mehrere Länder und Bundesministerien, Studien zum ambulanten Operieren (vgl. BUSCHMANN et al. 1998), zur Entwicklung eines Krankenhausbetriebsvergleichs und zu Praxisnetzen/Medizinischen Qualitätsgemeinschaften (vgl. RÜSCHMANN, ROTH, KRAUSS 2000) in ihren Auswirkungen auf den Krankenhausbereich für die Kostenträger, Zielkonzeptionen, Kostenträgerrechnung und Weiterentwicklung eines flächendeckenden Fallpauschalen-Systems (vgl. ROTERING und GSbG 1998) für Universitätsklinika und größere regionale Krankenhäuser.

24 Dabei ist allerdings zu berücksichtigen, daß bei der ICD-Verschlüsselung von Behandlungsanlässen teilsweise sehr große Dokumentationsspielräume existieren. Diese sind auch von den verschlüsselnden Personen abhängig, die zudem in Einzelfällen auf eine detaillierte Verschlüsselung bis auf die 4. Stelle des ICD-9 verzichten. Auch die ICD-Verschlüsselung muß deshalb mit Verantwortlichen der Krankenhäuser intensiv geprüft und ggf. korrigiert werden; vgl. Kapitel 5.

Für das Jahr 1998 hat sich jedoch die Situation verändert; die Krankenhäuser haben aus eigenem Interesse der korrekten und zeitnahen Leistungsdokumentation sowie der Abrechnung eine hohe Bedeutung zugemessen und die OPS 301-Verschlüsselung mittels organisatorischer und personeller Maßnahmen optimiert. Dennoch ist die DV-gestützte Speicherung, Auswertung und Übermittlung der Daten an Dritte, wie hier an die GSbG, auch weiterhin mit Problemen behaftet. Der im Rahmen der vorliegenden Arbeit verwendete Datenbestand aus dem Jahr 1998 ist deshalb sehr intensiv mit den *Absendern der Daten, den Krankenhäusern*, auf Richtigkeit geprüft worden. Zu diesem Zweck hat die GSbG Auswertungen zum Umfang der Daten (z. B. Fallzahlen) und zur Qualität der Daten (z. B. Leistungsstrukturen) vorgenommen und an die Krankenhäuser weitergegeben. Diese haben die Ergebnisse mit ihren eigenen Auswertungen verglichen und ggf. Korrekturen vorgenommen. Parallel hierzu ist der Datenbestand stichprobenhaft mit den Daten der Kostenträger (Krankenhausrechnungslegung) abgeglichen worden.

Aufgrund der Neuartigkeit der patientenbezogenen Dokumentation sind umfangreiche Plausibilitätsprüfungen durch die Krankenkassen, die Krankenhäuser und den Gutachter vorzunehmen

Insgesamt besteht nunmehr eine im Vergleich zur empirischen Grundlage der bisherigen Krankenhausplanung *quantitativ und qualitativ erheblich verbesserte Datenbasis* zur Verfügung. Hier sind zum einen der Schärfegrad der Diagnosedokumentation (Übergang von ICD-9 3-stellig auf ICD-9 4-stellig) sowie die Verfügbarkeit von therapiebezogenen Informationen (ICPM bzw. OPS 301) zu nennen. Zum anderen lassen sich durch den Einzelfallbezug der Daten Patientenkarrieren innerhalb des stationären Sektors, d.h. auch bei Verlegung bzw. Wiedereinweisung in ein anderes Krankenhaus, identifizieren und darstellen[25].

2.3 Beschreibung von Krankenhausleistungen

Grundsätzlich existiert ein breites Spektrum an Möglichkeiten, die Behandlungsfälle eines Krankenhauses bzw. seiner Fachabteilungen zu beschreiben. Denkbar ist das Aufzählen der erbrachten Einzelleistungen, wie z. B. Röntgenbild der Lunge, Arztvisite, Laboruntersuchung oder die Erfassung der erbrachten Arbeitsstunden oder des eingesetzten Materials. Zusammenfassend lassen sich Behandlungsfälle anhand

- des Ressourceneinsatzes (Personal- und Sachmittel),
- der einzelnen Aktionen (Einzelleistungen),
- des Anlasses für die Behandlung (Diagnose),
- der Therapiewege (Behandlungsverfahren) sowie
- des Leistungserbringers (Fachdisziplin)

[25] Der GSbG ist es erstmals in Deutschland möglich, sektorenübergreifende Patientenkarrieren bzw. Krankheitsverläufe darzustellen. Für andere Projekte stehen der GSbG sowohl patientenbezogen Daten nach § 301 SGB V zur Verfügung wie auch sämtliche ADT-Datensätze der Kassenärztlichen Vereinigung bezogen auf eine Kassenart. Aus datenschutzrechtlichen Gründen dürfen diese Daten nicht für die Krankenhausplanung eingesetzt werden.

beschreiben. Zur Auswahl der relevanten Beschreibungsart ist die Zielsetzung der zugrunde liegenden Aufgabe zu berücksichtigen. Mit der Erfassung des Ressourceneinsatzes und der Auflistung von einzelnen Behandlungsschritten wird die Berechnung von Kosten je Behandlungsfall verfolgt. Durch die Beschreibung des Behandlungsanlasses, der eingeschlagenen Therapiewege sowie der verantwortlichen Fachdisziplin werden die Behandlungsfälle entsprechend medizinischer Kriterien charakterisiert (vgl. Abbildung 13). Der Behandlungsanlaß wird mit dem Zustand des Patienten bzw. der Diagnose beschrieben, der bzw. die maßgeblich den stationären Aufenthalt im Krankenhaus begründet hat (Hauptdiagnose). Mit den Therapiewegen sind die Aktivitäten des Leistungserbringers im Krankenhaus gemeint. Die Fachdisziplin schließlich verweist auf diejenige Fachabteilung im Krankenhaus, die aufgrund ihres Spezialisierungsgrads und der Qualifikation der Mitarbeiter mit der Behandlung des Patienten betraut wird.

Der gegenwärtige Leistungsbedarf wird durch die patientenbezogenen Dokumentationen zum Behandlungsanlaß und zur Therapie bestmöglich abgebildet

Zielsetzung der Krankenhausplanung ist die Feststellung von regionalen Behandlungsbedarfen. Der Behandlungsanlaß, die Behandlungsverfahren sowie die betreuende Fachabteilung sind die wichtigsten *Beschreibungsmöglichkeiten* zur Bestimmung des Behandlungsbedarfs. Sie müssen darüber hinaus bei der Abrechnung von Patienten der Krankenkasse übermittelt werden und liegen demzufolge umfassend für alle Patienten vor. Aus diesem Grund werden die Fachabteilung sowie die Diagnose und Therapie als wichtigste Kenngrößen zur Beschreibung des Behandlungsfalls im Krankenhaus herangezogen.

Abbildung 13: Ansätze zur Beschreibung von Krankenhausleistungen

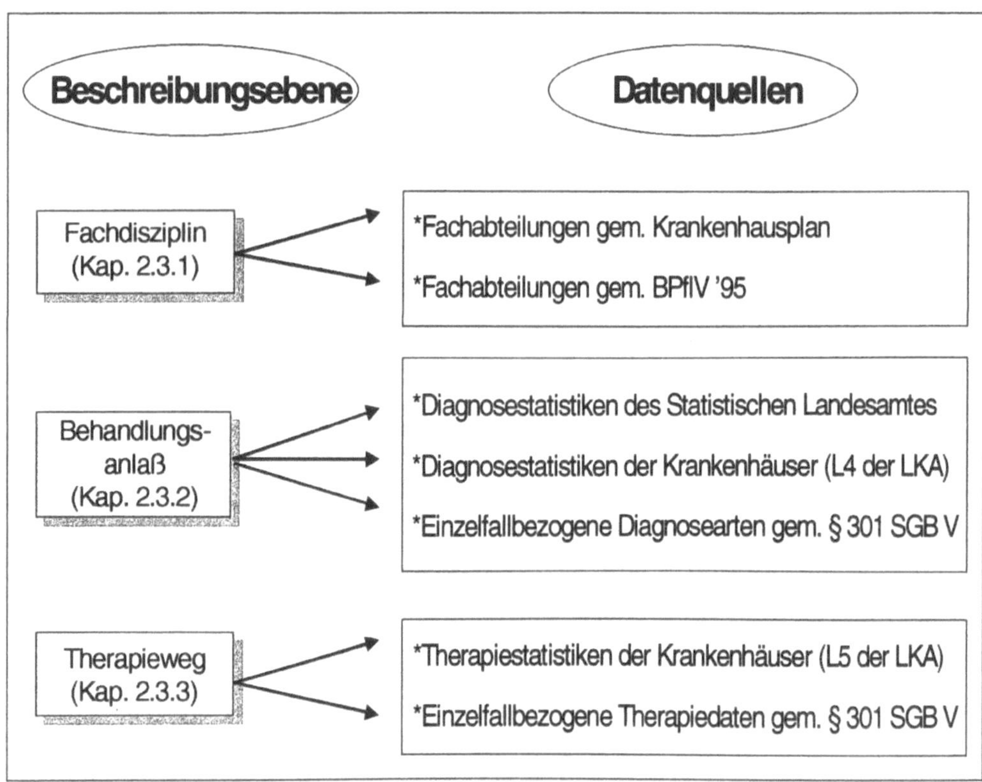

2.3.1 Leistungserbringer und Fachdisziplin

Die Beschreibung der Leistungen eines Krankenhauses soll zunächst auf die Fachabteilung eingehen[26]. Die Krankenhauspläne der Länder, so auch in Schleswig-Holstein, werden nach Fachabteilungen differenziert. Die dem Krankenhausplan Schleswig-Holstein zugrunde liegende Gliederung nach Fachabteilungen zeigt ein sehr grobes Raster (18 Fachabteilungstypen). Dagegen ist durch den vorhandenen Datenbestand (z. Zt. 36 Fachabteilungen) gewährleistet, daß die durch die BPflV vorgegebene Strukturierung eingehalten wird[27]. Insofern ist für den Krankenhaus-Rahmenplan in Teilen auch eine differenziertere Struktur in Anlehnung an die BPflV möglich.

Mit der BPflV'95 wird verbindlich eine Auflistung von Fachabteilungen vorgegeben, die sich jedoch nicht in den Krankenhausplänen der Länder widerspiegelt

Die Tabelle 1 stellt eine Überleitungstabelle zwischen der Struktur des Krankenhausplans Schleswig-Holstein und der möglichen Differenzierung entsprechend der Daten nach § 301 SGB V dar.

Tabelle 1: Überleitungstabelle Fachabteilungsstruktur: Krankenhausplan Schleswig-Holstein und Daten gemäß § 301 SGB V

Fachabteilungen lt. Krankenhausplan Schleswig-Holstein	Fachabteilungen gemäß BPflV ´95
Augenheilkunde	Augenheilkunde
Chirurgie	• Allgemeine Chirurgie • Unfallchirurgie • Plastische Chirurgie • Gefäßchirurgie • Thoraxchirurgie • Herzchirurgie • Kinderchirurgie • Dermatologie
Gynäkologie/Geburtshilfe	• Frauenheilkunde und Geburtshilfe • davon Geburtshilfe
Geriatrie	Geriatrie
Hals-, Nasen-, Ohrenheilkunde	Hals-, Nasen-, Ohrenheilkunde
Innere Medizin	• Innere Medizin • Kardiologie • Nephrologie • Endokrinologie • Gastroenterologie • Pulmologie • Kinderkardiologie • internist. Onkologie • Hämatologie

[26] Das Versorgungsstufen-Konzept als ein in anderen Projekten zur Krankenhausplanung genutzter Ansatz zur Strukturierung von Krankenhausleistungen ist entgegen dem hier dargestellten Vorgehen ein Versuch zur Einstufung einzelner Krankenhäuser. Auf eine differenzierte Einstufung entsprechend der einzelnen Fachabteilungen eines Krankenhaus wird verzichtet, und eine einzelfallbezogene Betrachtung von Leistungen findet nicht statt. Wie schon in GSbG (1988), S. 141ff. ausführlich dargelegt, existieren darüber hinaus wichtige Argumente zur Verwerfung dieses Ansatzes.

[27] Die Kennzeichnung der Fachabteilung (vgl. Tabelle 21) zur Leistungs- und Kalkulationsaufstellung erfolgt immer dann, wenn die in § 13 Abs. 2 BPflV genannten Voraussetzungen gewährleistet sind.

Fachabteilungen lt. Krankenhausplan Schleswig-Holstein	**Fachabteilungen gemäß BPflV ´95**
Pädiatrie	• Pädiatrie • Neonatologie
Kinder- und Jugendpsychiatrie	Kinder- und Jugendpsychiatrie
Mund-, Kiefer-, Gesichtschirurgie	Zahn- und Kieferheilkunde, Mund- und Kieferchirurgie
Neurochirurgie	Neurochirurgie
Neurologie	Neurologie
Nuklearmedizin	Nuklearmedizin
Orthopädie	• Orthopädie • Rheumatologie
Psychiatrie	• Allgemeine Psychiatrie • Psychosomatik/Psychotherapie
Strahlentherapie	Strahlentherapie
Urologie	Urologie
Intensivmedizin	Intensivmedizin

Neben den in Tabelle 1 aufgeführten Fachabteilungen sind weitere Subdisziplinen zu berücksichtigen, die in dem vorliegenden Datenbestand als *„besondere Einrichtungen“* gekennzeichnet sind[28]. Darunter fallen die nachfolgend genannten Leistungen:

- Behandlung von Querschnittsgelähmten
- Behandlung von Schwerst-Schädel-Hirn-Verletzten
- Behandlung von Schwerbrandverletzten
- Behandlung von AIDS-Patienten
- Behandlung von mucoviszidosekranken Patienten
- Behandlung von Transplantationspatienten
- Behandlung von onkologisch zu behandelnden Patienten
- Behandlung von Dialysepatienten
- Neonatologische Intensivbehandlung von Säuglingen

Es empfiehlt sich, diese Leistungen gesondert zu betrachten, da sie bereits ein *eng abgegrenztes Behandlungsspektrum* darstellen. Fachabteilungen, die diese Leistungen erbringen, können in Abstimmung mit den Kostenträgern zur Abrechnung dieser Leistungen eigenständige Vergütungen (Entgelte, Pflegesätze) vereinbaren. Aus dem vorhandenen Datenbestand lassen sich diese Fachabteilungen dann anhand der Entgeltart identifizieren. Es ist zu empfehlen, daß die Fachabteilungen, die keine gesonderten Entgelte vereinbart haben und o.g. Leistungen erbringen, in einer schriftlichen Befragung auf ihr besonderes Leistungsspektrum aufmerksam machen können.

---

[28] Vgl. § 13 Abs. 2 BPflV.

Mit der Unterscheidung nach Fachdisziplin bzw. Fachabteilung erfolgt eine erste grobe Kategorisierung, die im Falle der „besonderen Einrichtungen“ sowie weiteren Fachabteilung mit ähnlich abgegrenztem Leistungsspektrum (z. B. Kinderherzchirurgie) nicht mehr weiter differenziert wird. Alle anderen Fachabteilungen werden hinsichtlich des Behandlungsanlasses und der durchgeführten Therapiemaßnahmen weitergehend kategorisiert.

Die Beschreibung des Leistungsbedarfes erfolgt grundsätzlich durch das Kennzeichnen der Fachdisziplin, die bei einem eng abgegrenzten Leistungs-Spektrum teilweise schon eine ausreichende Analyseebene darstellt

2.3.2 Behandlungsanlaß

Der Behandlungsanlaß bzw. die Gesundheitsstörung, die ursächlich für die stationäre Behandlung im Krankenhaus ist, wird in allen Staaten Europas nach der Internationalen Klassifikation der Krankheiten (ICD) verschlüsselt. Der ICD wird von der Weltgesundheitsorganisation (WHO) herausgegeben. Der ICD ist ursprünglich für die Erstellung von Mortalitätsstatistiken entwickelt worden; heute wird er auch für den Aufbau der offiziellen Morbiditätsstatistiken verwendet. Die WHO hat vorgesehen, den ICD etwa alle 10 Jahre zu überarbeiten. Gegenwärtig liegt der ICD in der 10. Revision vor; im Krankenhaus ist zur Zeit entsprechend der gesetzgeberischen Vorgaben durch das Bundesministerium für Gesundheit in Deutschland der ICD in der 9. Revision verpflichtend anzuwenden.

Der ICD beschreibt die Krankheiten primär nach ihrer Ätiologie (Ursachen) und nach ihrer Pathologie (krankhafte Zustände). Er ist nach einem Krankheitsmodell mit 5 Gruppen aufgebaut:

- epidemische Krankheiten,
- konstitutionelle Krankheiten,
- an bestimmte Körperregionen gebundene Krankheiten,
- Wachstumskrankheiten,
- Krankheiten, die durch Gewaltanwendung hervorgerufen wurden.

Alle Krankheiten können anhand dieser Gruppen strukturiert und mit einem 4-stelligen Code gekennzeichnet werden. Der ICD-9 ist für die Nutzung in deutschen Krankenhäusern angepaßt worden und gilt seit dem 01.01.1995. Die stationären Behandlungsfälle sind zwingend nach dem ICD-9 in 4-stelliger Form zu verschlüsseln; neben einer Aufnahme- und Entlassungsdiagnose sind zudem interne Verlegungen zwischen den Fachabteilungen eines Krankenhauses anzuzeigen[29].

Das Diagnosespektrum aller Krankenhäuser und ihrer Fachabteilungen im Versorgungsgebiet läßt sich somit anhand der gelieferten Daten umfassend abbilden. Für die Ableitung einer Planungsempfehlung ist es von großem Vorteil, daß auch die Morbiditätsstatistiken der Statistischen Landesämter sowie Herkunfts- bzw. Einweisungsstatistiken auf dem ICD basieren. Allerdings wird hier der ICD-9 in der 3-stelligen Version verwendet, so daß im Vergleich zur 4-stelligen Version des ICD-9 *Informationsverdichtungen* hinzunehmen sind.

Der Behandlungsanlaß wird durch die Diagnose beschrieben, die maßgeblich den stationären Aufenthalt begründet hat

[29] Vgl. zur Anwendung des ICD-9 auch Kapitel 2.4.5.2.

2.3.3 Therapeutische Maßnahmen

Während mit der Abbildung des Behandlungsanlasses ein grober Anhaltspunkt für das zumeist breite Spektrum an therapeutischen Maßnahmen bekannt ist, wird erst mit der Einführung eines Codierungssystems zur Darlegung konkreter Operationen bzw. weiterer medizinischer Prozeduren der Umfang und in Teilen die Schwere der Behandlung beschreibbar. In Deutschland wurde die internationale Klassifikation der Prozeduren der Medizin (ICPM) im Jahre 1996 verpflichtend vorgegeben. Der ICPM basiert auf einem Vorschlag der WHO von 1978 und wird in angepaßter Form auch in anderen Staaten Europas verwendet.

Mit dem topographisch-anatomisch gegliederten ICPM spiegelt sich auf unterschiedlichen Hierarchieebenen ein bis zu sechsstelliger Differenzierungsgrad wider. Der ICPM enthält folgende fünf Kapitel:

- Kapitel 1: Diagnostische Maßnahmen
- Kapitel 4: Präventive Maßnahmen
- Kapitel 5: Operationen
- Kapitel 8: Nichtoperative therapeutische Maßnahmen
- Kapitel 9: Ergänzende Maßnahmen

Mit der 5. Änderungsverordnung zur BPflV'95 im Jahre 1998 wurde die Verwendung des amtlichen Operationenschlüssels (OPS 301) verbindlich. Der *OPS 301* ist eine *Teilmenge* des umfassenderen ICPM. Die OPS 301-Verschlüsselung entspricht bis auf die 5. Codeebene der vormals verwendeten Verschlüsselung nach ICPM. Einige Fallpauschalen- und Sonderentgeltleistungen sind allerdings nur durch Nutzung auch der 6. Codeebene abgrenzbar und somit identifizierbar. In diesen Fällen übermitteln die Krankenhäuser auch die 6. Stelle des OPS 301 (entspricht analog der 6. Stelle des ICPM).

Zur Beschreibung des Therapieweges wird der OPS 301 herangezogen, der in Kombination mit der Diagnose den Patientenfall konkretisiert

Der OPS 301 stellt für die Bundesrepublik die erste bereichsübergreifende Prozedurenklassifikation bereit, die eine differenzierte klinische Dokumentation ermöglicht. Durch die bis zu sechsstellige Definition der operativen Leistungen ist sichergestellt, daß sich die Entgeltformen exakt ableiten lassen. Aufgrund der besonderen Bedeutung der Finanzierung für das Krankenhaus ist davon auszugehen, daß die OPS 301-Dokumentation nach mittlerweile 2 Jahren des praktischen Einsatzes eine qualitativ hochwertige Informationsquelle darstellt, die das Leistungsspektrum des Krankenhaus valide abbildet.

In der vorliegenden Studie wird daher nicht nur auf die Informationen zur behandelnden Fachabteilung sowie die fallbezogene Diagnose zurückgegriffen, sondern es werden gleichfalls fallbezogen die Therapiedaten des OPS 301 herangezogen. Insbesondere die Kombination von Fachabteilung, ICD-9 und OPS 301 ermöglicht für den konkreten Patientenfall eine exakte Einstufung entsprechend des Leistungsbedarfs und ist damit ein bedeutender *Eckpfeiler* für die leistungsorientierte Krankenhausplanung.

2.4 Entwicklung von Leistungsmodulen

Die Bildung der Leistungsmodule zum Zwecke der Krankenhausplanung basiert auf der Kombination von Fachabteilung, Behandlungsanlaß (ICD-9) und therapeutischer Maßnahme (OPS 301). Diese Merkmale beschreiben die Leistungen des Krankenhauses am Patienten. Für etwa 25% der Krankenhausleistungen gilt, daß unterschiedliche Ausprägungen von Behandlungsanlaß und therapeutischer Maßnahme in Fallpauschalen zusammengefaßt werden. Es besteht Konsens bei allen beteiligten Organen und Institutionen innerhalb der Gesundheitsversorgung, daß sehr rasch weitere Krankenhausleistungen als Fallpauschalen definiert und abgerechnet werden[30]. Somit ist bis zu dem Zeitpunkt der flächendeckenden Gültigkeit von Fallpauschalen von einem unvollständigen Fallpauschalen-System auszugehen.

Für eine Krankenhausplanung hat diese Situation zur Konsequenz, daß zur Entwicklung von Leistungsmodulen als Beschreibungsmittel für Krankenhausleistungen zwei unterschiedliche Verfahren zur Anwendung kommen müssen (vgl Abbildung 14):

1. Mittelfristig kann davon ausgegangen werden, daß sämtliche Leistungen der Krankenhäuser als Fallpauschalen definiert sind. Damit kann eine Abgrenzung der Leistungsmodule mit Hilfe von statistischen Verfahren erfolgen. Die Problematik von Schweregraden innerhalb einer Fallpauschale wird durch eine Analyse des Datenbestands nach definierten Kriterien behandelt (vgl. Kapitel 2.4.5). Die Prämisse eines flächendeckenden Fallpauschalen-Systems wird bei der Darlegung des allgemeinen Vorgehens zur Entwicklung der Leistungsmodule in diesem Kapitel 2.4 unterstellt.
2. Bis zum Zeitpunkt der Gültigkeit von flächendeckenden Fallpauschalen muß ein temporäres Verfahren zur Anwendung kommen (vgl. Kapitel 6). Grundlage dieses Verfahrens sind die einzelnen Ausprägungen von Behandlungsanlaß und Therapie. Aufgrund der Vielzahl von Ausprägungen können statistische Verfahren zur Leistungsmodulabgrenzung nicht genutzt werden. Daher ist eine

---

30 Allerdings existiert zur Zeit (1999) in Deutschland kein anerkanntes Klassifikationssystem, welches die Gesamtheit der ICD-9/OPS 301-Kombinationen leistungs- und preisorientiert gliedert. Ein Ansatz ist mit Definition der bundesweit gültigen Fallpauschalen und Sonderentgelte über die dem Behandlungsfall zugrunde liegende Hauptleistung erfolgt. Dieser Ansatz wird auf Spitzenverbandsebene bei der Weiterentwicklung des Krankenhausfinanzierungssystems diskutiert (GSbG-System MOKKA). Ein anderer Ansatz setzt an der Diagnose des Behandlungsfalls an (3M-System AP-DRG) und gruppiert den Fall mittels weiterer Kriterien (z. B. Alter, therapeutische Maßnahmen) in ein Fallgruppensystem ein. Dieses System ist in den U.S.A. entwickelt worden und deckt das gesamte Behandlungsspektrum ab.

Zur Entwicklung der Leistungsmodule ist die Wahl des Klassifikationssystems von keinerlei Bedeutung. Entscheidend ist vielmehr, daß sich

- *die Fallgruppen an den gesetzlich vorgegebenen Kodierungssystemen (ICD/OPS 301) orientieren und daß*
- *die Organe der Selbstverwaltung - wie öffentlich zugesagt - sehr rasch eines der Klassifikationssysteme fachgebietsbezogen flächendeckend auswählen oder erarbeiten.*

sorgfältige Überprüfung der in den Leistungsmodulen erfaßten Diagnosen bzw. Therapien angezeigt.

Bei beiden Verfahren ist sicherzustellen, daß *die Gesamtheit der ICD-9/OPS 301-Ausprägungen*, d.h. der in den einzelnen Fachabteilungen der Krankenhäuser des Versorgungsgebietes behandelten Patienten, erfaßt und Leistungsmodulen zugeordnet wird.

Abbildung 14: Fallkonstellationen für die Entwicklung der Leistungsmodule

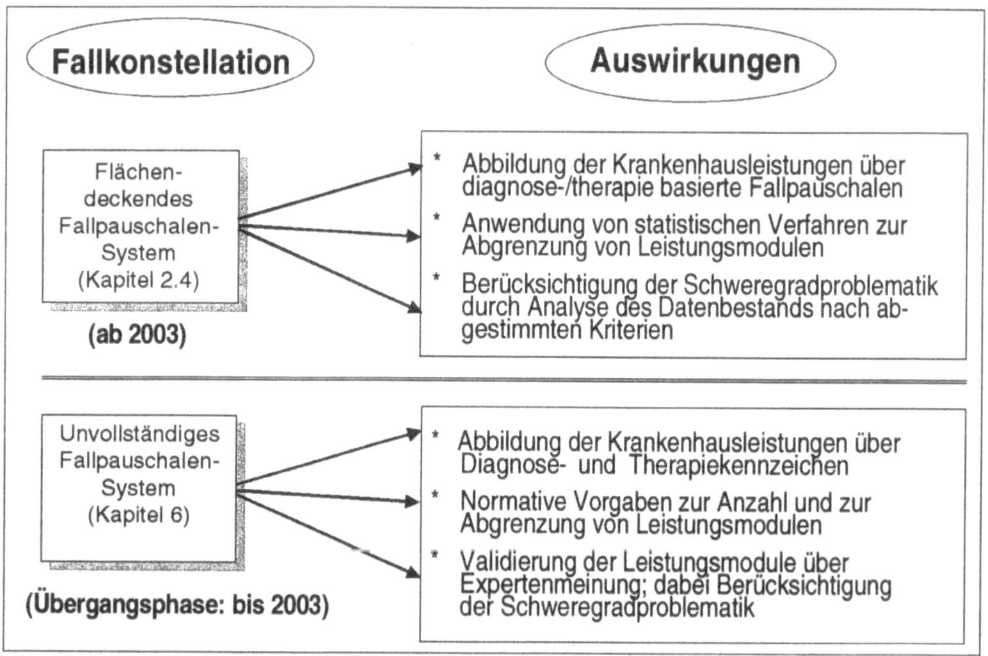

2.4.1 Allgemeines Vorgehen

Leistungsmodule werden separat für jede im Datenbestand identifizierte Fachabteilung generiert. Es ist jedoch *nicht in jedem Fall sinnvoll*, die Leistungen von Fachabteilungen in Leistungsmodulen abzubilden. Aus krankenhausplanerischer Sicht ist nämlich bei ausgewählten Fachgebieten entweder eine umfassende Leistungserbringung zu fordern oder aus Gründen der Qualität eine Konzentration des Leistungsbedarfs auf sehr wenige Standorte innerhalb der Versorgungsregion angezeigt (vgl. Kapitel 2.4.4).

Zur Vorbereitung der Leistungsmodulbildung werden Häufigkeitstabellen verwendet. In einer Häufigkeitstabelle werden die aufgetretenen Merkmalsausprägungen, d.h. Fallpauschalen, einmal aufgeführt und die Häufigkeiten für das Auftreten der jeweiligen Merkmalsausprägung dokumentiert[31]. Die Häufigkeit wird im Zusammenhang mit der Krankenhausplanung als die Summe der Fachabteilungen verstanden, bei denen die Merkmalsausprägung mindestens einmal beobachtet wurde.

Leistungsmodule basieren auf der Kombination von ICD-9 bzw. 10 + OPS 301, die zukünftig in Fallpauschalen abgebildet werden; für jede Fachabteilung werden sie anhand des Merkmals „Anzahl der Fachabteilungen, die eine bestimmte Fallpauschale erbringen" gebildet.

Zur *Abgrenzung der Leistungsmodule* kommt nunmehr das statistische Verfahren der Clusteranalyse zur Anwendung kommen. Die Häufigkeit je Merkmalsausprägung ist Dateninput für die statistische Analyse unter Rückgriff auf die Clusteranalyse[32]. Mit der Clusteranalyse wird eine Gruppenbildung dahingehend erreicht, daß die Elemente innerhalb einer Gruppe im Hinblick auf das Kriterium „Anzahl der Fachabteilungen je Leistung" möglichst ähnlich sind und die Gruppen selbst sich möglichst deutlich unterscheiden.

Aus der Anwendung der Clusteranalyse resultieren im Ergebnis 1 bis n Leistungsmodule, deren Güte und Qualität hinsichtlich der Homogenität der Merkmalsausprägungen innerhalb des Leistungsmoduls bzw. der Abgrenzung zu anderen Leistungsmodulen durch Kennzahlen (u.a. Fehlerquadratsumme) dargestellt wird.

Das generelle Vorgehen zur Identifikation und Abgrenzung der fachgebietsbezogenen Leistungsmodule ist zusammenfassend in Abbildung 15 dargestellt.

Die saubere Methodik wird durch Anwendung der wissenschaftlich anerkannten Clusteranalyse gewährleistet

Abbildung 15: Generelles Vorgehen zur Abgrenzung der Leistungsmodule

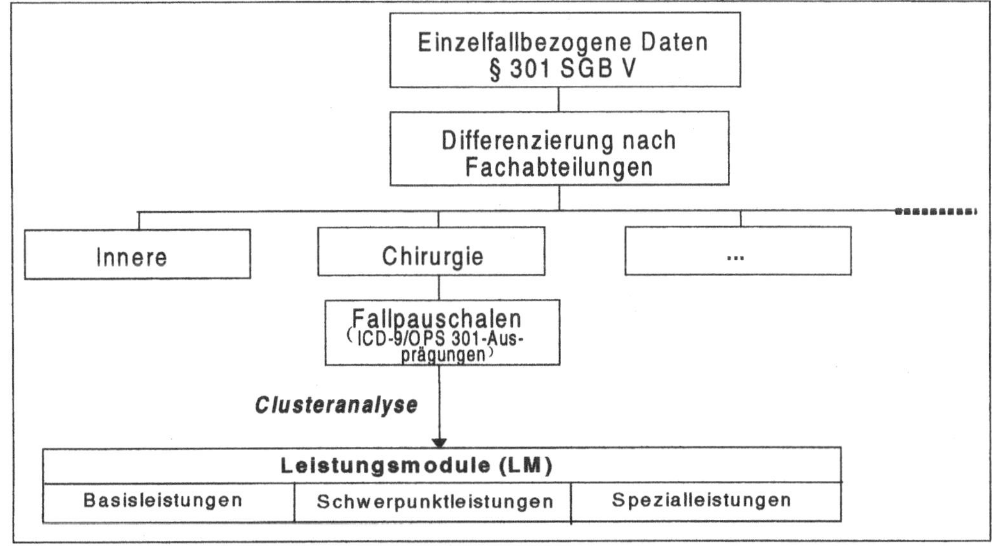

[31] Es sind absolute und relative Häufigkeiten zu unterscheiden. Die absolute Häufigkeit gibt die Anzahl der Beobachtungswerte mit der Merkmalsausprägung wider. Die relative Häufigkeit stellt den prozentualen Anteil der absoluten Häufigkeit einer bestimmten Merkmalsausprägung an der Gesamtzahl der Beobachtungswerte dar.

[32] Vgl. SCHUCHARD-FICHER u.a. (1982), S. 105ff.

2.4.2 Beispiel Gynäkologie und Geburtshilfe

Die Abgrenzung von Leistungsmodulen wird im folgenden am Beispiel der Leistungen in der Frauenheilkunde dargestellt. Dabei sind aus dem vorhandenen Datenbestand zunächst die Behandlungsfälle extrahiert worden, die als Kennzeichen das Merkmal der Fachabteilung „Gynäkologie und/oder Geburtshilfe" aufweisen. Im weiteren sind die vorgefundenen Merkmalsausprägungen zum Behandlungsanlaß (ICD-9) sowie zum Therapieweg (OPS 301) ermittelt worden. Für diese Merkmalsausprägungen liegen mit Bezug auf die BPflV '95 sowie aus der Diskussion um die Entwicklung eines umfassenden pauschalen Entgeltsystems (MOKKA[33]) bereits Fallpauschalen vor, die das *gesamte Behandlungsspektrum* der operativen und konservativen Gynäkologie und Geburtshilfe abdecken. Eine Zuordnung der durch die Daten nach § 301 SGB V gekennzeichneten Patientenfälle auf diese Fallpauschalen ist gewährleistet, da diese gleichfalls durch ICD-9 und OPS 301 exakt definiert sind.

Die Gynäkologie und Geburtshilfe kann exemplarisch zur Verdeutlichung der Leistungsmodulbildung herangezogen werden, da für diese Fachdisziplin über die BPflV'95 und MOKKA fachgebietsbezogene Fallpauschalen existieren

In Tabelle 2 ist der erste Schritt zur Bildung der Leistungsmodule dargestellt. In der 1. Spalte sind die im Versorgungsgebiet dokumentierten Merkmalsausprägungen, d.h. Fallpauschalen als ICD-9/OPS 301-Kombinationen, aufgeführt. Für jede dieser Fallpauschalen ist die absolute Anzahl der gynäkologisch/geburtshilflichen Fachabteilungen ermittelt worden, die entsprechende Leistungen dokumentiert haben. In der Spalte 2 sind die Anzahlen der Fachabteilungen je Merkmalsausprägung in absteigender Sortierung aufgeführt. Damit sind die für die Anwendung der Clusteranalyse notwendigen Daten vorhanden. Tabelle 2 weist in den Spalten 3 bis 5 nachrichtlich weitere Informationen aus, die zur näheren Beschreibung der Leistungen dienen. Dabei handelt es sich um den relativen Anteil der Patientenfälle gemessen an der Gesamtfallzahl der gynäkologisch/geburtshilflichen Fachabteilungen im Versorgungsgebiet, die Aufsummierung der relativen Anteile (relative Summenhäufigkeiten) sowie den Klartext zur jeweiligen Fallpauschale.

Die Daten der Spalte 1 und Spalte 2 der Tabelle 2 sind Input für die *Anwendung der Clusteranalyse*. Die ihr zugrundeliegenden Algorithmen zielen in einem iterativen, rechnergestützten Prozeß darauf ab, diejenigen Fallpauschalen einer Gruppe zuzuordnen, die sich im Hinblick auf die korrespondierenden Anzahlen der Fachabteilungen möglichst wenig unterscheiden. Für jede Gruppe wird ein Mittelwert gesucht, der durch ein geringes Streuungsmaß gekennzeichnet ist; die einzelnen Gruppen sollen sich dagegen untereinander möglichst deutlich unterscheiden.

---

[33] Im Rahmen einer MOKKA (**Mo**dulares **K**lassifikations- und **Ka**lkulationssystem)-Arbeitsgruppe haben Mitglieder der wissenschaftlichen Fachgesellschaft „Gynäkologie und Geburtshilfe" gemeinsam mit Herrn Dr. SCHEINERT, VdAK/AEV, Hamburg, und der GS$_b$G innerhalb von vier Monaten einen Fallpauschalen-Katalog entwickelt, mit dem alle bisher nicht über die BPflV '95 definierten Leistungen in der Frauenklinik als Fallpauschalen abgebildet werden (vgl. auch ROTERING und GS$_b$G 1998)

Der flächendeckende Fallpauschalen-Katalog für die Frauenheilkunde wird seit 1998 in den gynäkologisch-/geburtshilflichen Fachabteilungen von zwei großen Krankenhäusern in Schleswig-Holsteins genutzt. Diese rechnen ihre Leistungen im Rahmen eines Modellvorhabens nach § 26 BPflV '95 gegenüber den Krankenkassen als Fallpauschalen (ohne Pflegetagebezug) ab.

Die Güte bzw. Qualität der Gruppenbildung wird mit der Fehlerquadratsumme beschrieben.

Tabelle 2: Häufigkeitsverteilung zur Anzahl der Fachabteilungen je Merkmalsausprägung am Beispiel der Gynäkologie und Geburtshilfe (MOKKA-Auszug)[34]

Nr. der Fallpauschalen nach MOKKA	Anzahl Fachabteilungen	Anteil an Gesamtfällen	Relative Summenhäufigkeit	Beschreibung
FP 2.02	39	4,15%	4,15%	Hysterektomie
FP 7.01	37	12,41%	16,56%	Behandlung während der Schwangerschaft
FP 2.01	36	2,22%	18,78%	Uterus- oder Zervixstumpfentfernung
FP 5.01	36	2,24%	21,02%	Laparoskopie
FP 5.04	36	5,66%	26,68%	Abortcurrettage
FP 5.06	36	1,01%	27,69%	Konisation
FP 6.01	36	9,76%	37,45%	Konservative gynäkologische Behandlung
FP 2.05	34	2,17%	39,62%	Adnexoperation, organerhaltend
FP 5.02	34	1,79%	41,41%	Tubensterilisation
FP 16.041	34	26,24%	67,65%	Vaginale Entbindung, Einling zum Termin
FP 1.01	34	2,40%	70,05%	Radikale oder brusterhalt. Mamma-Operation
FP 2.04	34	2,54%	72,59%	Ovarektomie
FP 16.051	32	4,92%	77,51%	Sectio, Einling zum Termin
FP 3.03	31	1,45%	78,96%	Adhäsiolyse
FP 16.03	31	1,52%	80,48%	Vaginale Entbindung unter 24 Stunden
FP 1.03	28	1,89%	82,37%	Exzision eines Mammatumors
FP 5.03	28	4,13%	86,50%	Fraktionierte Abrasio
FP 16.061	26	1,10%	87,60%	Vaginale Entbindung, Frühgeburt
FP 4.01	25	5,72%	93,32%	Polychemotherapie, adjuvant oder palliativ
FP 5.07	24	0,31%	93,63%	Marsupialisation
FP 2.15	23	0,64%	94,27%	Operation eines Ovarialkarzinoms
FP 16.071	23	0,67%	94,94%	Sectio, Einling, Frühgeburt
...	...	...	...	....

Die hier aufgeführen Fallpauschalen in der Gynäkologie und Geburtshilfe stammen aus dem flächendeckenden Fallpauschalen-Katalog des Modellprojektes „MOKKA". Sie haben in der Nummerierung keinen Bezug zu den Fallpauschalen der Gynäkologie und Geburtshilfe der BPflV'95 (die FP der BPflV'95 sind inhaltlich enthalten).

[34] **Alle hier beispielhaft dargestellten Ergebnisse der Leistungsmodule basieren zwar auf einem ausgewählten Teil der von den Krankenhäusern in Schleswig-Holstein für 1998 bereitgestellten Daten entsprechend der Datenvereinbarung nach § 301 SGB V; sie sind jedoch nur insoweit verwendet worden, wie keine Rückschlüsse auf einzelne Krankenhäuser oder Versorgungsregionen des Landes Schleswig-Holstein möglich sind. Die Daten sind vorläufig und nicht vollständig (Stand vom November 1999), so daß die dargestellten Ergebnisse nicht landesweit gelten.**

Die Ergebnisse aus Tabelle 2 werden in Abbildung 16 graphisch umgesetzt, wobei die Abszisse alle im Versorgungsgebiet beobachteten ICD-9/OPS 301-Ausprägungen als Fallpauschalen aufzeigt[35]. Auf der linken Ordinate ist die Anzahl der Fachabteilungen abgetragen; im Versorgungsgebiet existieren insgesamt 41 gynäkologische Fachabteilungen. Die Kurve, die ihren Schnittpunkt mit der linken Ordinate am Datenpunkt „39“ aufweist, stellt die Anzahl der Fachabteilungen je Merkmalsausprägung dar. Sie fällt rasch und zeigt dadurch deutlich, daß sehr viele gynäkologisch/geburtshilflichen Fachabteilungen dieselben Leistungen - ausgedrückt durch dieselbe MOKKA-Fallpauschale - erbringen. Dagegen werden, wie durch den Verlauf der Kurve in den letzten zwei Dritteln ersichtlich, sehr viele unterschiedliche Leistungen nur durch relativ wenige Frauenkliniken erbracht.

Die graphische Abbildung der Leistungen mit der entsprechenden Anzahl an leistungserbringenden Fachabteilungen sowie deren relativer Häufigkeit an der Gesamtfallzahl gibt bereits Hinweise auf abgrenzbare Leistungsmodule

Zur Information sind in Abbildung 16 neben der Anzahl der Fachabteilungen weiterhin die relativen Patientenzahlen je Fallpauschale als relative Summenhäufigkeiten (rechte Ordinate) dargestellt. Wie aus anderen Untersuchungen bekannt, bestätigt der dargestellte Kurvenverlauf, daß mit etwa 20% der Leistungsarten - hier dargestellt mit dem flächendeckenden Fallpauschalen-System in der Gynäkologie und Geburtshilfe - etwa 80% der Gesamtfälle abgedeckt werden. Für die Krankenhausplanung ist dieser Aspekt genauso wichtig wie die Tatsache, daß sehr viele unterschiedliche Leistungen mit relativ wenigen Fällen durch wenige Fachabteilungen erbracht werden.

Abbildung 16: Leistungsmodule in der Gynäkologie und Geburtshilfe (n = 85.084)

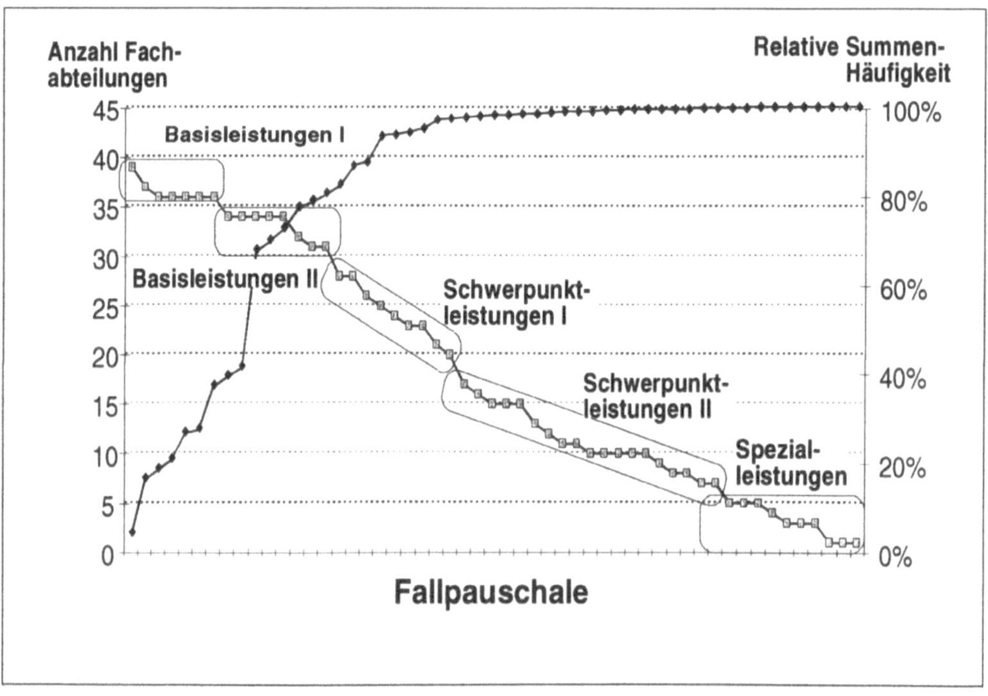

[35] Aus Gründen der Übersichtlichkeit ist nur jede dritte MOKKA-Fallpauschale aufgeführt.

Die visuell schon erkennbaren Ergebnisse zur möglichen Gruppenbildung werden durch die statistische Analyse unter Rückgriff auf die Clusteranalyse fundiert. Demnach errechnen sich für die vorliegenden Daten der gynäkologisch/geburtshilflichen Fachabteilungen im Versorgungsgebiet *fünf unterschiedliche Leistungsmodule*[36], die jeweils hinsichtlich der Anzahl der Fachabteilungen als ausgesprochen homogen zu charakterisieren sind. Für die einzelnen Leistungsmodule sind folgende Werte errechnet worden, mit denen die Abgrenzungsschärfe der Modulbildung ausgedrückt wird (vgl. Tabelle 3).

Das Ergebnis der Clusteranalyse, die Analyse der Gütemaße sowie die qualitative Einschätzung weisen für die Frauenheilkunde fünf unterschiedliche Leistungsmodule aus

Tabelle 3: Mittelwerte und Streuung zur Leistungsmodulbildung in der Gynäkologie und Geburtshilfe

Leistungsmodul	mittlere Anzahl der Fachabteilungen	Streuung um den arithmetischen Mittelwert
Basisleistungen I	36,57	1,05
Basisleistungen II	32,89	1,37
Schwerpunktleistungen I	24,22	2,66
Schwerpunktleistungen II	11,26	3,01
Spezialleistungen	2,80	1,25

2.4.3 Weitere Leistungsmodule auf der Basis flächendeckender fachgebietsbezogener Fallpauschalen-Systeme

Neben der Fallgruppensystematik für die Leistungen innerhalb der Frauenheilkunde liegen gegenwärtig schon flächendeckende Fallpauschalen für die Fachdisziplinen der Augenheilkunde und Urologie vor[37]. Auch für diese Fachabteilungen ist somit die für die Krankenhaus-Rahmenplaung notwendige Gruppenbildung analog des dargestellten Verfahrens auf der Basis von Fallpauschalen möglich. Unter Zugrundlegung eines Teils der Patientenfälle eines Bundeslands (n = 16.073) zeigt sich, daß aus der Anwendung der Clusteranalyse für die Fachdisziplin der Augenheilkunde *drei Leistungsmodule* resultieren (vgl. Abbildung 17).

Wie schon aus der grafischen Darstellung ersichtlich, werden die Leistungsmodule sehr trennscharf abgegrenzt: Die Mittelwerte und Standardabweichungen betragen im Basisleistungsmodul 8 bzw. 1,41, im Schwerpunktleistungsmodul 3,54 bzw. 0,78 und im Spezialleistungsmodul 1,40 bzw. 0,52. Im Basisleistungsmodul sind

---

36 Aufgrund der Clusteranalysen ergeben sich fünf Leistungsmodule, die allerdings der Praktikabilität wegen für die Krankenhaus-Rahmenplanung grundsätzlich zu drei Leistungsmodulen zusammengefügt sind: Basis-, Schwerpunkt-, Spezialleistungsmodul.

37 Auch diese Kataloge sind auf Initiative des VdAK/AEV, Hamburg, und unter Moderation der GSbG durch die jeweiligen Fachgesellschaften entwickelt worden. Sie dienen als Basis für die Durchführung von Modellvorhaben zur Evaluation fachgebietsbezogener, flächendeckender Fallpauschalen-Systeme. Eine entgültige Fertigstellung der Kataloge wird bei Initiierung entsprechender Projekte vorgenommen.

zwei Fallpauschalen enthalten, die von allen Fachabteilungen des Versorgungsgebiets erbracht werden und die über 75% aller Patientenfälle ausmachen.

Der Leistungsbedarf in der Augenheilkunde wird in drei Leistungsmodulen abgebildet

Abbildung 17: Augenheilkunde nach MOKKA (n = 16.073)

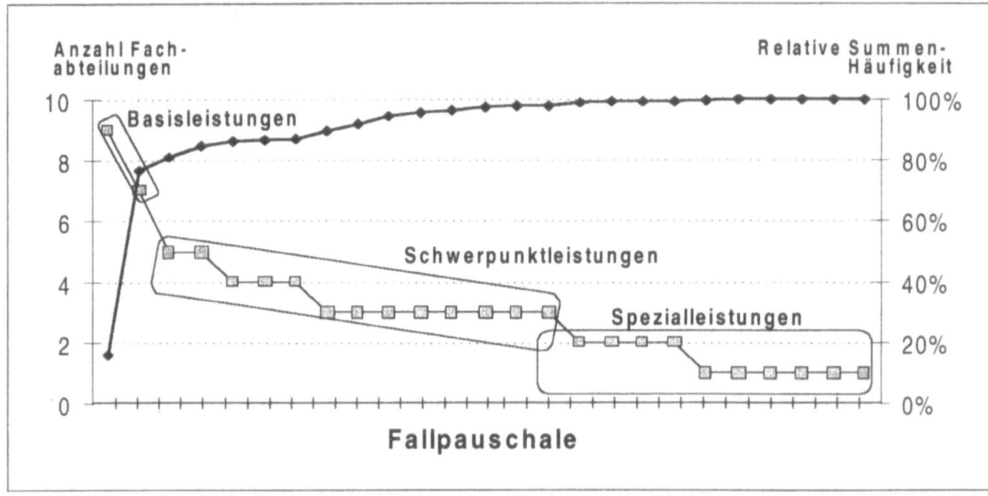

Das Basisleistungsmodul enthält die Katarakt-Operation sowie die konservative Behandlung mit einem Anteil von rund 75 % an den Gesamtfallzahlen

Die Fallpauschalen der Leistungsmodule „Schwerpunktleistungen" und „Spezialleistungen" sind im Hinblick auf die Fallzahl mit Anteil zwischen 0,02% (Resektion von Iristumoren) und 2,74% (Augenmuskeloperation an den geraden Augenmuskeln) von geringerer Bedeutung. Unter *krankenhausplanerischen Gesichtspunkten* ist jedoch die Existenz dieser Leistungen und ihre regionale Verteilung im Versorgungsgebiet von großem Interesse. Die Aushandlung von Versorgungsverträgen zwischen Krankenhaus bzw. Fachabteilung und den Krankenkassen ist aufgrund der relativ geringen Fallzahlen insbesondere unter Qualitäts- und Kostenkriterien vorzunehmen.

Der Leistungsbedarf in der Urologie kann in vier trennscharfen Leistungsmodulen abgebildet werden

Die für die Augenheilkunde getroffenen Aussagen gelten im Kern auch für den Fachbereich der Urologie[38]. Aus der Analyse der Daten (n = 19.887) und der Anwendung der Clusteranalyse resultieren insgesamt vier unterschiedliche Leistungsmodule, die sich trotz der im Vergleich zur Augenheilkunde höheren Anzahl an Fallpauschalen deutlich unterscheiden. Dabei werden die Schwerpunktleistungen in zwei unterschiedlichen Leistungsmodulen abgebildet. Die Qualität der Leistungsmodulbildung wird durch die in Tabelle 4 dargestellten Werte verdeutlicht.

Aus den grafischen Verläufen der Kurven zur Anzahl der Fachabteilungen sowie zur relativen Summenhäufigkeit in Abbildung 18 wird wiederum deutlich, daß mit relativ wenigen bzw. vielen Leistungsarten ein großer bzw. kleiner Anteil der Patienten erfaßt wird. So umfaßt das Spezialleistungsmodul der Urologie insgesamt 22 unterschiedliche Fallpauschalen, die einen Anteil von 2,28 % an der Gesamt-

[38] Beim Fallpauschalen-Katalog zur Urologie ist zu berücksichtigen, daß bislang noch keine Definition für die Entfernung von Nierenbecken- und Harnleitersteinen durch ESWL (Extrakorporale Stoßwellenlithotripsie) erfolgt ist. Diese Leistungen zählen zur den häufigen Eingriffen in der Urologie.

fallzahl repräsentieren, während im Basisleistungsmodul 9 Fallpauschalen 86,3 % der Gesamtfallzahl stellen.

Tabelle 4: Mittelwerte und Streuung zur Leistungsmodulbildung in der Urologie (nach MOKKA)

Leistungsmodul	mittlere Anzahl der Fachabteilungen	Streuung um den arithmetischen Mittelwert
Basisleistungen	17,67	1,22
Schwerpunktleistungen I	12,00	1,15
Schwerpunktleistungen II	7,38	0,52
Spezialleistungen	2,64	1,40

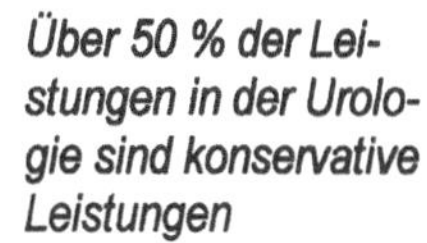
Über 50 % der Leistungen in der Urologie sind konservative Leistungen

Abbildung 18: Urologie nach MOKKA (n = 19.887)

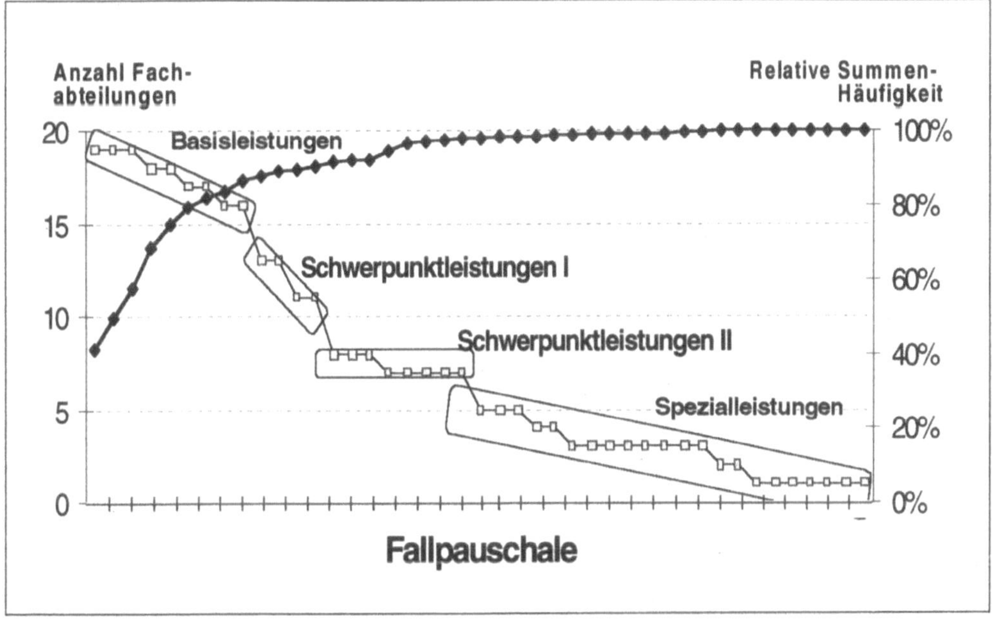

Bei Gesamtbetrachtung der Leistungen in der Urologie wird deutlich, daß die *Versorgungsstruktur* der Leistungsanbieter sehr gut durch die Leistungsmodule abgebildet wird. Die Basisleistungen und insbesondere der hohe Anteil an minimalinvasiven Eingriffen (vier der neun Fallpauschalen umfassen endoskopische Eingriffe) können auch durch belegärztlich geführte Fachabteilungen erbracht werden, deren Anteil in der Urologie hoch ist. Die Leistungen in dem Schwerpunktleistungsmodul werden dagegen zumeist in Hauptfachabteilungen von flächenversorgenden Krankenhäusern erbracht. Die qualitativ hochwertige Versorgung der Spezialleistungen erfolgt in spezialisierten Einheiten.

Die Leistungsmodulbildung auf der Basis von Fallpauschalen ermöglich eine transparente Darstellung des Ist-Leistungsbedarfs – die Planungsverantwortlichen müssen daher für eine zügige Weiterentwicklung des Fallpauschal-Systems Sorge tragen

Die Abbildung der vielen, durch ICD-9 und OPS 301-Codes gekennzeichneten Leistungen eines Versorgungsgebietes in Fallpauschalen und die statistische Aufarbeitung des Datenmaterials zwecks Zuordnung der Fallpauschalen zu Leistungsmodulen sind als Basisaufgaben einer Krankenhausplanung zu verstehen. Mit den Fallpauschalen-Systemen gelingt es, die in der Vergangenheit nicht transparenten Behandlungen im Krankenhaus unter leistungsorientierten Kriterien zu aggregieren und verständlich darzustellen. Allein mit dieser Maßnahme können *strukturorientierte Fragestellungen* zur Leistungserbringung, wie bspw. Qualität und Wirtschaftlichkeit von einzelnen Krankenhäusern beantwortet werden.

Umso bedauerlicher ist die Tatsache zu werten, daß bisher nur die Fallgruppen-Systeme in der Frauenheilkunde, der Augenheilkunde und der Urologie verfügbar sind. Die Verantwortlichen für die Planung der akutstationären Versorgung sind daher dringend aufgefordert, die weitere Entwicklung von Fallpauschalen-Systemen bzw. die Definition von Fallgruppen zwecks *Strukturierung der Krankenhausleistungen* voranzutreiben.

2.4.4 Fachgebiete ohne spezifische Leistungsmodule

Aus krankenhausplanerischer Sicht ist eine Leistungsmodulbildung nicht für alle Fachgebiete erforderlich. Es gilt die generelle Aussage, daß ein Verzicht auf Leistungsmodule immer dann möglich ist, wenn von *allen Fachabteilungen eines Fachgebietes eine homogene Leistungserbringung* erwartet wird. Hierunter fallen konkret

- die akutstationäre Geriatrie,
- die Kinderkardiologie/Kinderherzchirurgie sowie
- die besonderen Einrichtungen gemäß § 13 Abs. 2 BPflV '95.

Bei geriatrischen Patienten liegen aufgrund der häufig bestehenden Multimorbidität mehrere aktute und/oder chronische Krankenheiten, d.h. mehrere Diagnosen vor. Geriatrische Patienten werden innerhalb eines sehr kurzen Zeitraums durch eine erstversorgende Fachabteilung behandelt, bevor sie in eine geriatrische Fachabteilung verlegt werden (vgl. auch Kapitel 3.2.2.2.2)[39]. Ergänzend zur organspezifischen Behandlung wird daher die *konsiliarische Versorgung* der erstversorgenden Fachabteilung sowie die interdisziplinäre Betreuung im Sinne einer ganzheitlichen Betrachtungsweise unter Einbeziehung sozialer Aspekte notwendig. Insofern wird das Leistungsspektrum innerhalb der geriatrischen Fachabteilung primär durch die Existenz der am selben Krankenhaus angesiedelten sonstigen Fachabteilungen bzw. durch einweisende Krankenhäuser der Region bestimmt. Aus wirtschaftlichen Gesichtspunkten ist dabei zu fordern, daß die Geriatrie stationäre diagnostische Leistungen abgrenzt, die in anderen Fachabteilungen kostengünstiger und auf hö-

[39] Die Direkteinweisung von Patienten in die geriatrische Fachabteilung eines Krankenhauses durch den niedergelassenen Arzt bedarf nach der Ergebnissen von umfangreichen Forschungsprojekten der Durchführung eines nachprüfbaren geriatrischen Assessments in Form eines Screeninginstrumentes, mit dem die Indikation zur Einweisung in die Geriatrie gesichert werden kann, vgl. GS$_b$G (1998), S. 343.

herem Qualitätsniveau (höhere Fallzahlen, Spezialisierung) erbracht werden können[40].

Dies führt dazu, daß eine geriatrische Fachabteilung ein für alle geriatrisch zu versorgenden Patienten *gleichartiges Leistungsangebot* vorhalten muß, während die spezifischen Leistungen in enger Kooperation mit den sonstigen Fachabteilungen im Krankenhaus erbracht werden. Eine isolierte Zuweisung von Patienten einer Geriatrie zu einzelnen Leistungsmodulen kann daher nicht vorgenommen werden. Vielmehr ist ausgehend von den Behandlungsfällen der primärversorgenden Fachabteilung, für die eine Leistungsmodulbildung vorgenommen wird, der Bedarf an geriatrischer Versorgung zu bestimmen. Die Identifikation und Klassifikation von potentiell geriatrischen Patienten muß sich dabei im wesentlichen an *Diagnosegruppen und Kriterien des Selbsthilfestatus* orientieren (vgl. Tabelle 5).

In der Geriatrie ist eine Leistungsmodulbildung verzichtbar, da über alle Fachabteilungen ein weitgehend gleichartiges Leistungsangebot vorgehalten werden muß

Tabelle 5: Gruppen in der Akutgeriatrie (Patient-Management-Categories)[41]

Gruppe	Beschreibung
I	Cerebrovaskuläre Erkrankungen
II	Degenerative Knochen- und Gelenkerkrankungen
III	Oberschenkel- und Beckenfrakturen
IV	Kardiale Erkrankungen
V	Sonstige Erkrankungen

Ein weitgehend homogenes Leistungsspektrum wird auch in den Fachabteilungen der *Kinderkardiologie/Kinderherzchirurgie* erwartet. Für dieses Fachgebiet, welches durch eine hochkomplexe Diagnostik und eine aufwendige Therapie gekennzeichnet ist, wird aus Qualitätsüberlegungen heraus eine Konzentration der Leistungserbringung auf ausgewählte Behandlungszentren angestrebt. Aufgrund der relativ niedrigen Fallzahlen im Bundesgebiet ist nur so die Erreichung einer kritischen Fallzahl in den einzelnen Diagnose-/Therapiegruppen möglich.

In der Kinderkardiologie/Kinderherzchirurgie ist aufgrund der Konzentration des Leistungsangebots eine Leistungsmodulbildung nicht notwendig

Dies bedeutet, daß bundes- bzw. landesweit nur sehr wenige Fachabteilungen den gesamten Leistungsbedarf im Bereich der Kinderkardiologie/Kinderherzchirurgie abdecken sollen. Dennoch ist die *Transparenz des Leistungsspektrums* einer konkreten Fachabteilung gewährleistet, da die relevanten Leistungen des Fachgebiets bereits im Rahmen eines Modellvorhabens abgebildet worden sind (vgl. Tabelle 6).

---

40 Eine internistische Abteilung kann bspw. die kostenintensive apparative Diagnostik geriatrischer Patienten vorhalten. Dies entlastet die Geriatrie sowohl im Kostenbereich als auch im Vorhalten akuter Interventionsleistungen (Intensivstation, Nachtbereitschaft der Funktionsdienste).

41 Vgl. GSbG (1995), S. 111 – für das Hamburger Gutachten (GSbG 1998a) sind die PMC-Gruppen II und III zusammengefaßt.

Tabelle 6: Fallpauschalen in der Kinderkardiologie/Kinderherzchirurgie[42]

Fallpauschalen-Ziffer	Anzahl Fallpauschalen	Leistungsbeschreibung	Merkmale zur Gruppierung
22.01 - 22.10	10	Operationen	Alter, Einsatz der Herz-Lungenmaschine, Komplexitätsgrad
22.11 - 22.14	4	Herzkatheter-Diagnostik	Alter
22.15 - 22.22	8	Herzkatheter-Interventionen	Alter, Komplexitätsgrad
22.23 - 22.31	9	Kombination Operation/Herzkatheter-Eingriff	Alter, Einsatz der Herz-Lungenmaschine, Komplexitätsgrad
22.32 - 22.35	4	Konservative Therapie	Alter

Weitere Sub-Fachdisziplinen sind durch ein eng abgegrenztes Leistungsspektrum gekennzeichnet und/oder existieren in einer so geringen Anzahl, so daß Clusteranalysen nicht möglich sind

Schließlich ist auch bei den Fachdisziplinen, die sich entsprechend der Vorgaben in § 13 Abs. 2 BPflV '95 durch einen *besonderen Behandlungsschwerpunkt* auszeichnen (vgl. Kapitel 2.3.1), eine weitergehende Differenzierung des Versorgungsspektrums in Leistungsmodule nicht zweckmäßig. Der Grund hierfür besteht zum einen in dem bereits eng abgegrenzten Behandlungsspektrum und zum anderen in der geringen Anzahl an entsprechend ausgewiesenen Fachabteilungen im Versorgungsgebiet. Letztgenannter Grund trifft in Abhängigkeit des Bundeslandes teilweise auch auf Fachabteilungen zu, die im Krankenhausplan ausgewiesen sind (z. B. Nuklearmedizin). Bei diesen Fachabteilungen ist eine Abgrenzung von Leistungsmodulen unter Anwendung der Clusteranalyse nicht möglich.

Tabelle 7: Fachabteilungen mit abgegrenzten Behandlungsschwerpunkten

Fachabteilung	Fallzahl	in % an Gesamtfallzahl	Pflegetage	in % an Gesamtpflegetagen
Behandlung von Schwerbrandverletzten	58	0,018%	1.605	0,048%
Behandlung von onkologisch zu behandelnden Kindern	1.381	0,425%	4.048	0,121%
Nuklearmedizin	789	0,243%	3.295	0,099%
Strahlentherapie	3.502	1,079%	26.428	0,792%
Mund-, Kiefer-, Gesichtschirurgie	3.678	1,133%	16.470	0,493%

In der Tabelle 7 sind die betreffenden Fachabteilungen am Beispiel des Bundeslandes Schleswig-Holstein aufgeführt; die Bedeutung der Fachdisziplinen im Hinblick auf die Krankenhausplanung kann anhand der Fallzahl, des Anteils der Behand-

[42] Vgl. TSCHUBAR (1998), S. 41; die Zuordnung und Beschreibung der operativen bzw. interventionellen Prozeduren basiert u.a. auf dem 6-stelligen AHF-Schlüssel (Angeborene Herzfehler), der etwa 1.200 Diagnosen, 550 operative Prozeduren und 100 Schlüssel für Herzinterventionen umfaßt. Der AHF-Schlüssel ist jedoch mit der dem § 301 SGB V zugrunde liegenden ICD-9/OPS 301-Systematik nicht kompatibel. Die gewünschte Transparenz des Leistungsbedarfs läßt sich deshalb nur dann gewährleisten, wenn weitere Daten durch die Kinderkliniken bereitgestellt werden.

lungsfälle an der gesamten Fallzahl im Versorgungsgebiet sowie anhand der Kennziffern zu den Pflegetagen bemessen werden.

Die Bedeutung der o.a. Fachabteilungen bzw. Fachdisziplinen ist - gemessen an den Fallzahlen bzw. Pflegetagen - im Vergleich zu den gesamten akutstationären Versorgungsleistungen mit Anteilen von 2,898% bzw. 1,553% als gering einzustufen. Diese Bewertung gilt im wesentlichen auch für andere Bundesländer.

Bei der Betrachtung der Fachgebiete ohne spezifische Leistungsmodule kommt der *Intensivpflegeeinheit* eine Sonderrolle zu. Zum einen stellt der Aufenthalt auf der Intensivstation in den häufigsten Fällen nur eine Phase der gesamten akutstationären Behandlung dar. Die Intensivpflichtigkeit eines Patienten wird daher als ein Merkmal zur Kennzeichnung des Schweregrades herangezogen und bewirkt die Einstufung des betrachteten Patientenfalls in ein anderes Leistungsmodul. Zum anderen weisen Intensivpflegeeinheiten der Krankenhäuser ein z.T. sehr heterogenes Behandlungsspektrum auf, woraus die Notwendigkeit zur Analyse des Leistungsspektrums erwächst. Darüber hinaus halten sehr viele Krankenhäuser (in Schleswig-Holstein etwa 45% der Krankenhäuser) eine bzw. mehrere Intensivpflegeeinheiten vor, so daß aus krankenhausplanerischer Sicht die Abgrenzung von Leistungsmodulen erforderlich wird.

Allen oben dargestellten Überlegungen sind durch die praktischen Möglichkeiten Grenzen gesetzt. Denn der Ausweis bzw. die Kennzeichnung der Intensivpflegeeinheit eines Krankenhauses bzw. einer Fachabteilung wird im Krankenhausplan sowie in der BPflV '95 *uneinheitlich behandelt.* Entsprechend der organisatorischen Zuordnung einer Intensivpflegeeinheit innerhalb eines Krankenhauses und deren Ausweis im Krankenhausplan sind zwei alternative Ausprägungsformen zu unterscheiden:

(1) Die Intensiveinheit wird als eigenständige Fachabteilung geführt und entsprechend im Krankenhausplan ausgewiesen.

(2) Die Intensiveinheit ist organisatorisch anderen Fachdisziplinen zugeordnet und wird im Krankenhausplan in eckigen Klammern ([]) dargestellt.

Im Land Schleswig-Holstein wird eine eigenständige Intensiv-Fachabteilung in nur einem Krankenhaus geführt (Medizinisches Universitätsklinikum zu Lübeck); in 41 Krankenhäusern ist die Intensivabteilung organisatorisch in verschiedene Fachabteilungen des jeweiligen Krankenhauses eingebunden[43].

Für die Fachabteilung der Intensivmedizin ist aufgrund der Datenverfügbarkeit eine Leistungsmodulbildung nicht möglich; zukünftig ist dieser Mangel zu beheben

Entsprechend den Vorgaben des Gesetzgebers ist die Kennzeichnung der Intensivpflegeeinheit über einen eigenständigen Pflegesatz möglich (vgl. § 13 Abs. 2 BPflV). Für die Krankenhäuser bestehen jedoch hierbei sehr weite Gestaltungsfreiräume, die zum Zwecke der Optimierung der finanziellen Budgets genutzt werden.

Der Leistungsbedarf für die Intensivmedizin muß mit Hilfe von qualitativen Einschätzungen vorgenommen werden

Die uneinheitliche Behandlung der Intensivpflegeeinheit im Krankenhausplan und in der BPflV '95 führt schließlich dazu, daß die *intensivpflichtigen Behandlungsfälle aus dem vorliegenden Datenmaterial nicht bzw. nicht vollständig identifiziert werden* können. Aufgrund der Abrechnung der intensivpflichtigen Patienten über

43 Vgl. zum Thema „Intensivmedizin“ auch Kapitel 3.2.2.4

die Abteilungspflegesätze der jeweils zugeordneten Fachabteilung ist über die Entgeltart der wichtige Bezug zur Organisationseinheit Intensivabteilung nicht gegeben. Für die Zukunft ist jedoch zu empfehlen, diesen Bezug, bspw. in Zusammenarbeit mit den Krankenhäusern, herzustellen[44].

2.4.5 Modifikation des Vorgehens zur Leistungsmodulbildung[45]

2.4.5.1 Kritische Analyse der Leistungsmodulbildung

Das oben beschriebene Vorgehen zur Abgrenzung der Leistungsmodule (vgl. Kapitel 2.4.1) setzt implizit voraus, daß die als Basis zugrunde liegenden Codierungssysteme des ICD-9 sowie des OPS 301 ausreichend genau die *Krankheitsschwere und die Anforderungen an die therapeutische Versorgung* eines konkreten Patienten abbilden. Dagegen läßt sich einwenden, daß andere auf dem ICD-9/ICPM basierende Klassifikationssysteme um ein weiteres Merkmal zur Einstufung von Patienten ergänzt wurden. So wird beim Computerized Severity Index (CSI) der Schweregrad als Maß für die Komplexität der Behandlung herangezogen. Die Komplexität der Behandlung resultiert dabei aus dem Ausmaß und der Interaktion der Krankheiten des Patienten. Demzufolge werden keine Behandlungsmerkmale zur Schweregradmessung herangezogen, sondern die *physische und psychische Verfassung des Patienten* beschreibende Faktoren. Darunter fallen z. B. die Beurteilung der Kreislaufsituation, Körpertemperatur, Nervenfunktionen oder Bewußtsein, EKG-Veränderungen und Laborbefunde. Weitere Faktoren umfassen die Kommunikationsfähigkeit und Compliance des Patienten, das psychologische Funktionieren und auch die soziale Situation des Patienten.

Zur Prüfung des Ergebnisses ist auch der Schärfegrad der Beschreibung von Leistungen über ICD/OPS 301 zu hinterfragen

Die Beurteilung des in dieser Planungsstudie verwendeten Verfahrens muß unter Berücksichtigung des Ziels der Leistungsmodulabgrenzung vorgenommen werden. Dieses Ziel besteht in der *Strukturierung des Leistungsbedarfs* im akutstationären Sektor, um hierauf aufbauend Überlegungen zur Planung einer zukünftigen Krankenhausstruktur anstellen zu können. Das Verfahren differenziert somit in Übereinstimmung mit diesem Ziel die Leistungen der Krankenhäuser, gekennzeichnet nach Fallpauschalen bzw. ICD-9/OPS 301-Schlüsseln, entsprechend der Notwendigkeit zur Inanspruchnahme von bestimmten Leistungsanbietern. Ein mögliches Ergebnis könnte demnach die Definition eines Leistungsmoduls sein, welches Leistungen umfaßt, die von sehr vielen Krankenhäusern des Landes erbracht werden. Es ist somit kritisch zu hinterfragen, ob mit der Beschreibung des stationären Falls über die Fallpauschalen bzw. den ICD-9/OPS 301-Schlüsseln die geforderte Differenzierung hinsichtlich der Leistungsanbieter erreicht werden kann.

---

[44] Vgl. zum Vorgehen für die Intensivstationen Kapitel 3.2.2.4

[45] Vgl. grundsätzlich Kapitel 6 „Leistungsmodule für Fachgebiete mit nicht-fallpauschalierten Leistungen"

Aus der Analyse von Einzelfällen sowie zahlreichen Gesprächen mit medizinschen Experten wird deutlich, daß *nicht für jeden einzelnen* - über eine bestimmte Fallpauschale, d.h. ICD-9/OPS 301-Kombination beschriebenen - *Patienten* die geforderte Homogenität hinsichtlich der Anforderungen an den Leistungsanbieter besteht. So wird bei der Diagnose Uterus myomatosus, ICD-9: 218 in Verbindung mit der Entfernung der Gebärmutter, OPS 301: 5-683 in einem sehr geringen Anteil der Fälle eine akutstationäre Versorgung in einem Krankenhaus der Schwerpunkt- oder Zentralversorgung zwingend notwendig. Als Gründe dafür können bspw. der wie oben definierte Schweregrad (Multimorbidität, hohes Alter, bestimmte Allergien, allgemeine körperliche und seelische Konstitution), das extreme Gewicht der Patientin (Fettleibigkeit) oder frühere chirurgische Eingriffe (Verwachsungen) angeführt werden. Es bedarf somit einer Modifikation der über das oben beschriebene Verfahren abgeleiteten Leistungsmodule.

Nicht in jedem Einzelfall wird die geforderte Homogenität hinsichtlich der Anforderungen an die Leistungserbringer erreicht

2.4.5.2 Medizinische Validierung der Leistungsmodule

Gastautorin: Renée A. J. Buck

Die rein statistische Gruppierung von Krankenhausleistungen in Module wird auf medizinische Plausibilität geprüft – hier sind etwa 7.000 einzelne ICD/OPS-301 auf ihre plausible medizinische Zuordnung durchgesehen worden. Konflikte in der Modulbildung können sowohl durch die innere Struktur der Gesetzeswerke ICD-9 bzw. OPS-301 und deren praktischer Anwendung in den Krankenhäusern entstehen wie auch in der statistischen Methodik der Gruppierung begründet sein. Im Vordergrund der Prüfung stehen die Module der Schwerpunkt- und Spezialleistungen.

Zunächst wird jeder 3stellige ICD und 4stellige OPS-301 anhand der „Klassifikations-Codes“ auf 4stelliger Basis (ICD-9) bzw. 5/6stelliger Basis (OPS-301) überprüft, ob

- diese Diagnose/Therapie generell in dem ausgewiesenen Fachgebiet medizinisch vorstellbar ist und
- das ausgewiesene Leistungsmodul (Basis-, Schwerpunkt-, Spezialleistung) der medizinisch bekannten Häufigkeit einer Erkrankung in dem jeweiligen Fachgebiet angemessen ist oder ggf. einem anderen Leistungsmodul zugeordnet werden sollte.

Komplexität der Erkrankung

Bei der medizinischen Bewertung der abteilungsbezogenen Leistungsmodule wird berücksichtigt, ob ein Krankenheitsbild „einfach“ zu behandeln ist oder komplexe Diagnose- und Therapiewege sowohl innerhalb einer Abteilung als auch (interdisziplinär) in verschiedenen Abteilungen beschritten werden müssen. Beispielsweise kann die „Meningitis“ (Hirnhautentzündung) sowohl in der Inneren Abteilung, Neurologie, Neurochirurgie, Hals-Nasen-Ohrenheilkunde oder Pädiatrie stationär behandlungsbedürftig sein – aber eben unterschiedlich häufig, so daß verschiedene Leistungsmodule medizinisch nachvollziehbar und berechtigt sind.

Spezialisierung des Fachgebietes

Auch die erforderliche Spezialisierung zur Diagnostik/Behandlung/Operation einer Erkrankung innerhalb eines Fachgebietes wird berücksichtigt. So wird beispielsweise die „atypische Lungenresektion“ in der Regel in der Herz-Thorax-Chirugie durchgeführt. Aufgrund der Subsumierung der Herz-Thorax-Chirurgie in der allgemein Chirurgie ist diese Leistung als Schwerpunktleistung der Chirurgie ausgewiesen.

Potential eines Fachgebietes

In die medizinische Plausibilitätsprüfung fließt auch die Überlegung ein, ob ein Fachgebiet potentiell zur Behandlung einer Erkrankung in der Lage ist oder ein Patient in ein angemessenes Fachgebiet überwiesen werden muß (z. B. der akute Herzinfarkt in der Psychiatrie).

Abbildung 19: Vorgehen bei auffälligen Diagnosen/Therapien in der Leistungsmodulbildung

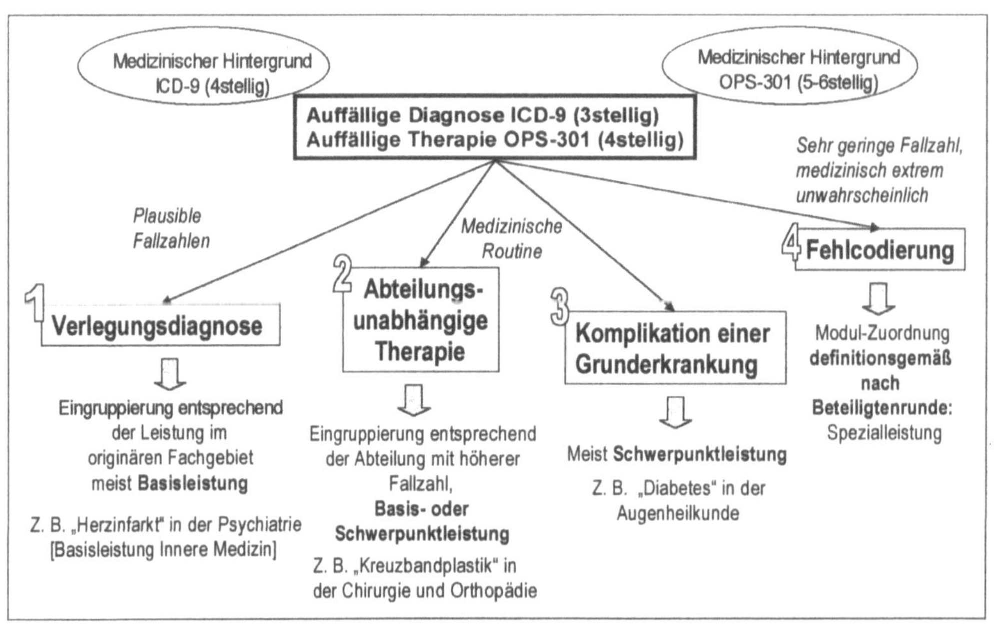

In die Leistungsmodulbildung gehen nur Entlassungsdiagnosen des Krankenhauses ein – z. T. sind die Entlassungsdiagnosen inhaltlich „Verlegungsdiagnosen“.

Nach Prüfung des Datenmaterials ist festzustellen, daß im statistisch gebildeten Spezialleistungsmodul etwa 1/3 Diagnosen/Therapien als „auffällig“ zu bezeichnen sind („in der Medizin kann offensichtlich jeder alles“): Internisten implantieren Hüftgelenke und amputieren Beine, Psychiater operieren die weibliche Brust, Gynäkologen entfernen partiell die Schilddrüse und Chirurgen stechen den grauen Star – um nur einige Beispiele zu nennen.

Diese „bemerkenswerten“ Leistungen der Fachabteilungen werden einzeln geprüft, ob es sich inhaltlich um (1) Verlegungsdiagnosen, (2) abteilungsunabhängige Therapien, (3) Komplikationen einer Grunderkrankung oder (4) Fehlcodierungen handelt (vgl. Abbildung 19).

(1) Der akute Herzinfarkt in der Psychiatrie ist mit großer Wahrscheinlichkeit eine *Verlegungsdiagnose* nach § 301 SGB V[46]. D. h., diese Diagnose ist in der Psychiatrie keine Spezialleistung, sondern wird ensprechend der originären Fachabteilung „Innere Medizin" als Basisleistung angesehen.

(2) *Gleiche operative Eingriffe* (identischer OPS-301) können in unterschiedlichen Fachgebieten verschieden häufig durchgeführt werden – hier gilt die Zuordnung des Fachgebietes mit einer höheren Fallzahl (Basis- oder Schwerpunktleistung).

(3) *Komplikationen einer Grunderkrankung* stellt z.B. die diabetische Retinopathie (Netzhautschäden) in der Augenheilkunde dar, die richtigerweise mit dem ICD †250.4[47] kodiert ist, 3stellig aber als „Diabetes" erscheint bzw. organbezogen im Fachgebiet Augenheilkunde als ICD-9 *362 „Netzhautaffektionen" kodiert ist. In der Augenheilkunde ist die Leistung ICD-9 „250" als Schwerpunktleistung zugeordnet, auch wenn der „Diabetes" in der Inneren Medizin als „Basisleistung" gilt.

(4) Offensichtliche *Fehlcodierungen* zeichnen sich durch exotische Codes, eine geringe Fallzahl und grundsätzlich fachfremde Leistung aus. Fehlcodierungen werden nicht gruppiert, sondern als „Schweregradfälle" für die Krankenhaus-Planung unverändert der jeweiligen Fachabteilung zugesprochen.

Erkrankungen, die üblicherweise ambulant in einer Arztpraxis behandelt werden können, sind nur sehr selten unter den stationären Diagnosen/Therapien zu finden. Beispielsweise zählen hierzu die „Windpocken" in der Pädiatrie oder Inneren Medizin oder die Phimose-Operation in der Chirurgie bzw. Urologie. Da diese Erkrankungen in geringer Zahl stationär vorkommen und damit nicht zum üblichen Leistungsspektrum einer Abteilung gehören, sind sie statistisch im Spezialleistungsmodul geführt. Diese Leistungen sind aus medizinischer Sicht überwiegend „Basisleistungen" und folglich im „Basisleistungsmodul" einzugruppieren.

Die Kodierungen „Komplikationen nach chirurgischen Eingriffen und ärztlichen Maßnahmen" (ICD-9 996 bis 999; OPS-301 5-995) werden generell als Basisleistung gewertet, da eventuelle Komplikationen von jeder Abteilung beherrscht werden sollten und aufgrund ihrer wünschenswerten Seltenheit nicht als „Spezialleistungen" klassifiziert werden.

Die medizinische Prüfung der Leistungsmodule offenbart auch *strukturelle* Unterschiede bis hin zu Problemen der flächendeckenden Versorgung mit Krankenhausleistungen in verschiedenen Bundesländern. Werden Leukose-Behandlungen beispielsweise in der Pädiatrie[48] nur von einzelnen Zentren eines Landes durchgeführt, werden diese Behandlungen zunächst als „Spezialleistungen" klassifiziert. Hier wird aus medizinischen und psycho-sozialen Gründen eine flächendeckende Versorgung mit „Schwerpunktleistungen" normativ anzustreben sein.

---

46 In die Leistungsmodulbildung gehen nur Entlassungsdiagnosen ein, die hier allerdings inhaltlich „Verlegungsdiagnosen" sein können.

47 Die Regeln des ICD-9, nach denen †-Codes (grundsätzliche Erkrankung) vor *-Codes (organbezogene Erkrankung) einzusetzen sind, werden vielfach in den Krankenhausabteilungen nicht berücksichtigt.

48 Rund 1/3 der bösartigen Erkrankungen in der Pädiatrie betreffen Leukosen (lymphatische Leukämie, myeloische Leukämie).

2.4.5.3 Berücksichtigung der Schweregrad-Problematik

Zur Berücksichtigung der Schweregrade müssen diejenigen Fälle je Fallpauschale identifiziert werden, die der Gruppe von Patienten mit über das normale Maß hinausgehenden Komplikationen zugerechnet werden müssen. Dazu wird die verfügbare Datenbasis im Hinblick auf relevante Daten zur Bestimmung von Schweregraden bei dem konkreten Einzelfall analysiert. Grundsätzlich werden für jeden Patientenfall die jeweiligen Nebendiagnosen sowie über den Haupteingriff hinausgehende Therapieleistungen erfaßt. Auch wenn diese Informationen als Anhaltspunkt für die Existenz eines erhöhten Schweregrades gewertet werden können, sind zur exakten Einstufung eines Patienten - wie oben dargelegt - auch diagnose- bzw. therapieunabhängige Daten notwendig[49]. Mit Bezug auf die verfügbare Datenbasis kommen dabei das Alter der Patienten sowie die Verweildauer für den stationären Aufenthalt in Frage.

Zur Identifikation von relvanten Einzelfällen werden die diagnose-/therapieunabhängigen Daten des Alters und der Verweildauer analysiert und als nicht verwendbar beurteilt

Nach Aussage von Experten erhöht sich zwar die Wahrscheinlichkeit für einen zunehmenden Schweregrad bei Patienten der höheren Altersstufen; eine quantitative Aussage zu diesem Zusammenhang ist jedoch nur in Kombination mit anderen Merkmalen (z. B. körperliche und seelische Konstitution) zu treffen. Dagegen steht für das Datum der Verweildauer unzweifelhaft fest, daß eine hohe Verweildauer je ICD-9/OPS 301-Kombination keinesfalls auf einen erhöhten Schweregrad zurückgeführt werden muß[50].

In der vorliegenden Planungskonzeption wird daher versucht, den Anteil der Fälle mit hohem Schweregrad je Fallpauschale bestmöglich anzunähern. Dabei wird zunächst davon ausgegangen, daß elektive Eingriffe bei Patienten mit höheren Schweregraden in Krankenhäusern der höheren Versorgungsstufen vorgenommen werden. Dies ist unmittelbar einsichtig, da Krankenhauseinweisungen durch den niedergelassenen Arzt bzw. Verlegungen aus Krankenhäusern niedriger Versorgungsstufen entsprechend des Schweregrades des Patienten gezielt vorgenommen werden. Zur Ermittlung dieses Anteils der Patienten wird daher eine *Analyse der Herkunftsstrukturen der Patienten* vorgenommen. Dazu wird die verfügbare Datenbasis herangezogen, in der einzelfallbezogen sowohl der Wohnort des Patienten als 4-stellige Postleitzahl als auch der Ort des behandelnden Krankenhauses aufgeführt sind.

Beispielsweise liegt bei einem Klinikum der Zentralversorgung der Anteil der Patienten, die am Standort bzw. der Stadt des Klinikums sowie in der näheren Umgebung angesiedelt sind (hier: rund 80 %), extrem hoch ist. Bei den verbleibenden 20 % der Patienten kann zumindest vermutet werden, daß eine gezielte Einweisung durch den niedergelassenen Arzt in das betreffende Klinikum erfolgt ist. Eine Analyse der Diagnosen und Therapien der betreffenden Patienten stützt partiell

---

49 Vgl. hierzu auch Kapitel 3.1, insbesondere Abbildung 22: Struktur der Leistungsmodule (Schweregrade)

50 Vgl. dazu die Ergebnisse des statistisch gesicherten Verfahrens zur Verweildaueranalyse in GS$_b$G (1988), S. 55ff.; dies gilt zumindest für die nicht über Fallpauschalen abgerechneten Krankenhausleistungen.

diese Behauptung, da insbesondere Patienten (etwa 6 %) mit spezifischen Behandlungsbedarfen durch das Klinikum der Zentralversorgung versorgt werden.

Ergänzend zu der Herkunftsstruktur der Patienten wird die *Prämisse* unterstellt, daß Patienten mit höheren Schweregraden durch folgende Merkmale gekennzeichnet sind:

Eine bestmögliche Annäherung zur Ermittlung von Fällen mit höheren Schweregraden wird durch eine Analyse von Herkunftsstrukturen bei Krankenhäusern/Fachabteilungen

- Ergänzende operative Eingriffe, die neben der Hauptleistung zu einem anderen Operationstermin erbracht werden
- Intensivpflichtigkeit, soweit diese nicht grundsätzlich für einen bestimmten Behandlungsanlaß gegeben ist
- Überschreiten der Grenzverweildauer, da bei diesem Verweildauerkennzeichen davon ausgegangen werden kann, daß nicht ökonomische Beweggründe zu einer Verlängerung des Krankenhausaufenthalts geführt haben[51]
- Verlegung in ein Krankenhaus der höheren Versorgungsstufe aufgrund von indikationsspezifischen Problemen, die adäquat nicht im erstbehandelnden Krankenhaus versorgt werden können
- Tod des Patienten

Zusätzlich Abgleichen von quantitativen Kriterien möglich

Der so ermittelte Anteil der Fälle je Fallpauschale mit höherem Schweregrad wird im weiteren zur *Korrektur der entsprechenden Fallzahl* innerhalb des betreffenden Leistungsmoduls genutzt. Dabei erfolgt unter Rückgriff auf medizinische Expertenmeinungen eine Verschiebung der anteiligen Fälle in das Leistungsmodul, welches im Hinblick auf die Anforderungen an den Leistungserbringer adäquat ist. Damit wird sichergestellt, daß bei den Analysen der Behandlungsfälle mit Basisleistungen Patienten mit höherem Schweregrad ausgeklammert bleiben. In Tabelle 8 werden die Anteile aggregiert und gewichtet für die einzelnen Leistungsmodule ausgewiesen.

Die Quantifizierung von Fällen mit höhreren Schweregraden führt zur Verschiebung von Anteilen in die Leistungsmodule mit hohen Anforderungen an die Leistungserbringung

Tabelle 8: Anteile von Patienten mit höheren Schweregraden - Beispiel Gynäkologie und Geburtshilfe (n = 38.881)

Leistungsmodule	Fälle insgesamt	Fälle mit höheren Schweregraden	in % von Gesamt
Basisleistungen I	18.648	643	3,45 %
Basisleistungen II	13.396	104	0,78 %
Schwerpunktleistungen I	5.924	118	1,99 %
Schwerpunktleistungen II	798	33	4,14 %
Spezialleistungen	115	nicht möglich	-

Der Praktikabilität wegen sind sowohl die Submodule in den Basisleistungsmodulen wie auch Schwerpunktleistungsmodulen zu einem Leistungsmodul zusammengezogen.

[51] Das Kennzeichen der Grenzverweildauer konnte in der vorliegenden Planungsstudie nur für den Bereich der fallpauschalierten Leistungen zur Anwendung kommen.

Die Analyse nach Schweregrad-Anteilen bestätigt die Qualität der Leistungsmodulbildung

Insgesamt werden unter Zugrundelegung der o.a Kriterien 898 Patienten (= 2,31%) als Patienten mit höheren Schweregraden eingestuft[52]. Dabei sind insbesondere die Kriterien der Intensivpflichtigkeit, soweit diese nicht zum typischen Behandlungsablauf zählt, mit 1,44% (= 559 Fälle) sowie der Verlegung in ein Krankenhaus der höheren Versorgungsstufen mit 0,55% (= 214 Fälle) relevant. Demgegenüber sind die anderen Kriterien mit Anteilen zwischen 0,17% und 0,33% bei Betrachtung aller Fälle von geringerer Bedeutung.

Die Anteile je Kriterium variieren jedoch zwischen den einzelnen Leistungsmodulen. So steigt die Anzahl der ergänzenden operativen Eingriffe, die neben der Hauptleistung erbracht werden, vom Basismodul I (0,12%) bis zum Schwerpunktmodul II (1,25%) an[53]. Umgekehrt ist das Kriterium der Verlegung in ein Krankenhaus der höheren Versorgungsstufe in den Basismodulen höher (im Mittel: 0,61%) als in den Schwerpunktmodulen (im Mittel: 0,28%). Bei differenzierter Betrachtung korrespondiert somit die Einteilung der Patienten in Leistungsmodulen mit den Kriterien, die zur Schweregradeinteilung führen. Insgesamt ist aber festzuhalten, daß der Anteil von Patienten mit höheren Schweregraden über alle Leistungsmodule in der Gynäkologie und Geburtshilfe mit 0,78% bis 4,14% gering ist.

Abschließend ist zu bemerken, daß die Wahl der Methodik zur Modifikation der Leistungsmodule durch die verfügbare Datenbasis beschränkt ist. Insbesondere aber fehlt es an einer allgemein akzeptierten Klassifikation zur Abbildung der Schweregrade. Dennoch ist denkbar, daß in der Zukunft ein solches Klassifikationssystem entwickelt und von den Krankenhäusern eingesetzt wird. In diesem Fall empfiehlt sich die Prüfung des vorhandenen Datenbestands im Hinblick auf seine Nutzung bei der Krankenhausplanung[54].

---

[52] Bei der Auswertung wird berücksichtigt, daß auf einen Behandlungsfall mehrere Kriterien zutreffen können.

[53] Der entsprechende Anteil im Spezialleistungsmodul beträgt 4,17%; er ist in Zusammenhang mit der Schweregradeinstufung jedoch nicht von Interesse, da eine Höherstufung nicht erfolgen kann.

[54] In dem konkreten Projekt zur Krankenhausplanung in Schleswig-Holstein konnte diesbezüglich Konsens über eine Arbeitsgruppe hergestellt werden, in der die Krankenhäuser, die Krankenkassen und die Landesregierung über ausgewählte Vertreter repräsentiert werden.

3 Neustrukturierung des Leistungsbedarfs (SOLL-Module)

Die Krankenhausplanung dient dazu, den Bedarf für zukünftige Krankenhausleistungen zu strukturieren. Medizinische, ökonomische und gesellschaftliche Entwicklungen müssen auf der Basis der aktuellen Krankenhausdaten antizipiert werden. Die Bedarfsanalysen dienen dazu, die Leistungen der Akutkrankenhäuser im Hinblick auf die Versorgungsnotwendigkeit, die Art der Versorgung sowie die Intensität der Versorgung zu prüfen.

Bei bestimmten Indikationen/Diagnosen/Therapien (Behandlungspfade) gibt es einen unterschiedlichen Anteil von Patienten, die nicht unbedingt eine stationäre Versorgung benötigen – dies gilt für konservative Behandlungen wie für Operationen. Für diese Indikationen können ambulante Behandlungen akutstationäre Leistungen teilweise substituieren, möglicherweise auch als vorstationäre oder teilstationäre Behandlung (vgl. Kapitel 3.2.1).

Neue medizinische Behandlungspfade, wie z. B. die Versorgung in der Akutgeriatrie oder in der Frührehabilitation, sollten im Sinne des Patienten flächendeckend etabliert werden und wirken sich auf die Leistungen in traditionellen Abteilungen aus (vgl. Kapitel 3.2.2).

Die zukunftsorientierte Krankenhaus-Rahmenplanung orientiert sich an Krankenhäusern bzw. Fachabteilungen, die als herausragende Organisationseinheiten im Bereich der Gesundheitsversorgung eingestuft werden und gute Versorgungslösungen im geschilderten Sinne bereits praktizieren. Diese Methode des **Benchmarking** korrespondiert mit dem Anspruch auf eine leistungsorientierte Krankenhausplanung (vgl. Kapitel 3.1).

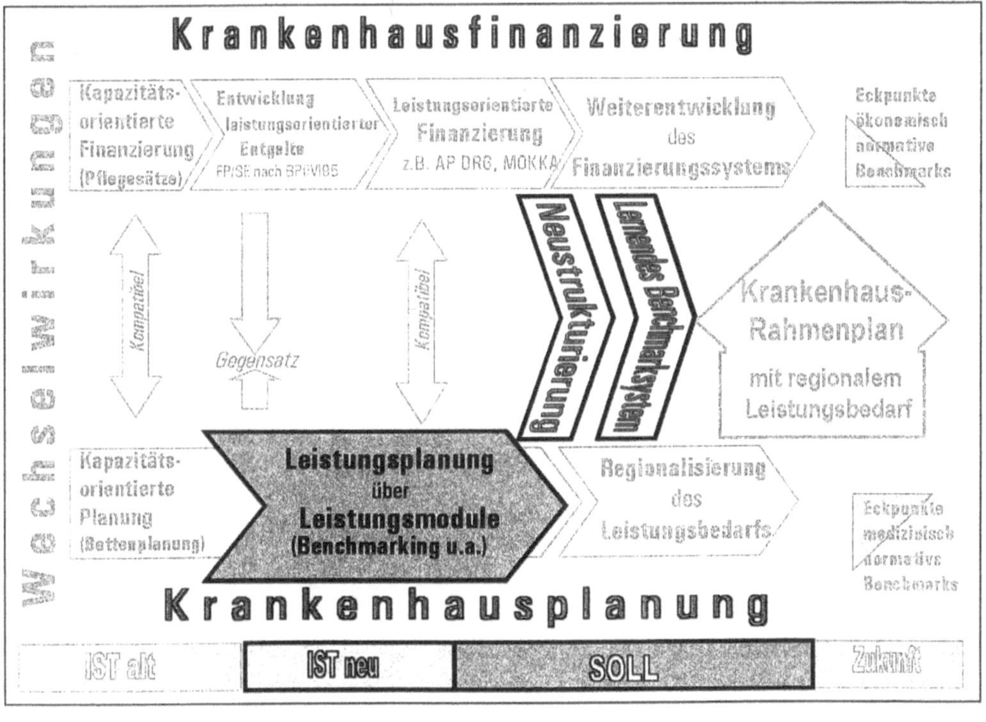

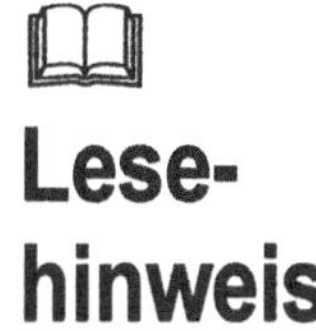

Lese-hinweis

Formal erfolgt eine *Überführung* der IST-Leistungsmodule in SOLL-Leistungsmodule (vgl. Abbildung 20). Die in den Leistungsmodulen erfaßten Leistungen stellen einzelne voll- bzw. teilstationäre Patientenaufenthalte im Krankenhaus dar. Sie sind somit durch den Behandlungsanlaß (ICD-9), ggf. die Therapie (OPS 301) oder eine Fallpauschalen-Nr. und -bezeichnung näher beschrieben. Im Beispiel der Abbildung 20 wird ein Basisleistungsmodul aus der Allgemeinen Chirurgie dargestellt, dessen Leistungen weiter in operative und konservative Behandlungen differenziert werden.

Abbildung 20: Von IST-Leistungsmodulen zu SOLL-Leistungsmodulen

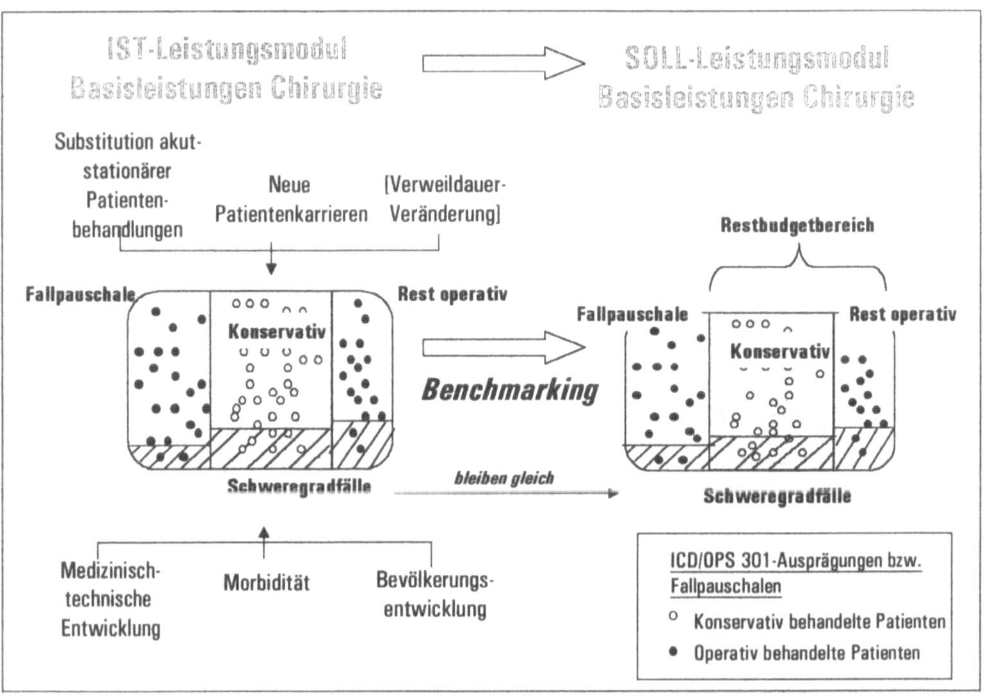

Ausgangspunkt für die Neustrukturierung des Leistungsbedarfs sind die IST-Leistungsmodule

Zwecks Überführung der IST-Leistungsmodule in SOLL-Leistungsmodule werden *unterschiedliche Analyseschritte* durchgeführt. Dabei stehen u.a. Fragen zur strukturellen Änderung der Behandlungspfade, das Potential zur Substitution vollstationärer durch ambulante Leistungen sowie die Verzahnung der unterschiedlichen Gesundheitssektoren im Mittelpunkt (vgl. Kapitel 3.2). Daneben müssen der Einfluß von medizinisch-technischen Innovationen, die Entwicklung der Bevölkerungszahlen sowie die Morbidität analysiert werden und deren Effekte auf die Leistungsmodule quantifiziert werden (vgl. Kapitel 3.3).

Bei der Analyse der Leistungsmodule kommen *drei Ansatzpunkte* in Frage (vgl. Abbildung 21). Der größte Teil der Analysen focussiert eindeutige *Patientengruppen*, d.h. Behandlungsfälle, die durch einen eindeutigen ICD-9-Kode und/oder OPS 301-Kode gekennzeichnet sind (①). So werden ambulant zu behandelnde Patienten, die durch eine ambulante Operation oder im Rahmen einer Spezialambulanz versorgt werden können, über den Therapieschlüssel identifiziert. Ein kleiner Teil der Analysen wirkt auf *Behandlungsgruppen*, die durch ein bzw. mehrere Eigenschaften gekennzeichnet sind (②). Das Merkmal operiert bzw. nicht-operiert kann beispielweise herangezogen werden, um das Phänomen der Fallzahlsteigerung eingrenzen zu können, denn es ist evident, daß eine mißbräuchliche Fallzahlsteigerung eher durch nicht-operative Patientenfälle realisiert werden kann.

Abbildung 21: Ansatzpunkt für die Analyse der IST-Leistungsmodule

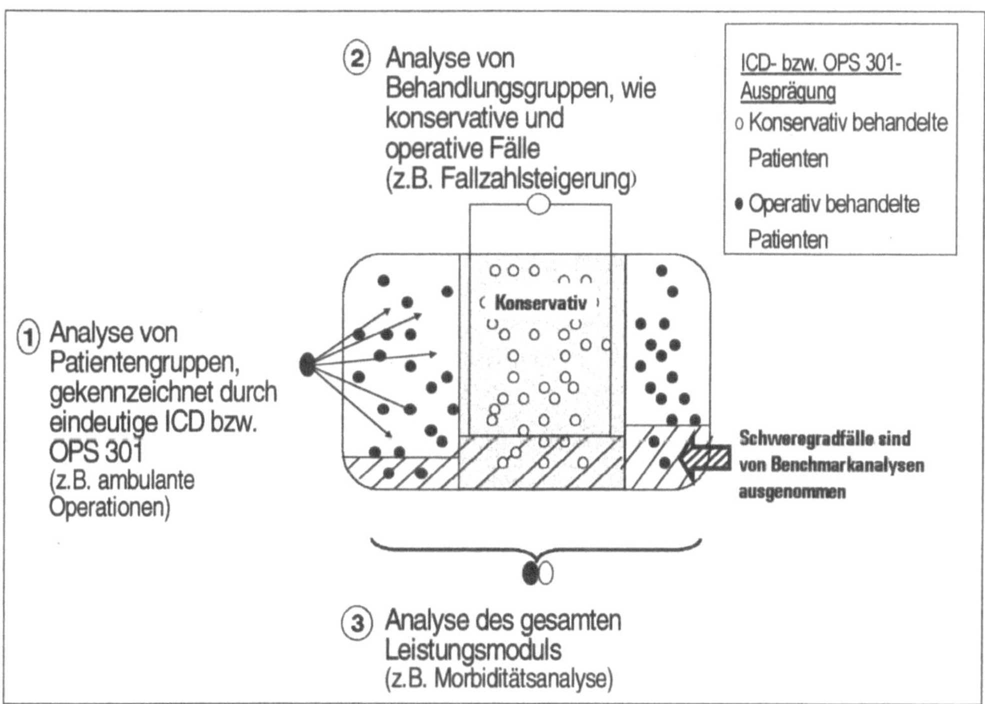

Neben Schweregradfällen (vgl. Abbildung 22) sind auch Leistungen des Spezialleistungsmoduls von Benchmarkanalysen ausgenommen.

Bei der Neustrukturung werden einzelne Leistungsausprägungen, bestimmte Behandlungsgruppen sowie das gesamte Leistungsmodul berührt

Schließlich beziehen sich einige Analysen auf *alle Leistungen des Leistungsmoduls* (③). Diese Art der Untersuchung wird nur dann verwendet, wenn keine anderen Möglichkeiten bestehen oder eine Analyse von Behandlungs- oder Patientengruppen nicht zu qualitativ hochwertigeren Ergebnissen führt. Dies ist z. B. bei der Morbiditätsanalyse der Fall, die fachgebietsabteilungsbezogen durchgeführt wird. Insgesamt ist festzuhalten, daß die bei der Überführung von IST-Leistungsmodulen in SOLL-Leistungsmodule anzuwendenden Analysen - wenn immer möglich - auf der niedrigsten Ebene, d.h. den Patientengruppen, ansetzen. Andere Ansatzpunkte werden nur in Ausnahmefällen gewählt.

Grundsätzlich sind **Schweregradfälle** (vgl. Abbildung 22) und Leistungen im Spezialleistungsmodul von den Benchmarkanalysen ausgenommen, da sie zunächst als medizinisch außergewöhnlich angesehen werden. Die Definition der Schweregradfälle hat die Beteiligtenrunde zur Krankenhausplanung verabschiedet. Je nach Fachabteilung und Krankenhaus sind etwa 3 % bis 15 % der Fälle als Schweregradfälle identifiziert.

Abbildung 22: Struktur der Leistungsmodule (Schweregrade)

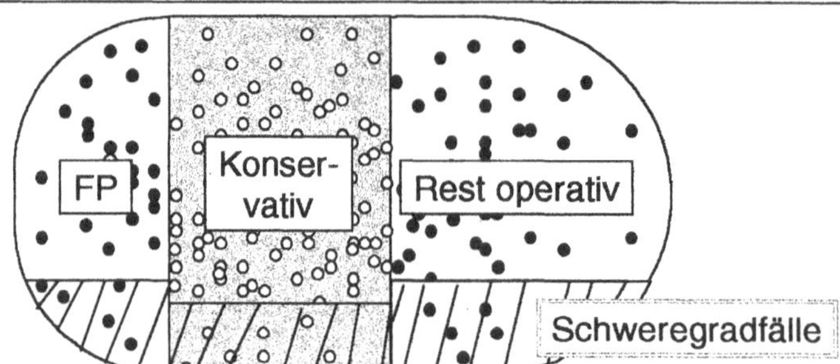

Schweregrad liegt vor, falls eine der folgenden Bedingungen erfüllt ist:

- Mehrere Operationen innerhalb eines Krankenhausaufenthaltes
- Verlegungspatient aus einem anderen Krankenhaus
- Wohnort des Patienten außerhalb des weiteren Einzugsgebietes* (nur für Chirurgie, Gynäkologie-Geburtshilfe, Innere Medizin)
- Inanspruchnahme der Intensivstation
- Überschreiten der Grenzverweildauer bei Fallpauschalen
- Im Krankenhaus verstorben

*: Die Herkunftsanalyse im Rahmen der Schweregradproblematik ergibt sich in Schleswig-Holstein wie folgt: Die 4-stellige PLZ der Patienten sowie der Standort des Krankenhauses läßt sich einem Kreis bzw. einer Region zuordnen. Die Gegenüberstellung von Patientenwohnort und Krankenhausstandort fürt dann zur gewünschten Herkunftsstruktur auf Kreis-, Region- oder Landesebene.

3.1 Benchmarking zur Ableitung von Referenzgrößen

Besonderes Merkmal der vorgestellten Planungskonzeption ist deren *Leistungsorientierung*. Daraus resultiert zwingend die Ausrichtung an den leistungsfähigen Anbietern von Krankenhausleistungen. Daher wird dem Konzept des *Benchmarking* bei der Neustrukturierung der Behandlungspfade, d.h. der Überführung der IST-Leistungsmodule in SOLL-Leistungsmodule, eine grundlegende Bedeutung zugemessen.

Eine leistungsorientierte Krankenhausplanung orientiert sich an Anbietern, die Benchmarks für die Leistungserbringung vorgeben

Unter dem Begriff „Benchmarking" wird hier die Orientierung an den Krankenhäusern bzw. Fachabteilungen verstanden, die als herausragende Organisationseinheiten im Bereich der Gesundheitsversorgung eingestuft werden. Das Benchmarking-Konzept, welches ursprünglich für die Industrie in den U.S.A. entwickelt wurde, dient in der vorliegenden Studie zum betriebsübergreifenden Vergleich von Krankenhäusern. Benchmarking konzentriert sich entsprechend der Zielsetzung dieser Arbeit auf den Vergleich von leistungsorientierten Ergebnissen, die ihrerseits Ausdruck eines Leistungserbringungsprozesses („*best practice*") sind oder die Leistungsstruktur im Krankenhaus darstellen[55].

In der betriebswirtschaftlichen Definition wird Benchmarking als Orientierung an dem „Besten" verstanden, d.h. die Leistungsgrößen nur eines Anbieters finden Verwendung. Für die Zielsetzung dieses Gutachtens ist die Konzentration auf einen Leistungsanbieter nicht problemadäquat. Entgegen der in der Industrie klar abgegrenzbaren Produkte als Ergebnis der Produktion und der weitestgehend standardisierten Produktionsprozesse sind die Ziele der stationären Gesundheitsversorgung nicht eindeutig zu operationalisieren. Die Qualität des Produktes läßt sich nicht eindeutig messen. Darüber hinaus haben sich aufgrund der dem Leistungserbringer zugemessenen Eigenverantwortlichkeit des ärztlichen Handelns keine eindeutigen Behandlungsabläufe herausgebildet. Schließlich sind bei der Bemessung der bedarfsgerechten Versorgung mit Krankenhausleistungen nicht nur leistungsorientierte Kriterien abzuleiten (vgl. normative Aspekte in Kapitel 1). Aus diesen Gründen wird von der Ausrichtung an den Leistungsgrößen nur eines Anbieters abgewichen und statt dessen die Orientierung an den etwa 25% leistungsfähigsten Krankenhäusern bzw. Fachabteilungen (*1. Quartil*[56]) vorgenommen (vgl. Abbildung 23)[57].

Aufgrund von Schwierigkeiten bei der Qualitätsbeurteilung von medizinisch-/pflegerischen Leistungen existiert nicht eine „beste" Fachabteilung; Benchmark-Fachabteilungen sind die 25% leistungsfähigsten Fachabteilungen (1. Quartil)

Benchmarkgrößen werden *fachdisziplinbezogen* verwendet. Zur Ermittlung von Benchmarkgrößen werden die Daten der Krankenhäuser im Versorgungsgebiet herangezogen[58]. Für ein definiertes Untersuchungsobjekt (z. B. Fallzahl oder Verweildauer; vgl. Tabelle 9) werden die relevanten Daten jeder Fachabteilung zunächst gemessen und dokumentiert. Zur Ableitung des Benchmarks werden im weiteren die Fachabteilungen nach der Höhe des gemessenen Wertes in absteigender Reihenfolge aufgeführt und die jeweiligen Werte in einem Koordinatensystem dargestellt (vgl. Tabelle 9). Die Quartile trennen nunmehr die Gesamtheit der Fachabteilungen in vier gleiche Teile. Der Benchmark wird mit dem Wert der Fachabteilung gleichgesetzt, die den ersten Teil und damit die leistungsfähigeren Fachabteilungen gegenüber den verbleibenden Fachabteilungen abgrenzt (am Beispiel des Benchmarkobjektes „Ambulante Fallzahl" in vgl. Tabelle 9: Chirurgie-Abteilung Nr. 9). Bevor jedoch der so ermittelte Benchmark auf die akutstationären Leistungen innerhalb des Versorgungsgebietes Anwendung findet, wird er einer intensiven Plausibilitätsprüfung unterzogen. Dazu werden u.a. die Daten der

---

[55] Entgegen einer weiteren Zielsetzung des Benchmarking geht es also nicht um die Identifikation und Übertragbarkeit von organisatorischen Abläufen auf die krankenhausindividuelle Situation, wenngleich dies die Voraussetzung für die Verbesserung der Betriebsergebnisse darstellt.

[56] Die Quartile trennen eine Grundgesamtheit bei 25% (1. Quartil), 50% (2. Quartil) und 75% (3.Quartil).

[57] Die Abgrenzung von „leistungsfähigen" Krankenhäusern über Quartile ist eine definitorische Aufgabe, die möglichst in Abstimmung mit den Beteiligten an der Krankenhausplanung vorgenommen werden sollte.

[58] Alternativ können auch die Daten unterschiedlicher Bundesländer bzw. aus dem Ausland als Benchmarks genutzt werden.

„Benchmark"-Fachabteilungen analysiert und medizinische Experten zur Beurteilung herangezogen[59].

Abbildung 23: Definition von Benchmarking im Rahmen der Krankenhaus-Rahmenplanung

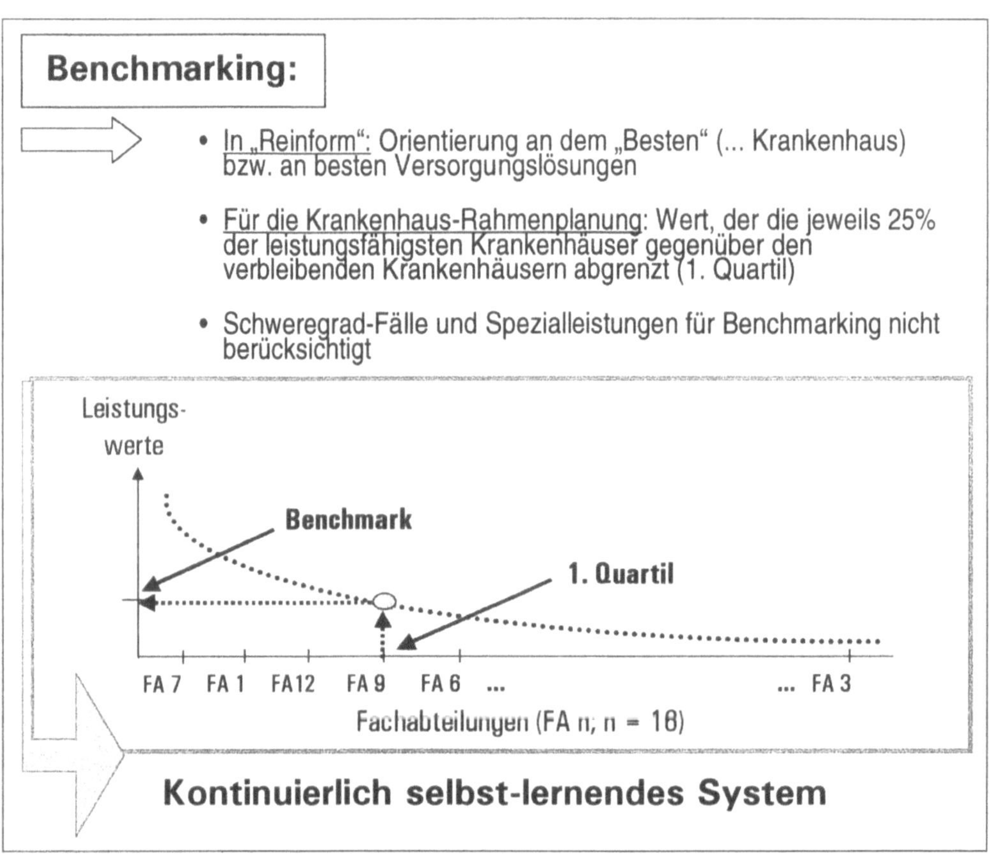

Benchmarks werden zumeist auf bestimmte Leistungsmodule einer Fachabteilung angewendet[60]. Dabei ist im Vorfeld der Anwendung zu berücksichtigen, daß die Patienten mit höherem Schweregrad identifiziert werden und durch das Benchmarkung nicht berührt werden (vgl. zum Vorgehen, Kapitel 2.4.5.3).

Das Benchmarkverfahren findet grundsätzlich Anwendung. Ausnahmen von dieser Regel bestehen dann, wenn die Vergleichsbasis als zu gering eingestuft werden muß. Dies trifft immer dann zu, wenn die Daten aufgrund von geringen Fallzah-

---

59 Die Benchmarks sind einer detaillierten externen medizinischen Prüfung unterzogen worden; Unplausibilitäten sind systematisch bereinigt. Beispiele hierfür sind: (1) Ambulante Anteile bei der HNO-Operation der Tonsillen sind nicht berücksichtigt, da aus medizinischer Sicht die Nachblutungsgefahr einen stationären Aufenthalt nötig macht. (2) 0-Tageslieger bei Myokardinfarkten oder Intrakraniellen Blutungen sind meist todesfallbedingt und bilden keine ambulanten bzw. kurzzeitstationären Benchmarks. (3) 0-Tageslieger bei Commotio cerebri oder Vergiftungen sind nicht als Benchmark eingestuft, da auch bei diesen Indikationen stationäre Überwachungen medizinisch sinnvoll sind und zusätzlich forensische Gründe eine Rolle spielen.

60 Grundsätzlich werden diagnosebezogene Benchmarks abteilungsbezogen ermittelt. Für Operationen (OPS-301) können auch abteilungsübergreifende, krankenhausbezogene Benchmarks gebildet werden, da die zu erbringenden Leistungen definiert sind.

len/Anzahl an Fachabteilungen repräsentative Aussagen nicht mehr zulassen. Um jedoch auch hier die *Leistungsorientierung als zentrale Leitline der Krankenhausplanung* berücksichtigen zu können, werden neben den generellen Analyseschritten die Ergebnisse aus konkreten Modellvorhaben und internationalen Vergleichsanalysen als Benchmarkgrößen konkret ausgewiesen und genutzt. Plausibilitätskontrollen mit den Experten aus den medizinischen Fachverbänden bestätigen grundsätzlich die gewählten Benchmarks. Benchmarking kann nur dann angewendet werden, wenn bereits innovative Behandlungspfade in der Praxis realisiert werden; bis zur Entwicklung des Wettbewerbs müssen alternative Benchmarks gefunden werden.

Tabelle 9: Beispiel zur Identifikation von Benchmarks über eine Orientierung an dem 1. Quartilswert[61]

Fachabteilungs-Nr.	Benchmark-Objekt	Fachabteilungs-Nr	Benchmark-Objekt
∅ ambulanter Anteil je Therapie (in %)		**∅ Verweildauer(in Tagen)**	
[1] CH 3	11,7 %	[1] CH 6	8,2
[2] CH 2	13,3 %	[2] CH 12	8,1
[3] CH 10	14,7 %	[3] CH 9	7,9
[4] CH 12	16,4 %	[4] CH 15	7,6
[5] CH 8	18,3 %	[5] CH 3	7,2
[6] CH 14	19,9 %	[6] CH 10	7,1
[7] CH 5	21,3 %	[7] CH 5	7,0
[8] CH 13	21,5 %	[8] CH 2	6,9
[9] CH 15	22,5 %	[9] CH 11	6,9
[10] CH 4	23,3 %	[10] CH 13	6,7
[11] CH 11	25,0 %	[11] CH 14	6,5
[12] CH 6	26,7 %	[12] CH 4	6,5
[13] CH 9	28,3 %	[13] CH 8	6,4
[14] CH 16	30,0 %	[14] CH 16	6,3
[15] CH 1	31,7 %	[15] CH 1	6,1
[16] CH 7	35,0 %	[16] CH 7	6,0
Benchmark (1. Quartil)	**28,3 %**	**Benchmark (1. Quartil)**	**6,4**

3.2 Wirkungen struktureller Änderungen auf die Behandlungspfade

Ein Behandlungspfad ist die *Beschreibung der typischen Behandlung* eines Patienten bzw. einer Fallgruppe für ein gegebenes gesundheitliches Problem. Der Behandlungspfad kann bspw. einen Arbeitsplan der üblicherweise durchzuführenden Einzelleistungen sowie eine Stückliste der gewöhnlich angewendeten Medika-

61 Vgl. auch Kapitel 8 „Illustrationen der Neustrukturierung durch empirische Beispiele“

mente und Materialen enthalten. So definierte Behandlungspfade dienen zumeist als Leitlinien zur Qualitätssicherung, aber auch zur Vorkalkulation und Wirtschaftlichkeitskontrolle. Für die vorliegende Aufgabenstellung wird ein Behandlungspfad als ein an organisatorischen Stellen orientiertes Beschreibungsmittel genutzt. Das bedeutet, daß über einen typischen Behandlungspfad die Organisationseinheiten benannt werden, mit denen ein Patient während der Behandlung in Berührung kommt. Als *Organisationseinheiten* kommen bspw. konkrete Fachabteilungen im Krankenhaus, Ambulatorien, vor- bzw. nachsorgende Leistungsträger oder niedergelassene Praxen in Frage.

Ein Behandlungspfad beschreibt die Patientenkarriere über den Zeitraum der Behandlung

Die Zielsetzung der hier vorgestellten Krankenhausplanung ist die Ermittlung des Leistungsbedarfs im Krankenhaus. Dies impliziert eine enge Fokussierung auf die *vollstationäre Betreuung von Patienten* im Akutbereich. Die Behandlung im Krankenhaus hat durch § 39 Abs. 1 SGB V einen neuen Bedeutungsinhalt erfahren. Bei der Aufnahme eines Patienten in das Krankenhaus ist nach § 39 SGB V der gesetzlich vorgeschriebene Vorrang der ambulanten vor der vor-, nach-, teil- und vollstationären Behandlung zu berücksichtigen. Mit dem *§ 39 SGB V* werden somit die gestuften Versorgungsmöglichkeiten der Krankenhausbehandlung festgelegt (vgl. Abbildung 24).

Abbildung 24: Versorgungsformen im Krankenhaus (§ 39 SGB V)

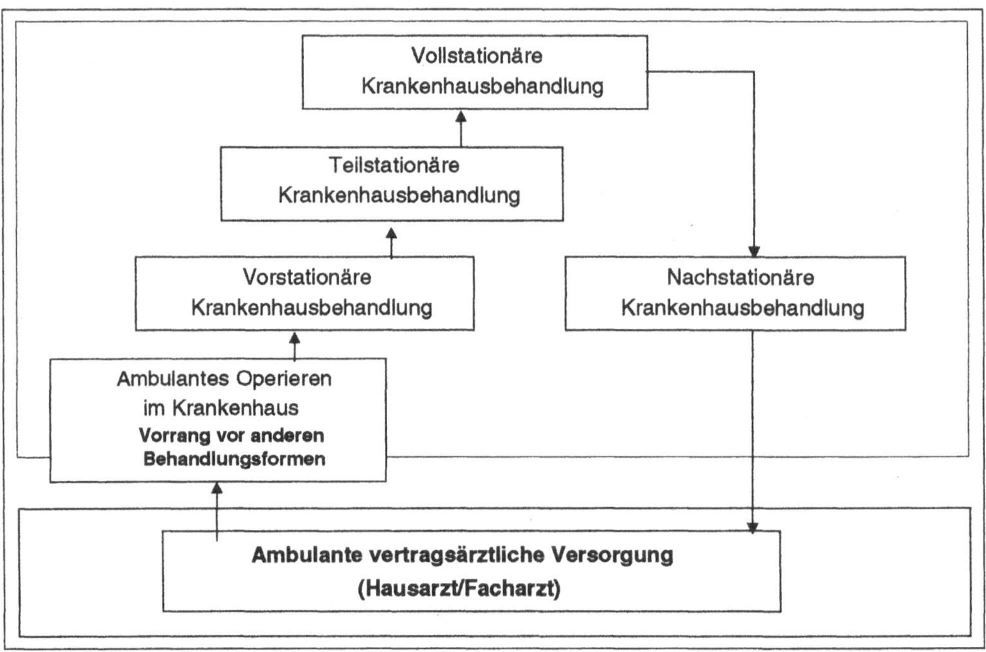

Die Neustrukturierung der Behandlungspfade wird vom Gesetzgeber gefordert

Eine weitere gesetzliche Grundlage für die Neustrukturierung der Behandlungspfade stellt *§ 73 SGB V* dar, in dem der Grundsatz verankert ist: „Krankenhausbehandlung darf nur verordnet werden, wenn eine ambulante Versorgung der Versicherten zur Erzielung des Heil- oder Linderungserfolgs nicht ausreicht.“[62].

62 § 73 Abs. 4 S. 1 SGB V.

Die aus den gesetzlichen Vorgaben resultierenden Wirkungen der strukturellen Änderung auf die Behandlungspfade werden in Deutschland unter dem Schlagwort der „Fehlbelegung“ im Krankenhaus diskutiert. Dabei wird - anders als im folgenden Kapitel - der Verweildauer im Krankenhaus eine hohe Aufmerksamkeit zugemessen. Für die Krankenhausplanung sind jedoch primär Veränderungen hinsichtlich der *Fallzahl innerhalb bzw. zwischen den einzelnen Leistungsmodulen* interessant, wobei zwischen der Substitution von akutstationären Patientenbehandlungen und dem Einfluß von innovativen Patientenkarrieren unterschieden wird (vgl. Tabelle 10).

Bei der Untersuchung der Aspekte zur Neustrukturierung der Behandlungspfade ist zu beachten, daß die vorgeschlagenen alternativen Behandlungsformen *interdependent auf die Leistungserbringung* wirken. So kann die partielle Verlagerung der Leistungserbringung in den nicht-vollstationären Bereich durch eine vorstationäre Behandlung und/oder durch eine abgestimmte Kooperation unter den niedergelassenen Ärzten erfolgen. Bei einer isolierten Betrachtung der alternativen Behandlungsformen würden die Auswirkungen auf den vollstationären Bereich bei Vernachlässigung der Interdependenz zu hoch eingeschätzt werden. Diese Überschneidungen müssen demzufolge bei der Ermittlung von quantitativen Ergebnissen berücksichtigt werden.

Bei der Analyse alternativer Behandlungsformen ist zu beachten, daß diese ggf. interdependent wirken

Tabelle 10: Neustrukturierung der Behandlungspfade

<table>
<tr><th rowspan="2">Anlaß für die Neustrukturierung der Behandlungspfade</th><th rowspan="2">Auswirkungen auf die Leistungserbringung</th><th colspan="2">Umfang der Auswirkungen und alternative Behandlungsformen</th></tr>
<tr><th>Gesamter Krankenhausaufenthalt (Fallbezug)</th><th>Einzelne Pflegetage des Krankenhausaufenthalts (Tagesbezug)</th></tr>
<tr><td>Fehlende Indikation für vollstationäre Aufnahme/ Behandlung</td><td>Es entfällt die gesamte Leistungserbringung im vollstationären Bereich</td><td colspan="2">• Ambulantes Operieren
• Sonstige konservative ambulante Diagnostik/Therapie
• Vorstationäre Behandlung (ohne nachfolgende vollstationäre Behandlung)
• Teilstationäre Behandlung</td></tr>
<tr><td rowspan="2">Form und/oder Dauer der vollstationären Behandlung ist im Hinblick auf das Behandlungsziel nicht optimal</td><td>1. Leistungserbringung wird teilweise durch vorgelagerte Leistungseinheiten erbracht</td><td>• Praxisklinische Behandlung
• Vernetzte Praxen
• Schmerzklinische Konzepte</td><td>• Vor- und/oder nachstationäre Behandlung
• Vernetzte Praxen
• Schmerzklinische Konzepte</td></tr>
<tr><td colspan="2">2. Leistungserbringung wird teilweise durch nachgelagerte Leistungseinheiten erbracht</td><td>• Frührehabilitation bzw. Anschlußheilbehandlung
• Akutstationäre Geriatrie
• Teilstationäre Behandlung
• Palliative Versorgung</td></tr>
<tr><td>Künstliche Teilung eines Behandlungsfalls in mehrere Behandlungsabschnitte</td><td>Behandlungsphasen werden zusammengefügt</td><td>• Teilstationäre Behandlung
• Vor- und/oder nachstationäre Behandlung</td><td>• <u>Ein</u> vollstationärer Behandlungsfall</td></tr>
</table>

Berücksichtigt werden muß weiterhin die begrenzte Aussagekraft der verfügbaren Datenbasis. Die Ergebnisse der einzelnen Analyseschritte zur Neustrukturierung der Behandlungspfade basieren auf der Methode des Benchmarking (vgl. Kapitel 3.1), deren Dateninput sich aus den gegenwärtigen Leistungsstrukturen und den zugehörigen Daten der Krankenhäuser nach § 301 SGB V speist. Aufgrund der Neuartigkeit der Behandlungspfade ist es möglich, daß zum gegenwärtigen Zeitpunkt adäquate Benchmarkwerte noch nicht existieren, sondern erst im Verlauf der weiteren Verbreitung der innovativen Versorgungsformen verfügbar sind[63].

Als Folge der begrenzten Aussagekraft der Datenbasis hinsichtlich innovativer Behandlungsformen müssen Benchmarks teilweise normativ gesetzt werden

Die eventuelle, mangelnde Verfügbarkeit von Benchmarkwerten zum gegenwärtigen Zeitpunkt hat zur Konsequenz, daß alternative Vorgehensweisen zur Ableitung von ***normativen*** *Benchmarks genutzt werden – Eckpunkte für die politische Diskussion der Beteiligtenrunde. Zum einen werden Benchmarks aus der empirischen Datenbasis gewonnen, indem das Verfahren zur Ableitung des Benchmarkwertes (vgl. Kapitel 3.1) auf die Fachabteilungen beschränkt wird, bei denen die innovativen Versorgungsformen bereits beobachtet werden können. Zum anderen werden die Benchmarkwerte aus alternativen Quellen abgeleitet. Dazu werden bspw. Ergebnisse aus Modellvorhaben, internationalen Studien, Expertenmeinungen oder allgemein anerkannte Leitlinien herangezogen. Die Wahl alternativer Benchmarkwerte kann ergänzend mit den Beteiligten an der Krankenhausplanung diskutiert und abgestimmt werden. Der verwendete Benchmarkwert gewinnt damit zum Teil den Charakter eines „normativ medizinisch oder ökonomisch begründeten" Benchmark[64].*

3.2.1 Substitution akutstationärer Patientenbehandlungen

Für einen Teil der heute vollstationär versorgten Patienten sind alternative Behandlungsformen möglich

In einem ersten Schritt sind die in Kapitel 2 abgeleiteten Leistungsmodule im Hinblick auf die *Notwendigkeit zur akutstationären Versorgung* im Krankenhaus einer detaillierten Analyse zu unterziehen. Es geht also um die Identifikation bestimmter Behandlungsanlässe und/oder Therapiewege, bei denen fraglich ist, ob sie überhaupt einer akutstationären Behandlung bedürfen bzw. ob sie durch Ausnutzung alternativer Versorgungsformen ambulant oder in anderen Organisationseinheiten versorgt werden können[65]. *Alternativen zur vollstationären Behandlung* sind bspw. die ambulante Diagnostik und Therapie am Krankenhaus[66]. Für die Beurteilung ist die reale Verfügbarkeit solcher Alternativen nicht von Bedeutung; sie wird erst bei der Lokalisierung des Leistungsbedarfs auf der Ebene des Krankenhauses berücksichtigt.

---

63 Dies hat jedoch keinen Einfluß auf die Methodik der Krankenhaus-Rahmenplanung, da bereits mittelfristig durch die Weiterentwicklung des Krankenhausfinanzierungssystems - bundesweit - umfassende Benchmarks entstehen.

64 Vgl. umfangreiche Vorschläge für normative Benchmarks in Kapitel 8.4.

65 Einer Studie der OECD von 1997 zufolge könnten etwa 15% der gegenwärtig stationär versorgten Patienten ambulant behandelt werden.

66 Vgl. auch Kapitel 8.1.1 und 8.4

3.2.1.1 Potential des ambulanten Operierens

Mit dem Gesundheitsstrukturgesetz (GSG '93) wird auch den Krankenhäusern nach § 115b SGB V das Recht eingeräumt, ambulant zu operieren. Diese Regelung ist im Einvernehmen mit der Kassenärztlichen Bundesvereinigung getroffen worden und sollte den Vorrang der ambulanten Behandlung gegenüber einem stationären Aufenthalt klarstellen. Explizit wird davon ausgegangen, daß mit der Behandlungsform des ambulanten Operierens am Krankenhaus eine *Reduktion der Zahl an stationären Operationen* erreicht werden kann. Damit soll korrespondierend eine Minderung der stationären Finanzierungsbudgets erfolgen.

Im Jahr 1992 betrug der Anteil der ambulant durchgeführten Operationen 27,4%, der Anteil der stationären Operationen 72,6% an der Gesamtzahl aller Operationen in Deutschland. Bis 1994 stieg der Anteil der ambulanten Operationen um etwa vier Prozentpunkte auf 31,7% aller Operationen; allerdings wurden davon lediglich 0,2% in den Krankenhäusern erbracht[67]. In den letzten zwei Jahren konnte dieser Anteil zwar verdoppelt werden, doch bleibt der Anteil der ambulanten Operationen im Krankenhaus mit etwa 118.000 Fällen gegenüber etwa 2,6 Mio. ambulanten Fällen vergleichsweise gering. Ursächlich für diesen geringen Anteil im stationären Bereich sind jedoch nicht medizinische Gründe, sondern vielmehr die finanzielle Vergütung, die starre Trennung von ambulantem und stationären Budget und eine mangelnde organisatorische Einbindung dieser Versorgungsform im Krankenhaus.

Das Potential zur Substitution von stationär durchgeführten Operationen wurde sehr hoch eingeschätzt, die Realisierung steht jedoch noch aus

Das *Potential zur Substitution* von stationär durchgeführten Operationen durch ambulante Operationen wird gleichwohl hoch eingeschätzt. Im internationalen Vergleich werden z. B. in den U.S.A. bereits über 50% aller chirurgischen Eingriffe ambulant erbracht[68]. Nach einer Studie des Zentralinstituts für die vertragsärztliche Versorgung in Deutschland, Köln, betrug das Substitutionspotential im Jahr 1993 etwa 1,3 Mio. Fälle, wodurch die Krankenhäuser um 9,6% aller stationären Fälle entlastet werden könnten[69].

In einer weiteren, umfangreichen Untersuchung des Medizinischen Dienstes der Krankenversicherung wurden auf der Grundlage der Analyse von etwa 24.700 stationären chirurgischen Fällen u.a. die Patienten identifiziert, bei denen eine ambulante Operation möglich gewesen wäre[70]. Im Ergebnis wären demnach etwa 4.500 Operationen (entspricht 18% aller Fälle) als ambulante Operation durchführbar gewesen. Im weiteren wurden diese 4.500 Fälle nach der entsprechend durchgeführten Therapie untersucht. Hieraus wurde eine „ICPM-Hitliste" des Substitutionspotentials in der Chirurgie entwickelt (vgl. Tabelle 11). Die in der Tabelle aufgeführten Prozeduren bilden etwa 40% aller Fälle des Substitutionspotentials mit einem operativen Eingriff in der Chirurgie ab[71].

Durch wissenschaftliche Untersuchungen sollte sowohl das Potential des ambulanten Operierens ermittelt als auch eine Auflistung der geeigneten Eingriffe gegeben werden

---

67 Vgl. BMG (1995).

68 Vgl. Hall, Lawrence (1998), vgl. Kapitel 8

69 Vgl. Brenner (1993).

70 Vgl. MDS (1997).

71 Ein anderes Vorgehen zur Identifikation von potentiell ambulant zu therapierenden Patienten ist die Anwendung eines generellen Kriteriums, wie z. B. die Verweildauer. Kurzlieger bis zu 3 Ta-

Tabelle 11: Potential ambulant durchführbarer Operationen in der Fachdisziplin Chirurgie[72]

Nr.	OPS 301	Bezeichnung
1.	5-787	Entfernung von Osteosynthesematerial
2.	5-530	Verschluß einer Hernia inguinalis
3.	1-697	Diagnostische Arthroskopie
4.	5-385	Unterbindung, Exzision und Stripping von Varizen
5.	5-812	Arthroskopische Operation am Gelenkknorpel und an den Menisken
6.	5-894	Lokale Exzision von erkranktem Gewebe an Haut und Unterhaut
7.	5-788	Operationen am Os metatarsale (Hallux valgus und Digitus quintus varus)
8.	9-999	Andere ergänzende Maßnahmen
9.	5-892	Andere Inzision an Haut und Unterhaut
10.	5-811	Arthroskopische Operation an der Synovialis
11.	5-840	Operationen an Sehnen der Hand

Im Benchmarkverfahren für das Gutachten zur Krankenhaus-Rahmenplanung werden nur solche Operationen als teilweise ambulant substituierbar angenommen, die auch schon flächendeckend im Land durchgeführt werden. Diese „Hitliste" kommt daher nicht zur Anwendung.

Auch in anderen Fachdisziplinen ist die Substitution von stationären Behandlungsfällen mit operativem Eingriff über das bereits beobachtete Maß hinaus möglich. Zu nennen sind im Bereich der *Gynäkologie* bspw. die Laparoskopie (OPS 301: 5-663), die Abortcurettage (OPS 301: 5-690) oder die Naht eines Zervixrisses (OPS 301: 5-675.1 ,.2). Für die *Urologie* lassen sich als Beispiele für ambulante Eingriffe die Entfernung von Gegenständen aus den Harnwegen (8-114.1), die Operationen am Präputium (5-640) oder Biopsien anführen.

Die entsprechenden Eingriffe bilden demnach in Anteilen ein Substitutionspotential ab[73] und müssen in Teilen bei der Krankenhausplanung unberücksichtigt bleiben. Die Leistungen sind durch Fachärzte im niedergelassenen Bereich oder als ambulante Operationen am Krankenhaus zu erbringen.

---

gen Verweildauer sind jedoch keinesweg generell als ambulante Fälle einzustufen. So ist z. B. im Fallpauschalen-Bereich durch den Wirkungsmechanismus dieses Entgeltsystems teilweise ein drastischer Verweildauerrückgang von ca. 7 Tagen auf 2 bis 3 Tage zu beobachten. Eine solche kurzzeitstationäre Versorgung im Krankenhaus ist aber häufig gerade aus medizinischen Gründen indiziert.

72 Vgl. Buck (1997), S. 106; die Auflistung wurde durch weitere potentiell ambulant zu durchzuführende Operationen ergänzt, die das Ergebnis eines langwierigen Abstimmungsprozesses mit niedergelassenen Ärzten aller Fachrichtungen in Schleswig-Holstein darstellt.

73 **Ambulant durchführbare Operationen können in Anteilen (an der Gesamt-OP-Zahl), aber nicht „immer" ambulant durchgeführt werden. Sinnvoll sind nach Auffassung der Autoren Vertragsbedingungen für potentiell ambulante Operationen, die eine flexible, dem Gesundheitszustand des Patienten angemessene Versorgung zulassen.**

Zur Berücksichtigung des Potentials der ambulanten Operationen in der vorliegenden Arbeit werden alle fachabteilungsbezogenen Leistungsmodule, die mindestens eine Merkmalsausprägung mit OPS 301-Code enthalten, getrennt betrachtet. Folgende Schritte werden für jedes relevante Leistungsmodul durchgeführt (vgl. Abbildung 25).

Abbildung 25: Vorgehen zur Berücksichtigung von ambulanten Operationen

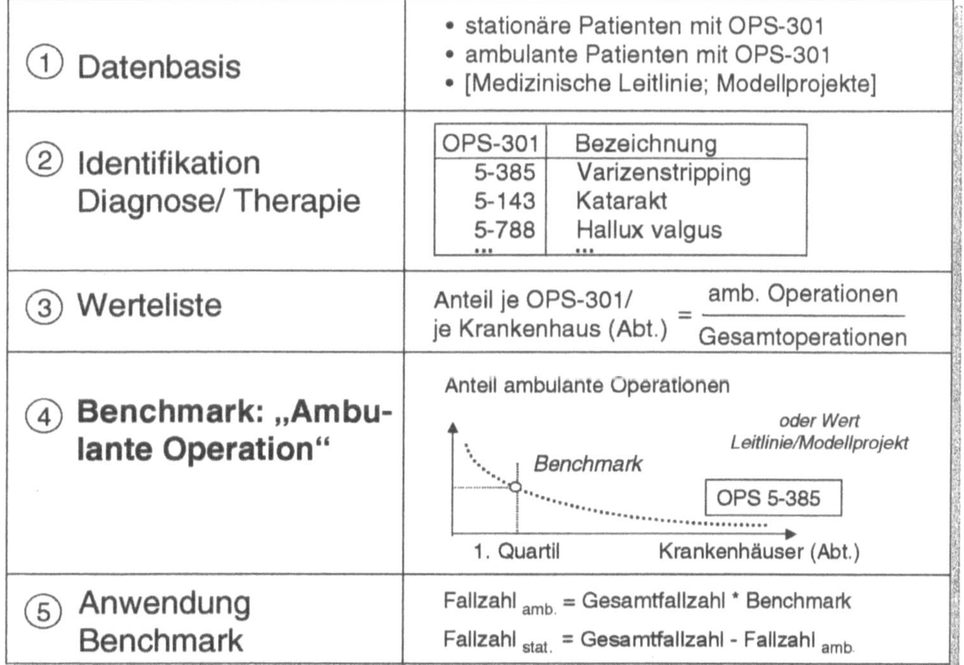

Die OPS 301-Schlüssel 1-xxx sind diagnostische Leistungen, die in der vorgestellten Systematik unter die „ambulanten Operationen" fallen (nicht konservative Leistungen).

<u>Beispiel:</u>

Zur Ermittlung der Anzahl potentieller ambulanter Operationen werden die abrechnungsrelevanten Daten nach § 301 SGB V zugrunde gelegt. Diese weisen diagnose-/therapiebezogen die stationär und ambulant versorgten Patienten aus. Im 2. Schritt wird die Leistung „Unterbindung, Exzision und Stripping von Varizen" (OPS 301: 5-385) als *potentielle Versorgungsart* „Ambulante Operation" identifiziert. Im weiteren werden alle Leistungsmodule nach dem OPS 301-Code durchsucht; im Leistungsmodul „Basisleistungen in der Chirurgie" wird die entsprechende Leistung gefunden. Nunmehr werden alle Krankenhäuser ermittelt, die das Varizenstripping stationär und als ambulante Operation erbringen; die entsprechenden *Anteile der Versorgungsformen* werden je Krankenhaus errechnet (3. Schritt).

Die Anzahl potentiell ambulant durchführbarer Operationen bemißt sich an den Krankenhäusem mit den höchsten Anteilen an ambulanten Operationen je OPS 301

Aus der absteigenden Auflistung der krankenhausbezogenen Anteile an ambulanten Operationen wird im 4. Schritt der Benchmark abgeleitet: es wird derjenige Wert gewählt, der das erste Viertel der Krankenhäuser abgrenzt (1. Quartil). Im 5. Schritt wird dieser *Benchmark* zunächst unter Bezug auf die gegenwärtig bereits erbrachten ambulanten Operationen im Leistungsmodul „Basisleistungen in der

Chirurgie“ angepaßt. Schließlich wird die Fallzahl der Therapie „Unterbindung, Exzision und Stripping von Varizen“, die stationär erbracht werden muß, mit Hilfe des angepaßten Benchmark errechnet.

3.2.1.2 Verlagerung von diagnosebezogenen konservativen Behandlungen in den ambulanten Sektor

Ein häufig genannter Kritikpunkt an der Struktur der Gesundheitsversorgung in Deutschland ist die starre Trennung der einzelnen Versorgungssektoren. Die Isolierung des ambulanten und des stationären Sektors wird durch die unterschiedlichen Regelungen zur Finanzierung der erbrachten Leistungen, die historisch gewachsene Organisationsstruktur der Vertretungsgremien sowie die Intention der Politik zur Verlagerung der Verantwortung für die Gesundheitsversorgung auf die verschiedenen Selbstverwaltungsorgane unterstützt. Gleichwohl erhoffen sich alle Beteiligten am Gesundheitswesen durch eine *Verzahnung der ambulanten und stationären Versorgung* eine Erhöhung der Qualität und Effizienz der Gesundheitsversorgung (vgl. auch Kapitel 3.2.2.1; vgl. auch Kapitel 8.1 „Illustrationen der Krankenhaus-Rahmenplanung über datengestützte Beispiele“).

Aus Untersuchungen kann von einer großen Anzahl von Patienten ausgegangen werden, die trotz Einweisung des niedergelassenen Arztes keiner vollstationären Behandlung bedürfen

Zu der Verzahnung wird implizit auch die Abstimmung der Leistungserbringung, d.h. die versorgungsstufenadäquate Bereitstellung von Gesundheitsleistungen gezählt. In diesem Sinne und in Übereinstimmung mit § 73 Abs. 4 SGB V sollen möglichst alle diejenigen Leistungen ambulant erbracht werden, die durch die niedergelassenen Haus- und Fachärzte geleistet werden können. Umso erstaunlicher erscheinen zunächst die Ergebnisse der oben zitierten umfangreichen Studie des Medizinischen Dienstes der Krankenkassen[74]. Dabei wurde die Notwendigkeit zur stationären Versorgung von Patienten in Abhängigkeit der Aufnahmeart untersucht. Demnach wurden etwa 66% der untersuchten Fälle (etwa 43.500 Behandlungsfälle) durch einen niedergelassenen Arzt der vertragsärztlichen Versorgung eingewiesen. Eine Analyse der Patientendokumentation durch die Ärzte des MDK ergab, daß etwa 25% (etwa 10.800 Behandlungsfälle) der durch die Vertragsärzte eingewiesenen Patienten nicht der stationären Behandlung bedurften.

Die Ursachen für diese relativ hohe Quote konnten in der Studie nicht erforscht werden. Es kann daher vermutet werden, daß neben medizinischen Gründen zum einen die finanziellen Restriktionen auf Seiten der niedergelassenen Ärzte, bei denen ein dynamischer Punktwert leistungsorientierte Anreize zurückdrängt, zu dem Einweisungsverhalten beitragen. Auf der anderen Seite haben auch die Krankenhäuser der Abklärung des Behandlungsfalles im Hinblick auf eine notwendige stationäre Versorgung, bspw. im Rahmen einer vorstationären Behandlung (vgl. Kapitel 3.2.1.3), bislang wenig Bedeutung zugemessen. Darüber hinaus sprechen natürlich finanzielle, aber auch forensische Gründe für die stationäre Aufnahme im Krankenhaus.

Bei der Analyse der Leistungsmodule hinsichtlich der Verlagerung von konservativ behandelten stationären Fällen in den ambulanten Sektor wird in der vorliegenden

---

74 Vgl. BUCK (1997), S. 103f.

Planungsstudie der Bezug zu dem zentralen Behandlungsanlaß in Form der Diagnose nach ICD-9 benötigt. Die größte, bundesweit durchgeführte Studie zur Ermittlung des diagnosebezogenen Substitutionspotentials von stationären Fällen ist die oben zitierte Untersuchung des MDK. In der Untersuchung wurde die durch den Arzt im Krankenhaus dokumentierte Hauptdiagnose als ICD-9-Code inkl. bis zu vier Nebendiagnosen je Behandlungsfall zugrunde gelegt. *Wenngleich die MDK-Studie aus methodischen Gründen hier keine Verwendung findet, korrespondiert die so vorgenommene Kennzeichnung der Patienten mit dem dieser Planungsstudie zugrunde liegenden Datenbestand.*

Ansatzpunkt für die Analyse von konservativ behandelten Patienten ist die am Ende der stationären Behandlung festgelegte Hauptdiagnose

Die *Hauptdiagnose wird am Ende der stationären Behandlung*, d.h. nach Entlassung des Patienten aus dem Krankenhaus, festgelegt und dokumentiert den Behandlungsanlaß, der im wesentlichen den stationären Aufenthalt im Krankenhaus begründet. Alle so gekennzeichneten Fälle wurden anhand eines zweiteiligen standardisierten Erhebungsbogens im Hinblick auf die Notwendigkeit zur stationären Behandlung beurteilt[75]. Mit dem ersten Teil des Erhebungsbogens wurden relevante Sozialdaten und medizinische Daten zum Patienten erfragt. Zwecks Plausibilitätsprüfung wurde dazu der Aufnahmezustand eines Patienten in einem *Krankheitsschwere-Score* abgebildet, der das Ausmaß der Beeinträchtigung von Organen, Organgruppen und Funktionen eines Patienten, unabhängig von der Diagnose, abschätzt. Mit dem zweiten Teil des Erhebungsbogens wurde die fachlich qualifizierte Stellungnahme eines klinikerfahrenen Facharztes zur Notwendigkeit jeder einzelnen erfaßten vollstationären Krankenhausaufname abgefordert. Bei Negierung der vollstationären Behandlung bestand die Verpflichtung, alternative Versorgungsformen zu benennen[76].

Analog der ambulanten Operationen ist auch für die Substitution von akutstationären durch ambulante Behandlungen ein sehr hohes Potential vorhanden

Der Schwerpunkt der Untersuchung betraf die Fachgebiete der Inneren Medizin (n = 28.988 Fälle) und der Chirurgie (n = 24.723 Fälle). 5.230 weitere Patienten sind den Fachgebieten der Augenheilkunde, Dermatologie, HNO, Mund-Kiefer-Gesichts-Chirurgie, Neurochirurgie, Neurologie, Nuklearmedizin, Orthopädie, Pädiatrie, Psychiatrie und Urologie zuzuordnen. Im Bereich der Inneren Medzin wurden 80% der Fälle über die Entlassungsdiagnose fünf Hauptgruppen des ICD-9 zugeordnet. Das *Substitutionspotential* innerhalb dieser fünf Gruppen reicht von max. 39% (ICD 780 - 799: unspezifische Symptome und Affektionen) bis min. 15% (ICD 390 - 459: Kreislauferkrankungen). Über alle Diagnosen der Inneren Medizin wurde ein Substitutionspotential von etwa 24% ermittelt. In Tabelle 12 ist eine „Hitliste“ des Substitutionspotentials in Form der 10 wichtigsten Diagnosen nach ICD-9 abgebildet. Diese Diagnosen bilden etwa 48% aller Fälle des Substitutionspotentials in der Inneren Medizin ab. Eingriffe in der Inneren Medizin, für die ein entsprechender OPS 301 bzw. ICPM-Kode dokumentiert ist (z. B. Endoskopien Magen-Darm, Echokardiographie), werden im Kapitel 3.2.1.1 berücksichtigt.

---

75 Vgl. MDS (1997), S. 12ff.

76 „Bei der Einschätzung der Gutachter blieb die tatsächliche Versorgungsstruktur im Umfeld der Modellkrankenhäuser unberücksichtigt. Es wurde hierbei postuliert, daß alle alternativen Versorgungsstrukturen im Umfeld der Modellkrankenhäuser in ausreichendem Maß vorhanden sind (sog. fiktiver Hintergrund).“ MDS (1997), S. 14.

Tabelle 12: Ambulant durchführbare konservative Behandlungsanlässe in der Fachdisziplin Innere Medizin[77]

Nr.	ICD-9	Bezeichnung
1.	401	Essentielle Hypertonie
2.	250	Diabetes mellitus
3.	427	Herzrhythmusstörungen
4.	414	Sonstige Formen von chronischen ischämischen Herzkrankheiten
5.	780	Allgemeine Symptome
6.	413	Angina pectoris
7.	558	Sonstige nichtinfektiöse Gastroenteritis und Kolitis
8.	428	Herzinsuffizienz
9.	162	Bösartige Neubildung der Luftröhre, der Bronchien und der Lunge
10.	786	Symptome, die die Atmungsorgane betreffen sowie sonstigeSymptome des Brustkorbs

Im Benchmarkverfahren für das Gutachten zur Krankenhaus-Rahmenplanung werden nur solche Erkrankungen als teilweise ambulant behandelbar angenommen, die auch schon flächendeckend im Land durchgeführt werden. Diese „Hitliste" kommt daher nicht zur Anwendung.

Insbesondere konservative Behandlungen in operativen Fachabteilungen sind kritisch zu analysieren

Im *Fachgebiet der Chirurgie* sind neben den in Kapitel 3.2.1.1 dargestellten ambulanten Operationen konservative Behandlungsfälle benannt worden, die - unter Abwägung des Gesamtzustandes - einer vollstationären Behandlung nicht bedurften. Von den insgesamt 24.723 untersuchten Behandlungsfällen sind etwa die Hälfte konservativ behandelt worden. Das Potential zur Durchführung der chirurgischen Leistungen durch ambulante Allgemein- oder Fachärzte schwankte je nach Diagnosegruppe zwischen 41% (Krankheiten von Skelett, Muskeln und Bindegewebe) und 16% (Krankheiten der Verdauungsorgane). Die Tabelle 13 zeigt diejenigen konservativen Leistungen in der Chirurgie, die durch ein besonders hohes Substitutionspotential gekennzeichnet sind.

Tabelle 13: Ambulant durchführbare konservative Behandlungsanlässe in der Fachdisziplin Chirurgie[78]

Lfd.-Nr.	Bezeichnung
1	Gastroenteritis, Colitis, funktionelle Verdauungsstörungen
2	unklare abdominale Beschwerden
3	Kontrolluntersuchungen bei Rektum- und Dickdarmtumoren
4	periphere arterielle Verschlußkrankheit
5	Prellungen

---

77 Vgl. Fußnote zu Tabelle 11 – gilt auch für konservative Behandlungsanlässe

78 Vgl. MDS (1997), S. 26 – keine Anwendung für das Benchmarking zur Krankenhaus-Rahmenplanung

Wenngleich eine wie in den obigen Tabellen dargestellte fachgebietsbezogene „Hitliste“ für die sonstigen Fachgebiete aufgrund der mangelnden Anzahl an untersuchten Fällen in der MDK-Studie nicht vorgenommen wurde, wird aus den Analysen zu einzelnen Diagnosen deutlich, daß sich flächendeckend über alle Fachgebiete bestimmte konservative Behandlungen in Teilen durch Überweisung zu einem niedergelassenen Arzt substituieren lassen.

Zur *Quantifizierung des Potentials zur Verlagerung von konservativen Behandlungsfällen* in den ambulanten Sektor werden die fachabteilungsbezogenen Leistungsmodule getrennt betrachtet. Folgende Schritte werden für jedes relevante Leistungsmodul durchgeführt (vgl. Abbildung 26).

Abbildung 26: Berücksichtigung des Potentials zur Verlagerung konservativer Behandlungsfälle in den ambulanten Bereich

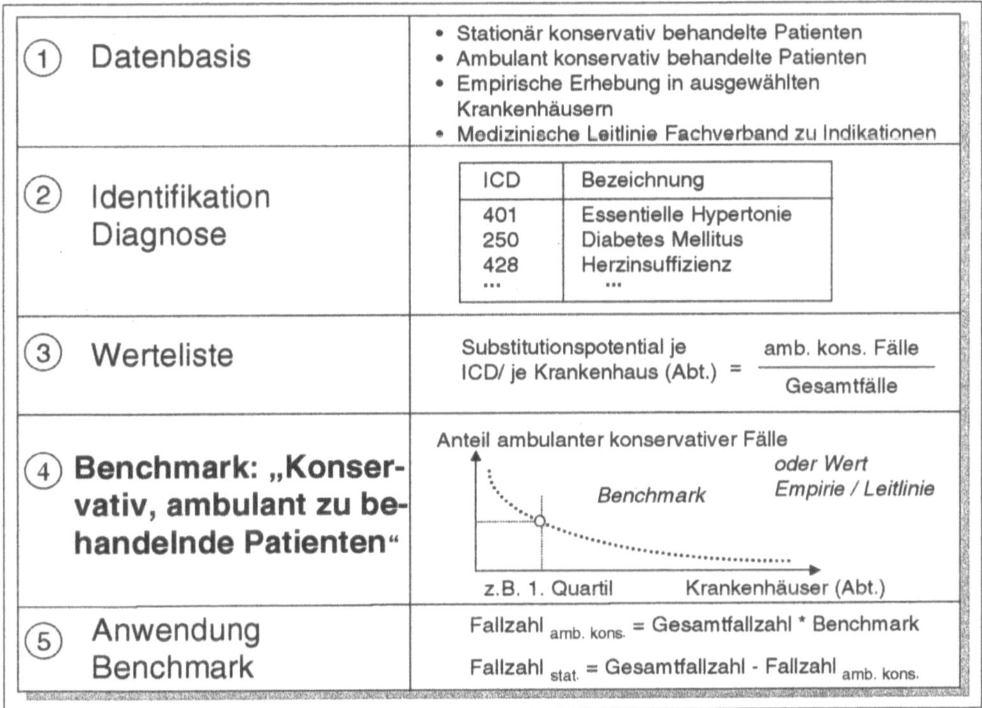

Diagnostische Maßnahmen, die mit einem Operationsschlüssel codiert werden können (OPS 301: 1-xxx) werden unter „ambulanten Operationen“ analysiert (vgl. Abbildung 25).

Beispiel

Zugrunde liegen der Datenbestand nach § 301 SGB V. Mittels Analyse der Diagnosen in Verbindung mit der Verweildauer wird im 2. Schritt die Behandlung „Essentielle Hypertonie“ (ICD-9: 401) als mögliche Versorgungsart *„Ambulante konservative Behandlung“* identifiziert. Im weiteren werden alle in Kapitel 2 abgeleiteten Leistungsmodule nach dem ICD-9-Code durchsucht; im Leistungsmodul „Basisleistungen in der Inneren Medizin“ wird die entsprechende Leistung gefunden.

Der Anteil der ambulanten konservativen Behandlungen im stationären Bereich wird über Datenanalysen in ausgewählten Krankenhäusern sowie über Expertenmeinung ermittelt

Gegenstand des 3. Schritts ist die Ermittlung von krankenhausbezogenen Anteilen der potentiell ambulant zu behandelnden Patienten für die o.g. Diagnose. Es resultieren unterschiedlich hohe Anteile an den Behandlungsfällen, die in den ambulanten Sektor verlagert werden könnten. Aus der absteigenden Auflistung der krankenhausbezogenen ambulanten Anteile wird im 4. Schritt der *Benchmark* abgeleitet: es wird derjenige Wert gewählt, der das erste Viertel der Krankenhäuser abgrenzt (1. Quartil). Im 5. Schritt wird dieser Benchmark auf das Leistungsmodul „Basisleistungen in der Inneren Medizin" angewendet. Die Fallzahl des Behandlungsanlasses ICD-9: 401 „Essentielle Hypertonie" wird um die ambulant zu erbringende Fallzahl reduziert[79].

Bei der Ableitung des Substitutionspotentials wird nicht verkannt, daß bei der ärztlichen Entscheidungsfindung zur Versorgungsform das Umfeld des Krankenhauses sowie der *Gesamtzustand des Patienten* eine Rolle spielen. Diesem Umstand wird bei der Festlegung des regionalen Leistungsbedarfs dadurch Rechnung getragen, daß bei dem hier verwendeten Verfahren des Benchmarking eben nicht von der optimalen Situation ausgegangen wird; als Referenzwert wird deshalb grundsätzlich der Wert des 1. Quartils gewählt (vgl. dazu Kapitel 3.1). Darüber hinaus werden bei der *Lokalisierung von Leistungsbedarfen auf Krankenhausebene* die Umfeldsituation des einzelnen Krankenhauses sowie weitere Kriterien betrachtet, so daß die Berücksichtigung der bei der Ableitung des Substitutionspotentials nicht beachteten Umstände gewährleistet ist.

3.2.1.3 Möglichkeiten der vor- und teilstationären Behandlung

Das Krankenhaus kann gemäß § 115a Abs. 1 SGB V bei Verordnung einer Krankenhausbehandlung Versicherte ohne Unterbringung und Verpflegung behandeln, um die Erforderlichkeit einer vollstationären Krankenhausbehandlung zu klären oder die vollstationäre Behandlung vorzubereiten. Die vorstationäre Behandlung setzt eine ärztliche Einweisung in das Krankenhaus voraus, so daß die vorstationäre Behandlung dem stationären Bereich zuzuordnen ist. Sie ist grundsätzlich auf maximal drei Behandlungstage innerhalb von fünf Tagen vor Beginn der stationären Behandlung befristet.

Mit der vor- und teilstationären Behandlung wird eine semistationäre bzw. ambulante Versorgung des Patienten am Krankenhaus möglich

Der Arzt im Krankenhaus entscheidet, ob eine vorstationäre Behandlung vorrangig vor einer teil- oder vollstationären Behandlung durchzuführen ist. Die teilstationäre Behandlung ist im Vergleich zur vollstationären Patientenversorgung dadurch gekennzeichnet, daß sie funktional und zeitlich begrenzt im Rahmen der Unterbringung erfolgt. Die Behandlung umfaßt u.a. die Hämodialyse von chronisch Nierenkranken und die diagnostische Abklärung im Schlaflabor. Ein Indikationskatalog, vergleichbar mit dem Leistungskatalog für das ambulante Operieren, existiert weder für die vor- noch für die teilstationäre Behandlung.

Beide Versorgungsformen werden unter physischer und organisatorischer Einbeziehung des Patienten in das Versorgungssystem des Krankenhauses erbracht. Insofern sind die vor- und teilstationäre Behandlung zwar als Substitute für die vollsta-

---

[79] Vgl. weitere Beispiele in Kapitel 8

tionäre Behandlung zu verstehen; sie sind aber dennoch dem Leistungsspektrum eines Krankenhauses zuzuordnen.

Allerdings besteht die Zielsetzung der vorstationären Behandlung insbesondere auch darin, die Notwendigkeit eines vollstationären Aufenthalts zu klären. Mit dieser Zielsetzung wurde im Land Schleswig-Holstein durch die Krankenkassen ein Pilotprojekt initiiert, in dessen Rahmen eine *fachabteilungsübergreifende zentrale Aufnahmestation* in einem Krankenhaus der Schwerpunktversorgung implementiert worden ist. Zum gegenwärtigen Zeitpunkt liegen erst vorläufige Ergebnisse zu diesem Projekt vor. Demnach wurden von den innerhalb von 5 Monaten zur stationären Versorgung eingewiesenen etwa 2.900 Patienten ca. 240 ausschließlich vorstationär versorgt. Dies bedeutet, daß bei ungefähr 8% der Patienten eine vollstationäre Behandlung vermieden werden konnte, die im herkömmlichen System stationär aufgenommen worden wären.

Unabhängig von der Vermeidung des vollstationären Aufenthalts ist denkbar, daß die vorstationäre Behandlung am Krankenhaus selbst wie auch die teilstationäre Behandlung *durch die ambulante Versorgung substituiert* werden. In der vorliegenden Planungsstudie sind somit die in Abbildung 27 dargestellten Szenarien der Krankenhausbehandlung zu beurteilen.

Die Abklärung des vollstationären Aufenthalts als ein Ziel der vorstationären Behandlung hat nach den vorliegenden Projektergebnissen eine unerwartet hohe Bedeutung

Abbildung 27: Substitution von vor-, teil- und vollstationären Behandlungen

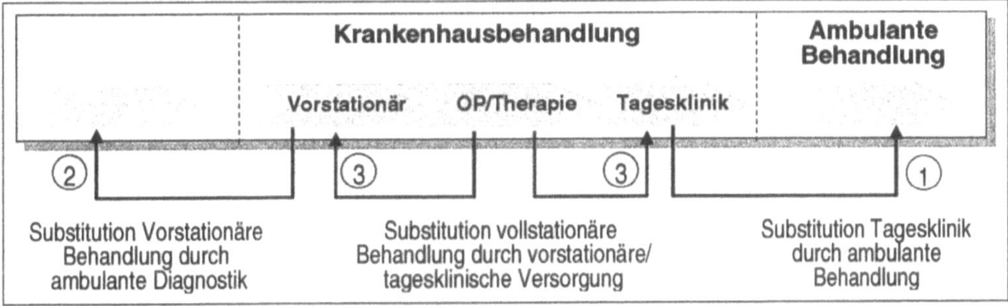

(1) Substitution Tagesklinik durch ambulante Behandlung

Grundsätzlich kann davon ausgegangen werden, daß bei einer tagesklinischen bzw. teilstationären Behandlung die im Rahmen der akutstationären Versorgung notwendigen funktionalen und organisatorischen Faktoren von geringerer Bedeutung sind. Dies betrifft sowohl die diagnostischen Möglichkeiten, die pflegerische Betreuung als auch die sofortige akutärztliche Versorgung. Vielmehr nehmen die teilstationären Patienten häufig spezielle und definierte Therapieangebote in Anspruch. Die Angebote sind bspw. der Endokrinologie (Diabetes mellitus), der Onkologie (Chemotherapie) und der Infektiologie (HIV-Infektionen) zuzuordnen. Diese teilstationären Behandlungen im Krankenhaus lassen sich jedoch auch durch *Schwerpunktpraxen*, wie bspw. die onkologisch ausgerichtete internistische Praxis, die hämatologische Praxis oder das ambulante Diabeteszentrum, erbringen.

Das zunehmende Angebot an Spezialambulanzen im niedergelassenen Bereich ermöglicht auch die Substitution teilstationärer Behandlungen

Im Rahmen der vorliegenden Planungsstudie wird ermittelt, welche Behandlungsanlässe tagesklinisch bzw. teilstationär behandelt werden (vgl. Kapitel 3.2.2.2.3). Inwieweit sich diese teilstationären Behandlungen auch durch andere Leistungserbringer substituieren lassen, ist jedoch auf der Grundlage der vorhandenen Daten nicht ermittelbar[80]. Auch sind den Verfassern gegenwärtig keine Studien bekannt, die eine diesbezügliche Analyse zum Gegenstand haben. Die Entscheidung im Einzelfall ist allerdings auch von den Umfeldfaktoren, d.h. der Verfügbarkeit von alternativen Leistungserbringern, von dem Gesamtzustand des Patienten sowie von dem sozialen Umfeld des Patienten abhängig.

(2) Substitution vorstationäre Behandlung durch ambulante Diagnostik

Eine vorstationäre Behandlung mit der Zielsetzung der Abklärung eines möglichen stationären Aufenthaltes ist durch einen hohen Anteil an diagnostischen Maßnahmen charakterisiert. Die Einweisung zur vorstationären Behandlung erfolgt deshalb sehr häufig dann, wenn der betreuende niedergelassene Arzt spezifische diagnostische Verfahren nicht erbringen kann. Darunter fallen bspw. Dopplersonographien, Angiographien, Linksherzkatheteruntersuchungen oder Computer- und Kernspintomographien. Diese Untersuchungen werden gleichfalls durch niedergelassene Fachärzte durchgeführt. Als Ersatz der vorstationären Behandlung ist somit die Überweisung des Patienten an eine speziell ausgerichtete Facharztpraxis möglich. Diese Alternative steht natürlich unter dem Vorbehalt der Verfügbarkeit von derartigen Einrichtungen.

Vorstationäre Behandlungen zur diagnostischen Abklärung werden von niedergelassenen Ärzten teilweise der Überweisung an einen spezialisierten Kollegen vorgezogen

Soweit es sich bei dem diagnostischen Eingriff im Rahmen der vorstationären Behandlung nicht um eine „Ambulante Operation" oder eine über den OPS 301-codierte Leistung (z. B. OPS 301: 1-697 Diagnostische Arthroskopie) handelt (vgl. Kapitel 3.2.1.1), kann aus dem vorliegenden Datenmaterial nicht beurteilt werden, ob andere Leistungserbringer die vorstationäre Abklärung leisten können[81]. Insofern muß in der vorliegenden Planungsstudie auf eine explizite Berücksichtigung dieses Aspektes zum Zwecke der Neustrukturierung der Leistungsmodule verzichtet werden.

(3) Substitution vollstationäre Behandlung durch vorstationäre/tagesklinische Behandlung

Im Rahmen eines weiteren Untersuchungsaspektes zur vor- und teilstationären Behandlung ist die Frage zu klären, ob und in welchem Ausmaß eine vorstationäre Behandlung zur *Vermeidung eines vollstationären Aufenthaltes* beitragen kann. Dies ist immer dann der Fall, wenn auf der Basis der im Rahmen der vorstationären Behandlung erbrachten Diagnostik eine vollstationäre Therapie nicht angezeigt ist. Die diesbezügliche Analyse des Datenmaterials läuft in den in Abbildung 28 dargestellten Stufen ab.

---

80 Das Potential zur Substitution von teilstationären Behandlungen durch ambulante Leistungserbringer kann nur dann ermittelt werden, wenn neben den krankenhausbezogenen Daten nach § 301 SGB V auch Daten aus dem ambulanten Bereich (ADT-Datensätze) genutzt werden dürfen. Da diese grundsätzlich verfügbar sind, sind die Beteiligten der Gesundheitsversorgung aufgefordert, diese zum Zwecke zukünftiger Leistungsbedarfsanalysen nutzbar zu machen.

81 Siehe hierzu Fußnote 80.

Beispiel:

Zu Ermittlung des Substitutionspotentials der vorstationären Behandlungen werden im 1. Schritt die eigenen Datenbestände der Krankenhäuser aus Schleswig-Holstein herangezogen. Aus dieser Datenbasis lassen sich die Diagnosen ermitteln, die bei vorstationären Behandlungen *ohne nachfolgende vollstationäre Versorgung* dokumentiert wurden. Außerdem sind die Ergebnisse des oben erwähnten Pilotprojektes zur Nutzung einer zentralen Aufnahmestation eingeflossen. Die relevanten Diagnosen können somit mit Hilfe dieser Datenquellen validiert werden (2. Schritt). Als Beispiel soll im folgenden die Diagnose „Herzrhythmusstörungen“ (ICD-9: 427) des Leistungsmoduls „Basisleistungen in der Inneren Medizin“ herangezogen werden.

Abbildung 28: Vorgehen zur Berücksichtigung des Potentials zur Vermeidung stationärer Fälle durch eine vorstationäre Behandlung

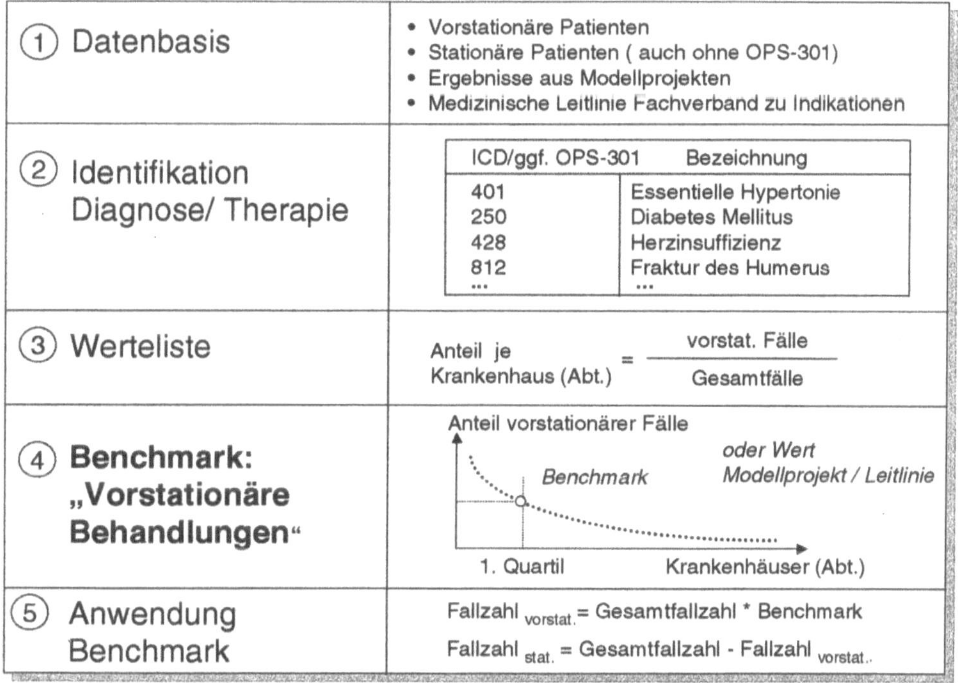

Im 3. Schritt gilt es, diagnosebezogen zu ermitteln, wie hoch der Anteil der Patienten mit *ausschließlich* vorstationärer Behandlung an der Gesamtzahl der Fälle für die Diagnose ICD-9: 427 ist. Diese Kennziffer wird sowohl für die Krankenhäuser des Versorgungsgebiets als für das Pilotkrankenhaus in Schleswig-Holstein ermittelt. Als Ergebnis resultiert eine Auflistung der Anteile der Patienten mit ausschließlich vorstationärer Behandlung je Diagnose ICD-9: 427. Aus der absteigenden Auflistung der Anteile wird im 4. Schritt der Benchmark abgeleitet: es wird derjenige Wert gewählt, der das erste Viertel der Krankenhäuser abgrenzt (1. Quartil). Im 5. Schritt wird dieser Benchmark zunächst unter Bezug auf die gegenwärtig bereits durchgeführten, isolierten vorstationären Behandlungen im Leistungsmodul „Basisleistungen in der Inneren Medizin“ angepaßt. Schließlich wird die Fallzahl des Behandlungsanlasses „Herzrhythmusstörungen“, die als vorstatio-

Aus der Untersuchung der § 301 SGB V-Daten wird ermittelt, wie hoch der Anteil der Patienten je Diagnose ist, bei denen ein vollstationärer Aufenthalt durch vorstationäre Behandlungen ersetzt werden kann

näre Leistung mit nachfolgender stationärer Behandlung erbracht werden muß, mit Hilfe des angepaßten Benchmark errechnet.

3.2.2 Einfluß innovativer Patientenkarrieren

Die integrierte medizinische Versorgung in Form des effizienten Zusammenwirkens der unterschiedlichen Versorgungssektoren des Gesundheitswesens in Deutschland war in der Vergangenheit noch wenig ausgeprägt. Dabei erhoffen sich alle Beteiligten am Gesundheitswesen durch eine optimale „Verzahnung" bei der Leistungserbringung am Patienten sowohl qualitative als auch finanzielle Vorteile. Dies gilt für die ambulanten, die stationären und die rehabilitativen Versorgungssektoren[82].

Innovative Patientenkarrieren bewirken Verschiebungen zwischen den Gesundheitssektoren und beeinflussen damit auch die Leistungsstrukturen im Krankenhaus

Als Konsequenz von gesetzlichen Regelungen sowie von *praxiserprobten Modellprojekten* haben sich mittlerweile in Deutschland neue Versorgungsalternativen herausgebildet, bei denen davon ausgegangen werden kann, daß sie zukünftig eine größere Bedeutung erlangen werden. Dabei ist zu beachten, daß sich zum einen die Grenzen zwischen der ambulanten und der stationären Versorgung sowie zwischen Pflege, Akutversorgung und Rehabilitation verschieben. Zum anderen ist bei dem größten Teil der Versorgungsalternativen davon auszugehen, daß sie einen *Einfluß auf die Leistungsstruktur im Krankenhaus* haben.

Es ist somit angezeigt, erfolgversprechende Projekte mit der Zielsetzung von innovativen Patientenkarrieren auf ihre Wirkungen hinsichtlich der Fallzahlen innerhalb und zwischen den in Kapitel 2 abgeleiteten Leistungsmodulen zu prüfen. Die Schwierigkeit der Aufgabe besteht darin, daß in Deutschland bislang keine Datenbasis für Krankheitsverläufe mit Phasen von akutstationärer, ambulanter oder sonstiger stationärer Behandlung existiert. Insofern sind die in den folgenden Kapiteln diskutierten Inhalte primär als Anregungen für eine Detaillierung der Krankenhaus-Rahmenplanung zu verstehen.

3.2.2.1 Verzahnung von ambulanter und stationärer Versorgung

Die Verzahnung zwischen ambulanter und stationärer Versorgung wird zunehmend durch dirigistische, gesetzliche Regelungen forciert, die allerdings bisher einen geringen Einfluß auf die Praxis haben

Die Verzahnung der ambulanten und stationären Leistungserbringung ist eine wichtige Zielsetzung der Gesundheitspolitik. Erfolgreiche Beispiele, die für eine nahtlose Verzahnung dieser Sektoren stehen, sind die persönliche Ermächtigung von Krankenhausärzten mit abgeschlossener Weiterbildung zur ambulanten Behandlung (§ 116 SGB V), die ermächtigten ärztlich geleiteten Einrichtungen (§ 95 SGB V, § 118 SGB V), das Belegarztsystem (§ 121 SGB V) sowie die Polikliniken (§ 117 SGB V). Bei diesen Beispielen handelt es sich dem Charakter nach jedoch primär um die Verlagerung von ambulant zu erbringenden Leistungen in den Geltungsbereich des stationären Sektors. Eine *kooperative Leistungserbringung zwischen unterschiedlichen Anbietern* aus dem ambulanten und dem stationären Sektor findet nicht statt.

---

82 Vgl. Beispiele in Kapitel 8.4

Mit den „neuen" Versorgungsformen des GSG '93, dem ambulanten Operieren (§ 115b SGB V) sowie den vor- und nachstationären Behandlungen (§ 115a SGB V) ist die Zusammenarbeit der Leistungsanbieter aus den verschiedenen Sektoren intendiert. Weitergehende Versorgungsstrukturen sind mit den im Rahmen des 2. NOG verabschiedeten Regelungen beabsichtigt. So ist beim Einsatz von Modellvorhaben nach §§ 63ff. SGB V ein Abweichen von bestimmten Vorschriften des SGB V und des KHG möglich. Mit Strukturverträgen nach § 73a SGB V soll primär die vertragsärztliche Versorgung verbessert werden (§ 140 ff SGB V nach GKV-Reform 2000).

3.2.2.1.1 Möglichkeiten der vor- und nachstationären Behandlung

Mit der vorstationären Behandlung wird das Ziel verfolgt, die Erforderlichkeit einer vollstationären Behandlung zu klären oder eine vollstationäre Behandlung vorzubereiten (vgl. dazu Kapitel 3.2.1.3). Demgegenüber kann das Krankenhaus Patienten nachstationär behandeln, um im Anschluß an eine vollstationäre Krankenhausbehandlung den Erfolg zu sichern oder zu festigen. Die nachstationäre Behandlung ist auf max. 7 Behandlungen innerhalb von 14 Tagen nach Beendigung des stationären Aufenthalts beschränkt. Der einweisende Arzt führt die Behandlung des Patienten nach Abschluß der stationären Behandlung fort. Die Versorgung des Patienten im Rahmen der vor- und nachstationären Behandlung impliziert eine *intensive Kommunikation zwischen dem Arzt im Krankenhaus und der niedergelassenen Praxis.* Damit sollen Doppeluntersuchungen vermieden und eine abgestimmte Therapie zum Wohle des Patienten vereinbart werden.

Die vor- und nachstationäre Behandlung haben als Versorgungsalternativen in den Krankenhäusern bislang keine weite Verbreitung erfahren. Ursächlich hierfür waren die finanziellen Gründe sowie der Widerstand von seiten der Krankenhäuser zur Veränderung der Leistungsprozesse in organisatorischer und baulicher Hinsicht. Für die Zukunft muß jedoch davon ausgegangen werden, daß die Akzeptanz der Krankenhäuser gegenüber diesen Versorgungsformen steigt und die Anzahl der vor-/nachstationären Behandlungen nicht zuletzt aufgrund der Forderungen seitens der Krankenkassen zunimmt. Damit sind zum einen Verweildauerverminderungen und zum anderen Verlagerungseffekte zwischen den einzelnen Fachdisziplinen eines Krankenhauses bzw. innerhalb einer Fachabteilung verbunden.

Mit vor- und nachstationären Behandlungen sind Verweildauerminderungen sowie Patientenverschiebung zwischen und innerhalb von Fachabteilungen intendiert

So wird sich bei Vorliegen eines Behandlungsfalls mit der Diagnose ICD-9: 789.0 „Abdominalschmerz" in Verbindung mit einer Blinddarmentfernung (OPS 301: 5-470.0) durch Vorbereitung der Operation im Rahmen einer vorstationären Behandlung die Verweildauer in der chirurgischen Fachabteilung verkürzen. Denkbar ist aber auch, daß der Behandlungspfad zur Versorgung des Patienten mit dem angeführten Krankheitsbild anders gestaltet wird. Sehr häufig erfolgt bspw. die stationäre Vorabklärung und Vorbereitung in der internistischen Fachabteilung. In diesem Falle könnte der *vollstationäre Aufenthalt in der Abteilung für Innere Medizin durch eine vorstationäre Behandlung substituiert werden.*

Bei der Neustrukturierung des Behandlungspfades unter Berücksichtigung der vor- und nachstationären Behandlungen bleibt also der Kernprozeß, d.h. die Hauptleistung, die stationär erbracht werden muß, erhalten. Allerdings haben vor- und nachstationäre Behandlungen Auswirkungen auf die Länge des notwendigen vollstationären Aufenthalts im Krankenhaus (vgl. Abbildung 29).

Abbildung 29: Neustrukturierung der Behandlungspfade bei der Durchführung von vor- und nachstationären Behandlungen

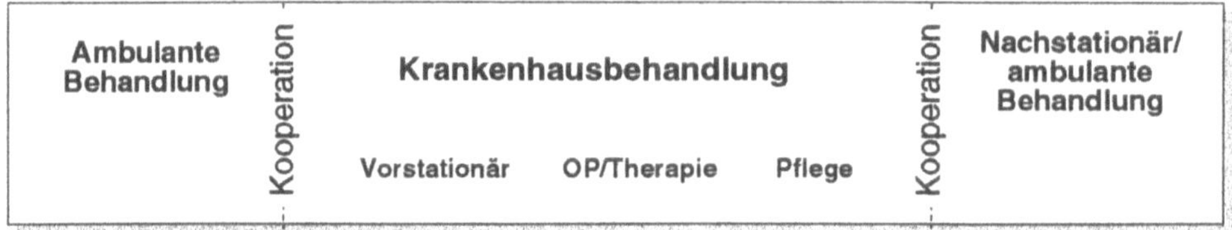

Die wichtigste Phase der Behandlung, die akutstationäre Versorgung, verbleibt im Krankenhaus

Jeder vollstationäre Aufenthalt in einer Fachabteilung kann in unterschiedliche Behandlungsphasen unterteilt werden. Nach Einweisung des Patienten in das Krankenhaus wird eine Abklärung der Diagnose vorgenommen, um im weiteren eine indikationsgerechte Therapie (OP, sonstige Therapie) sowie die anschließende Pflege und Nachbetreuung des Patienten durchführen zu können. Bei Durchführung der vor-/nachstationären Behandlungsmöglichkeiten wird die Hauptleistung, d.h. die Therapie und intensive Pflege, durch vor- und nachstationäre Behandlungen flankierend begleitet. Ein Teil der vollstationären Versorgung wird durch die vor-/nachstationären Behandlungen substituiert. Eine Anpassung von Fallzahlen in einzelnen Leistungsmodulen muß daher nicht vorgenommen werden; es erfolgt lediglich ein *Ausweis des Anteils* der Behandlungen, bei denen eine vor- und/oder nachstationäre Behandlung in Verbindung mit einem vollstationären Aufenthalt möglich ist (vgl. Abbildung 30).

Beispiel

Die Analyse der Daten zeigt Diagnosen/Therapien mit vor- und/oder nachstationärer Behandlung und deren Anteil

Die Analyse stützt sich auf die § 301 SGB V Abrechnungsdaten eines Versorgungsgebietes. Im 2. Schritt wird ein Behandlungsfall mit der Diagnose ICD-9: 789.0 „Abdominalschmerz" in Verbindung mit einer Blinddarmentfernung (OPS 301: 5-470) als Behandlungspfad identifiziert, bei dem vor- bzw. nachstationäre Behandlungen durchgeführt werden. Im Rahmen des 3. Schrittes werden fachabteilungsbezogen die *Anteile der Behandlungsfälle* mit vor- bzw. nachstationären Behandlungen in Verbindung mit der vollstationären Versorgung an den gesamten Fällen diagnose- bzw. therapiebezogen ermittelt.

Aus der absteigenden Auflistung der Anteile wird derjenige Wert als Benchmark ausgewählt, der das erste Viertel der Krankenhäuser abgrenzt (1. Quartil). Im 5. Schritt wird zunächst eine Anpassung des Benchmarks vorgenommen, indem die Behandlungsfälle mit innovativen Patientenkarrieren, d.h. mit vor- und nachstationärer Behandlung, berücksichtigt werden. Dann erfolgt die Berechnung der Fallzahl der Behandlungsfälle mit vor- und nachstationärer Behandlung und dessen Ausweis im Leistungsmodul „Basisleistungen in der Chirurgie".

Abbildung 30: Vorgehen zur Berücksichtigung des Potentials der vor- und nachstationären Behandlung

① Datenbasis	• Vor- und nachstationäre Patienten • Stationäre Patienten • [Medizinische Leitlinie; Modellprojekt]
② Identifikation Diagnose/ Therapie	ICD / OPS-301 – Bezeichnung 789.0 5-470 Blinddarmentfernung 174 5-873 Brustdrüsenoperation 250 Diabetes ... ...
③ Werteliste	Anteil je ICD/OPS-301 je Krankenhaus (Abt.) = Stationäre Fälle mit vor-/nachstat. Aufenthalt / Gesamtfälle
④ **Benchmark: „Vor- bzw. nachstationäre Behandlung“**	Anteil stat. mit vor/-nachstat. Aufenthalt; Benchmark; *oder Wert Leitlinie/ Modellprojekt*; 1. Quartil; Krankenhäuser (Abt.)
⑤ Anwendung Benchmark	Fallzahl $_{\text{mit vor-/nachstat.}}$ = Gesamtfallzahl * Benchmark Fallzahl $_{\text{stat.}}$ = Gesamtfallzahl - Fallzahl $_{\text{mit vor-/nachstat.}}$

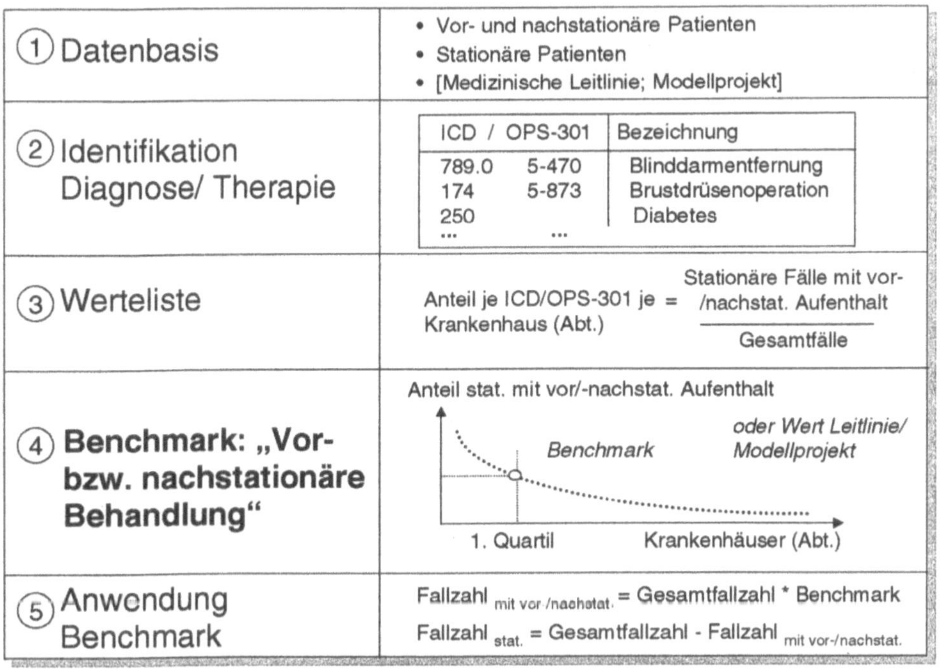

3.2.2.1.2 Praxisklinische Konzepte

Der Begriff der „ Praxisklinik“ ist bisher - insbesondere aufgrund der häufigen Verwendung in unterschiedlichsten Kontexten - nicht eindeutig definiert. Im 4. Abschnitt des SGB V, in dem die Beziehungen zu Krankenhäusern und Vertragsärzten geregelt sind, findet sich in § 115 SGB V unter der Zielsetzung einer nahtlosen ambulanten und stationären Behandlung der Patienten ein Hinweis. So wird in § 115 Abs. 2 S. 1 SGB V die Praxisklinik konstituiert, die als Einrichtung verstanden wird, in der „... die Versicherten durch Zusammenarbeit mehrerer Vertragsärzte ambulant und stationär versorgt werden (Praxiskliniken) ...“. Ergänzend wird die Förderung des Belegarztwesens sowie „... die Zusammenarbeit bei der Gestaltung und Durchführung eines ständig einsatzbereiten Notdienstes ...“[83] genannt. Es handelt sich also nicht um die fallweise Kooperation unterschiedlicher Leistungserbringer, sondern um eine *institutionelle Zusammenarbeit mehrerer Leistungsanbieter in einer Klinik.*

Praxiskliniken stellen durch Bereitstellung einer Infrastruktur sowie durch Zusammenarbeit aller an der Gesundheitsversorgung beteiligten Leistungserbringer die wohnortnahe Versorgung der Bevölkerung sicher

Praxiskliniken werden als interdisziplinäres ambulantes und kurzzeitstationäres Behandlungszentrum konzipiert, mit denen eine ggf. eingeschränkte internistische sowie eine operative Grundversorgung gewährleistet wird. Neben der Grundversorgung wird eine *qualifizierte Notfallversorgung* angeboten. Mit diesem Angebot ist es möglich, eine wohnortnahe Versorgung der Bevölkerung sicherzustellen. Strukturell ist die Praxisklinik als Gesundheitszentrum auszugestalten. Dazu gehört die Einrichtung eines ambulanten OP-Standortes, der Ausbau von Vertragsarztpra-

83 § 115 Abs. 2 S. 3 SGB V.

xen, die Integration eines physiotherapeutischen Anbieters und evtl. die Einbindung eines ambulanten Pflegedienstes (vgl. Abbildung 31).

Im Mittelpunkt der Leistungserbringung bei praxisklinischen Konzepten steht zum einen die internistische Versorgung von Patienten im Rahmen der kurzzeitstationären, tagesklinischen und ambulanten Behandlung durch die Ärzte des Krankenhauses - ggf. als Belegarztsystem organisiert - und die niedergelassenen Vertragsärzte. Zum anderen stellt die operative Versorgung - ggf. mit anschließender kurzzeitstationärer Behandlung - in den Fachdisziplinen Chirurgie, Gynäkologie, HNO und ggf. Urologie sowie Orthopädie einen weiteren Schwerpunkt dar. Das stationäre Versorgungsangebot ist hierbei durch eine Ausweitung des ambulanten Operierens zu ergänzen. Neben den Ärzten in der Praxisklinik (Belegärzte, angestellte Ärzte, niedergelassene Ärzte) wird auch den niedergelassenen Ärzten innerhalb der Versorgungsregion die Möglichkeit eingeräumt, die operativen Kapazitäten der Praxisklinik zur Durchführung von ambulanten Operationen zu nutzen.

Aus Sicht der Krankenhausplanung wird die Konzeption der Praxisklinik als ambulantes und kurzzeitstationäres Behandlungszentrum als *Bindeglied zwischen der Schwerpunktversorgung und der ambulanten Versorgung* charakterisiert. Implizit unterstellt wird weiterhin eine enge Kooperation mit den niedergelassenen ärztlichen Praxen der Versorgungsregion in einem Netzwerk. Für das Konzept der Praxisklinik als zukünftige bedeutsame Versorgungsform werden folgende Argumente herangezogen:

- Die Konzentration auf Leistungen der Grundversorgung ermöglicht eine relative hohe Zahl an operativ und stationär versorgten Patienten bei deutlich reduzierten Verweildauerzeiten im stationären Bereich. Dies führt zur Leistungsverdichtung und damit zur *Erhöhung des medizinischen Qualitätsniveaus.*
- Die Versorgung des Patienten über die medizinischen Behandlungsschnittstellen (stationär-ambulant) hinweg wird im Rahmen einer geschlossenen Behandlungskette sichergestellt. Qualitätseinbußen sowie Kosten aufgrund von Mehrfachuntersuchungen fallen nicht an. In einem Netzwerk mit den kooperierenden Praxen des Versorgungsgebietes wird eine einheitliche und durchgängige medizinische Dokumentation aufgebaut.
- Die Wirtschaftlichkeit aller am Praxiskonzept beteiligten Institutionen wird durch den gemeinsamen Einsatz medizinischen Fachpersonals sowie die kooperative Nutzung der medizintechnischen Ausstattung erhöht. Weitere *Effizienzvorteile* entstehen aus der Zentralisierung von nicht-medizinischen Leistungsprozessen, bspw. des gemeinsamen Praxismanagements.
- Die interdisziplinäre Zusammenarbeit der Leistungserbringer im Rahmen der stationären Versorgung sowie die Vernetzung der kooperierenden Arztpraxen untereinander und mit der Praxisklinik tragen zur *Vereinfachung der administrativen Vorgänge* bei. Der hieraus resultierende Zeitgewinn kommt dem Patienten bei der Behandlung zugute.

Praxiskliniken können – bei entsprechend hohen Fallzahlen – als ambulantes und kurzzeitstationäres Behandlungszentrum ein hohes Qualitätsniveau bei geringen Kosten aufweisen

Abbildung 31: Struktur einer Praxisklinik

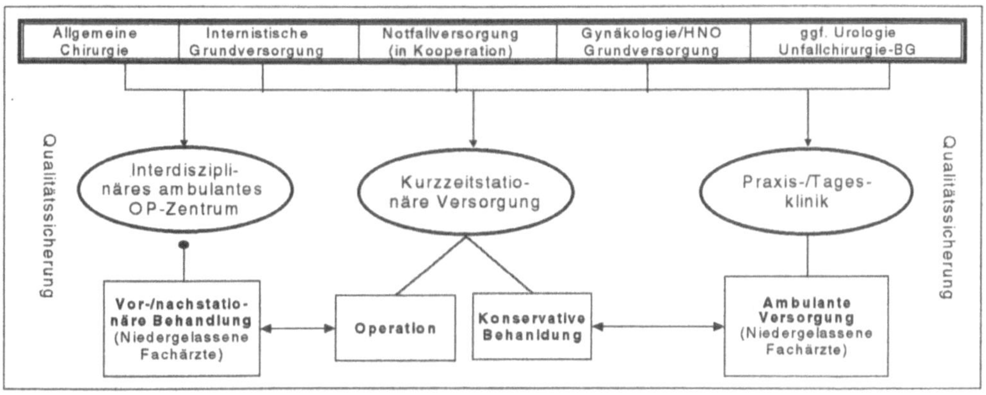

Im Hinblick auf die landesbezogene Krankenhausplanung ist das Konzept der Praxisklinik in zweierlei Hinsicht von Interesse[84]. Zum einen bietet sich die Versorgungsform der Praxisklinik als *Alternative zu dem herkömmlichen Krankenhaus der Grund- und Regelversorgung* mit hauptamtlich geführten Fachabteilungen an. In der gesamten Bundesrepublik Deutschland wird der Leistungsumfang eines Teils der Krankenhäuser der niedrigeren Versorgungsstufen aus Sicht der Bedarfsplanung als zu hoch eingestuft. Gleichwohl soll aufgrund einer flächendeckenden Versorgung auf die Möglichkeit zur stationären Versorgung nicht verzichtet werden. In diesem Kontext wird die Umgestaltung eines Krankenhauses der Grund- und Regelversorgung in eine Praxisklinik diskutiert.[85]

Das akutstationäre Leistungsspektrum einer Praxisklinik als sektorenübergreifender Leistungsanbieter wird durch kurzzeitstationäre Behandlungen dominiert

Zum anderen macht das Konzept der Praxisklinik auf die Notwendigkeit aufmerksam, den typischen Behandlungspfad einer vollstationären Versorgung im Krankenhaus in Richtung einer *integrativen Behandlungskette zwischen den ambulanten und stationären Sektoren* zu modifizieren. Zentrale Bedeutung für den stationären Bereich kommt hierbei der kurzzeitstationären Behandlung zu. „Die Kurzzeitbehandlung ist ein Programm zur Optimierung der Patientenversorgung und zur Reduzierung der Kosten."[86] Es wird davon ausgegangen, daß die Zahl der im Rahmen einer kurzzeitstationären Behandlung versorgten Patienten steigen wird.

Hinsichtlich der Definition von kurzzeitstationären Behandlungen liegen unterschiedliche Konzepte vor:

- Innerhalb der Selbstverwaltung hat von seiten der Krankenhäuser die DKG einen Vorschlag für die Definition von kurzzeitstationären Behandlungsfällen

---

84 Vgl. Beispiel in Kapitel 8.1.2

85 Die Umwandlung eines Krankenhauses der Grundversorgung mit einer chirurgischen und inneren Hauptabteilung sowie zwei Belegabteilungen (Orthopädie, Gynäkologie) in eine Praxisklinik wurde jüngst in Schleswig-Holstein von einem Krankenhaus in Absprache mit den Kostenträgern und der GS$_b$G konzipiert und vereinbart. Die Kapazitätsvorhaltung soll dabei von 83 auf 45 Betten reduziert werden; die Praxisklinik verfügt über eine hauptamtliche Abteilung der Inneren Medizin und versorgt ein interdisziplinäres operatives Spektrum an Erkrankungen.

86 DKG (1998a), S. 14; und weiter „Der steigenden Zahl von Patienten, die nur noch einer Kurzzeitbehandlung bedürfen, sollte mit vermehrten Angeboten kurzzeitchirurgischer, tagesklinischer, weiterer teilstationärer und ambulanter Leistungen durch die Krankenhäuser Rechnung getragen werden".

erarbeitet[87]. Demnach sind kurzzeitstationäre Behandlungen in Abgrenzung zur ambulanten Behandlung und vollstationären Versorgung als elektive Fälle mit vorübergehenden Begleitrisiken bzw. fachlichem Überwachungsbedarf gekennzeichnet. Ein ggf. operativer Eingriff dauert max. 2 Stunden und erfordert keine anhaltende physikalische Unterstützung. Der Aufenthalt in der stationären Versorgung dauert weniger als 4 Tage. Die DKG hat konkrete Behandlungsanlässe und Therapiewege benannt, die unter den o.g. Voraussetzungen als kurzzeitstationäre Fälle in Frage kommen.

Die Definition von kurzzeitstationären Leistungen ist bereits in Ansätzen erfolgt

- Im Rahmen der Weiterentwicklung des Entgeltsystems zu einem umfassenden flächendeckenden Fallpauschalen-System haben Vertreter medizinischer Fachgesellschaften auf Initiative des VdAK/AEV die Fallpauschalen unter dem Aspekt der kurzzeitstationären Behandlung analysiert. Im Ergebnis konnten für drei operative Fachgebiete entsprechende kurzzeitstationäre Fallpauschalen benannt werden (vgl. Tabelle 14).

Tabelle 14: Kurzzeitchirurgische Fallpauschalen in der Gynäkologie[88]

Nr. V	Fallpauschalen: Kurzzeitchirurgische Eingriffe an den weiblichen Geschlechtsorganen		ICD 9	OPS 301
V.01	Verdacht auf entzündlichen oder tumorösen Adnexprozeß/ Verwachsungen	Laparoskopie in Verbindung mit: Adhäsiolyse, Myomenukleation, Chromopertubation PE, Zystenexstirpation	614, 617, 620, 628.2	1-694 kombiniert mit 5-691, 5-658, 5-667.1, 5-681.2; 5-689.x, .y, 5-692
V.02	Medizinische Indikation zur Sterilisation	Laparoskopie und Tubensterilisation	V25.2	5-663
V.03	Blutungsstörungen, Verdacht auf Fehlbildungen/Neubildungen des Uterus	Fraktionierte Abrasio ggf. mit Hystoskopie	626.2, .6, .8, .9, 627.0, .1	1-471.2, ggf. mit 1-699.x, .y
V.04	Spontanabort	Abortcurettage	634, 637	5-690
V.05	Schwangerschaftsabbruch	Curettage zum Schwangerschaftsabbruch	635	5-751
V.06	Suspekter zytologischer Befund der Zervix	Konisation inkl. fraktionierte Abrasio	795.0	5-671.0, .1 in Kombination mit 1-471
V.07	Bartholin-Zyste; Bartholin-Abszeß	Marsupialisation, Abszeßspaltung oder Excision	616.2, 616.3	5-711.0 bis .2
V.08	Zervixinsuffizienz	Cerclage	654.5	5-674.0
V.09	Zervixriß	Naht eines Zervixrisses, Emmetplastik	622.3	5-675.1, .2
V.10	Verdacht auf tumorösen Prozeß an den weiblichen Geschlechtsorganen	Gewebsentnahme anderer Art	174, 179, 180, 182, 183, 184, 219 bis 221, 236.0, .2, .3	1-570, 1-571, 1-572, 1-573, 1-574, 1-579, ggf. in Kombination mit 1-694

[87] Vgl. DKG (1998b), Anlage 1.

[88] Ergebnis der MOKKA-Arbeitsgruppe „Gynäkologie/Geburtshilfe" auf Initiative des VdAK/AEV unter Beteilung des Fachverbandes „Gynäkologie und Geburtshilfe", des MDK und der GSbG

- Schließlich sind ergänzend zu den genannten Vorschlägen weitere Untersuchungen von medizinischen Experten zur Abgrenzung von kurzzeitstationären Fällen heranzuziehen[89]. Die Beurteilung sollte sich im Vergleich zum Vorschlag der DKG nicht nur auf die als Fallpauschalen bzw. Sonderentgelte festgelegten Therapiewege, sondern auch auf das gesamte Fachgebiet der Inneren Medizin erstrecken. Die entsprechend als kurzzeitstationär zu behandelnden Patienten sind durch die Hauptdiagnose in Form der ICD-9 zu kennzeichnen.

Bei der Bedarfsanalyse wird indikationsbezogen der Anteil von kurzzeitstationären Patienten an der Gesamtzahl ermittelt

Da zu erwarten ist, daß die Charakterisierung von Behandlungsfällen als kurzzeitstationäre Behandlungen zügig voranschreitet, besteht somit die Aufgabe, den *Anteil der kurzzeitstationären Behandlungsfälle* an den insgesamten Krankenhausfällen zu quantifizieren. In der vorliegenden Planungsstudie sind dazu die in Abbildung 32 dargestellten Schritte zu bearbeiten.

Beispiel

Zur Abgrenzung von kurzzeitstationären und sonstigen vollstationären Fällen werden die Abrechnungsdaten nach § 301 SGB V benötigt. Eine wichtige Aufgabe besteht nun im 2. Schritt in der Identifikation von potentiell kurzzeitstationär zu behandelnden Patienten. Dazu liegen - wie oben dargestellt - zum gegenwärtigen Zeitpunkt Vorschläge der medizinischen Fachgesellschaften, der DKG und von medizinischen Experten vor. Beispielhaft wird der Behandlungsfall mit der Diagnose ICD-9: 795.0 „Suspekter zytologischer Befund der Zervix" in Verbindung mit einer Konisation (OPS 301: 5-671.0) als mögliche kurzzeitstationäre Behandlung identifiziert. Dieser Behandlungsanlaß/Therapieweg ist Bestandteil des Leistungsmoduls „Basisleistungen in der Gynäkologie".

Der 3. Schritt hat die Ermittlung der Anteile von kurzzeitstationärer und vollstationärer Behandlung zum Gegenstand. Zum gegenwärtigen Zeitpunkt kann dabei auf eine Vielzahl von *Datenquellen* zurückgegriffen werden:

- Für den Bereich der Fallpauschalen liegen aus der Projektarbeit der GS$_b$G mehrere tausend Datensätze zu den von der DKG bei der Abgrenzung der kurzzeitstationären Behandlungen verwendeten Leistungsparametern (OP-Zeit, Verweildauer etc.) vor. Hieraus lassen sich fallpauschalenbezogen die gesuchten Anteile errechnen. Für die nicht fallpauschalierten Bereiche lassen sich gleichfalls durch Analyse der OP-Dokumentationssysteme in Verbindung mit der Abrechnung die relevanten Behandlungsfälle ermitteln.
- Aus den oben erwähnten Experteneinschätzungen (z. B. Medizinische Fachverbände) lassen sich flexibel die relevanten Anteile der Patientenfälle für kurzzeitstationäre Behandlungen ermitteln. Dabei ist zudem noch eine Plausibilisierung über die Einteilung in Altersstufen möglich.
- Auch der zentrale Datenbestand (§ 301 SGB V) gibt Hinweise auf den Umfang an kurzzeitstationären Behandlungen. Dazu werden diagnose- und/oder therapiebezogen die Behandlungsfälle ermittelt, die im Hinblick auf die zugrunde

In Abhängigkeit der Definition kurzzeitstationärer Eingriffe werden unterschiedliche Diagnosen/Therapien auf ihre kurzzeitstationären Anteile untersucht

[89] Vgl. z. B. NIEBUHR u.a. (1995), S. 151ff.

gelegten Leistungsparameter - insbesondere Verweildauer - mit dem *typischen Profil eines kurzzeitstationär versorgten Patienten* in Übereinstimmung stehen. Die Analyse ist fachabteilungsbezogen durchzuführen.

Bei der Überprüfung der o.g. Voraussetzungen zur Einstufung der Leistung „Suspekter zytologischer Befund der Zervix in Verbindung mit einer Konisation“ als kurzzeitstationäre Behandlung im Hinblick auf die Verweildauer, die OP-Dauer etc. in den unterschiedlichen Datenbeständen wird ersichtlich, daß zwischen 45% und 80% der Behandlungsfälle als kurzzeitstationäre Behandlungen zu klassifizieren sind[90].

Abbildung 32: Vorgehen zur Berücksichtigung kurzzeitstationärer Behandlungen im Rahmen von praxisklinischen Konzepten

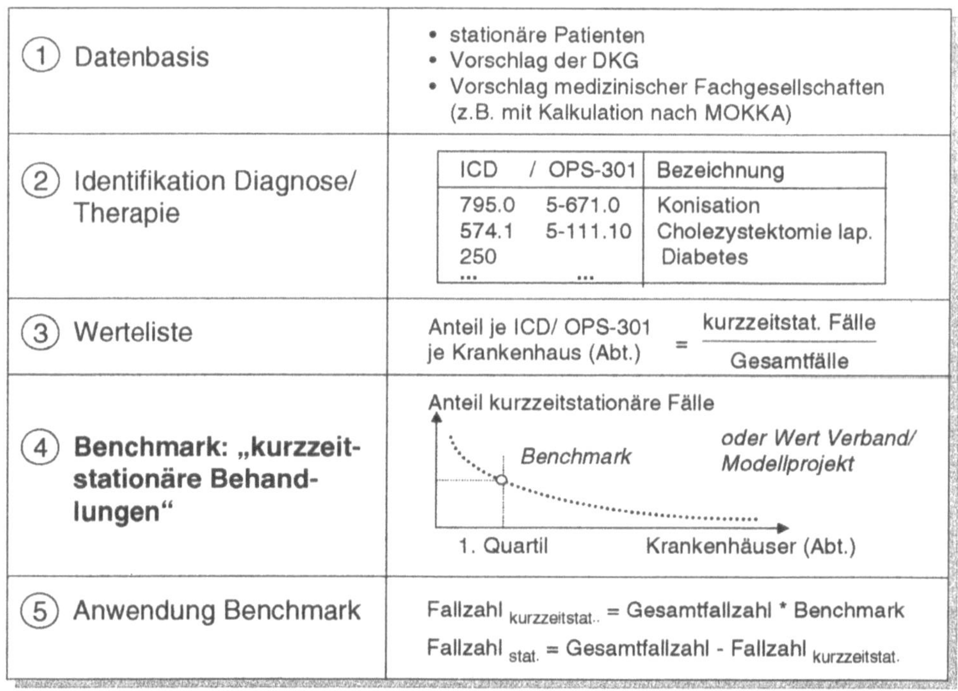

Nunmehr kann im 4. Schritt der Benchmark ermittelt werden, der den Anteil der kurzzeitstationären Behandlungsfälle in dem zentralen Datenbestand des Versorgungsgebietes beschreibt. Dazu sind diagnose- und therapiebezogen die aus den Datenquellen ermittelten Anteile absteigend zu sortieren. Der Wert, der das erste Quartil abgegrenzt, wird als Benchmark gewählt und im 5. Schritt auf die entsprechende Fallzahl des Datenbestandes mit der Diagnose ICD-9: 795.0 „Suspekter zytologischer Befund der Zervix“ in Verbindung mit einer Konisation (OPS 301: 5-671.0) angewendet. Die so ermittelte Anzahl der Behandlungsfälle wird im Leistungsmodul „Basisleistungen der Gynäkologie“ als kurzzeitstationäre Fallzahl gekennzeichnet.

---

[90] Vgl. Beispiel in Kapitel 8.4.1

3.2.2.1.3 Effekte aus Managed Care

Zur Zeit werden im ambulanten Sektor zur Gesundheitsversorgung - wenngleich nur regional - tiefgreifende Strukturveränderungen vorgenommen. Auf der Grundlage der durch das 2. NOG geschaffenen Erprobungsregeln der §§ 63ff. SGB V sowie § 73a SGB V haben die Verbände der Krankenkassen sowie die Kassenärztlichen Vereinigungen zahlreiche Projekte mit Modellcharakter initiiert. In der Praxis werden diese Projekte, die als *„Vernetzte Praxen"* bezeichnet werden, mit dem Grundgedanken des Managed Care in Verbindung gebracht (vgl. Abbildung 33).

Abbildung 33: Bausteine von Praxisnetzen/Medizinische Qualitätsgemeinschaften[91]

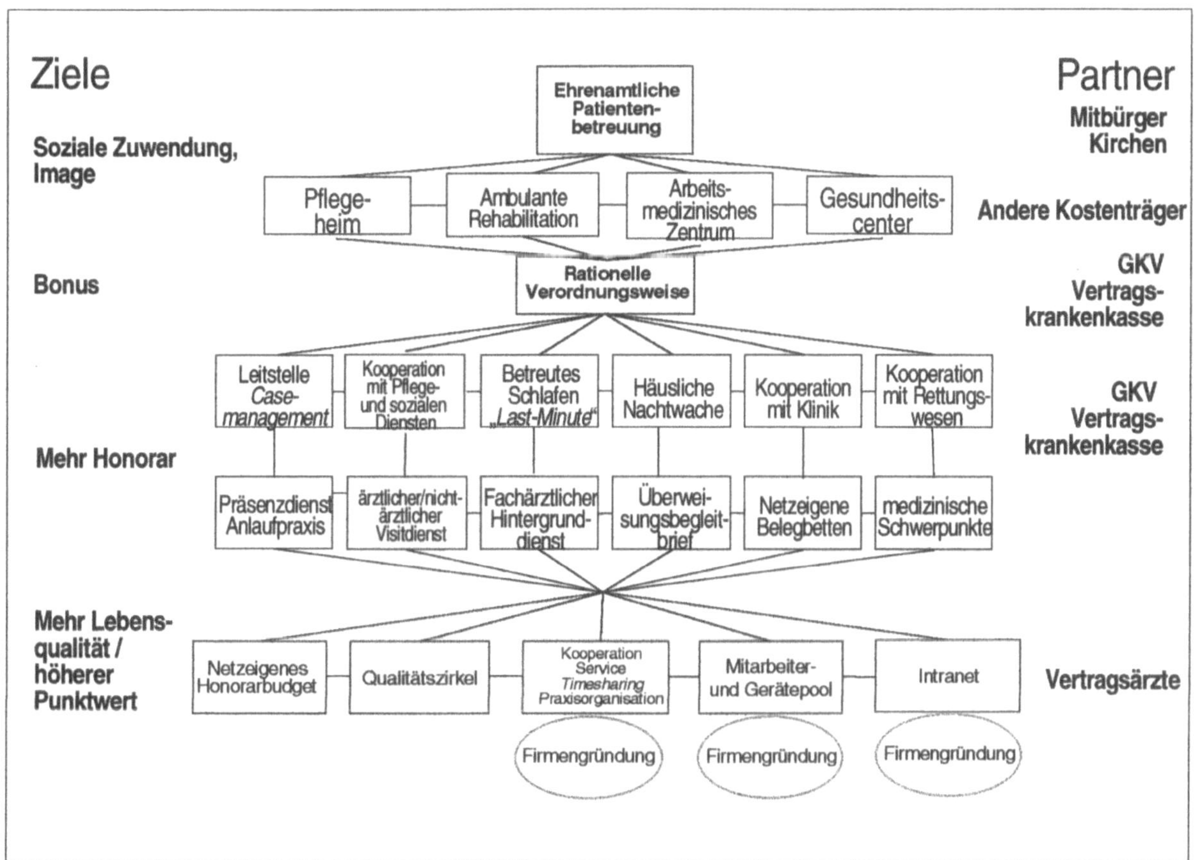

Managed Care als Versicherungs- und Versorgungsform wurde aus den U.S.A. importiert und fokussiert den Primärarzt als sog. „gatekeeper", der in dieser Funktion die Einweisung zum stationären Aufenthalt kontrollieren soll. Alle Projekte verfolgen daher unabhängig von ihrer Ausprägung das gemeinsame Ziel der *Vermeidung bzw. Verkürzung von stationären Krankenhausaufenthalten*. Ist eine stationäre Behandlung nicht zu vermeiden, so soll der niedergelassene Arzt als sog. „Case Manager" seinen Patienten auch während des stationären Aufenthalts betreuen. In Verbindung mit dem Netzwerk der niedergelassenen Praxen, wie auch mit ambulanten Pflegediensten, soll eine integrierte Versorgung gewährleistet werden.

Managed Care und auch „Vernetzte Praxen" werden primär als eine den Krankenhausaufenthalt vermeidende Organisationsform definiert

[91] Vgl. PRAHL (1996), S. 10; vgl. RÜSCHMANN, ROTH, KRAUSS (1999)

Mit „Vernetzten Praxen" ist neben der Erlösmaximierung für jeden Beteiligten die Sicherung bzw. Erhöhung der Qualität der Patientenversorgung intendiert

Im Rahmen eines Praxisnetzes bzw. in Managed Care sind zumeist niedergelassene Allgemein- und Fachärzte in einer vertraglichen Kooperation eingebunden. Durch das arbeitsteilige Zusammenwirken soll die Konkurrenzsituation zwischen den Vertragsärzten aufgefangen werden, um so Rationalisierungspotentiale in der ambulanten Versorgung zu nutzen. Im Praxisnetz soll u.a. die integrierte Diagnose und Therapie des Patienten gesichert, die gemeinsame Beschaffung von Praxisbedarf bzw. Nutzung von medizinischen Geräten ermöglicht sowie der Austausch von Informationen zu diagnostischen und therapeutischen Leitlinien gewährleistet werden. Ein wichtiges Ziel eines Praxisnetzes besteht außerdem in der *Qualitätssicherung*, die durch verpflichtende Teilnahme der Ärzte an Qualitätszirkeln erreicht werden soll. Nur vereinzelt werden Krankenhäuser in den Verbund der niedergelassenen Praxen integriert. Einen Überblick über Zielsetzung und Charakter ausgewählter Praxisnetz-Projekte gibt die Tabelle 15.

Tabelle 15: Vernetzte Praxen in Deutschland[92]

Name	Anzahl Ärzte	Fachgruppen	Vertragspartner	Anschubfinanzierung	Besondere Aufgaben beteiligter Ärzte	Vertragsbeginn
Medizin. Qualitätsgemeinschaft Rendsburg	116	40% Allg.ärzte 60% Fachärzte	VdAK; KV Schleswig-Holst.	+ 3,5 Mio. in 2 Jahren	A, B, C, D, E, F, G, H, I, K, N	07/96-12/99
Regionales Praxisnetz Kiel	308	mehr Fach- als Allg.ärzte	AOK; KV Schleswig-Holstein	+ 3,5 Mio. in III/IV 1997	A, C, D, E, F, G, H, I, K, N	07/97-07/00
Kodex-Vereinbarung	1.800	30% Allg.ärzte 70% Fachärzte	AOK; KV Berlin	nein	A, C, F, H, K, N	seit 08/95
BKK-Praxisnetz in Berlin	260	55% Hausärzte 45% Fachärzte	BKK; KV Berlin	nein	A, C, D, E, H, K	seit 07/96
Hippokrates	441	mehr Fach- als Allg.ärzte	AOK; KV Hamburg	III/IV 1995 + 1 Mio. DM	I, L, N	seit 07/95 quartalsweise Verlängerung
Hausarzt-Modell	65	Hausärzte	AOK Hessen; KV Hessen	+ ca. 150 TDM Pauschalen für Mehrleistungen	D, F, I	01/97 - 12/97
Medizin. Qualitätsgemeinschaft im Ried	30	mehr Allgemein- als Fachärzte	VdAK; KV Hessen	+ 650 TDM + Pauschalen für Mehrleistungen	D, E, H, F, I, G, (K, M)	10/96-03/99
KVS-AOK-Modellprojekt Qualität und Humanität	250 (Konstanz) 100 (Freiburg) (Offenburg)	mehr Allgemein- als Fachärzte	AOK Baden-Württemberg; KV Südbaden	+ 1-1,5 Mio. DM pro Standort auf Abruf	A, B, C, D, E, F, H, K	01/96-12/97

Besondere Aufgaben beteiligter Ärzte

A Leitstelle
B Anlaufpraxis
C Präsenzerweiterung
D Qualitätszirkel
E Netzkonferenzen
F Behandlungsleitlinien entwickeln
G Arzneimittelempfehlungen
H Ärztliche Zweitmeinung
I Patientenbegleitbrief/ besondere Dokumentation
K Kooperation mit Pflegeeinrichtungen
L Konsultation des behandelnden Krankenhausarztes
M Kooperation mit Krankenhäusern
N Vorschlag eines geeigneten Krankenhauses

92 Vgl. ROTH (1998), S. 28f.

In 1999 konnte die Begleitforschung und Erfolgrechnungen zu den Praxisnetzen/Medizinischen Qualitätsgemeinschaften eindeutige Auswirkungen auf das Leistungsvolumen und die Leistungsstruktur der Krankenhäuser nicht nachweisen. Sollten diese jedoch in Zukunft eintreten, sind sie im Krankenhaus-Rahmenplan zu berücksichtigen. Dies könnte sich in folgenden Bereichen auswirken:

- Die Fallzahlen im stationären Bereich könnten aufgrund der sukzessiven Verlagerungen der Leistungserbringung vom stationären in den ambulanten Sektor sinken. Dabei ist primär an Leistungen zu denken, die bspw. aufgrund einer budgetierten Honorierung bisher nicht oder nur in begrenztem Maße durch den niedergelassenen Arzt erbracht wurden.
- Die Kooperation der niedergelassenen Ärzte ermöglicht durch gezielte Überweisung an beteiligte Ärzte die Durchführung von ambulanten diagnostischen Spezialverfahren, z. B. CT, NMR oder DSA (digitale Subtraktionsangiographie). Auch hierdurch ist ein Absinken der Fallzahlen im akutstationären Bereich denkbar.
- In einigen Praxisnetzen wird die Versorgung der Patienten am Wochenende und am Abend durch eine *Bereitschaftsambulanz (Anlaufpraxis)* in Verbindung mit einer Leitstelle sichergestellt. Dies bedeutet, daß eine gezielte ärztliche Betreuung auch zu Notdienstzeiten im Rahmen des allgemeinen vertragsärztlichen Notfallbereitschaftsdienstes stattfindet. Es wird in diesem Fall von den Vertragspartnern erwartet, daß weniger Patienten das Krankenhaus direkt aufsuchen (verminderte Anzahl an Selbsteinweisungen).
- Im Praxisnetz übernehmen die Leistungsträger zunehmend Aufgaben der vor- und nachstationären Versorgung. Damit ist eine kontinuierliche Absenkung der Verweildauer im stationären Bereich verbunden.

Bei einem Erfolg der „Vernetzten Praxen" werden sich Fallzahlrückgänge und Verweildauerreduktionen im akutstationären Sektor ergeben

Die Medizinische Qualitätsgemeinschaft Rendsburg (MQR) im Land Schleswig-Holstein gehört bundesweit zu den ersten Praxisnetzen. Nach anfänglich gegenteiliger Entwicklung ist als Besonderheit dieser Kooperationsgemeinschaft herauszustellen, daß das dortige Kreiskrankenhaus aktiv in den Verbund der niedergelassenen Ärzte eingebunden wird. Die Zielvereinbarungen zwischen der MQR und dem Krankenhaus sollten zu einer erhöhten Transparenz und damit verbunden zu einer validen Vertrauensbasis zwischen niedergelassener Arztpraxis und Krankenhaus führen.

Die ersten Ergebnisse zu „Vernetzten Praxen" weisen eine vom Patienten subjektiv eingeschätzte Qualitätserhöhung bei annähernd gleichen Kosten auf

Für die MQR liegen mittlerweile *Ergebnisse* aus einer schriftlichen Befragung von Patienten vor[93]. In der Untersuchung wurde die ärztliche Versorgung im Praxisnetz der vertragsärztlichen Versorgung in Schleswig-Holstein gegenüber gestellt. Obgleich die Ergebnisse keinen Anspruch auf Repräsentativität oder Übertragbarkeit auf andere Praxisnetze in Deutschland erheben, ist festzuhalten, daß für MQR die *Qualität der medizinischen Behandlung signifikant höher eingeschätzt* wird, die Anzahl der durchgeführten Doppeluntersuchungen vermindert wurde und aus Sicht der Patienten die Einweisungen in das Krankenhaus reduziert wurden.

---

[93] Vgl. RÜSCHMANN, ROTH, KRAUSS (2000), Kapitel 6.7

Demgegenüber haben die harten Daten der *Erfolgsrechnung* zu MQR wie auch des Praxisnetzes in Kiel (RPN K) nur geringfügige Auswirkungen auf den Krankenhausbereich hervorgebracht[94]. Für die Umsetzung der Wirkungen von medizinischen Qualitätsgemeinschaften/Praxisnetze innerhalb der Krankenhausplanung sind daher die weiteren Entwicklungen von Managed-Care-Projekten abzuwarten.

3.2.2.1.4 Schmerzklinische Konzepte

In Deutschland leiden ca. 5 bis 8 Millionen Menschen an chronischen Schmerzen. Menschen werden dann als chronisch schmerzkrank bezeichnet, wenn der Schmerz als eigenständige Krankheit gilt. Er hat in diesem Fall seine Warn- und Leitfunktion verloren und wird zum Mittelpunkt des Denkens und Verhaltens des Patienten mit der Folge einer *erheblichen Einschränkung der Lebensqualität* nicht nur des Betroffenen, sondern gleichermaßen für die Menschen in seinem sozialen Umfeld. Als typische Behandlungsanlässe sind neben den Schmerzen als Folge von malignen, nicht heilbaren Erkrankungen insbesondere Kopfschmerzerkrankungen (Migräne, Kopfschmerz vom Spannungstyp etc.), Schmerzen des Bewegungssystems und der Muskulatur, Neuralgien, Unfallschäden und Operationsfolgen im Bereich der Wirbelsäule, der Nervengeflechte und der peripheren Nerven sowie sonstige neuropathische Schmerzzustände zu nennen.

Die erfolgreiche Behandlung chronisch Kranker stellt für die Gesundheitsversorgung ein unter ökonomischen und sozialen Aspekten ein großes Problem dar

Die Behandlung von chronisch Schmerzkranken war in der Vergangenheit durch isolierte Behandlungen von einzelnen spezialisierten niedergelassenen Ärzten gekennzeichnet. Sehr häufig führt der Behandlungspfad über die ambulante Versorgung im Sinne einer Schmerzmitteltherapie hin zu einem stationärem Aufenthalt im Krankenhaus, bei dem auch die Folgeschäden der medikamentösen Therapie versorgt werden mußten[95]. Die Wiedereingliederung in das berufliche und soziale Leben und die Beendigung der kontinuierlichen Inanspruchnahme von Gesundheitsleistungen wird nur selten erreicht.

Die Diskussion über die Versorgung chronisch schmerzkranker Menschen hat - auch aufgrund der hohen Zahl[96] - in jüngster Zeit zunehmend an Bedeutung gewonnen. Neue Versorgungsformen, die als fachgruppenübergreifende Behandlungsansätze unter Beteiligung von Schmerztherapeuten mit besonderen Kenntnissen der Schmerztherapie (Algesiologie) konzipiert sind, lassen auf eine erfolgversprechende Behandlung des Patienten hoffen. In den algesiologischen Fachverbänden wird intensiv an der Entwicklung von Qualitätsstandards für Schmerztherapeuten und schmerztherapeutische Einrichtungen gearbeitet.

---

94 Vgl. RÜSCHMANN, ROTH, KRAUSS (2000), Kapitel 6

95 Entsprechend der Auskunft von Experten werden 30% der dialysepflichtigen Nierenschäden mit einem geschätzten Kostenaufwand von etwa 600 Mio. DM p.a. auf eine inadäquate Schmerzmitteltherapie zurückgeführt.

96 Nach Schätzungen ist davon auszugehen, daß sich die Zahl der chronisch Schmerzkranken im Versorgungsgebiet Schleswig-Holstein auf ca. 150.000 bis 200.000 beläuft; in 1998 ca. 9.800 stationäre Aufenthalte aufgrund chronischer Kopf- und Rückenschmerzen für AOK-Patienten (vgl. ROTH, RÜSCHMANN 2000).

Im Rahmen von Modellvorhaben sind im Versorgungsgebiet Schleswig-Holstein Konzepte für *ein abgestuftes, ambulantes Behandlungssystem* umgesetzt worden. Dazu wurde eine Schmerztherapievereinbarung geschlossen, die es den an dem Modell beteiligten niedergelassenen Ärzten ermöglicht, besondere Behandlungsverfahren wie rückenmarksnahe Anästhesien, Simulationstechniken oder medikamentöse Schmerzbehandlungen in Verbindung mit einer psychotherapeutischen Begleitung zu verordnen. Die beteiligten Ärzte haben sich zu einer Schmerz-Rufbereitschaft verpflichtet und steuern im Rahmen ihrer regelmäßig stattfindenden „Schmerzkonferenzen" u.a. die fallbezogene abgestimmte Behandlung von Schmerzpatienten. Mit der Eröffnung weiterer Schwerpunktpraxen im Versorgungsgebiet wird gerechnet.

Im vertragsärztlichen Bereich werden über die Genehmigung von Schwerpunktpraxen und deren Verzahnung neue medizinische Konzepte erprobt

Für Patienten, die als langzeit-chronifizierte Schmerzkranke eine erhebliche schmerzbedingte Behinderung erfahren haben, ist ein stationärer Aufenthalt notwendig. Die stationäre Behandlung wird zunehmend durch auf diese Krankheitsbilder spezialisierte Versorgungseinrichtungen angeboten[97]. Die Therapie verfolgt dabei die Ziele, die Behinderung sowie den Schmerz weitestgehend zu reduzieren und die Arbeitsfähigkeit sowie soziale Eingliederung zu erreichen. Ein Ansatz hierzu besteht in der integrativen Behandlung über neurologische und verhaltensmedizinische Verfahren. Inhalte der Behandlung greifen u.a. das Erlernen von Strategien zur Bewältigung chronischer Schmerzen und die Vermeidung von durch falsche Verhaltensmuster determinierten Schmerzzuständen auf.

Im stationären Bereich sind modellhaft Kliniken aufgebaut worden, die ein spezielles akutstationäres und rehabilitatives Angebot aufweisen

Mit den aufgezeigten Entwicklungen zur Behandlung chronisch Schmerzkranker sind *Veränderungen in der ambulanten und stationären Versorgung dieser Patienten* intendiert, die bei der Planung von Gesundheitsleistungen beachtet werden müssen:

- Im ambulanten Bereich werden analog von Managed Care (vgl. Kapitel 3.2.2.1.3) die Möglichkeiten einer abgestimmten integrativen Versorgung durch einen ausgewählten Kreis von niedergelassenen Ärzten (Schwerpunktpraxen) gewährleistet.
- Im stationären Bereich bedarf ein großer Teil der schmerzkranken Patienten nicht der intensiven ärztlichen Betreuung im Sinne der akutmedizinischen Versorgung. Diese Patienten, die bisher mangels alternativen Versorgungseinheiten im akutstationären Bereich versorgt wurden, könnten zukünftig durch *Rehabilitationskliniken* behandelt werden (Substitutionspotential).

  Daneben wird die Behandlung durch hochspezialisierte, auf den Kreis bestimmter Behandlungsanlässe konzentrierte Versorgungseinrichtungen wahrgenommen. Diese Versorgungseinrichtungen arbeiten im Verbund mit Krankenhäusern der höheren Versorgungsstufen und werden daher auch dem akutstationären Bereich zugerechnet. In der Konsequenz wird eine Substitution von

97 In 1998 wurde in Kiel eine Schmerzklinik ins Leben gerufen, die im Rahmen einer befristeten stationären interdisziplinären Schmerzbehandlung in Kooperation mit dem Universitätsklinikum in Kiel Patienten mit chronischen Schmerzen versorgt. Während diese Einrichtung als akutstationäre Organisation im Sinne des § 108 Nr. 3 SGB V betrieben wird (Versorgungsvertrag), wird die schmerzklinische Versorgung als stationäre Behandlung in anderen Modellvorhaben durch eine bzw. mehrere Rehabilitationskliniken (§ 111 SGB V) erbracht.

Patienten aus den herkömmlichen stationären Einrichtungen in die hochspezialisierten Schmerzkliniken erfolgen.

Die skizzierten Auswirkungen auf die akutstationäre Versorgung von schmerzkranken Patienten sind einer quantitativ basierten Untersuchung zum gegenwärtigen Zeitpunkt nicht zugänglich. Dies ist mit dem Innovationscharakter der gerade erst angestoßenen Modellvorhaben und den bisher nicht verfügbaren qualitativen und quantitativen Zwischenergebnissen zu begründen. Darüber hinaus zeigt die Vielfalt der unterschiedlichen konzeptionellen Ansätze (Akut- vs. Rehabilitationsversorgung, Ambulant vs. Stationär), daß in medizischen Expertenkreisen eine einheitliche Empfehlung zur Therapie von schmerzkranken Menschen bisher noch nicht existiert.

Bisland gibt es keine konzertierte Empfehlung zur Behandlung chronisch Schmerzkranker; der Einfluß auf den akutstationären Leistungsbedarf bleibt daher zukünftigen Ergebnissen vorbehalten

Deshalb muß im folgenden auf eine Berücksichtigung der schmerzklinischen Konzepte bei der Neustrukturierung der Behandlungspfade verzichtet werden. Es wird jedoch darauf hingewiesen, daß die Umsetzung der schmerzklinischen Konzepte zukünftig eine Veränderung der akutstationären Versorgung bewirken wird. Insofern kann nur empfohlen werden, bei Vorlage von ersten Ergebnissen aus den oben dargestellten Modellvorhaben die Auswirkungen auf die Struktur der Behandlungsanlässe und/oder Therapiewege innerhalb der Leistungsmodule zu explizieren.

3.2.2.2 Verzahnung von akutstationärer und rehabilitativer Versorgung

Die Implementierung von leistungsbezogenen Entgelten im Finanzierungssystem für den akutstationären Bereich hat eine teilweise drastische Verkürzung der Verweildauer im Krankenhaus bewirkt. Insbesondere im Bereich der fallpauschalierten Leistungen sind Reduktionen auf ca. 50% der bisher bekannten Verweildauer nicht selten. Dies betrifft bspw. die Fachdisziplinen der Orthopädie, Herzchirurgie und Unfallchirurgie, wo gleichzeitig ein relativ großer Teil (bis zu 90%) des Leistungsspektrums der Fachabteilung über Fallpauschalen abgerechnet wird. Ein Teil der Patienten dieser Fachabteilungen bedürfen im Anschluß an den akutstationären Aufenthalt einer weiteren Phase der intensiven Betreuung, die überwiegend in Rehabilitationseinrichtungen geleistet wird.

Aufgrund der sich weiter verkürzenden Verweildauer kommt der Schnittstelle zwischen Akut- und Rehabilitationsbehandlung zukünftig eine große Bedeutung zu

Aus der sich verkürzenden Verweildauer im Krankenhaus ergibt sich die Konsequenz, daß der *Schnittstelle zwischen früher abgeschlossener Krankenhausbehandlungsbedürftigkeit und der weiteren Versorgung in der Rehabilitationsklinik* eine größere Bedeutung zukommt. Die Verzahnung der akutstationären und der rehabilitativen Behandlung wird nicht unter der Forderung nach Ausschöpfung direkter Wirtschaftlichkeitsreserven diskutiert; vielmehr steht die durchgängige, integrative Versorgung des Patienten mit dem Ziel der raschen Wiederherstellung der Gesundheit im Mittelpunkt der Betrachtung und damit die Inanspruchnahme volkswirtschaftlicher Ressourcen (Kosten der Arbeitsunfähigkeit und Produktivitätsverluste).

3.2.2.2.1 Frührehabilitation/Frühmobilisation und Anschlußheilbehandlung

Die Begriffe der „Frührehabilitation“ bzw. „Frühmobilisation“ sind nicht exakt definiert. Der Begriff „Frührehabilitation“ wird bspw. in der Neurologie und Neurochirurgie für eine Phase verwendet, in der Hirngeschädigte durch gezielte Zuwendung stimuliert werden sollen. In der Fachdisziplin der Orthopädie wird der Begriff „Frühmobilisation“ für die unmittelbar nach dem operativen Eingriff einsetzende Physiotherapie verwendet. Die Frührehabilitation/Frühmobilisation ist somit zwangsläufig an die stationäre Behandlung im Akutkrankenhaus gebunden[98] und gehört *nicht* zu dem Aufgabenspektrum einer Rehabilitationseinrichtung.

Frührehabilitative Maßnahmen setzen frühzeitig nach der Erstversorgung des Patienten ein und sind daher dem akutstationären Aufgabenbereich zuzuordnen

Die Anschlußheilbehandung (AHB)[99] oder die allgemeine stationäre Rehabilitation sind im Gegensatz zur Frührehabilitation/Frühmobilisation[100] klar von der akutstationären Phase im Krankenhaus zu trennen. Die Behandlung setzt voraus, daß beim Patienten stabile, geschlossene Wundverhältnisse vorliegen, ein akutentzündliches Geschehen ausgeschlossen werden kann und daß der Patient körperlich-mechanisch sowie geistig-seelisch belastbar ist. Die Anschlußheilbehandlung wird mit dem primären Ziel zur beruflichen Wiedereingliederung durchgeführt.

In der Vergangenheit war die Verzahnung zwischen akutstationärer und rehabilitativer Behandlung u.a. durch folgende Defizite gekennzeichnet:

AHB-Maßnahmen sowie die allgemein stationäre Rehabilitation setzen einen stabilen Gesundheitszustand des Patienten voraus

- Teilweise, bis zu 6 Wochen Wartezeit nach Abschluß der akutstationären Behandlung bis zur Aufnahme in die Rehabilitationsklinik
- Mangelnde Zusammenarbeit zwischen Akut- und Rehabilitationsklinik hinsichtlich der notwendigen Therapiemaßnahmen und der Kontrolle des Heilungserfolgs
- Fehlen einer Frühmobilisation/Frührehabilitation als integraler Bestandteil der Therapie im Krankenhaus zur optimalen Überleitung in die Rehabilitation
- Mangelnde Verzahnung in der Aus- und Fortbildung des Personals der Akut- und Rehabilitationskliniken, so daß die die Rehabilitationsbedürftigkeit feststellenden Ärzte die Wirksamkeit der von ihnen veranlaßten Therapiemaßnahmen nicht kennen

---

98 Medizinische Experten sprechen daher von der frührehabilitativen Phase als Bestandteil der gesamten akutstationären Behandlung, bei der der Patient nicht mehr ununterbrochen ärztlicher und pflegerischer Präsenz bedarf. Deshalb darf keine akut vitale Gefährdung vorliegen, der Patient muß begrenzt selbständig agieren können, und er muß geistig und körperlich in der Lage sein, Hilfe anzufordern.

99 Im Gegensatz zur Krankenversicherung umfaßt das Rehabilitationsverständnis der Rentenversicherung in enger Anlehnung an das WHO-Modell „die Gesamtheit der Bemühungen, einen durch Krankheit, angeborenes Leiden oder äußere Schädigung körperlich, geistig oder seelisch behinderten Menschen durch umfassende Maßnahmen auf medizinischem, schulischem, beruflichem und sozialem Gebiet in die Lage zu versetzen, eine Lebensform und -stellung, die ihm entspricht und seiner würdig ist, im Alltag, in der Gemeinschaft und im Beruf zu finden bzw. wiederzuerlangen.“

100 In der Neurologie ist durch das „Phasenkonzept“ auch die Frührehabilitation abgegrenzt.

Benötigt wird damit ein *fachübergreifendes, integriertes und ortsnahes Rehabilitationskonzept*, das die Patienten unter Wahrung ärztlicher, therapeutischer und pflegerischer Behandlungskontinuität zeitnah und funktionsgerecht der jeweiligen Versorgungsform zuweist. In Abbildung 34 ist ein diesen Anforderungen genügendes Konzept dargestellt, welches bereits in Modellkrankenhäusern erprobt ist. In der Abbildung werden die unterschiedlichen Behandlungspfade schematisiert im Rahmen des fachübergreifenden, integrierten und abgestuften Versorgungskonzeptes der Rehabilitationsklinik und –abteilung auf dem Gelände des Krankenhauses gezeigt.

Abbildung 34: Konzeption einer fachübergreifenden Frührehabilitation/Frühmobilisation und Rehabilitation

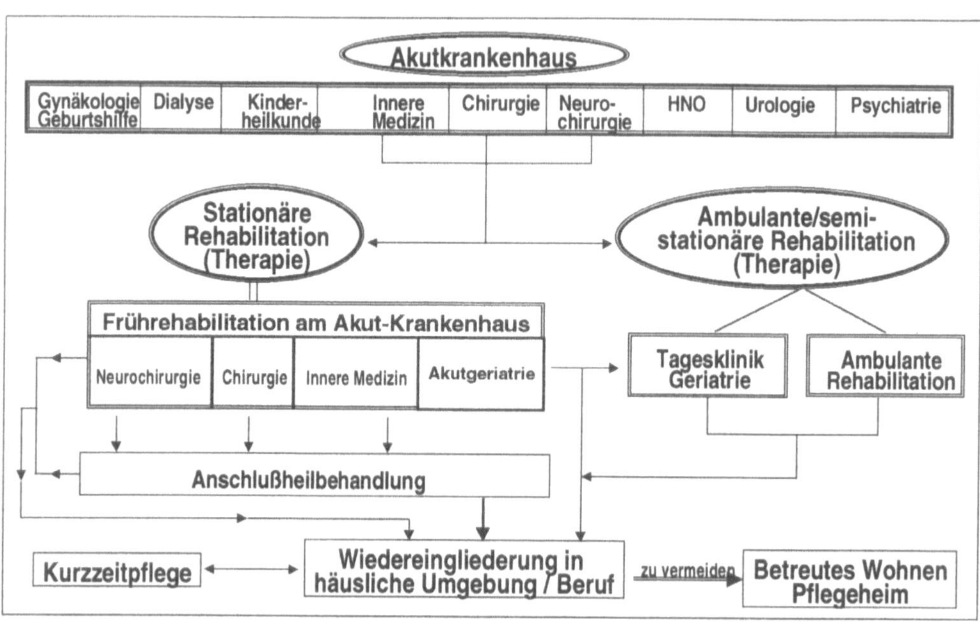

Eine fachübergreifende, integrierte und versorgungsstufengerechte Behandlung ist notwendig, um eine qualitativ hohe und kostengünstige Versorgung des Patienten zu gewährleisten

Ein wichtiges Kennzeichen der dargestellten Konzeption ist die engere Verzahnung der gewöhnlich getrennten Sektoren von akutstationärer Versorgung und Rehabilitation. Aus dem Akutbereich der Fachdisziplinen Innere Medizin, Chirurgie und Neurochirurgie werden Patienten mit Rehabilitationsbedarf unverzüglich in den Rehabilitationsbereich zugewiesen. Die Zuweisung erfolgt *versorgungsstufengerecht*, d.h. der ambulanten bzw. semistationären Rehabilitation wird gegenüber der stationären Rehabilitation der Vorzug eingeräumt. Bei Notwendigkeit zur stationären Rehabilitation wird der Patient ohne Zeitverlust der Frührehabilitation zugeführt, die fachdisziplinbezogen organisiert wird. Hier erfolgt eine auf den Behandlungsanlaß abgestimmte intensive therapeutische Betreuung durch speziell ausgebildete Mitarbeiter.

Im Anschluß an die frühmobilisierenden/frührehabilitativen Maßnahmen erfolgt eine funktionsgerechte Zuweisung des Patienten entweder direkt in die häusliche Umgebung/Beruf, ggf. verbunden mit ambulanten Maßnahmen der Rehabilitation, oder - *wiederum ohne Zeitverlust* - in die stationäre Rehabilitation/Anschlußheilbehandlung, ggf. unter Wahrung der Behandlungskontinuität an einem Haus. Mit dem Konzept einer - auch den Bereich der Frührehabilitation/Frühmobilisation umfassenden - rehabilitativen Versorgung auf dem Gelände des Krankenhauses kann eine den Patientenbedürfnissen medizinisch optimal entsprechende Kontinuität im Hinblick auf

- ärztliche, pflegerische und therapeutische Behandlungskonzepte,
- Anpassung von Patientenbedürfnis und Behandlungsangebot in den Versorgungsstufen wohnortnahe Versorgung mit Ziel der frühzeitigeren und gesicherten Rückkehr in den häuslichen Bereich bzw. Arbeitsplatz erreicht werden.

Im Vergleich zu dem bekannten System wirkt sich die Innovation der dargestellten Zielkonzeption insbesondere auf eine den Patientenbedürfnissen ensprechendere Verschiebung der Zeitachse innerhalb der Patientenkarriere und auf eine Verkürzung der insgesamten Therapiezeit aus (vgl. Abbildung 35)[101].

Abbildung 35: Vergleich typischer Patientenkarrieren am Beispiel der Endoprothetik[102]

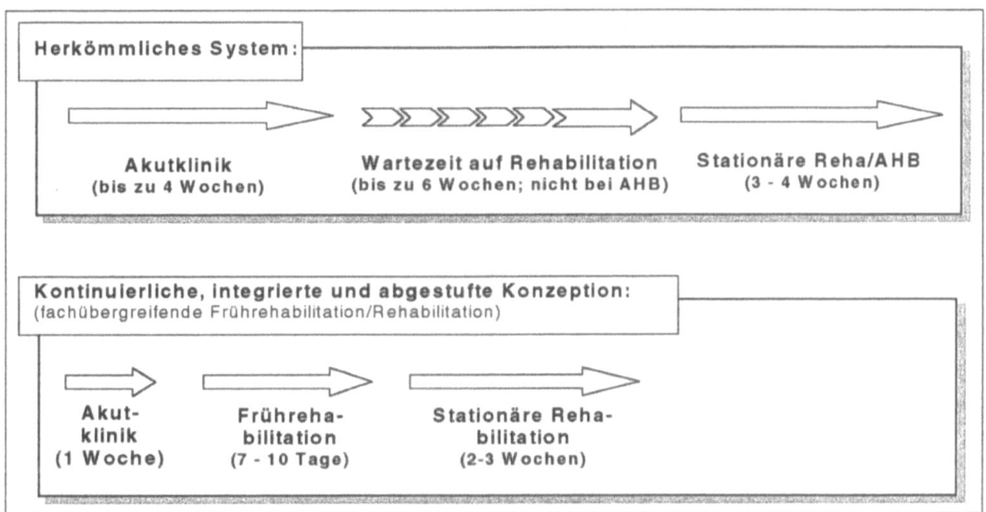

Die dargestellten Ergebnisse zur Vorteilhaftigkeit von frührehabilitativen Maßnahmen in Kombination mit einer zeitlich eng angegliederten Anschlußheilbehandlung, die bisher in Modellprojekten beobachtet wurden, haben zu einem Umdenkungsprozeß bei den Verantwortlichen für die Gesundheitsversorgung geführt. Mit der 5. ÄndV zur BPflV '95 ist erstmals der Aspekt einer *frühmobilisierenden Behandlungsphase als Teil des akutstationären Aufenthalts* berücksichtigt worden. Die Fallpauschalen der endoprothetischen Orthopädie/Unfallchirurgie sowie die

Es ist zu erwarten, daß der Gesetzgeber die integrierte Versorgung von Patienten mit akutstationären und rehabilitativen Behandlungsbedarf weiter forcieren wird

101 Vgl. Beispiele in Kapitel 8.1.2

102 Die Abbildung spiegelt die Versorgungssituation bis zum Jahre 1997 wider. Mit den gesetzlichen Regelungen des 1. und 2. NOG ist es auch in den Rehabilitationseinrichtungen zu drastischen Belegungsrückgängen gekommen. So sank bis 1997 bspw. die durchschnittliche Auslastung in den 52 Reha- und Versorgungseinrichtungen in Schleswig-Holstein auf etwa 66%. Gleichzeitig ging die durchschnittliche Verweildauer um mehr als 10 Tage auf 25 Tage zurück. Aus dieser Situation resultiert die Möglichkeit, rehabilitative Maßnahmen ohne die bisher übliche Wartezeit von etwa 6 Wochen in Anspruch zu nehmen.

Fallpauschalen der Herzchirurgie wurden in eine Fallpauschale für die Akutphase und in eine Fallpauschale für die Weiterbehandlungsphase (Frührehabilitation/Frühmobilisation) geteilt[103]. Die Struktur der Anbieter im Gesundheitswesen hat sich sehr rasch auf die veränderte Situation der Finanzierung eingestellt. Eine integrierte, abgestimmte Versorgung von Patienten über die Akutphase der stationären Behandlung, die Frührehabilitation/Frühmobilisation bis hin zur zeitnah durchgeführten Anschlußheilbehandlung bzw. Anschlußrehabilitation wird daher den zukünftigen Behandlungspfad kennzeichnen.

In der vorgestellten Planungskonzeption muß dieser Sachverhalt ausreichend berücksichtigt werden. Dazu ist zu ermitteln, welche Auswirkungen von den sich verändernden Behandlungspfaden auf die Art und Struktur der Leistungsmodule ausgehen. Wie oben dargestellt, liegen die wesentlichen Effekte der Kombination von Frührehabilitation und Anschlußheilbehandlung bzw. Anschlußrehabilitation in:

- der drastischen Verkürzung der Verweildauer von Patienten in der Akutphase und
- in der Einführung einer neuen, der frührehabilitativen/frühmobilisierenden Behandlungsphase, die entweder in der primärversorgenden Fachabteilung oder in einer eigenständigen Fachabteilung Frührehabilitation/Frühmobilisation stattfindet.

Bei der Bedarfsanalyse wird die sich verkürzende Verweildauer durch die integrierte Versorgung sowie die Anzahl und Struktur von relevanten Patientenfällen in einem eigenständigen Leistungsmodul „Frührehabilitation" ausgewiesen

Da die Leistungsmodule ausnahmslos Behandlungsfälle ohne Berücksichtigung der durch diese in Anspruch genommenen Kapazitäten, wie z. B. Betten, erfassen, soll bei der vorliegenden Planungskonzeption ausschließlich eine Identifikation der Behandlungsfälle mit Frührehabilitation erfolgen. Eine - wie oben angedeutet - eigenständige Fachabteilung „Frührehabilitation/Frühmobilisation" und damit eine Ergänzung der vorhandenen Leistungsmodule um ein weiteres Leistungsmodul „Frührehabiliation/Frühmobilisation" wird berücksichtigt. Den Krankenhäusern bleibt es jedoch belassen, eine diesbezügliche Fachabteilung zu führen oder die frührehabilitativen/frühmobilisierenden Maßnahmen in der primärversorgenden Fachabteilung, dann aber mit entsprechenden personellen wie räumlich/technischen Voraussetzungen durchführen zu lassen.

Beispiel:

Zur Berücksichtigung der Frührehabilitation/Frühmobilisation wird der Datenbestand aus dem Versorgungsgebiet Schleswig-Holstein herangezogen. Die Einschätzung zur Adäquanz von frührehabilitativen Maßnahmen wird u.a. von medizinischen Experten[104] vorgenommen. Im 2. Schritt werden mit Hilfe dieser medizinischen Experten Behandlungsfälle anhand des Behandlungsanlasses und des Therapieweges identifiziert, bei denen eine Frührehabilitation in Frage kommt. Dies ist bei der Lockerung der Kniegelenksprothese ICD-9: 996.4 in Kombination mit dem

103 Gegenwärtig (1999) wird auf der Ebene der Selbstverwaltung bereits wieder über eine Zusammenlegung der getrennten Behandlungsphasen diskutiert.

104 Diskukssion mit den medizinischen Fachgesellschaften im Rahmen der AG Entgeltsysteme am BMG.

Wechsel einer Kniegelenks-Totalendoprothese OPS 301: 5-823.2 der Fall. Im Leistungsmodul „Schwerpunktleistungen in der Orthopädie" wird der so gekennzeichnete Behandlungsfall gefunden.

Aus den Daten über alle Fachabteilungen im Leistungsmodul wird ersichtlich, daß ein Teil der Patienten mit Hilfe von frührehabilitativen/frühmobilisierenden Maßnahmen versorgt wird. Ein anderer Teil der Patienten wird nach *Abschluß der Akutphase direkt nach Hause entlassen* (3. Schritt)[105]. Zur Festlegung eines Benchmarks werden die fachabteilungsbezogenen Anteile der Patienten mit Frührehabilitation absteigend sortiert und der Wert gewählt, der mit dem ersten Quartil der Fachabteilungen korrespondiert (4. Schritt). Schließlich kann der Benchmark auf die entsprechenden Behandlungsfälle mit ICD-9: 996.4 in Kombination mit dem OPS 301: 5-823.2 angewendet werden. Die Anzahl der Behandlungsfälle wird im Leistungsmodul „Schwerpunktleistungen in der Orthopädie" gekennzeichnet und in das Leistungsmodul „Frührehabilitation/Frühmobilisation" übergeführt (5. Schritt).

Abbildung 36: Vorgehen zur Berücksichtigung des Potentials der Frührehabilitation/Frühmobilisation im akutstationären Bereich

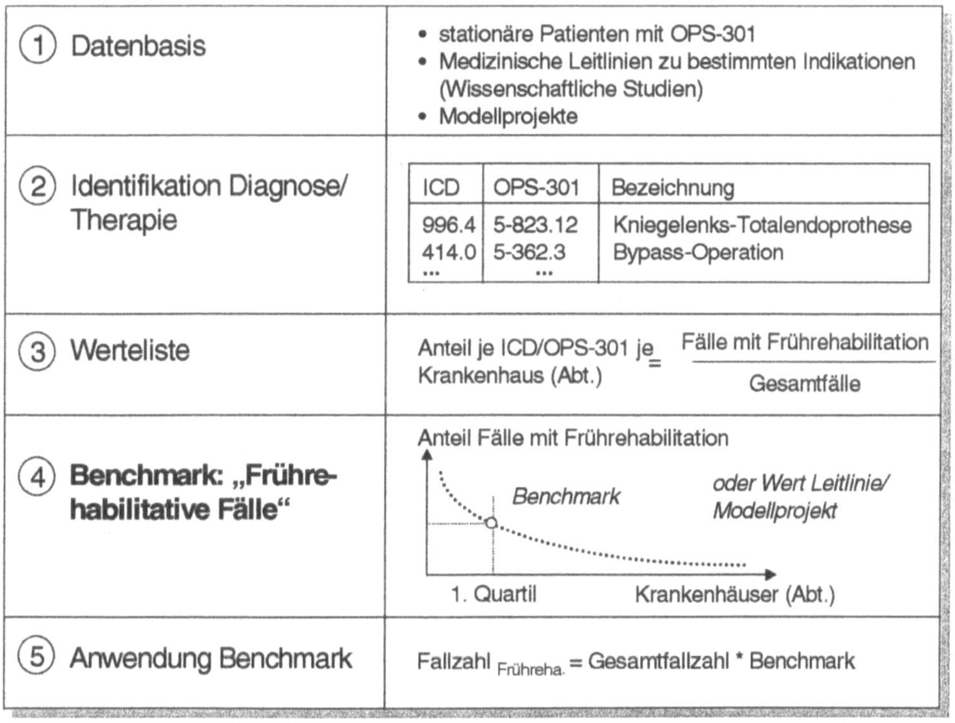

(1) Datenbasis	• stationäre Patienten mit OPS-301 • Medizinische Leitlinien zu bestimmten Indikationen (Wissenschaftliche Studien) • Modellprojekte
(2) Identifikation Diagnose/ Therapie	ICD / OPS-301 / Bezeichnung 996.4 / 5-823.12 / Kniegelenks-Totalendoprothese 414.0 / 5-362.3 / Bypass-Operation ... / ...
(3) Werteliste	Anteil je ICD/OPS-301 je Krankenhaus (Abt.) = Fälle mit Frührehabilitation / Gesamtfälle
(4) **Benchmark: „Frührehabilitative Fälle"**	Anteil Fälle mit Frührehabilitation Benchmark *oder Wert Leitlinie/ Modellprojekt* 1. Quartil Krankenhäuser (Abt.)
(5) Anwendung Benchmark	Fallzahl $_{\text{Frühreha.}}$ = Gesamtfallzahl * Benchmark

105 Bei Patienten, die nach der Akutphase direkt in eine Rehabilitationseinrichtung nach § 111 SGB V verlegt werden, muß derzeit (1998) davon ausgegangen werden, daß die frührehabilitative Maßnahmen nicht versorgungsstufenkonform in der Reha-Klinik erfolgen. Es liegt eine Verlagerung von akutstationären Aufgaben in den rehabilitativen Bereich vor; diese Patienten müssen demzufolge unberücksichtigt bleiben.

3.2.2.2.2 Flächendeckende Implementierung der stationären Akutgeriatrie[106]

In Deutschland hat die Entwicklung zu einem modernen Dienstleistungsstaat in Verbindung mit Änderungen in der Familienstruktur und der Wohnsituation dazu geführt, daß die Versorgung von älter werdenden Familienmitgliedern immer weniger im Familienverband erfolgt. Zwar werden ältere alleinwohnende Menschen immer noch von Familienangehörigen, Bekannten und Nachbarn unterstützt, ein zunehmender Anteil ist jedoch auf Fremdhilfe in Form von ambulanten pflegerischen und sozialen Diensten (Gemeindekrankenpflege, Hauspflege) oder auch der stationären Versorgung in Krankenhäusern, Pflegeheimen und Pflegeabteilungen angewiesen.

Unter Berücksichtigung der Wünsche älterer Menschen zum Verbleiben in der vertrauten häuslichen Umgebung, unter ordnungspolitischen Aspekten (Subsidiaritätsprinzip) und unter dem Gesichtspunkt der Finanzierbarkeit des Systems der gesundheitlichen und sozialen Sicherung gewinnt der Ausbau von gezielten ambulanten Hilfen für pflegebedürftige Menschen eine besondere Bedeutung (Pflegeversicherungsgesetz). Gemessen am Ausbau der Kapazitäten, an der Entwicklung der Leistungsinanspruchnahme, insbesondere aber auch an der Entwicklung der Leistungsausgaben war bisher jedoch eine *relative Vorrangigkeit der stationären Versorgungsbereiche* zu verzeichnen. Dabei kam ergänzend hinzu, daß eine erhebliche Anzahl älterer Menschen in Akutkrankenhäusern überwiegend oder rein pflegerisch ohne die notwendige Remobilisation oder medizinische Rehabilitation versorgt wurde. Dies entspricht nicht der Aufgabenstellung von Akutkrankenhäusern und führt nach wie vor zu einer überhöhten Zahl von Akutbetten; dieser Aspekt wird unter dem Stichwort „Fehlbelegung" diskutiert.

Demographische Analysen machen deutlich, daß der akutstationären Versorgung älterer Menschen in einer geriatrischen Fachabteilung ein hoher Stellenwert zugemssen werden muß

Auf der Basis von demographischen Analysen ist davon auszugehen, daß im Jahre 2030 der Anteil der über 60-jährigen an der Bevölkerung von etwa 20% in den achtziger Jahren auf etwa 30% steigen wird. Insofern ist es dringend erforderlich, ein spezifisches Angebot für die ambulante, teilstationäre und stationäre geriatrische und gerontopsychiatrische Prävention und Rehabilitation in Verbindung mit einer genau definierten medizinischen und pflegerischen Versorgung von älteren Menschen zu schaffen. Die funktionsgerechte Zuweisung von Patienten ist dabei Voraussetzung für eine sozialhumanitäre, bedarfsgerechte und möglichst kostengünstige medizinische Versorgung (vgl. Abbildung 37).

Da die Patienten im Akutkrankenhaus zu einem überproportionalen Anteil ältere Menschen sind, spielt die geriatrische Versorgung dort eine erhebliche Rolle. Ältere Patienten sind in Akutkrankenhäusern zu diagnostizieren, eine bedarfsgerechte, aber möglichst nach Ereignis mit akutstationärem Behandlungsbedarf kurze Zeit medizinisch zu behandeln, dann aber *gezielt* in dafür qualifizierten Abteilungen

---

[106] „Geriatrie ist die umfassende Versorgung älterer, multimorbider PatientInnen vom ersten Tag an. Stationäre Geriatrie beinhaltet die umfassende stationäre Versorgung älterer, multimorbider PatientInnen vom ersten Tag an bis zur Rückkehr in ein selbstbestimmtes Umfeld." GS$_b$G (1998a), S. 32.

oder anderen Fachkliniken der Geriatrie zu therapieren und möglichst im Frühstadium zu rehabilitieren.

Abbildung 37: Hierarchische Struktur einer pflegerischen Versorgung älterer Menschen

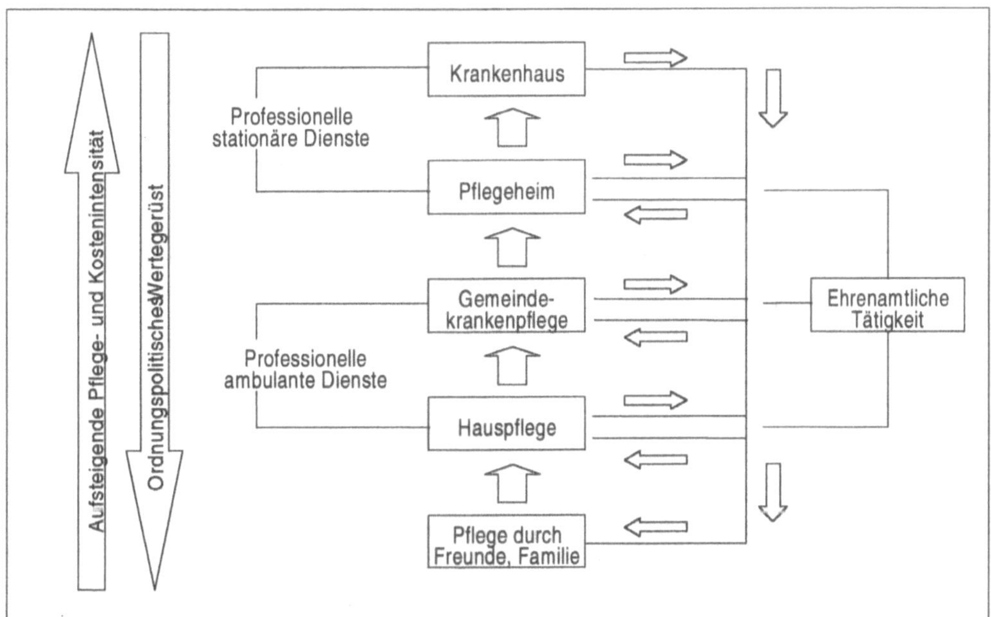

Infolge einer vielfach bestehenden Multimorbidität liegen bei geriatrischen Patienten gleichzeitig *mehrere akute und/oder chronische Krankheiten*, d. h. mehrere Diagnosen vor, so daß - ergänzend zu einer organspezifischen Behandlung - eine interdisziplinäre Betreuung im Sinne einer ganzheitlichen Betrachtungsweise unter Einbeziehung sozialer Aspekte erfolgen muß. Damit begründet sich eine eigene Fachdisziplin der Akut- oder Primärgeriatrie, die nicht nur eine „Innere Medizin im höheren Lebensalter" darstellt, sondern wegen des Prinzips der Interdisziplinarität auch die ggf. konsiliarische Beteiligung anderer Fachdisziplinen wie z. B. Orthopädie, Neurologie oder Urologie umfaßt. Hinzu kommt, daß auch psychische Faktoren und die sozialen Lebensverhältnisse einbezogen werden müssen. Da bei älteren, kranken oder behinderten Menschen die Gefahr der Immobilität besteht, muß bereits im *akuten Krankheitsstadium eine aktivierende Behandlung und Pflege* (Frührehabilitation) eingeleitet werden. Wesentlich für den Behandlungserfolg ist, daß begleitend zur Akuttherapie und möglichst früh mit rehabilitativen Maßnahmen begonnen wird (vgl. auch Abbildung 34).

Geriatrische Versorgung zeichnet sich durch einen hohen Grad an interdisziplinärer Betreuung und aktivierender Behandlungspflege aus

Ausgehend von diesen Anforderungen an die Versorgung von geriatrischen Patienten sind in einigen Bundesländern neue Fachdisziplinen mit der Bezeichnung „Geriatrie" in den Krankenhausplan aufgenommen worden. Parallel hierzu wurden wissenschaftliche Begleitforschungen eingesetzt, die eine Beurteilung der integrativen Behandlung von geriatrischen Patienten zum Gegenstand hatten[107]. In Abbildung 38 ist ein wesentlicher Hinweis auf den Erfolg der Versorgung von Patienten

[107] Die hier dargelegten Forschungsergebnisse entstammen einem Projekt zur wissenschaftlichen Begleitforschung der Geriatrie in Schleswig-Holstein, vgl. ausführlich GS$_b$G (1995).

in einer geriatrischen Fachabteilung im Vergleich zu der herkömmlichen Betreuung hinsichtlich der Umleitung von Patientenströmen im Sinne des ordnungspolitischen Wertegerüstes erkennbar.

Die Aufschlüsselung nach Art des Abgangs aus den geriatrischen Fachabteilungen ermöglicht eine Beurteilung hinsichtlich des Erfolgs der geriatrischen Bemühungen, welcher in der Wiedererlangung selbständiger Lebensführung oder zumindest des vor dem Krankheitseinbruch vorhanden gewesenen Zustandes besteht. Die Ergebnisse zeigen, daß in den im Rahmen des Forschungsprojektes betrachteten Krankenhäusern der weit überwiegende Teil der Patienten, die in einer Fachabteilung der Geriatrie versorgt wurden, in *die häusliche Umgebung zurückkehren*. Die wissenschaftliche Begleitforschung zeigt darüber hinaus (vgl. Abbildung 39), daß es sich dabei um einen dauerhaften Prozeß handelt; eine Wiedereinweisung in das Krankenhaus oder eine Einweisung in ein Pflegeheim bzw. Betreutes Wohnen erfolgt nicht überproportional.

Abbildung 38: Patientenströme Geriatrie im Vergleich zum herkömmlichen System

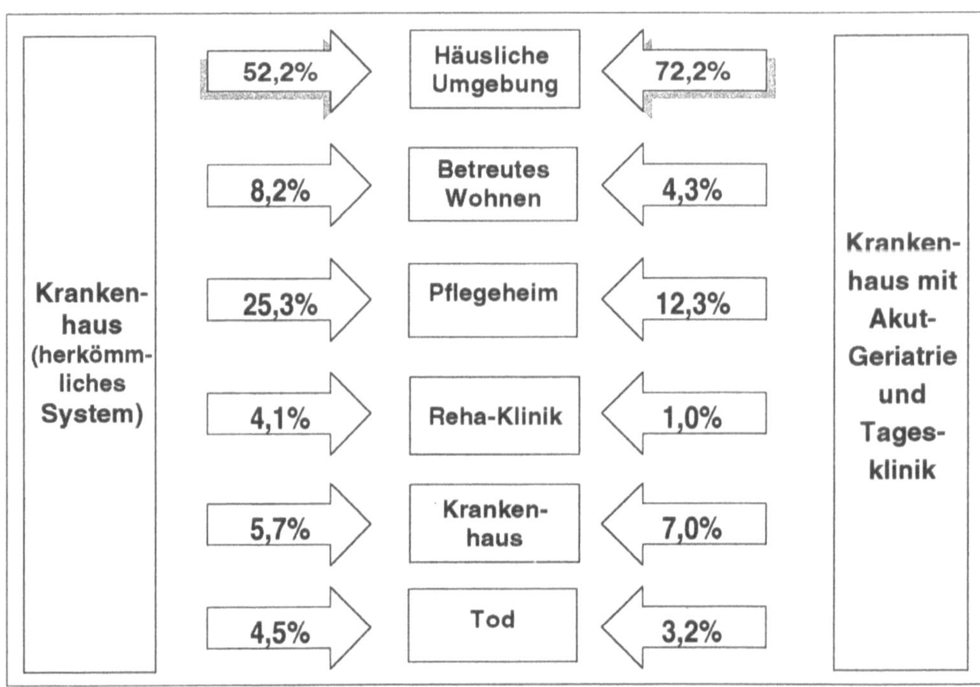

Quelle: GS$_b$G (1995)

Neben den genannten qualitätsorientierten Vorteilen für den Patienten sprechen auf volkswirtschaftlicher Ebene *ökonomische Aspekte* für die Implementierung einer flächendeckenden stationären Akutgeriatrie. Der Vergleich der durchschnittlichen Gesamtkosten im stationären und nachstationären Bereich für den Zeitraum von ca. 1¼ Jahren zeigt, daß Patienten, die in einer akutgeriatrische Fachabteilung versorgt wurden, im Durchschnitt mit um ca. 6% geringeren Kosten behandelt werden. Unterstellt man über einen längeren Zeitraum weiterhin gleichbleibende Verhältnisse, so wird die Kostenprognose etwa für eine Dauer von 2 Jahren noch deutlicher zugunsten der stationären Akutgeriatrie ausfallen.

Abbildung 39: Verbleiben im häuslichen Bereich nach Entlassung aus der akutgeriatrischen Fachabteilung bzw. der herkömmlichen Akutabteilung

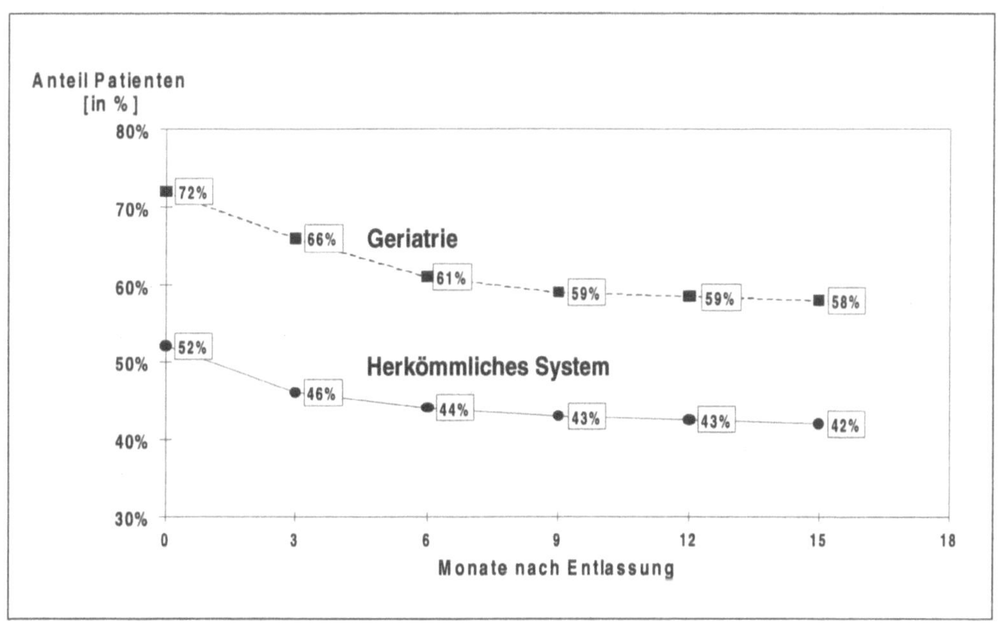

Quelle: GS$_b$G (1995)

In der Krankenhausplanung ist demnach der Implementierung der flächendeckenden stationären Akutgeriatrie ein hohe Bedeutung zuzumessen[108]. Es sind insbesondere die Auswirkungen der Einführung einer akutgeriatrischen Fachabteilung auf diejenigen Fachabteilungen zu erfassen, die bislang akutgeriatrische Patienten versorgt haben und zukünftig Patienten in die Akutgeriatrie überweisen können (entsprechend der allgemeinen Akzeptanz).

Wissenschaftliche Studien haben die Vorteilhaftigkeit der geriatrischen Versorgung nach Behandlungsqualität und Wirtschaftlichkeit nachgewiesen

Beispiel

Zur Ermittlung des Potentials der geriatrischen Versorgung werden die jüngsten Studien zur Geratrieplanung in zwei Bundesländern zugrunde gelegt (1. Schritt)[109]. In einer Studie wurden auf der Grundlage einer zufälligen Stichprobenauswahl von 425 Krankenhausfällen 275 Patienten im Krankenhaus untersucht und hinsichtlich ihrer Einstufung als geriatrischer Patient beurteilt. In der anderen Studie wurden über 1.200 Patienten aus dem stationären Bereich erfaßt und mit Hilfe der zuständigen Ärzte eingestuft. Bei beiden Studien wurden neben der Diagnose und der Therapie der „Selbsthilfestatus", das „soziale Umfeld" sowie die „Komorbidität" erfaßt und zur Bewertung herangezogen. Weiterführende Analysen zeigten, daß 8,7 % der Krankenhausfälle mit den Merkmalen „>= 60 Jahre, >= 4 Tage Krankenhausaufenthalt" potentiell Patienten mit Bedarf an geriatrischer Versorgung sind – unabhängig von der Behandlungsindikation. Unter Berücksichtigung der

Der Versorgungsbedarf für geriatrische Patienten wird durch Rückgriff auf umfassende emprische Studien ermittelt

108 In Kenntnis der Vorteile der Versorgung von Patienten durch die Akutgeriatrie am Krankenhaus sind in einigen Bundesländern bereits Fachabteilungen mit der Bezeichnung „Geriatrie" verankert worden; eine flächendeckende Einführung der Akutgeriatrie steht jedoch noch aus.

109 Vgl. GS$_b$G (1995), GS$_b$G (1998a).

Akzeptanz geriatrischer Versorgung – sowohl seitens der Ärzte als auch der Bevölkerung – und der steigenden Morbidität ergibt sich ein Anhalt über eine statistische Maßzahl für den Bedarf an geriatrischer Versorgung (vgl. Kapitel 5). Dieser Bedarf wird für die einzelnen Regionen eines Landes (unter Berücksichtigung der regionalen Altersstruktur) ausgewiesen (vgl. Kapitel 3.4).

3.2.2.2.3 Tagesklinische Konzepte

Die obigen Ausführungen zur Versorgung von älteren Patienten in einer Fachabteilung der Geriatrie stehen in engem Zusammenhang mit der tagesklinischen Behandlung am Krankenhaus. Die tagesklinische oder teilstationäre Behandlung gehört neben der vollstationären Behandlung zur stationären Krankenhausversorgung (vgl. bspw. § 2 Nr. 4 KHG, §§ 1 Abs. 1, 13 Abs. 4 BPflV, § 39 Abs. 1 SGB V). Bei der vollstationären Behandlung ist der Patient Tag und Nacht - also ununterbrochen - im Krankenhaus untergebracht und nimmt die stationären Leistungen des Krankenhauses voll in Anspruch. Bei der teilstationären Behandlung ist die Inanspruchnahme des Krankenhauses *pro Tag zeitlich beschränkt.* Eine Form der teilstationären Behandlung ist die Versorgung des Patienten im Krankenhaus tagsüber, während der Patient die Nacht in der häuslichen Umgebung verbringt (Tagesklinik). Seltener ist die Form, bei der der Patient nur nachts im Krankenhaus untergebracht ist, z. B. bei einer Behandlung von Schlafstörungen im Schlaflabor.

Sowohl der Verzicht als auch die Ergänzung vollstationärer Behandlung wird durch die Umsetzung von tagesklinischen Konzepten möglich

Weitere Behandlungsanlässe für die teilstationäre bzw. tagesklinische Behandlung bestehen bei onkologischen, hämatologischen und neurologischen Krankheitsbildern sowie bei AIDS und Abhängigkeitserkrankungen (vgl. Kapitel 3.2.1.3). Als konkrete Behandlungen sind bspw. krankengymnastische Übungsbehandlungen nach komplexen Gelenkverletzungen sowie die Diabetiker-Schulung mit Optimierung der Diabetes-Therapie denkbar. Weiterhin sind auch Schulungen für Rheumatiker oder für Patienten mit einem künstlichen Darmausgang zu nennen. Nach § 112 Abs. 2 S. 1 SGB V ist im Rahmen eines zweiseitigen Vertrages ein Katalog von Leistungen aufzustellen, die in der Regel teilstationär erbracht werden können. Allerdings ist bisher ein solcher Katalog noch nicht vereinbart worden. Dies ist ein Grund für die - zumindest für große Teile der Krankenhausversorgung geltende - mangelnde Umsetzung tagesklinischer Behandlungskonzepte.

Es sind bereits zahlreiche Indikationen für die tagesklinische Behandlung bekannt; eine schriftliche Niederlegung steht jedoch aus

Zielsetzung der tagesklinischen Behandlung ist die Gewährleistung einer kontinuierlichen Behandlung von Patienten über alle Versorgungssektoren des Gesundheitswesens hinweg, insbesondere an der Schnittstelle zwischen akutstationärer und rehabilitativer Versorgung. Allerdings hat die tagesklinische Behandlung auch im Sinne eines Versorgungsstufenkonzepts ihre Bedeutung (vgl. Abbildung 40). Die Behandlung von Patienten in einer Tagesklinik kann somit

- zur Verkürzung des Aufenthaltes in einer vollstationären Einrichtung,
- substitutiv zur stationären Behandlung oder
- in Ergänzung zur ambulanten Behandlung erfolgen.

Abbildung 40: Aufnahmepfade in eine Tagesklinik

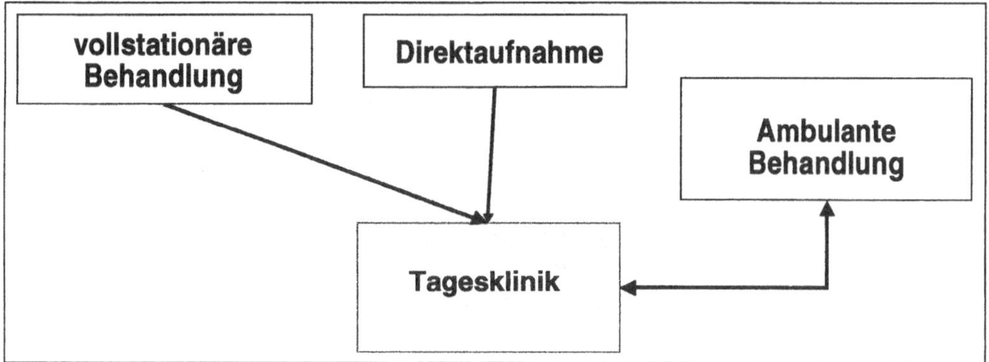

Mit der Tagesklinik können Patientenaufenthalte verkürzt und die Nachteile der stationären Versorgung für den Patienten vermieden werden

So ist etwa bei neurologischen Patienten (Schlaganfall, Schädel-Hirn-Trauma) im Anschluß an die akutstationäre und ggf. stationäre rehabilitative Versorgung eine Kombination spezieller Therapieelemente wie Ergotherapie, intensive Krankengymnastik, neuropsychologisches Training und Sprachtherapie zu empfehlen. Die Nachteile eines stationären Aufenthaltes, wie Entfremdung von der häuslichen Umgebung, eingeschränkte Mobilität, können durch die wohnortnahe Versorgung in einer Tagesklinik vermieden werden. Analoges gilt für Patienten, die nach einer Herzoperation eine kurze Phase der akutstationären Behandlung sowie anschließenden Frühmobilisation im Krankenhaus verbringen, um im Anschluß hieran im Rahmen einer teilstationären Behandlung bspw. speziell mit physiotherapeutischen Anwendungen (z. B. erweiterter ambulanter Physiotherapie - EAP) versorgt zu werden.

Eine besondere Bedeutung kommt der tagesklinischen Behandlung in den *Fachgebieten der Geriatrie und Psychiatrie* zu. Der Behandlungspfad von Patienten mit den entsprechenden Krankheitsbildern ist durch eine extrem lange Verweildauer in allen Leistungssektoren des Gesundheitswesens gekennzeichnet; ein Rückfall mit der Konsequenz eines therapeutischen Neubeginns ist häufig („Drehtüreffekt"). Insofern kommt es darauf an, den Patienten mit Hilfe eines abgestimmten Behandlungsplans möglichst kontinuierlich zu betreuen und so eine stufenweise Wiedereingliederung in das soziale Umfeld oder den Beruf zu erreichen.

In der Geriatrie und Psychiatrie muß sichergestellt werden, daß mit der Tagesklinik eine stufenweise Wiedereingliederung in das soziale Umfeld oder den Beruf erreicht werden kann

Im Rahmen eines wissenschaftlichen Gutachtens zur Geriatrieplanung in Hamburg wurde die Nutzung eines Behandlungsplans vorgeschlagen, mit dem die abgestufte, integrierte Versorgung von geriatrisch kranken Menschen in dem „Geriatrischen Netzwerk Hamburg" sichergestellt wird[110]. Demnach soll die Einweisung in eine geriatrische Tagesklinik nur dann erfolgen, wenn dadurch *stationäre Verweildauern verkürzt oder vermieden* werden (Direkteinweisung statt vorheriger stationärer Geriatrie) und sich für die Sicherung der Alltagsfähigkeit des Patienten eine tagesklinische Therapie als erfolgversprechender Weg anbietet. Ambulante Therapien nach dem Behandlungsplan für die ersten Wochen nach der Entlassung finden - je nach gesundheitlicher Situation der Betroffenen - entweder in einer geeigneten

110 Vgl. GSbG (1998a), S. 341ff.

Ambulanz, einer geriatrischen Klink/Tagesklinik, in einem Therapiezentrum[111] oder durch einzelne niedergelassene Therapeuten in enger interdisziplinärer Zusammenarbeit statt (vgl. Abbildung 41).

Im folgenden Abschnitt wird die teilstationäre bzw. tagesklinische Behandlung unter dem Aspekt der Neustrukturierung von bestimmten Behandlungspfaden analysiert[112]. Insofern ist die Frage zu beantworten, bei welchen Patienten neben der vollstationären Behandlung auch eine tagesklinische Behandlung angezeigt ist. Im einzelnen sind die dargestellten Schritte zu bearbeiten.

Abbildung 41: Teilstationäre und ambulante Behandlungskonzepte am Beispiel der geriatrischen Versorgung

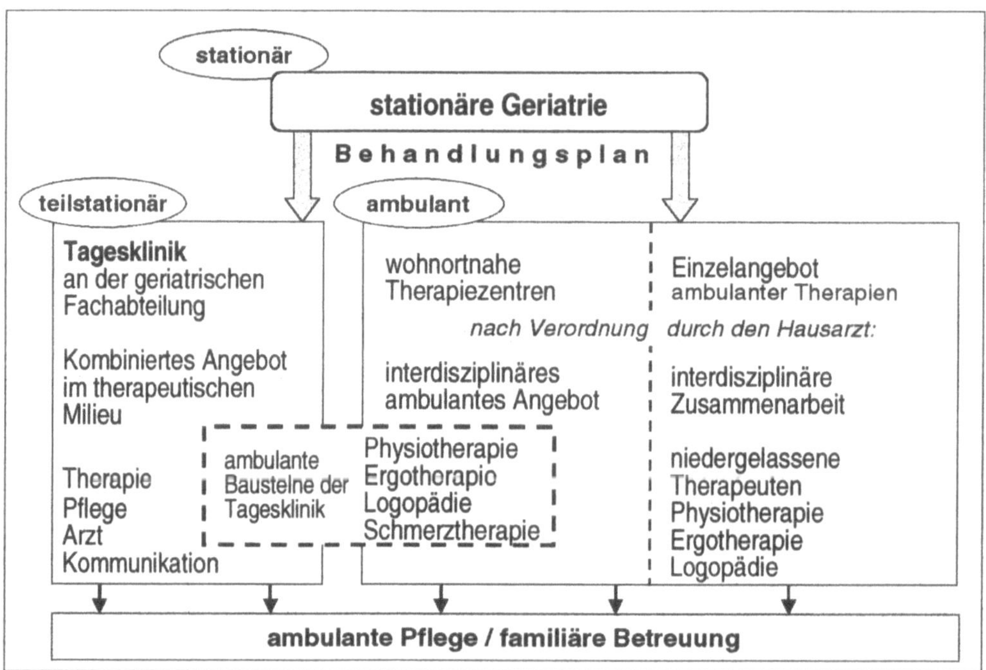

Beispiel

Zugrunde liegen die Daten der Krankenhäuser aus Schleswig-Hostein sowie umfassende Untersuchungen von medizinischen Experten (1. Schritt)[113]. Aus dieser Datenbasis lassen sich die Behandlungsanlässe und ggf. Therapiewege ermitteln, die im Anschluß an einen vollstationären Aufenthalt tagesklinisch behandelt wurden. Als Beispiel wird die tagesklinische Behandlung für Patienten mit der Diagnose „Parkinson" (ICD-9: 332) oder Patientinnen, bei denen eine Cerclage notwendig wird (OPS-301: 5-674.0), gewählt (2. Schritt).

[111] Die Therapiealternativen sind dabei ggf. durch die professionelle häusliche Krankenpflege zu ergänzen.

[112] Das Potential zur Substitution einer vollstationären Behandlung durch die Versorgung des Patienten in der Tagesklinik ist bereits in Kapitel 3.2.1.3 behandelt worden.

[113] Vgl. GSbG (1998a).

Im 3. Schritt gilt es diagnose- bzw. therapiebezogen zu ermitteln, wie hoch der Anteil der Patienten mit teilstationärer Behandlung an der Gesamtzahl der Fälle ist. Diese Untersuchung wird für die Krankenhäuser in Schleswig-Holstein vorgenommen. Als Ergebnis resultiert eine Auflistung der Anteile der Patienten mit tagesklinischer Behandlung je Behandlungsanlaß/Therapieweg.

Aus der Bedarfsanalyse resultiert der Ausweis von Diagnosen/Therapien, bei denen ein vollstationärer Aufenthalt sinnvoll durch eine nachfolgende tagesklinische Behandlung ergänzt wird

Aus der absteigenden Auflistung der Anteile wird im 4. Schritt der Benchmark abgeleitet: es wird derjenige Wert gewählt, der das erste Viertel der Krankenhäuser abgrenzt (1. Quartil). Dieser Wert wird als Benchmark auf die Behandlungsfälle mit der Diagnose „Parkinson" im Leistungsmodul „Basisleistungen in der Inneren Medizin" angewendet. Somit wird die Zahl derjenigen Patienten mit Diagnose „Parkinson" (ICD-9: 332) bzw. Therapie „Cerclage" (OPS-301 5-674.0) errechnet, die tagesklinisch versorgt werden können.

Abbildung 42: Vorgehen zur Berücksichtigung des Potentials der tagesklinischen Fälle

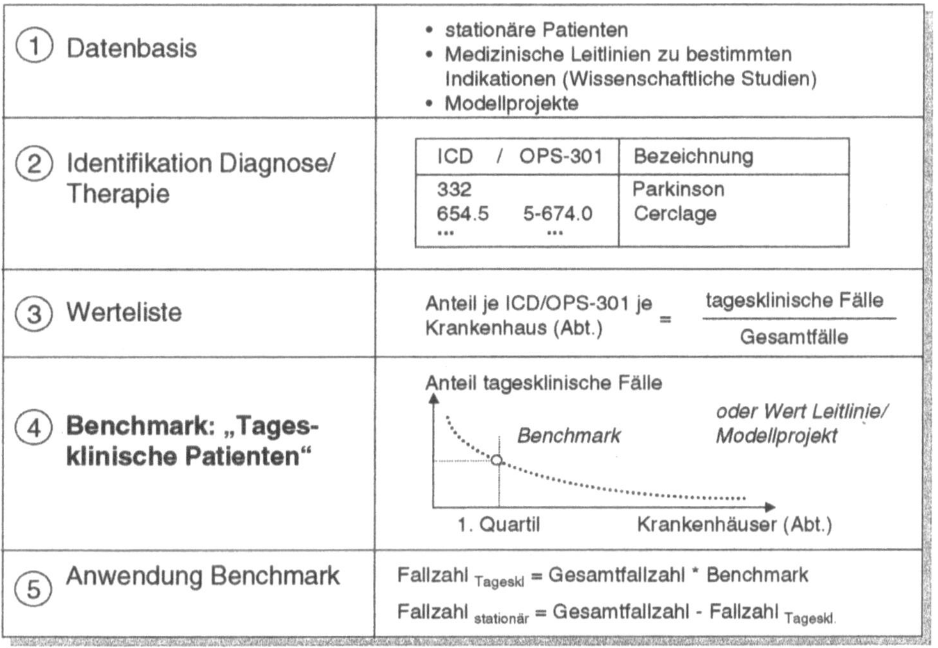

3.2.2.3 Konzeptioneller Ansatz für die Psychiatrie

Der zukünftige Leistungsbedarf in der Psychiatrie wird zum Teil durch die demographische Entwicklung geprägt. Experten gehen davon aus, daß *psychoorganische Erkrankungen*, wie dementielle Erkrankungen in höherem Lebensalter (z. B. Morbus Alzheimer) in den nächsten Jahrzehnten stark zunehmen werden. Auch wenn diese Krankheiten in überwiegendem Maße in Pflegeheimen oder zu Hause von Angehörigen betreut werden, sind die Möglichkeiten zur Behandlung von gerontopsychiatrischen Patienten eine permanente Aufgabe, die jedoch verstärkt durch tagesklinische Angebote und tagespflegerische Maßnahmen beantwortet werden muß.

Weiterhin ist auch zukünftig die Behandlung von *Abhängigkranken* (Alkohol, Medikamente, Drogen) ein Schwerpunkt der Psychiatrie. Die Feststellung des Leistungsbedarfs wird in diesem Bereich durch die gegenwärtig bestehende „künstliche“ Aufteilung der Behandlung in die Kategorien Entzug/Entgiftung (Krankenkassen) und Entwöhnung (überwiegend Rentenversicherung) erschwert. Es bedarf dringend einer praktikablen Mischfinanzierung mit zumutbaren Behandlungsübergängen bzw. neuen Therapieformen. Insbesondere in diesem Bereich sind lebensunterstützende Hilfen im Rahmen einer ambulanten und tagesklinischen Behandlung oft erfolgversprechender als die vollstationäre „Unterbringung“.

Auch in der *Kinder- und Jugendpsychiatrie* wird ein wachsender Bedarf zur Versorgung angemahnt. Dabei wird darauf hingewiesen, daß durch soziale Anpassungsstörungen und die Zunahme von Aggression sowie asozialem Verhalten die Wahrscheinlichkeit für eine kriminelle Entwicklung oder eine „Suchtkarriere“ besteht. Ein konzeptioneller „Schulterschluß“ zwischen medizinisch-therapeutischen Angeboten (Arzt, Institutsambulanz, Tagesklinik, Krankenhaus) und den Zuständigkeiten der Jugendhilfe und der Schule ist - von Ausnahmen abgesehen - in den meisten Regionen noch aufzubauen.

Die generelle Entwicklung in der Psychiatrie, die durch die Psychiatrie-Enquetekommission (1975) sowie die Empfehlungen der Expertenkommission der Bundesregierung zur Reform der Versorgung (1988) im psychiatrischen und psychotherapeutischen/psychosomatischen Bereich eingeleitet wurde, zeigt in allen Bundesländern in Richtung einer *Enthospitalisierung und einer gemeindenahen Versorgung*[114]. In diesem Sinne ist eine konsequente Dezentralisierung und Regionalisierung, die jedoch fachspezifische Schwerpunktbehandlungen nicht ausschließen muß, verbunden mit dem Aufbau komplementärer Angebote („Wohnen“ und „Arbeiten“) als flexibel zu gestaltendes Betreuungsangebot erforderlich.

Unabhängig von diesen allgemeinen Aussagen zur Psychiatrie in Deutschland ist der Umfang des stationären Versorgungsbedarfs insbesondere in der Psychiatrie von gesundheitspolitisch gewollten und medizinisch/therapeutisch begründeten Versorgungskonzepten abhängig. Deshalb muß vor jeder Quantifizierung der vollstationären, teilstationär-tagesklinischen und ambulanten Versorgungsstrukturen gesundheitspolitisch auf der Ebene der Bundesländer entschieden werden, welche *Psychiatriekonzepte* gewollt sind. Dabei geht es um folgende Eckpunkte:

1. Beschreibung einer gemeindenahen psychiatrischen Gesamtversorgung mit oder ohne überregionale, fachspezifische Versorgungsschwerpunkte. Hiermit ist auch die Schaffung psychiatrischer Abteilungen an regionalen Krankenhäusern gemeint[115], um psychiatrische Patienten fachübergreifend – insbesondere internistisch – behandeln zu können. Zu einer solchen Beschreibung gehören aber auch Absprachen über Schnittstellen für Kostenabgrenzungen zwischen

[114] Wesentliche Leitlinien für die Psychiatriereform sind: (1) gemeindenahe Versorgung, (2) Gleichstellung psychisch Kranker mit körperlich Kranken, (3) Bedarfsgerechte Versorgung aller psychisch Kranken und Behinderten und (4) Planung, Koordination und Kooperation aller Dienste in der Versorgungsregion; vgl. PÖRKSEN und JANSEN (1999)

[115] Dies bedeutet auch die Gleichstellung psychisch Kranker mit körperlich Kranken.

Krankenkassen, Pflegekassen, Sozialhilfekostenträgern und anderen Kostenträgern (BfA/LVA usw.).

2. Genaue Festlegung der Übergangszeiträume vom bisherigen zum „neuen" Psychiatriesystem[116].

3. Entscheidung über die Aufgaben der psychiatrischen Kliniken an den Universitäten; insbesondere ist der Umfang des zu übernehmenden regionalen Versorgungsbedarfs festzulegen.

4. Entscheidung über die ausreichende Anzahl und Struktur von Tageskliniken und den dazugehörigen Institutsambulanzen in den Versorgungsregionen.

5. Entscheidungen über die Krisen- und Notfallversorgung in der Psychiatrie (z. B. Notrufdienste, Kriseninterventionsplätze und –betten, Institutsambulanzen).

6. Entscheidung über die Gestaltung ambulanter Therapieangebote durch niedergelassene Nervenärzte, Psychiater, Psychotherapeuten und nichtärztliche Psychotherapeuten sowie psychosozial arbeitende Praxen und/oder Institutsambulanzen.

7. Entscheidungen über den Umfang ambulanter Soziotherapie und die komplementäre Versorgung psychisch Kranker[117]

Erst auf der Basis solcher Festlegungen und der dafür erforderlichen Analysen wird dann der *Versorgungsbedarf* für die Region definiert. Weitere zu klärende Aspekte betreffen die Abgrenzung der Regionen und die Bestimmung von Schwerpunktbehandlungen, die überregional versorgt werden sollten. Diese Entscheidungen sollten die Planungsverantwortlichen des jeweiligen Bundeslandes *gemeinsam mit allen an der psychiatrischen Versorgung Beteiligten (einschließlich der Kostenträger)*, z. B. über psychiatrische Fachsymposien, treffen.

In Anbetracht der Tatsache, daß sich die psychiatrischen Versorgungsstrukturen im Bundesgebiet, aber auch in den einzelnen Regionen der Bundesländer, historisch und konzeptionell unterschiedlich entwickelt haben, bedarf es quantitativer und qualitativer Abgleiche. Dazu wird die in dieser Planungskonzeption verwendete

---

116 Bestehende Versorgungsstrukturen zeigen erfahrungsgemäß ausgeprägte Beharrungstendenzen, durch die teilweise verdeckte - insbesondere stationäre - Überkapazitäten entstehen. Diese können die Kosten der psychiatrischen Versorgung eines Landes erheblich und andauernd erhöhen.

117 Die Expertenkommission der Bundesregierung hat vorgeschlagen, die komplementäre Versorgung in allen Einzugsgebieten als gemeindepsychiatrischen Verbund aufzubauen und verbindlich in Versorgungsverträgen zu regeln mit dem Ziel, allen psychisch Kranken und Behinderten im Einzugsgebiet angemessene Hilfen zur Verfügung zu stellen. Konkret geht es dabei um Kontaktstellen und Tagesstätten, um ambulant aufsuchende Dienste im Rahmen der Eingliederungshilfe nach BSHG oder der Nachsorge durch sozialpsychiatrische Dienste, um ambulante Ergotherapie, ambulante psychiatrische Behandlungspflege sowie um betreutes Wohnen und Wohnheime im Rahmen der Eingliederungshilfe oder der Pflege. Arbeit, Beschäftigung und Tagesstruktur für psychisch Behinderte gehören in jede Versorgungsregion. Abteilungen an Behindertenwerkstätten sind vielerorts bereits geschaffen. Zuverdienst und Selbsthilfefirmen, gefördert von den Kommunen und den Arbeitsämtern, sind für viele psychisch Behinderte wesentliche Bestandteile ihrer Stabilisierung; vgl. PÖRKSEN und JANSEN (1999)

zentrale Methodik des Benchmarking herangezogen und - wenn möglich - auch auf *einzelne Regionen* angewendet.

Abbildung 43: Konzeption Psychiatrie

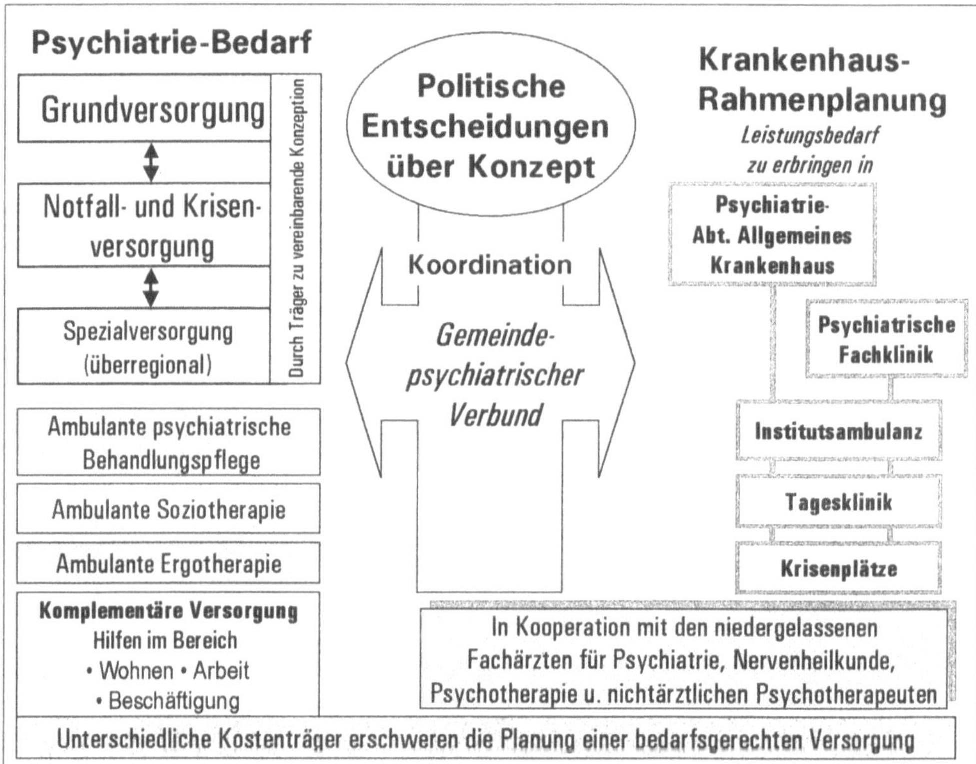

Es zeigt sich grundsätzlich, daß die Benchmarkbetrachtung über einzelne Kreise bzw. Regionen erste wichtige Anhaltspunkte zur bedarfsgerechten Versorgung von psychiatrisch kranken Menschen ermöglicht. Allerdings kann durch diese Analyse nicht der qualitative Aspekt der Versorgung berücksichtigt werden. *Verantwortungsvolle Bedarfsplanung* für eine gemeindenahe, fachlich gute Versorgung der Bevölkerung ist heute aus der Entwicklung der Psychiatrie nur möglich, wenn unabhängige Sachverständige das Benchmark-Versorgungskonzept in jeder Region anhand der vorhandenen Strukturen evaluieren, ggf. neu strukturieren und bedarfsgerecht quantifizieren.

Analysen des Leistungsbedarfs Psychiatrie unter Berücksichtigung von Benchmark-Ergebnissen sollten Grundlage des Engagements in jedem „Gemeindepsychiatrischen Verbund“ für die Planung, Koordination und Steuerung sein (z. B. für Psychosoziale Arbeitsgemeinschaften (PSAG), Arbeitskreise dezentrale Psychiatrie, Psychiatriebeiräte der Kommunen, Psychiatriekoordinatoren). Priorität muß die Sicherung der Grundversorgung vor der Weiterentwicklung von Spezialversorgungen haben.

Eine den tatsächlichen psychiatrischen Behandlungsbedürfnissen der Menschen entsprechende Versorgungsstruktur würde am ehesten dadurch entstehen, daß die gesamten Ausgaben der Krankenkassen für die stationäre, teilstationäre und ambulante (einschließlich Institutsambulanz) psychiatrische Behandlung innerhalb einer Region in einem indikationsbezogenen Regionalbudget zusammengefaßt würden. In diesem Budget könnten die Leistungsanbieter dann selbst, z. B. über Umschichtungen von stationärem zu anderen Versorgungsformen entscheiden.

Beispiel:

Zur Berücksichtigung der tagesklinischen Behandlung wird der Datenbestand aus dem Versorgungsgebiet herangezogen (vgl. Abbildung 44; Schritt 1) und Fälle mit psychiatrischen Diagnosen identifiziert, die tagesklinisch behandelt werden (Schritt 2). Medizinische Experten und die Politik auf Landes- und Kreisebene empfehlen, daß die tagesklinische Versorgung von psychiatrisch Kranken in bis zu 30 % der Fälle sinnvoll ist und regional/wohnortnah möglich sein soll. Da diese Experteneinschätzung sehr weit von der bundesdeutschen Realität entfernt ist, werden aufgrund der Daten entweder Modellregionen identifiziert oder zur Festlegung des Benchmarks die regional-bezogenen Anteile der Patienten mit tagesklinischer Behandlung absteigend sortiert und der erste Quartilswert gewählt (vgl. Abbildung 44; Schritt 4.2).

Aus den Daten über alle Regionen eines Bundeslandes wird ersichtlich, daß bereits ein Teil der Patienten tagesklinisch versorgt wird. Schließlich kann der Benchmark auf die entsprechenden Behandlungsfälle mit ICD-9: angewendet werden. Die Anzahl der Behandlungsfälle wird im Leistungsmodul „Basisleistungen Psychiatrie" gekennzeichnet und in das Leistungsmodul „Tagesklinik" übergeführt (5. Schritt).

Abbildung 44: Vorgehen zur Berücksichtigung des Potentials an tagesklinischer Versorgung psychiatrisch Kranker

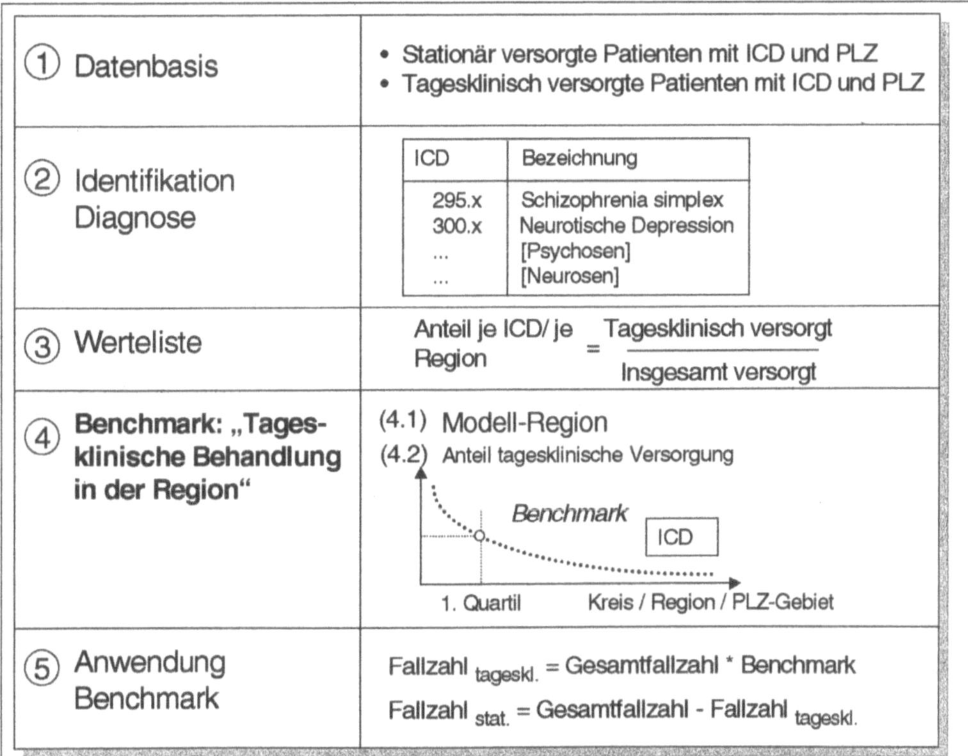

3.2.2.4 Planung von Leistungen der intensivmedizinischen Behandlung

Gastautor: Andreas TECKLENBURG

Nahezu jedes größere Akut-Krankenhaus muß seine Patienten intensivmedizinisch behandeln können und hält dafür eine ***Intensivbehandlungseinheit (Intensivstation)*** vor, die entweder ***interdisziplinär*** oder ***fachspezifisch*** geführt wird. Im Rahmen einer Krankenhausstudie muß daher auch eine Aussage zum Bedarf von Intensivbehandlungs – bzw. Intensivüberwachungsbetten gemacht werden. Anders als für bestimmte Diagnosegruppen oder Therapieverfahren, bei denen man auf epidemiologische oder medizinische Statistiken zurückgreifen kann, gibt es keine allgemein akzeptierten Statistiken, die eine verläßliche Aussage darüber machen, wann und wie häufig (diagnose- oder indikationsbezogen) eine Intensivüberwachung bzw. Intensivtherapie für Patienten notwendig ist. Aus diesem Grunde finden sich in der Literatur nur sehr grob gehaltene Empfehlungen, die sich auf die Bettenzahlen der Intensivstation beziehen, z. B. geht die Deutsche Krankenhausgesellschaft von einem Anteil von 5 bis maximal 10 % der Gesamtbettenzahl eines Krankenhauses als Intensivbetten aus. Auch die DIVI (Deutsche Interdisziplinäre Vereinigung für Intensivmedizin) gibt eine entsprechende Empfehlung von ca. 5 % heraus.

Um eine sachgerechte Krankenhausplanung zu erstellen, soll zunächst auf die Begriffe ***Intensivüberwachung und Intensivtherapie*** eingegangen werden. Aus dem Wort ***Intensivüberwachung*** geht hervor, daß bei dieser Behandlungsform die engmaschige Überwachung des kritisch kranken Patienten im Vordergrund steht. Bei der ***Intensivtherapie*** werden auf vielfältige Art und Weise entweder Körperfunktionen unterstützt oder sogar substituiert (durch Geräte bzw. Medikamente). Auf den meisten Intensivstationen werden beide Patientengruppen behandelt. Bei sehr vielen Behandlungsanlässen für eine Intensivtherapie wechseln Patienten (teilweise sogar mehrfach) von einer in die andere Gruppe. So sind Patienten unter Umständen direkt nach großen operativen Eingriffen noch intensivtherapiepflichtig, während sie dann im weiteren Verlauf der ersten Nacht nach der Operation immer mehr zum Intensivüberwachungspatienten werden. Insgesamt kommen beide Gruppen regelmäßig vor und sind je nach Schwerpunkt der Intensivstation vorzufinden. Aus diesem Grunde sollte keine Differenzierung zwischen Intensivüberwachung und Intensivtherapie in der Planung eingeführt werden, auch dann, wenn der Schwerpunkt einer Einheit auf Intensivüberwachung und somit auf *„Intermediate Care"* liegt.

Leistungserfassungssysteme und Scores

Zur Planung von intensivmedizinischen Leistungen bietet sich vordergründig ein Leistungserfassungssystem für die Intensivmedizin oder aber einer der vielen auf dem wissenschaftlichen Markt befindlichen *Scores* an. Die Idee ist, daß über die Leistungserfassung eine Prognose für den intensivmedizinischen Bedarf gemacht werden kann. Leider gibt es kein valides Leistungserfassungssystem für das gesamte Spektrum der Intensivmedizin. Seit Jahren versuchen verschiedene Arbeitsgruppen solche Systeme zu etablieren, ohne daß sie generell und für alle verschiedenen Formen der Intensivmedizin universell eingesetzt werden können.

Am bekanntesten für die Messung in der Anwendung des Pflegeaufwandes ist der sogenannte TISS (*therapeutic intervention score–system*), mit dem mehr als 70 Items pro Patient erfaßt und in eine Punktezahl umgerechnet werden. Eine neuere Fassung ist auf 28 Items reduziert. Beim TISS werden jeden Tag für jeden Patienten die durchgeführten Pflegehandlungen protokolliert, die ihrerseits mit einem Punktwert hinterlegt sind. Aus der Gesamtzahl der Punkte ergibt sich der Arbeitsaufwand für die einzelne Pflegekraft bzw. der Aufwand für die Gesamtstation. Der TISS-Score ist also Indikator für den Arbeitsaufwand, der auf einer Intensivstation geleistet wird. Naturgemäß kann eine Leistungserfassung wie der TISS-Score keinerlei Aussagen über die Indikation einer Intensivbehandlung machen. Der TISS-Score ist gut validiert als Mittel zur Leistungserfassung in der Pflege, nicht jedoch als Werkzeug für die Bedarfsplanung von Intensivleistungen insgesamt.

Die heute gebräuchlichen Codierungssysteme für Diagnosen und Therapien (ICD 9, ICD 10 sowie ICPM oder OPS-301) sind ebenfalls unbrauchbar für die Beurteilung oder die Dokumentation eines Intensivpatienten. Mit Hilfe dieser Dokumentationssysteme besteht nicht die Möglichkeit, den Schweregrad einer Erkrankung darzustellen. Hierzu sind zusätzlich zu den Diagnoseangaben physiologische Parameter notwendig, die eine Aussage über die Schädigung einzelner Organsysteme des kritisch kranken Patienten machen können. So kann sich hinter der Operationsdiagnose eines perforierten Blinddarms ein ganz normaler postoperativer Heilungsverlauf verbergen, aber auch eine tödlich verlaufende Bauchfellentzündung mit Ausfall einiger Organsysteme (z. B. der Niere), die eine lang dauernde Intensivbehandlung und eventuell mehrere Re-Operationen notwendig machen. Also benötigt man zur Beschreibung von Intensivpatienten neben den Diagnose- und Therapiecodes weitere Parameter.

Weltweit haben sich Wissenschaftler mit dieser Problematik auseinandergesetzt und versucht, den Schweregrad von kritisch Kranken und ihrer Überlebenswahrscheinlichkeit in mathematische Algorithmen zu fassen. Beispiele hierfür sind Scores wie SAPS *(Simplified Acute Physiology Scoring)*, APACHE II oder APACHE III (*Acute Prognosis and Health Evaluation)*. Die heute verfügbaren Scores zielen in aller Regel auf schwerstkranke Patienten mit sogenannten Bauchfellentzündungen oder Patienten mit einer Sepsis ab. Diese Scores wurden teilweise an mehr als 10.000 von Patienten evaluiert und können bei strikter Einhaltung der vorgegebenen Rahmenbedingungen mit einer relativ großen Genauigkeit die Überlebenswahrscheinlichkeit von Patienten vorhersagen[118]. Daraus folgt, daß diese Scores keinesfalls dazu benutzt werden dürfen, für einen bestimmten Patienten aufgrund eines angewandten Scores eine Entscheidung zu treffen, die so weit reichende Folgen wie das Beenden der Behandlung beinhaltet. Vielmehr dienen diese Scores dazu, anhand einer Gruppe von Patienten zu überprüfen, ob die Behandlungsergebnisse einer einzelnen Intensivstation sich vergleichen lassen mit ähnlichen Stationen oder aber sich außerhalb der erwarteten Ergebnisse befinden. Diese Scores ha-

---

118 Wobei deutlich zum Ausdruck gebracht werden muß, daß diese Scores sich statistischer Methoden bedienen und somit die Ergebnisse auch immer eine Irrtumswahrscheinlichkeit beinhalten.

ben eines gemeinsam: Sie sind für eine bestimmte Patientengruppe unter bestimmten Rahmenbedingungen evaluiert worden. Wurde also ein Score für chirurgische Patienten mit einer Bauchfellentzündung nach einer großen Operation evaluiert, so darf dieser Score nicht angewendet werden auf internistische Patienten mit einer Lungenembolie mit Komplikationen. D. h. im Klartext, daß keiner der vorhandenen Scores auf alle Patientengruppen aus allen Fachgebieten angewendet werden kann. Demnach scheiden auch diese Scores für die Planung von Intensivleistungen aus.

Festzuhalten ist demnach, daß kein geprüftes Werkzeug zur objektiven Erfassung von Intensivpatienten und dem Schweregrad ihrer Erkrankungen existiert. Ein solcher wäre jedoch notwendig, um daraus prospektiv eine Planung für die Intensivtherapie zu erstellen.

Indikation zur Intensivbehandlung

Die Gründe für eine Intensivbehandlung sind genauso vielfältig wie es insgesamt Anlässe gibt, einen Patienten stationär zu behandeln. Der einfache Bienenstich, der in einem Fall nur Schmerzen verursacht, löst im nächsten Fall eine allergische Reaktion mit Kreislaufstillstand, Wiederbelebung, Koma und wochenlanger Intensivbehandlung aus. Da es keine allgemeinverbindliche Liste der Indikationen für eine Intensivbehandlung gibt, soll im weiteren versucht werden, eine einfache Ordnung darzustellen. Zur Planung von Intensivleistungen soll dann jedes Krankenhaus für sich zum einen die Ist-Situation in den einzelnen Indikationsgruppen analysieren und zum zweiten eine Schätzung abgeben, ob sich in den einzelnen Gruppen in der Zukunft etwas verändern wird.

Zur Schätzung und Prognose von Intensivpatienten

Wie sich die gesamte Medizin in einem ständigen Wandel befindet, so unterliegt auch die Intensivbehandlung kontinuierlichen Veränderungen. Dabei ist festzuhalten, daß gerade in der Intensivmedizin nicht nur neue Indikationen für eine Intensivbehandlung hinzukommen, sondern durch verbesserte und veränderte therapeutische Maßnahmen eine Intensivtherapie manchmal nicht mehr notwendig ist bzw. deutlich verkürzt werden kann oder statt einer Intensivtherapie nur noch eine Intensivüberwachung indiziert ist. Als Beispiel mag die elektive Operation einer Y-Prothese dienen. Während vor einigen Jahren noch der Blutverlust bei dieser Operation erheblich und somit die Belastung für den Patienten fast immer eine postoperative Intensivtherapie notwendig machte, sind die Operationsverfahren so verfeinert worden, daß der Blutverlust deutlich reduziert und noch nicht einmal mehr in allen Fällen eine Intensivtherapie notwendig ist. Durch den Fortschritt in der Medizin werden in Zukunft intensivmedizinische Leistungen bei Patienten indiziert sein, die heute aufgrund einer infausten Prognose nicht behandelbar sind. Gleichzeitig werden durch die Verlagerung von stationären Behandlungsanlässen in den ambulanten Bereich die stationären Krankenhausleistungen gesenkt. Auf der einen Seite können also in Zukunft immer mehr schwerstkranke Patienten von der Intensivmedizin profitieren und auf der anderen Seite fallen leichtkranke Patienten immer mehr aus dem Spektrum der Krankenhäuser heraus. Als Folge davon wird der Bedarf an Intensivleistungen ansteigen.

Das folgende Schema faßt die Indikationen für eine Intensivüberwachung oder Intensivbehandlung in Gruppen zusammen. Die Gruppenzuordnungen sind bewußt sehr grob gefaßt, damit sie leicht handhabbar und trotzdem einer Strukturierung zugänglich sind. Mit der Zuordnung zu einzelnen Gruppen ist keine Präjudiz verbunden zum Personalbedarf oder Kostenaufwand. Bewußt verzichtet wird auf eine Zuordnung spezifiziert nach Fachgebieten. Vielmehr erfolgt die Zuordnung nach klinisch-organisatorischen Gesichtspunkten[119]. Die Gruppenzuordnung dient dazu, den Bedarf an Intensivleistungen zu prognostizieren.

Indikationsgruppe 1: Trauma-Patienten

In diese Indikationsgruppe fallen all diejenigen Patienten, die nach einem Unfall entweder direkt oder aber postoperativ intensivmedizinisch betreut werden müssen.

Beispiele:

- *Offene und geschlossene Schädel-Hirn-Traumata*
- *Polytraumata aller Art*
- *Offene und geschlossene Verletzungen innerer Organe*
- *Massiver Blutverlust mit Massentransfusion*
- *Patienten mit traumatischen Amputationen*
- *Patienten mit umfangreichen Knochenbrüchen*

Indikationsgruppe 2: Geplante postoperative Überwachung/Therapie

In diese Indikationsgruppe fallen all diejenigen Patienten, die nach einer geplanten Operation geplant auf eine Intensivstation zur postoperativen Überwachung oder postoperativen Therapie verlegt werden. Dabei wird nicht unterschieden, ob nach einer bestimmten Operation eine intensivmedizinische Betreuung immer durchgeführt wird oder fakultativ, weil die Begleiterkrankungen oder die speziellen Umstände eines Patienten dies notwendig machen.

Beispiele:

- *Postoperative Überwachung bei intrakraniellen Eingriffen (z. B. essentiell bei ausgedehnten Tumoroperationen)*
- *Überwachung von Patienten nach abdominal-chirurgischen Eingriffen mit behandlungsbedürftigen Nebenerkrankungen*
- *Überwachung nach Herz-Operationen*
- *Überwachung nach Transplantationen*

Indikationsgruppe 3: Postoperative Intensivüberwachung nach nicht geplanten Operationen

In diese Indikationsgruppe fallen sowohl die Patienten, die nach einer Notfall-OP postoperativ intensivmedizinisch betreut werden oder aber die nach einer intraope-

119 Aufgeführt sind Beispiele für die Indikationsgruppen und keine vollständige Zuordnung aller Erkrankungen.

rativen oder postoperativen Komplikation ungeplant intensivmedizinisch betreut werden müssen.

Beispiele:

- *Akutes Abdomen mit Ileus*
- *Lungenembolie nach totaler Hüftendoprothese*

Indikationsgruppe 4: Akute Erkrankung eines Organsystems

In diese Indikationsgruppe fallen Patienten z. B. mit Herzinfarkt oder Schlaganfall oder einer intensivmedizinisch behandlungsbedürftigen Lungenentzündung. Das Kennzeichen dieser Indikationsgruppe ist im wesentlichen die Erkrankung oder der Ausfall eines Organsystems mit entsprechender Therapie bzw. Substitution.

Indikationsgruppe 5: Multiorganversagen

In diese Gruppen fallen all diejenigen Patienten, die - aus welchem Grund auch immer - eine massive Schädigung oder Ausfall von mehreren Organsystemen haben. Die Ätiologie des Multiorganversagens spielt hierbei keine Rolle. Das Multiorganversagen ist fast immer kombiniert mit einer Sepsis. Diese Patienten werden typischerweise beatmet und es wird auch eine Form eines Nierenersatzverfahrens eingesetzt.

Mit Ausnahme der Indikationsgruppe 5 gilt für alle Gruppen, daß sowohl intensivüberwachungs- als auch intensivtherapiepflichtige Patienten in diese Gruppen eingeordnet werden können. Es gilt die einfache Regel, daß Patienten in die Gruppe eingeordnet werden sollen, die für den größten Anteil der Intensivbehandlung entsprechend ist. Ein Patient der Indikationsgruppe 3 (Ausfall eines Organsystems) mit einer massiven Pneumonie wäre zunächst in diese Gruppe einzuordnen. Verändert sich das Krankheitsbild dahingehend, daß sich aus der anfänglichen Pneumonie aufgrund einer Immunschwäche ein multiples Organversagen entwickelt, so wäre der Patient dann in die Indikationsgruppe 5 einzuordnen. Die medizinische Gruppierung bringt mit sich, daß die Gruppeneinteilung weder trennscharf ist noch homogen.

Vorgehen für die Krankenhäuser eines Landes

Jedes Krankenhaus analysiert für einen definierten Zeitraum alle intensivmedizinisch behandelten Patienten und ordnet sie einer der fünf Indikationsgruppen zu. Zusätzlich sollte die mittlere Verweildauer für die jeweilige Gruppe errechnet oder abgeschätzt werden. Für die Bedarfsplanung sollte eine Prognose für die Zukunft abgegeben werden, ebenfalls mit Fallzahl und mittlerer Verweildauer.

Zur Abschätzung des Leistungsbedarfs in den einzelnen Indikationsgruppen können folgende Fragestellungen weiterhelfen:

[1] Verändert sich das operative Spektrum? (Neues Fachgebiet und/oder Schwerpunkt)

[2] Werden in Zukunft mehr oder weniger Operationen durchgeführt, die eine postoperative intensivmedizinische Versorgung notwendig machen? (Quantitative Aspekte)

[3] Ist abzusehen, daß eine OP-Methode in Zukunft mehr oder weniger intensivmedizinische Überwachung oder Therapie notwendig macht? (Qualitative Aspekte)

[4] Gibt es Veränderungen im engeren Umfeld, die Auswirkungen auf die Zahl der Traumapatienten haben kann? (Straßenbau)

[5] Gibt es im Umfeld des Krankenhauses Veränderungen, die einen Einfluß auf die Demographie und somit auf Erkrankungen, wie Herzinfarkt, Schlaganfall, etc. haben können? (Seniorenheim, Wohnsiedlungen)

[6] Hat es in der Vergangenheit die Situation gegeben, daß große operative Eingriffe nicht durchgeführt werden konnten, weil kein Bett für die postoperative intensivmedizinische Betreuung zur Verfügung stand? (Wartelisten?)

[7] Gibt es Veränderungen in der Struktur des Krankenhauses, die zu mehr oder weniger Behandlungsanlässen von Schwerstkranken führen werden?

[8] Auswertungen der Notfall-Einweisungen oder –Abweisungen aufgrund mangelnder Intensivkapazitäten

Analysen der GS$_b$G

Intensivmedizinisch behandelte Patienten gehören per definitionem zu „Schweregradfällen", für die ein Benchmarking nicht sinnvoll ist. Trotzdem kann ein Teil der intensivmedizinischen Behandlung aufgrund der Krankenhausdaten analysiert werden mit der Fragestellung, ob es Hinweise für Defizite oder „Überbehandlung" gibt. Diese Analysen sind auch unter Qualitätsaspekten der Krankenhausversorgung durchzuführen.

Die beschriebenen Indikationsgruppen sind nicht eindeutig mit Hilfe von ICD oder OPS 301 zu identifizieren. Ausnahmen bilden allgemein Operationen (definiert über ICD und OPS 301), insbesondere Indikationen der Indikationsgruppe Nr. 2: Große geplante Operationen mit geplanter postoperativer Intensivbehandlung.

(1) Zunächst kann krankenhaus- und abteilungsbezogen der Anteil an postoperativer Intensivbehandlung pro OP-Indikation (alle Indikationen) festgestellt werden. Hier sollte auch eine Korrelation zur OP-Quote durchgeführt werden.

(2) Weiterhin kann aufgrund der Krankenhausdaten für die Indikationsgruppe 2 (große geplante Operationen [ICD/OPS 301-Kombinationen] mit geplanter postoperativer Intensivbehandlung) krankenhausspezifisch einerseits der Katalog variieren, für die regelmäßig eine Intensivbehandlung geplant wird. Andererseits kann der Anteil mit Intensivbehandlung an diesen Operationen festgestellt werden (vgl. (1)). Wenn sich hier in der landesweiten Analyse deutliche Differenzen abzeichnen, kann mit Hilfe von Experten/Fachverbandsvertretern eine medizinische Leitlinie erarbeitet und dann angelegt werden, die über das Benchmarking für eine flächendeckende Behandlung planerisch angesetzt wird.

(3) Auch können die postoperativen Verweildauern (Indikationsgruppe 2) analysiert werden – dieses ist ein Analyseschritt in der sogenannten Übergangsphase (vgl. Buch B, Kapitel 5.2 und Kapitel 6). Sollten sich hier landesweit erhebliche indikations- und abteilungsbezogene Unterschiede zeigen, wäre hier auch ein Hinweis für den Versorgungsgrad gegeben.

Diese objektiven Daten der Krankenhäuser können die Einschätzung der Krankenhäuser ergänzen.

Beispiel

Zugrunde liegen die Daten der Krankenhäuser eines Landes sowie Einschätzung der medizinischen Fachverbände (vgl. Abbildung 45; 1. Schritt). Aus dieser Datenbasis lassen sich alle die Behandlungsanlässe mit (umfangreichen) Operationen ermitteln, die postoperativ intensivmedizinisch behandelt wurden. Als Beispiel wird die postoperative, intensivmediziniche Behandlung für Patienten mit der Therapie „Y-Prothese" (OPS 301: 5-384.3) gewählt (2. Schritt).

Im 3. Schritt gilt es diagnose- bzw. therapiebezogen zu ermitteln, wie hoch der Anteil der Patienten mit intensivmedizinischer Behandlung an der Gesamt-OPzahl ist. Diese Untersuchung wird für alle Krankenhäuser eines Landes vorgenommen. Als Ergebnis resultiert eine Auflistung der Anteile der Patienten mit intensivmedizinischer Behandlung je Behandlungsanlaß/Therapieweg.

Aus der absteigenden Auflistung der Anteile wird im 4. Schritt entweder ein Benchmark abgeleitet oder aufgrund einer allgemeinverbindlichen medizinischen Leitlinie/Expertenansicht derjenige Wert gewählt, der als Richtwert gilt. Dieser Wert wird auf die Operationsfälle mit der Therapie „Y-Prothese" angewendet. Somit wird die Zahl derjenigen Patienten mit der Therapie OPS-301: 5-384.3 errechnet, die intensivmedizinisch versorgt werden sollten.

Zusammenfassung

Für die Planung von Intensivbetten kann nicht auf Diagnose- und Operationsstatistiken zurückgegriffen werden. Wissenschaftliche Scores zur Einschätzung des Schweregrades bzw. der Überlebenswahrscheinlichkeit sind aufgrund ihrer eingeschränkten Evaluierung nicht aussagefähig für die Planung von intensivmedizinischen Leistungen. Die Krankenhäuser können behelfsweise die intensivmedizinisch behandelten Patienten in fünf Indikationsgruppen einordnen und einen zukünftigen Bedarf aus ihrer Sicht abschätzen. Zusätzlich können objektive Analysen aufgrund der Datenlage (zur Krankenhaus-Rahmenplanung) Erkenntnisse beisteuern, die sich allerdings nur auf einen kleinen Teil der Leistungen beziehen: Z. B gibt der abteilungs- und indikationsbezogene Anteil an postoperativer Intensivbehandlung einen Hinweis für den Leistungsbedarf. Z. B. kann für geplante, große Operationen der intensivmedizinische Leistungsbedarf zur postoperativen Behandlung abgeschätzt werden. Mit diesen kombinierten Vorgaben können in einer Krankenhaus-Rahmenplanung intensivmedizinische Leistungsbedarfe für eine Region ausgewiesen werden.

Abbildung 45: Verfahren zur Abschätzung des postoperativen intensivmedizinischen Bedarfs bei geplanten „großen" Operationen

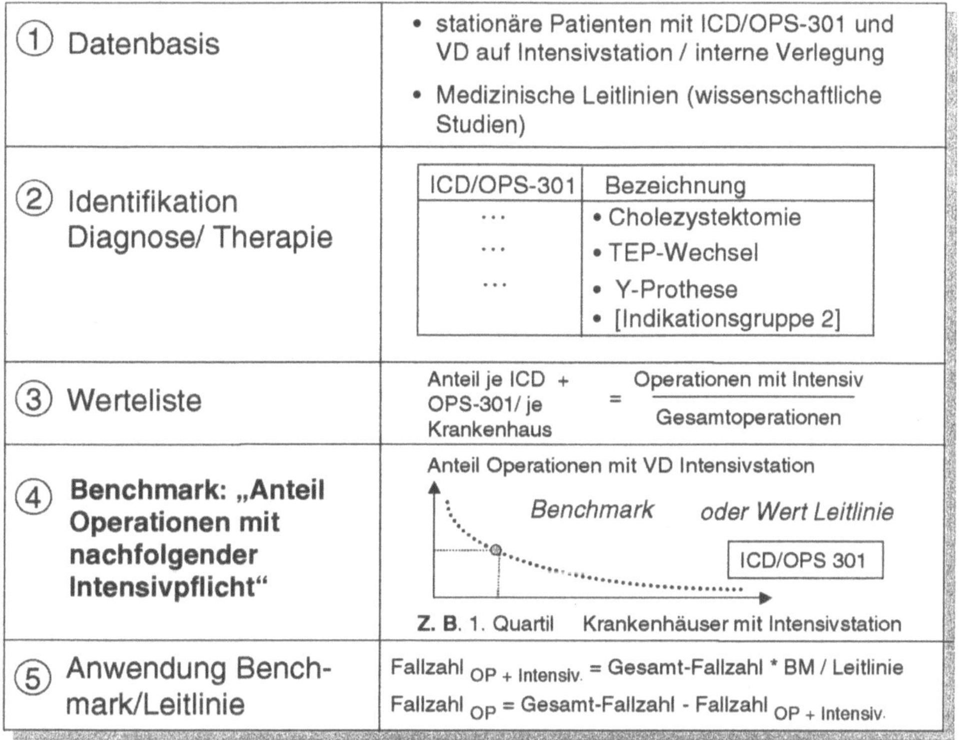

3.2.2.5 Potential der Palliativmedizin

Die Einrichtung von Palliativeinheiten und Hospizen seit Mitte der 80iger Jahre in Deutschland weist auf eine Veränderung im Umgang mit dem Sterben und mit sterbenden Menschen hin. Die akutstationäre Palliativmedizin mit ihrem ärztlichen, pflegerischen und psychosozialen Behandlungsangebot ermöglicht einer in besonderem Maße belasteten Patientengruppe eine adäquate medizinische Versorgung. Die Palliativmedizin zielt im Gegensatz zur kurativen Therapie, deren Zielsetzungen in der Heilung, Tumorverkleinerung und Lebensverlängerung bestehen, auf die *Linderung von Beschwerden und die Verbesserung der Lebensqualität* ab.

„Aufgaben der Palliativstation sind in medizinischer Hinsicht die Symptomkontrolle, insbesondere die Schmerzkontrolle. Die konsequente Schmerzbekämpfung, die Linderung sonstiger organischer Beschwerden (z. B. Sondenernährung bei Schluckstörung) bilden dabei die wichtigste Grundlage, um die Lebensqualität der Kranken auch in der Endphase ihres Leidens zu erhalten. Daneben steht gleichwertig die psychische Unterstützung, Beratung und Begleitung des Patienten und seiner Angehörigen. Damit soll dem Patienten die Rückkehr in die gewohnte Umgebung ermöglicht werden. Hierfür ist eine enge Kooperation mit anderen stationären Einrichtungen, niedergelassenen Ärzten, komplementären und ambulanten Diensten (z. B. Sozialstationen) sowie Angehörigen und ehrenamtlichen Helfern notwendig."[120]

Auf einer Palliativstation arbeiten konsequenterweise die unterschiedlichsten Dienstarten in einem interdisziplinären Team zusammen. Dazu zählen neben den ärztlichen und pflegerischen Mitarbeitern Seelsorger, Therapeuten (z.B. Physio-, Kunst-, Ergotherapeuten), Sozialarbeiter und ehrenamtliche Mitarbeiter von Hospizen. Die Palliativmedizin kann einem bestimmten Fachgebiet nicht zugeordnet werden, sondern ist vielmehr als *Funktionseinheit* zu verstehen. In wissenschaftlichen Studien wird die enge Anbindung an ein Schmerzzentrum gefordert; fallweise muß zwischen Palliativeinheit und den sonstigen medizinischen Fachabteilungen eine kooperative Aufgabenbewältigung erfolgen (z. B. Strahlentherapie, Endoskopie). Die Palliativmedizin am Krankenhaus soll die Versorgung von Patienten übernehmen, die als sogenannte medizinisch „auskurierte" kranke Menschen der stationären Behandlung bedürfen. Die Zielsetzung besteht jedoch nicht etwa primär in der Versorgung der Patienten bis zu deren Ableben (sog. Terminalbetreuung), sondern vielmehr in der ärztlich-pflegerischen Mobilisation und psychosozialen Betreuung als Voraussetzung zur Entlassung des Patienten in die häusliche Umgebung.

Im Zusammenhang mit der palliativen Behandlung von Patienten im Krankenhaus kommt somit der Indikationsstellung eine herausragende Bedeutung zu. Aus den Ergebnissen einer bundesweit durchgeführten Langzeitstudie zur Palliativmedizin im Krankenhaus wird ersichtlich, daß primär Schmerzen und andere körperliche Beschwerden als Aufnahmegründe genannt werden[121]. Eine Fehlbelegung im Sinne einer nicht hinreichend abgedeckten Indikationsstellung kann mit Hinweis auf die durchschnittlich etwa 7 Symptome nicht festgestellt werden. Die Aufnahme erfolgte in 46% der Fälle durch den niedergelassenen Arzt; die zweithäufigste Zuweisungart besteht in der internen Verlegung. Überweisungen durch andere Krankenhäuser konnten in der Studie selten beobachteten werden, da davon ausgegangen wurde, daß andere Krankenhäuser selbst über onkologische Behandlungsstellen oder Schmerzambulanzen verfügen.

Die durchschnittliche Verweildauer der Patienten auf der Palliativstation betrug nach der oben zitierten wissenschaftlichen Studie etwa 17 Tage. Etwa 43% der Patienten, die erstmals in der Palliativstation versorgt wurden, konnten wieder in ihre häusliche Umgebung, in ein Seniorenheim oder in ein Pflegeheim entlassen werden. Insgesamt kommt die Studie zu dem Schluß, daß diese Rate nur bedingt als Erfolg gewertet werden kann, das Angebot einer stationären Palliativstation sich aber bewährt habe.

In der vorliegenden Planungsstudie stellt sich daher die Frage, inwieweit durch die Implementierung einer Palliativstation am Krankenhaus die *Behandlungskarrieren* von Patienten und Patientenströme aus bzw. in den ambulanten Bereich beeinflußt

---

120 BMG (1994).

121 Vgl. BOSOFO (1994); hinsichtlich des Erfolgs der Behandlung wird mit Bezug auf die Aufnahmegründe eine vollständige Schmerzkontrolle innerhalb der ersten Aufenthaltswochen bzw. bis zur Entlassung erreicht.

werden. Zum gegenwärtigen Zeitpunkt kann hierzu jedoch keine Aussage getroffen werden, da die Erfahrungswerte aus den bislang durchgeführten wissenschaftlichen Studien als nicht ausreichend beurteilt werden. So wird für den vollstationären Bereich im Krankenhaus gefordert, daß Palliativstationen nicht als „Auffangbecken" für Terminalpatienten genutzt werden sollten, sondern stattdessen Unterstützungsleistungen im Sinne von Funktionsleistungen für andere Abteilungen in demselben Krankenhaus bereitstellen sollten. Dies würde für den Behandlungspfad im akutstationären Sektor bedeuten, daß allenfalls eine Verlegung aus einem anderen Krankenhaus ohne Palliativstation in Frage kommt.

Des weiteren muß bei der Zuweisung aus dem ambulanten Bereich kritisch angemerkt werden, daß diese insbesonders aufgrund der mangelnden ambulanten, schmerztherapeutischen und onkologischen Angebote sowie eines nicht vorhandenen Fortbildungsangebotes zur Situation von palliativen Patienten erfolgt. Das bedeutet, daß für einen Teil der Palliativpatienten eine der stationären Versorgung gleichwertige Behandlung bei Erfüllung der genannten Voraussetzungen möglich wäre. Schließlich ist auch der Übergang von der stationären palliativen zur ambulanten Behandlung, nach Hause und/oder in eine andere Einrichtung mit Problemen behaftet, die primär in der pflegerischen Unterstützung sowie in der psychosozialen Versorgung des Patienten sowie seiner Angehörigen liegen. Hier ist bspw. eine Kurzzeitpflege oder Überleitungspflege denkbar, die im Vergleich zur häuslichen Krankenpflege durch einen nach Inhalt und Umfang erhöhten Versorgungsbedarf gekennzeichnet ist. Weitere Angebote umfassen die ambulante therapeutische Versorgung durch Psychologen oder die stationäre Versorgung von Terminalpatienten in Hospizen.

Zusammenfassend ist somit zu konstatieren, daß sich für die stationäre palliative Medizin bislang keine eindeutigen Behandlungspfade identifizieren lassen. Dabei ist auch zu berücksichtigen, daß durch eine Verbesserung der Infrastruktur im ambulanten ärztlichen Bereich in Verbindung mit der Einrichtung von Hospizen ein Teil der stationären Behandlungsfälle substituiert werden kann. *Auch wird empfohlen, der weiteren Entwicklung in diesem gesellschaftlich sensiblen Bereich besondere Aufmerksamkeit zu widmen und durch weitere Modellvorhaben aktiv zu gestalten.*

3.2.3 Analyse von Fallzahlsteigerungen

3.2.3.1 Bedeutung der Fallzahl aus Sicht der Krankenhäuser

Mit der Einführung der pauschalierten Entgelte im Jahre 1996 hat die für die Finanzierung des Krankenhauses maßgebliche Determinante, der Pflegesatz je Tag, an Bedeutung verloren. Seit diesem Zeitpunkt ist in der Konsequenz auch eine Reduktion der durchschnittlichen Verweildauer je stationärer Patient zu beobachten (vgl. Abbildung 46). Im Vordergrund der Diskussion steht nunmehr die Fallzahl der in den Krankenhäusern behandelten Patienten. *Die Fallzahl gilt mittlerweile als Leistungsindikator eines Krankenhauses.*

Abbildung 46: Entwicklung der Fallzahl und durchschnittlichen Verweildauer in Deutschland[122] (1990 - 1997)

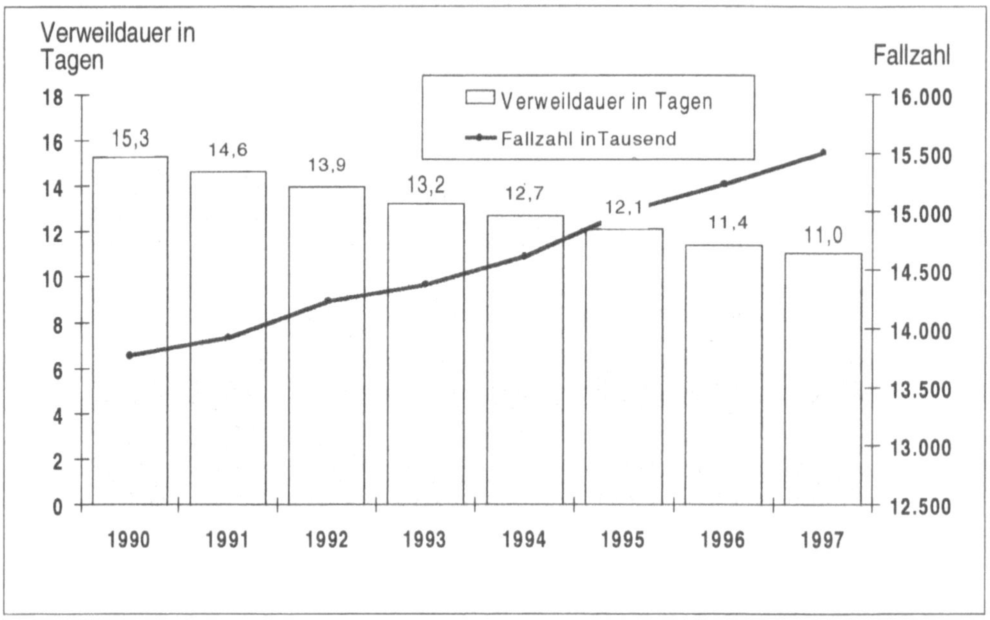

Für die starke Fokussierung auf die Fallzahl sind folgende Gründe relevant:

- *Pauschale Vergütung von Krankenhausleistungen*

  Obwohl nur etwa 20% - 25% der Budgets (nicht der Fälle) der Krankenhäuser über fallpauschalierte Entgelte abgerechnet werden, besteht durch Erhöhung der Fallzahl bei den relevanten Indikationen bzw. Therapien eine Möglichkeit zur Maximierung der Einnahmen bzw. Umsätze.

- *Verletzung des Grundsatzes der Beitragssatzstabilität*

  Zentrale Meßgröße für die einnahmenorientierte Ausgabenpolitik ist die Veränderungsrate der beitragspflichtigen Einnahmen der Mitglieder aller Krankenkassen. Diese Rate, die sich auf die maximale Höhe der Budgets der Krankenhäuser auswirkt, darf durch das einzelne Krankenhaus nach § 6 Abs. 3 BPflV '95 u.a. dann durchbrochen werden, wenn sich die Fallzahl erhöht hat[123].

- *Bemessung der Krankenhausbudgets*

  Bei den Pflegesatzverhandlungen wird zunehmend auf die Fallzahl als Leistungsindikator abgestellt. Dabei werden u.a. die absoluten Größen und ihre Veränderungen sowie die Kosten je Fall herangezogen. Eine Reduktion der Fallzahl bedeutet eine abnehmende Leistungsfähigkeit des Krankenhauses.

---

122 DKG (1998c), S. II

123 Diese Regelung ist mit dem Gesetz zur Stärkung der Solidarität in der gesetzlichen Krankenversicherung - GKV-Solidaritätsstärkungsgesetz - GKV SolG für das Jahr 1999 ausgesetzt worden.

3.2.3.2 Qualitative Analyse von Fallzahlsteigerung - OP-Quotenanalyse

Zur näheren Betrachtung der Entwicklung der Fallzahl im akutstationären Bereich wird zunächst auf das offizielle Zahlenmaterial des Statistischen Bundesamtes zurückgegriffen[124]. Dieses weist für den Zeitraum 1993 - 1997 die nach dem *Merkmal „operiert/nicht-operiert" differenzierten Fallzahlen* auf (vgl. Abbildung 47).

Abbildung 47: Entwicklung der Krankenhausfälle mit/ohne Operation von 1993 - 1997 in Deutschland[125]

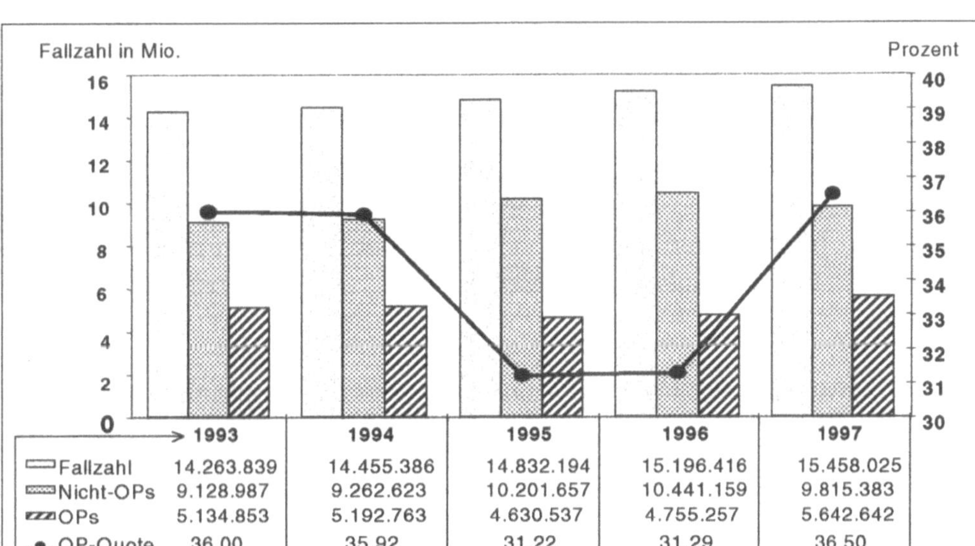

	1993	1994	1995	1996	1997
Fallzahl	14.263.839	14.455.386	14.832.194	15.196.416	15.458.025
Nicht-OPs	9.128.987	9.262.623	10.201.657	10.441.159	9.815.383
OPs	5.134.853	5.192.763	4.630.537	4.755.257	5.642.642
OP-Quote	36,00	35,92	31,22	31,29	36,50

Quelle: Statistisches Bundesamt und eigene Berechnung; für 1993 Hochrechnung, da nur 99,8 % der Fälle erfaßt sind.

Der skizzierte Trend zur Abnahme von Patienten mit Operation bzw. der OP-Quote für die Jahre 1995 und 1996 zeigt sich einheitlich *über fast alle Bundesländer* (Ausnahme: Rheinland-Pfalz, Mecklenburg-Vorpommern); ebenso einheitlich steigt die OP-Quote in 1997 wieder an. Möglicherweise hat sich die Indikation zur Operation geändert (vgl. Zunahme PTA, PTCA) oder es liegen unscharfe Daten vor – allerdings hat die Analyse ihren eigenen Wert.

Aus *wirtschaftlichen Überlegungen* heraus kann es für ein individuelles Krankenhaus sinnvoll sein, den Anteil der operierten Patienten zugunsten des Anteils an konservativen Fällen zu senken. Denn es muß davon ausgegangen werden, daß die Kosten des Krankenhauses bei einem Patienten mit operativer Therapie tendenziell höher sind als bei konservativ behandelten Patienten. Allerdings kann aus dieser Tatsache nicht geschlossen werden, daß Krankenhäuser mit unterschiedlich hohen OP-Quoten hinsichtlich ihrer medizinischen Effektivität und Effizienz differenziert zu bewerten sind. Aus planerischer Sicht sowie aus medizinisch plausiblen Grün-

---

124 Vgl. GSbG (1998b)

125 Quelle: Statistisches Bundesamt und eigene Berechnungen

den ist es durchaus verständlich, daß der Anteil konservativer Fälle zwischen den Krankenhäusern variiert.

Eine Analyse zur Abspaltung nicht medizinisch bedingter konservativer Fallzahlerhöhungen, ggf. als *Kompensation für fehlende operative Fälle*, muß daher an den Daten jedes einzelnen Krankenhauses ansetzen. Dabei stehen als Datenbasis die einzelfallbezogenen Daten nach § 301 SGB V zur Verfügung. Aus der Analyse des Zahlenmaterials und der Anwendung der Varianzanalyse über die OP-Quoten der einzelnen Fachabteilungen der Krankenhäuser resultieren die folgenden Aussagen:

- Die OP-Quote von gleichen Fachabteilungen in verschiedenen Krankenhäusern schwankt stark
- Die Änderung der OP-Quote in gleichen Krankenhäusern über die dort vorgehaltenen Fachabteilungen bleibt weitgehend konstant

Dies bedeutet, daß primär die Krankenhäuser Unterschiede der OP-Quote hervorrufen und nicht die Fachabteilungen[126]. Zielsetzung der OP-Quoten-Analyse ist somit die Identifikation derjenigen Krankenhäuser, bei denen eine Fallzahlerhöhung aus nicht medizinischen Gründen erfolgt ist, und die Quantifizierung dieser Fallzahl.

Abbildung 48: Leistungsquoten ausgewählter Krankenhäuser

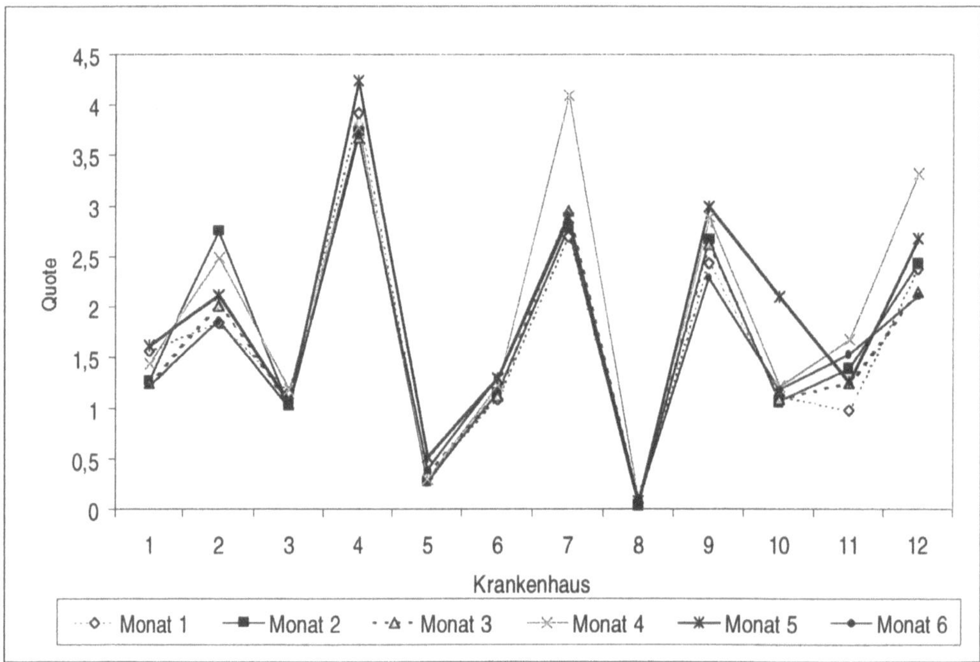

Zur Lösung dieser Problemstellung wird zunächst eine Leistungsquote LQ definiert, die sich als Verhältnis der Anzahl von konservativen Fällen und der Anzahl von operativen Fällen darstellt. Die Leistungsquote geht damit bei Krankenhäusern mit hoher Operationsrate gegen 0. In Abbildung 48 sind die Leistungsquoten ausgewählter Krankenhäuser über sechs Monate dargestellt. Es wird deutlich, daß die

126 Vgl. Exkurs auf den folgenden Seiten

Leistungsquoten zwischen den Krankenhäusern stark schwanken. In den einzelnen Krankenhäusern ist jedoch die Leistungsquote über den Zeitraum zumeist relativ stabil.

Das Krankenhaus Nr. 3 hat beispielsweise eine höhere Leistungsquote als die des Krankenhauses Nr. 5. Trotzdem ist die Varianz der Leistungsquote in beiden Krankenhäusern gering. Diese Krankenhäuser reagieren somit nicht mit Fallzahlerhöhungen im konservativen Bereich. Das Krankenhaus Nr. 7 (bzw. Nr. 10) dagegen hat einen Ausreißer der Leistungsquote nach oben: das Verhältnis von operativen und konservativen Fällen hat sich in einem Monat stark verändert. Hier ist demnach ein Fallzahlrückgang durch zusätzlich *nicht medizinisch bedingte konservative Behandlungen* kompensiert worden[127].

Im Sinne eines generellen Verfahrens sind nunmehr die Grenzen von krankenhausindividuellen Leistungsquoten zu definieren, bei deren Überschreitung von nicht medizinisch bedingten konservativen Fallzahlsteigerungen ausgegangen werden muß. Entsprechend der dieser Planungsstudie zugrunde liegenden Methodik wird hierzu das Benchmarking herangezogen. Zur Ermittlung des Benchmarks werden die Standardabweichungen der Leistungsquoten über alle Krankenhäuser für eine abgrenzbare Periode ermittelt und aufsteigend sortiert. Der 1. Quartilswert wird als Benchmark definiert; er gibt das Maß der Varianz an, die jedem Krankenhaus als Spielraum für ihre individuelle Varianz über die monatlichen Leistungsquoten verbleiben. Der so gebildete Benchmark geht somit von *folgender Prämisse* aus: „Wenn ein Krankenhaus im Monat eine bestimmte Fallzahl von XY hat, dann kann es dies nur mit maximal Z konservativen Fällen haben".

Die OP-Quotenanalyse kann in der vorliegenden Planungsstudie nicht zur Anwendung kommen. Der wesentliche Grund hierfür liegt in der verfügbaren Datenbasis. Diese stellt sich zwar als sehr umfangreich dar, sie deckt aber nur eine eng abgegrenzte Zeitperiode von einem Jahr ab. Um gesicherte Aussagen mit Hilfe der OP-Quotenanalyse ableiten zu können, ist jedoch ein *Zeitraum von mindestens 4 Jahren* zu betrachten. Dennoch soll klar herausgestellt werden, daß der OP-Quote zur Analyse des ausschließlich durch konservativ behandelte Patienten getragenen Fallzahlenanstieges eine erhebliche Bedeutung zukommen wird.

Exkurs: Verfahren der OP-Quotenanalyse

A. Varianzanalyse

Entgegen herkömmlicher (medizinisch vernünftiger) Annahme, daß

- die OP-Quote weitgehend konstant bleibt,
- die OP-Quote weitgehend abteilungsspezifisch ist,

stützt das Zahlenmaterial die Aussage, daß

---

127 Die leitenden Ärzte dieses Krankenhauses haben die Strategie bestätigt, kurzfristige Absenkungen der OP-Zahlen durch konservative Fälle auszugleichen.

- die OP-Quote bei gleichen Abteilungen in verschiedenen Krankenhäusern (stark) schwankt,
- die Änderung der OP-Quote in gleichen Krankenhäusern über die dortigen Abteilungen hinweg weitgehend konstant bleibt,

⇒ Eine Varianzanalyse widerlegt über die Treatmentstufe Abteilungen deren Einfluß und weist damit die Varianzen als krankenhausspezifisches Verhalten aus.

Die folgende Modellrechnung zeigt die Varianzanalyse im oben beschriebenen Sinne:

KH	Orthopädie			Augenheilkunde			Chirurgie		
	OP-Qu.	Quadr.	Varian.	OP-Qu.	Quadr.	Varian.	OP-Qu.	Quadr.	Varian.
KH1	0,4	0,067	0,076	0,5	0,025	0,031	0,4	0,067	0,051
KH2	0,5	0,025	0,031	0,6	0,003	0,006	0,6	0,003	0,001
KH3	0,8	0,020	0,016	0,7	0,002	0,001	0,7	0,002	0,006
KH4	1,0	0,117	0,106	0,9	0,058	0,051	0,8	0,020	0,175
ΣA_i	2,7			2,7		2,5			
$\bar{A}_i$	0,675			0,675		0,625			
$\sum(m_i - \bar{G})^2$		0,229			0,088			0,092	
$n\sum(\bar{A}_i - \bar{G})^2$		0,001			0,001			0,001	
$\sum(x_{mi} - \bar{A}_i)^2$			0,229			0,089			0,233

$$\bar{G} = \frac{1}{p}\sum_i \bar{A}_i = \frac{0{,}675 + 0{,}675 + 0{,}625}{3} = 0{,}6583$$

$$QS_{tot} = 0{,}409; \quad df_{tot} = 11; \quad \sigma^2{}_{tot} = \frac{QS_{tot}}{df_{tot}} = \frac{0{,}409}{11} = 0{,}037$$

$$QS_{treat} = 0{,}003; \quad df_{treat} = 2; \quad \sigma^2{}_{treat} = \frac{QS_{treat}}{df_{treat}} = \frac{0{,}0039}{2} = 0{,}0017$$

$$Varianzaufklärung = \frac{QS_{treat}}{QS_{tot}} = \frac{0{,}003}{0{,}409} = 0{,}007 = 0{,}7\%$$

$$\sigma^2{}_{Fehler} = \frac{0{,}229 + 0{,}089 + 0{,}233}{3+3+3} = 0{,}0612; \quad F = \frac{\sigma^2{}_{treat}}{\sigma^2{}_{Fehler}} = \frac{0{,}0017}{0{,}0612} = 0{,}028$$

Interpretation

Der F-Wert sollte („wenn die Abteilungen für die OP-Quote die entscheidende Rolle spielen“) eine Größenordnung von 5-10 haben. Davon ist er hier weit entfernt. Es gilt allgemein, wenn $\sigma^2{}_{Fehler} > \sigma^2{}_{treat}$ bzw. $F < 1$ ist, ist eine Aufklärung der Varianzen nicht gegeben. Das bedeutet hier, „die Krankenhäuser rufen die Unterschiede hervor, nicht die Abteilungen“.

Exkurs : Verfahren der OP-Quotenanalyse

B. Abspaltung nicht medizinisch bedingter (konservativer) Fallzahlerhöhung:

B.1 Leistungsquote

1. Definiere *Leistungsquote LQ:= Anzahl der konservativen Fälle / Anzahl der operativen Fälle* *(1)*
2. Für ein Krankenhaus mit hoher Operationsrate geht LQ gegen 0.
3. Betrachte die Leistungsquote der Krankenhäuser monatsweise.

B.2 Benchmarking über alle Krankenhäuser:

Benchmark = Standardabweichung des 1. Quartils über alle Krankenhäuser = BV = 0,16 (2)

Damit gilt die Bedingung:

Mittelwert(LQ(m1) , ... , LQ(mn)) + BV ≥ LQ (Monat m),
∀m ε {m1,...,mn} *(3)*

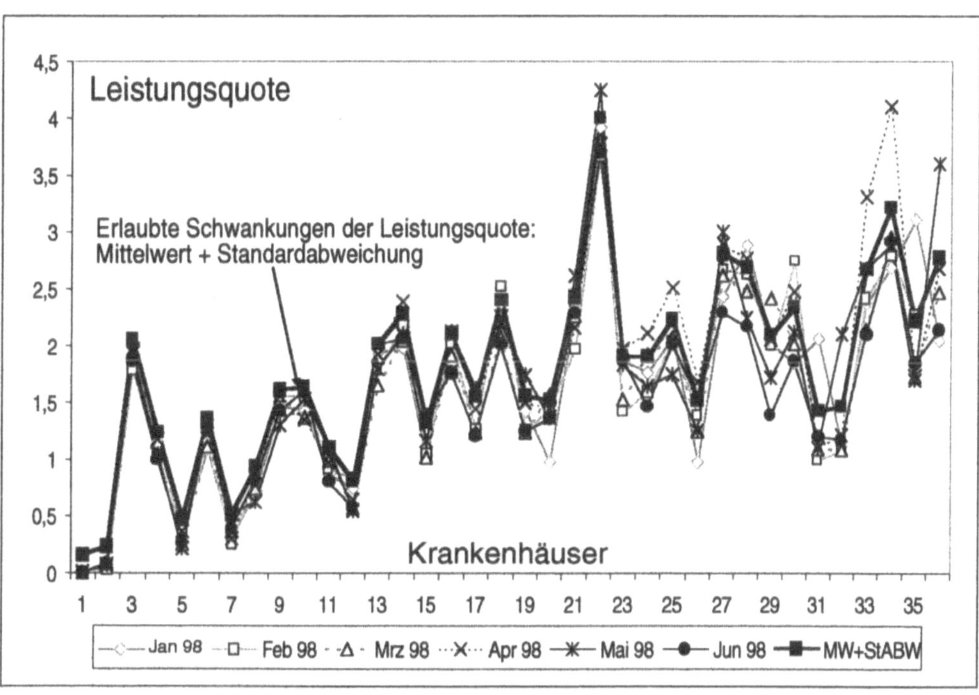

B.3 Quantifizierung der nicht medizinisch bedingten konservativen Fallzahlen

Es gilt: $F_{OP} + F_{kon} = F_{ges}$, *(4)*

wobei F_{OP} = Anzahl der operativen Fälle

F_{kon} = Anzahl der konservativen Fälle

F_{ges} = Gesamtfallzahl

Aus Definition (1) und Gleichung (4) folgt

$$F_{kon} = \frac{F_{ges} * LQ}{LQ + 1} \quad (5)$$

Damit folgt:

Bedingung (3) ist erfüllt genau dann, wenn

$$\forall \text{Monate } m: \quad F_{kon}(m) \leq \frac{Fallzahl(m) * (LQ + BV)}{(LQ + BV) + 1} \quad (6)$$

<u>Beispiel</u>

Monat	Gesamtfälle	Fallzahl operative Patienten	Fallzahl konservative Patienten	Leistungs-quote	Bedingung
Jan 98	742	246	496	2,02	502
Feb 98	701	234	467	2,00	474
März 98	704	206	498	2,42	476
April 98	685	224	461	2,06	463
Mai 98	649	239	410	1,72	439

Mittelwert (LQ) = 1,93 Zugelassene Varianz: LQ + BV = 2,09

In diesem Beispiel ist in der Spalte "Bedingung" die Formel (6) eingetragen. Es muß für jeden Monat gelten, daß die "Fallzahl Konservative Patienten" kleiner gleich "Bedingung" ist. Diese Regel ist für den Monat März 1998 durchbrochen: 472 konservative Fälle sind zugelassen, 498 konservative Fälle hat das Krankenhaus behandelt, also <u>26 Fälle</u> zuviel. Die Fallzahl von 704 Fällen im Monat konnte das Krankenhaus damit durch ihre Erhöhung der konservativen Fälle erreichen. Ähnliches - wenn auch nicht in dem Ausmaß - gilt für den Monat April.

3.2.3.3 Quantitative Analyse von Fallzahlsteigerungen - Krankenhaushäufigkeit

Die in Kapitel 3.2.3.1 beschriebenen Tatsachen haben dazu geführt, daß das Management bzw. die Verwaltungsleitung des Krankenhauses der Entwicklung der Fallzahl eine hohe Priorität zumißt. Ärzte und Pflegepersonal werden auf diesen Indikator aufmerksam gemacht und strukturieren den Leistungsprozeß am Patienten entsprechend um, d.h. sie verlegen Patienten in andere Krankenhäuser oder nehmen sie nach einem bestimmten Zeitraum zur Beendigung der stationären Behandlung wieder auf (vgl. Abbildung 49). *In der Folge steigen die Fallzahlen der Fachabteilung – zusätzlich zur Morbiditätsentwicklung – und die durchschnittliche Verweildauer je Patient sinkt.*

In diesem Zusammenhang soll die Problematik zur *objektiv nachvollziehbaren Indikationsstellung* durch den einzelnen Arzt nur angerissen werden. Es kann zumindest nicht ausgeschlossen werden, daß einzelne Mediziner durch eine großzügige

Indikation zur Behandlung einen Beitrag zur Erhöhung der Fallzahl eines Krankenhauses erbringen[128]. Dieser Aspekt kann und soll in der vorliegenden Studie nicht untersucht werden.

Abbildung 49: Erhöhung der Fallzahl am Beispiel der Behandlung „Kreuzbandplastik nach Kreuzbandriß"

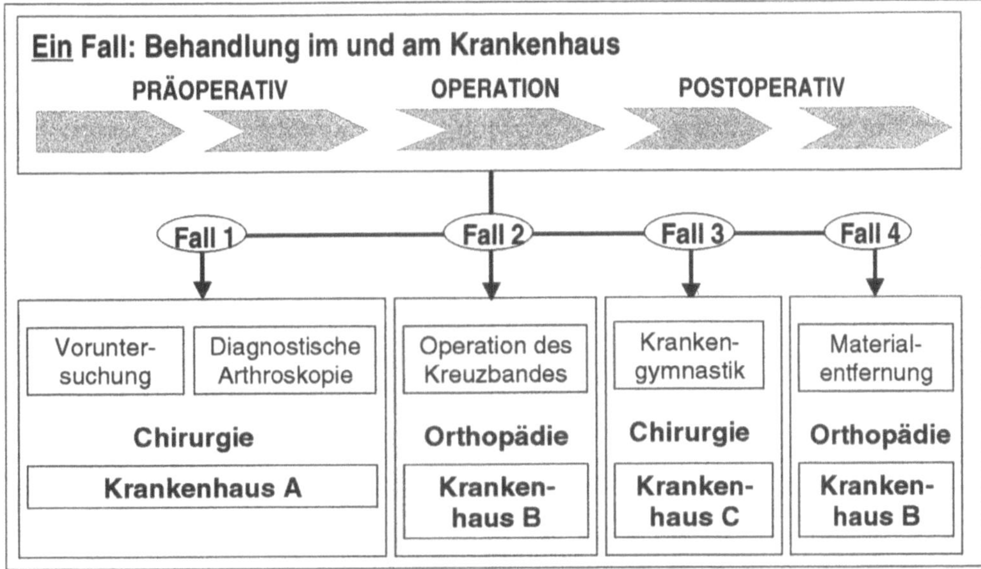

Zur Bereinigung künstlicher Fallzahlsteigerungen im Rahmen der Planungsstudie wird ein quantitatives Verfahren gewählt. Im einzelnen werden für jedes Leistungsmodul der einzelnen Fachdisziplinen die in Abbildung 50 dargestellten Schritte durchlaufen.

Beispiel

Das Verfahren zur Bereinigung der künstlichen Fallzahlsteigerungen baut auf den fallbezogenen Datensätzen zur Behandlung von stationären Patienten im Versorgungsgebiet (§ 301 SGB V) auf. Dabei kann die Identifikation von konkreten Patienten auf der Grundlage eines Schlüssels (ID) erfolgen, der aus der Anwendung eines Algorithmus zur Anonymisierung der personenbezogenen Daten resultiert. Diese ID ermöglicht die *Zusammenführung von mehreren stationären Aufenthalten* eines stationären Patienten in einem oder mehreren Krankenhäusern. Im 2. Schritt

[128] Beispielhaft lassen sich aus der aktuellen Diskussion des Jahres 1998 die folgenden Aussagen heranziehen:

- Die Deutsche Gesellschaft für Kardiologie kritisiert die Überkapazitäten von Herzkatheter-Meßplätzen, aus der eine angebotsinduzierte Nachfrage erwächst.
- In einer Studie des Sozialministeriums Niedersachsen wird der Anstieg der Operationen an der Gallenblase um etwa 50% innerhalb eines Jahres hinterfragt.
- Andere Studien berichten über einen Anstieg der endoskopischen Gelenkoperationen um das 6-fache innerhalb der letzten drei Jahren.

Bei der Frage zur objektiv nachvollziehbaren Indikationsstellung wird angemerkt, daß bspw. die Indikation zur Operation der Gallenblase bei Ärzten und Juristen um etwa 80% seltener gestellt wird, als bei Personen anderer Berufsgruppen.

werden aus dem Datensatz diejenige Patienten ermittelt, die innerhalb eines Jahres mehrfach stationär behandelt wurden. Die für diese Patienten dokumentierten Diagnosen und Therapien werden aufgenommen, bspw. „Kreuzbandplastik bei Kreuzbandruptur" (ICD-9: 717.8; OPS 301: 5-813.0) im Modul „Basisleistungen in der Orthopädie"[129].

Im 3. Schritt werden die Daten einer jeden (orthopädischen) Fachabteilung im Versorgungsgebiet analysiert. Dazu werden die *Krankenhaushäufigkeiten* der einzelnen Patienten mit ICD-9/OPS 301-Kombination 717.8/5-813.0 für jede Fachabteilung festgestellt, und es wird ein fachabteilungsbezogener Mittelwert über die Krankenhaushäufigkeiten gebildet. Aus der aufsteigenden Auflistung der einzelnen Mittelwerte wird im 4. Schritt der ICD-9/OPS 301-bezogene Benchmark abgeleitet; es wird derjenige Wert gewählt, der das erste Viertel der Krankenhäuser abgrenzt (1. Quartil). Im folgenden sind die Leistungsmodule zu lokalisieren, die die entsprechende Diagnose-/Therapieleistung enthalten. Im Beispiel trifft dies auf das Leistungsmodul „Basisleistungen in der Orthopädie" zu. Im Rahmen des 5. Schrittes wird eine Anpassung der Fallzahl für die ICD-9/OPS 301-Kombination 717.8/5-813.0 vorgenommen, indem die Krankenhaushäufigkeit[130] ermittelt und durch den abgeleiteten Benchmark ersetzt wird.

Abbildung 50: Vorgehen zur Berücksichtigung künstlicher Fallzahlsteigerungen

① Datenbasis	• stationäre Patienten mit OPS-301 • ID-Schlüssel • Medizinische Leitlinie zu Indikationen und Komplikationen (wissenschaftliche Studien)
② Identifikation Diagnose/ Therapie	Diagnosen/Therapien mehrfach stationär behandelter Patienten (ohne medizinische Indikation): ICD / OPS-301 – Bezeichnung 5-813.0 – Kreuzbandplastik 5-362.3 – Bypass 250 – Diabetes ... ...
③ Werteliste	Mittelwert Krankenhaushäufigkeit (Abt.) je ICD/OPS-301 pro Jahr = Gesamtaufenthalte (Jahr) / Patienten
④ **Benchmark: „Krankenhaushäufigkeit"**	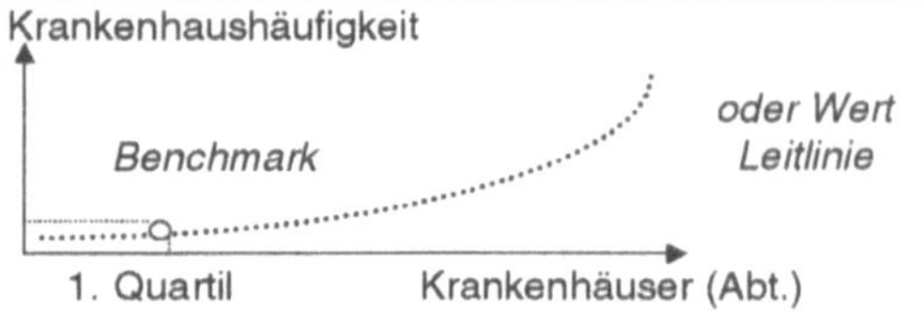 Krankenhaushäufigkeit; Benchmark; oder Wert Leitlinie; 1. Quartil; Krankenhäuser (Abt.)
⑤ Anwendung Benchmark	Aufenthalte $_{stat.}$ = Patienten * Benchmark

129 Grundsätzlich muß für diese Analyse geprüft werden, inwieweit ICD-Obergruppen bzw. OPS-301-Schlüssel analysiert werden.

130 Die Krankenhaushäufigkeit wird durch die Anteile bereinigt, die durch die Therapie des zweiten Gelenkes (rechtes und linkes Knie) oder grundsätzlich auch des zweiten Organs (rechtes und linkes Auge) entstehen.

3.3 Einfluß temporärer Effekte auf die Behandlungsanlässe und Therapien

Die Art und die Struktur der in Kapitel 2 dargestellten Leistungsmodule werden nicht nur durch die Veränderungen der Versorgungsformen beeinflußt. Es sind darüber hinaus noch Einflußfaktoren zu beachten, die den Menschen als potentielles Objekt der Gesundheitsleistung betreffen. So muß aufgrund von wissenschaftlichen Studien davon ausgegangen werden, daß die *Häufigkeit der stationären Versorgung* durch das Alter beeinflußt wird.

In einer Untersuchung, die sich auf ein abgegrenztes Versorgungsgebiet (Bistum Aachen) bezog, wurde die Hypothese getestet, daß sich signifikante Differenzen zwischen der Alterstruktur der Bevölkerung und der Altersstruktur der Krankenhauspatienten festellen lassen[131]. Nach den Ergebnissen der Studie suchen Patienten, die älter als 65 Jahre sind, überproportional häufig ein Krankenhaus auf: Etwa 34% der in den betrachteten Krankenhäusern behandelten Patienten sind älter als 65 Jahre, ihr Anteil an der Bevölkerung beträgt jedoch nur etwa 16%. Das bedeutet, daß Menschen im Alter von über 65 Jahren mehr als doppelt so häufig im Krankenhaus behandelt werden, wie es ihrem Anteil an der Bevölkerung entspricht.

Eine Untergliederung des Datenmaterials der o.g. Studie nach Diagnosegruppen zeigt, daß die Gruppe der über 65ig-jährigen etwa 43% der Patienten in den Diagnosegruppen 07 (Krankheiten des Kreislaufsystems), 17 (Verletzungen und Vergiftungen), 09 (Krankheiten der Verdauungsorgane) und 02 (Neubildungen) stellt. Insgesamt kommt die Studie für das betrachtete Versorgungsgebiet zu dem Schluß, daß innerhalb der nächsten 10 Jahre die *Fallzahl in allen Fachrichtungen mit Ausnahme der Pädiatrie* ansteigen wird. Ein starker Anstieg der Fallzahlen ist für die Fachrichtungen der Chirurgie, der Inneren Medizin sowie der Urologie zu erwarten. Während diese Entwicklung bei den beiden erstgenannten Fachrichtungen auf das Behandlungsspektrum zurückzuführen ist, wird der Anstieg der Patientenzahlen in der Urologie damit erklärt, daß die männliche Nachkriegsgeneration das Alter erreicht, in dem ein wesentlicher Teil der urologisch zu behandelnden Krankheiten diagnostiziert wird.

Die Ergebnisse dieser für ein relativ kleines Versorgungsgebiet durchgeführten Studie zeigen, daß sowohl der Bevölkerungsstruktur als auch der in den einzelnen Altersgruppen zu beobachtenden Behandlungsanlässe bei der Krankenhausplanung eine Bedeutung zugemessen werden muß.

3.3.1 Analyse der Bevölkerungsentwicklung

Die Notwendigkeit zur Analyse der Bevölkerungsstatistik resultiert aus der *Verschiebung in der Alterspyramide* der Bevölkerung. Wie oben beschrieben weichen die Krankenhaushäufigkeit, die Art der Behandlungsanlässe sowie die durchgeführten Therapien in den verschiedenen Altersgruppen stark voneinander ab, so daß sich allein durch diese Tatsache im Zeitablauf Veränderungen ergeben. Einfa-

---

131 Vgl. ELFES, BUSCHKOTTE, FERNHOLZ-GRÄFE (1997), S. 198ff.

che Trendextrapolationen unterstellen implizit einen unveränderten Bevölkerungsaufbau. Mit den in dieser Planungsstudie verwendeten Prognosewerten werden jedoch Verschiebungen in der Altersstruktur bei der Berechnung von diagnoseorientierten Fallzahlen berücksichtigt (vgl. Kapitel 3.3.2). *Voraussetzung* dafür ist die stetige Entwicklung der Bevölkerung im Hinblick auf die Veränderung der absoluten Zahlen und der Anteile der einzelnen Altersklassen.

Basis für die Analyse ist das Datenmaterial der Statistischen Landesämter. Die jeweils zugrunde liegende Bevölkerungsstatistik des Landes weist differenziert nach *einzelnen Altersklassen*, dem Geschlecht sowie der regionalen Zugehörigkeit die Anzahl der Einwohner aus. Die Prognosen zur Altersentwicklung basieren auf den Volkszählungen der Jahre 1970 und 1987.

In Abbildung 51 sind die Anteile der Bevölkerung verschiedener Altersklassen an der Gesamtbevölkerung eines Bundeslandes im Zeitablauf aufgeführt (1995 bis 2011). Wie zu erwarten steigt der Anteil in der Klasse 65 Jahre bis 99 Jahre an der Gesamtbevölkerung von etwa 16% auf etwa 20% an. Demgegenüber wird in der Altersklasse 20 Jahre bis 34 Jahre ein starker Rückgang von etwa 24% auf 17% erwartet. In den Altersklassen 08 Jahre bis 19 Jahre und 50 Jahre bis 64 Jahre sind keine wesentlichen Veränderungen der Anteile gemessen an der Gesamtbevölkerung zu beobachten. Die Gesamtbevölkerung variiert im betrachteten Zeitraum mit einem Anstieg von 0,2% kaum.

Abbildung 51: Bevölkerungsentwicklung nach Altersgruppen

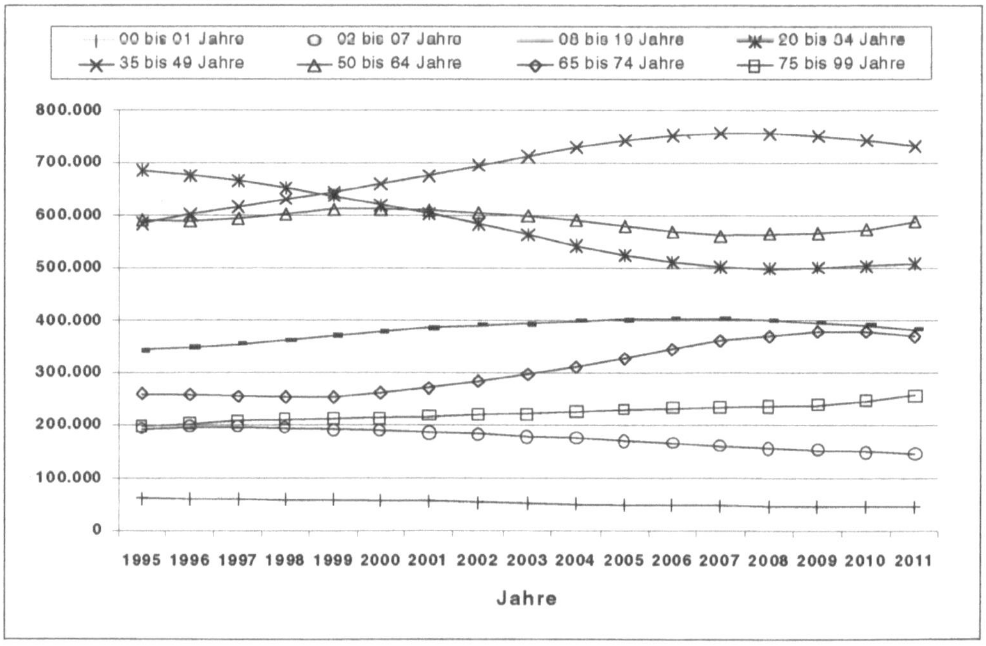

Insgesamt ist zu konstatieren, daß die Entwicklung der Bevölkerung über den großen Zeitraum bis zum Jahre 2011 *ausgesprochen stetig verläuft*. Es muß daher davon ausgegangen werden, daß die altersbedingten Erkrankungen auch in der Morbiditätsentwicklung abgebildet werden. Tatsächlich spiegeln sich die Ergebnisse aus der Analyse der Bevölkerungsentwicklung in der Morbidität wider. So korrespondiert der Anstieg in der Altersklasse 64 Jahre bis 74 Jahre mit der Entwicklung der Fallzahlen in den von dieser Bevölkerungsgruppe überwiegend in Anspruch genommenen Fachabteilungen der Augenheilkunde, der Inneren Medizin und der Geriatrie. Dies bedeutet, daß die Veränderungen in den Altersklassen der Bevölkerung durch die Analyse der Morbiditätsstatistik berücksichtigt werden. Ein Einfluß der Bevölkerungsentwicklung auf die Quantifizierung des landesweiten Leistungsbedarfs *ist daher nicht gegeben.*

Problematisch erweist sich im Zusammenhang mit der Bestimmung des *regionalen Leistungsbedarfs* jedoch, daß bei der Analyse der Morbiditätsstatistik zumeist keine regionale Differenzierung möglich ist. Auf der Grundlage der Bevölkerungsentwicklung ist daher zunächst zu prüfen, ob regionale Unterschiede in den Anteilen der einzelnen Altersklassen bestehen. Ist dies der Fall, müssen die landesweiten *Ergebnisse der Morbiditätsanalyse* für die betroffenen Regionen differenziert werden, um die Unterschiede in der Feststellung des Leistungsbedarfs berücksichtigen zu können. Dazu werden die indikationsbezogenen Fallzahlveränderungen, die sich aus der Morbiditätsanalyse ergeben, mit den regionsspezifischen unterschiedlichen Anteilen in den einzelnen Altersklassen gewichtet und können so zur Bestimmung des regionalen Leistungsbedarfs herangezogen werden.

Abschließend ist darauf hinzuweisen, daß eine Analyse der Bevölkerungsentwicklung über einen so großen Zeitraum zwangsläufig mit großen Unsicherheiten behaftet ist. Die Ergebnisse sind daher mit fortschreitendem Prognosezeitraum kritischer zu interpretieren. Vielmehr muß empfohlen werden, die Bevölkerungsentwicklung mittelfristig, d.h. in Abständen von 3 bis 5 Jahren neu zu analysieren, um ggf. konkrete Implikationen auf die Krankenhausplanung ableiten zu können.

3.3.2 Morbiditätsanalyse

Es herrscht Einvernehmen darüber, daß eine exakte *Morbiditätsanalyse*, die auf Daten von epidemiologischen Untersuchungen aufbaut, als Grundlage für eine Krankenhausplanung genügen würde. Diese müßte entsprechende Morbiditätsziffern für alle Krankheitsbilder, differenziert entsprechend der Altersgruppen, enthalten. Eine solche Datenbasis liegt bis heute in keinem Bundesland Deutschlands vor. Als sinnvolle Alternative zu einer exakten Morbiditätsanalyse kommt eine Annäherung der Morbidität über die tatsächlichen Fallzahlentwicklungen in Betracht, die gleichfalls nach Behandlungsanlässen und ggf. Therapiewegen sowie Altersgruppen differenziert werden muß. Als Vorteil erweist sich bei diesem Vorgehen, daß in der Entwicklung der Fallzahlen die *Veränderungen innerhalb der Bevölkerung ebenso wie medizinische und medizinisch-technische Entwicklungen* widergespiegelt werden. Dies bedeutet, daß sowohl die absolute Bevölkerungsentwicklung als auch die Veränderungen innerhalb der einzelnen Altersklassen mit diesem Verfahren erfaßt und entsprechend berücksichtigt werden.

Für das Versorgungsgebiet Schleswig-Holstein liegen valide Daten aus der Krankenhausdiagnosestatistik für die zeitliche Entwicklung der Fallzahlen vor. *Die personenbezogenen Daten nach § 301 SGB V liegen der GSbG erst seit 1998 vor und sind so für die Morbiditätsanalyse wegen der Zeitreihenbetrachtung nicht verwendbar.* Dabei werden die Diagnosen mit dem 3-stelligen bzw. 4-stelligen ICD-9 dargestellt; eine Abbildung der Therapiewege wird leider bisher nicht vorgenommen. Allerdings erfolgt für jede einzelne Diagnose ein differenzierter Ausweis der Fallzahlen entsprechend der acht Altersklassen. Damit ist eine *bestmögliche Annäherung* an eine Morbiditätsanalyse gewährleistet.

Als methodisches Verfahren für das oben beschriebene Problem, d.h. zur Ableitung zukünftiger diagnoseorientierter Fallzahlen auf der Basis vorhandener Daten, wird die Regressionsanalyse eingesetzt. Fallzahlen in dem Versorgungsgebiet berechnen sich zu einem bestimmten Zeitpunkt wie folgt:

$$FZ = \sum_{j=1}^{k} \sum_{i=1}^{d} n_{ij}$$

Dabei ist d die Anzahl der Diagnosen (Diagnosegruppen), k die Anzahl der Altersgruppen und n die im Beobachtungszeitraum für die jeweilige Diagnose- und Altersgruppe ermittelte Fallzahl. Die zukünftigen Fallzahlen je Diagnose zu einem bestimmten Zeitpunkt sind im weiteren mit Hilfe der *Regressionsfunktion* zu bestimmen. Aus der Gegenüberstellung der IST-Situation im Jahr 1998 mit den zukünftigen Fallzahlen des Jahres 2000 werden diagnosebezoge Erweiterungs- bzw. Reduktionskoeffizienten gebildet, die auf die entsprechenden Behandlungsanlässe angewendet werden. In Tabelle 16 sind beispielhaft Koeffizienten für ausgewählte Diagnosen aufgeführt.

Tabelle 16: Ausgewählte Ergebnisse der Morbiditätsanalyse

ICD (3-stellig)	Kurzbezeichnung	Fachdisziplin	Erweiterungs-/Reduktionskoeffizient in %
650	Normale Entbindung	Frauenheilkunde	-2,47%
550	Leistenbruch	Allgemeine Chirurgie	2,74%
401	Essentielle Hypertonie	Innere Medizin	4,57%
378	Hornhauttrübung	Augenheilkunde	6,45%
218	Uterusleiomyom	Frauenheilkunde	7,32%

Die Erweiterungs- und Reduktionskoeffizienten werden nunmehr auf *die Fallzahlen innerhalb der einzelnen Leistungsmodule* angewendet. Dazu werden zunächst für eine bestimmte Diagnose die relevanten stationären Fälle in allen betroffenen Leistungsmodulen lokalisiert. Zur Vermeidung von Überlagerungseffekten, die aufgrund der Berücksichtigung alternativer Versorgungsformen oder der Änderung der Behandlungspfade entstehen können, werden dann die Erweiterungs- bzw. Reduktionskoeffizienten so modifiziert, daß nur die vollstationären Fälle berücksichtigt werden. Daran anschließend können die absoluten Fallzahlen je Diagnose mit Hilfe der relativen Koeffizienten angepaßt werden.

Das beschriebene diagnose- und altersbezogene Vorgehen birgt jedoch *technische und formale Probleme*:

- Jede Diagnose - aber auch jede Kombination von Diagnosen - müßte isoliert betrachtet werden. Bei den klassischen Abteilungen kann es leicht zu Größenordnungen von Diagnose-Kombinationen von mehreren Zehnerpotenzen kommen.

- Es existiert weder eine eindeutige Zuordnung von Diagnosen zu Leistungsmodulen noch zu Fachabteilungen, da diese Merkmale in der Krankenhausdiagnosestatistik nicht geführt werden. Somit müßte ein diagnosebezogener Erweiterungs- bzw. Reduktionskoeffizient in mehreren Leistungsmodulen bzw. Fachabteilungen zur Anwendung kommen.
- Durch die teilweise erforderliche Aufsplittung in Einzeldiagnosen werden die Fallzahlen in Einzelfällen so klein, daß eine statistisch abgesicherte Regression nicht mehr möglich ist.

Es müssen daher auch *alternative Verfahren* zur Berücksichtigung der Morbidität zur Anwendung kommen. Durch eine entsprechende mathematische Beweisführung läßt sich zeigen, daß anstelle eines diagnose- bzw. altersbezogenen Vorgehens die fachabteilungsbezogene Ermittlung der zukünftigen Fallzahlen durch Regression möglich ist[132].

Insgesamt muß über 1998 bis zum Jahre 2000 von einer Fallzahlsteigerung von ca.5% bis 6% ausgegangen werden. Dieses Ergebnis ist vor dem Hintergrund der in den letzten Jahren zu verzeichnenden Fallzahlsteigerungen in den Krankenhäusern unmittelbar plausibel. Die beobachtete Fallzahlerhöhung hat mehrere Ursachen, u.a.:

- *Demographische Entwicklung*

Die Bevölkerungszahlen entwickeln sich stetig (vgl. die gesonderten Untersuchungen zu diesem Bereich). Da keinerlei Brüche in der Entwicklung zu erwarten sind, umfaßt die Morbiditätsanalyse diese Auswirkungen. Allerdings liegen die Fallzahlerhöhungen deutlich über der Erhöhung der Bevölkerungszahl in den kritischen Altersgruppen.

- *Medizinischer Fortschritt*

Die Erhöhung der Fallzahl wird in Teilen durch medizinischen Fortschritt erklärt (vgl. Kapitel 3.3.3). Eine Ausweitung der Kapazitäten, die sich aus diesem Teil der Fallzahlerhöhung ergibt, ist gerechtfertigt und spiegelt den gewachsenen Bedarf wider: die erweiterten diagnostischen Möglichkeiten in der Nuklearmedizin (+ 23%) und die neuen Behandlungsalternativen in der Strahlentherapie (+ 18%).

- *Neue Therapieformen*

Dafür spricht auch, daß in einzelnen Fachabteilungen weit über den Durchschnitt liegende Steigerungsraten zu verzeichnen sind. So resultiert aus dem Aufbau des Fachbereichs der Geriatrie innerhalb der letzten Jahre eine zu erwartende Fallzahl (+ 31%), die sowohl mit den Analysen aus der Neustrukturierung der Behandlungspfade (vgl. Kapitel 3.2.2.2.2) als auch mit den Ergebnissen zur Entwicklung der Bevölkerungsstrukturen (vgl. Kapitel 3.3.1) in *Einklang steht.*

---

[132] Vgl. dazu detailliert GS$_b$G (1988), 95ff.

Neue Formen der Behandlung führen in Teilen (z.B. in der Tumorbehandlung) zu schnellen und häufigen Wiedereinweisungen, also zu neuen Fällen. Diese Erhöhung der Wiedereinweisung korrespondiert mit einer jeweils für den Fall verbundenen verkürzten Verweildauer. Insoweit umfaßt die Verweildaueranalyse diese Entwicklung, die für diesen Bereich durch die gestiegene Fallzahl in Teilen relativiert wird.

- *Künstliche Fallzahlerhöhung*

Aus den vorliegenden Daten ergeben sich allerdings auch Anhaltspunkte, daß Krankenhäuser aus wirtschaftlichen Gründen auf sinkende Fallzahlen z. T. in der Art reagieren, daß z. B. über erhöhte Wiedereinweisung, vermehrte Rekrutierung konservativer Fälle (also Senken der OP-Quote) und andere Maßnahmen versucht wird, die Auslastung möglichst konstant zu halten (vgl. dazu die Erläuterungen in Kapitel 3.2.3.1). Insofern ist die zu erwartende Steigerungsrate bei den gesamten Patientenbehandlungen als *Obergrenze* zu verstehen.

▶ Die nicht medizinisch induzierte Fallzahlerhöhung gilt es aus der gemessenen Entwicklung abzuspalten.

Wiederaufnahmen in Krankenhausabteilungen wurden hinsichtlich der Frage untersucht, ob eine geringe Bettenauslastung mit Quartalsverzögerung zu erhöhten Wiederaufnahmen in die Abteilung führten – hier konnte eine Abhängigkeit festgetellt werden (vgl. Kapitel 5.1.3). Eine Varianzanalyse zeigt, daß die Veränderungen der Wiedereinweisungsquote nicht signifikant durch die unterschiedlichen Abteilungen des Krankenhauses hervorgerufen werden. Es wäre denkbar, als Benchmarkgröße den abteilungsbezogenen Mittelwert der im Zeitablauf beobachtenen Wiedereinweisungsquoten zu setzen. Damit werden Überschreitungen dieses Mittelwertes als tendenziell nicht medizinisch begründet von der Fallzahlerhöhung abgespalten.

▶ Nachgewiesene „künstliche Fallzahlerhöhungen“ relativieren die Morbiditätsanalyse.

Das beschriebene Verfahren zur Morbiditätsanalyse und damit auch die oben dargestellten Ergebnisse müssen allerdings zum gegenwärtigen Zeitpunkt *als kritisch beurteilt werden*. Der planerisch gewollte Aufbau von Kapazitäten und deren Nutzung, wie am Beispiel der Geriatrie, wird durch die Regressionsanalyse fortgeschrieben, obwohl dieser Aufbau zeitlich terminiert ist (im vorliegenden Fall bis zum Jahre 1996). Dies gilt auch für in der fernen Vergangenheit stark vernachlässigte Bereiche, wie die Kinder- und Jugendpsychiatrie.

Das Verfahren der Regression setzt weiterhin voraus, daß *keine Strukturbrüche bzw. Unstetigkeiten* in der künftigen Entwicklung der Diagnosen oder Bevölkerungsstrukturen zu erwarten sind. Strukturbrüche im Bereich der Diagnosen liegen dann vor, wenn zukünftige Krankheitsbilder weitgehend entfallen oder neu hinzukommen. Eine diesbezügliche Vermutung kann nach Analyse der vorhandenen Daten sowie der Befragung von Experten bzw. der Einschätzung der medizinisch-technischen Entwicklung (vgl. Kapitel 3.3.3) nicht bestätigt werden. Die Analyse der Bevölkerungsstruktur zeigt sehr deutlich, daß Strukturbrüche hinsichtlich der

Änderungen in den absoluten Zahlen und in den Anteilen der einzelnen Altersgruppen an der Gesamtbevölkerung nicht vorhanden sind (vgl. Kapitel 3.3.1).

Die Entwicklung der Bevölkerungsstruktur darf bei dem gewählten Verfahren nicht zu einer erneuten Altersadjustierung herangezogen werden. Denn die Veränderungen in den diagnoseorientierten Fallzahlen über die Zeitreihe umfassen bereits die *Entwicklungen der Bevölkerung in den einzelnen Altersklassen*. Außerdem ist zu berücksichtigen, daß eine beliebige Fortschreibung von Fallzahlen zwangsläufig zum Verletzen existierender Obergrenzen führt. Diese Grenzen sind jedoch weder bekannt, noch können sie exakt bspw. durch Expertenbefragungen ermittelt werden. Allerdings ist auch bei einer Prognose auf der Grundlage vorhandener Datenreihen über einen längeren Zeitraum angesichts existierender Grenzen Zurückhaltung geboten. In Würdigung dieser Umstände wird daher eine mittelfristige Prognose als sachgerecht erachtet. Gleichzeitig wird empfohlen, etwa im 3- bis 5-Jahresrythmus diese Prognose unter Bezugnahme auf die dann jeweils vorliegenden Daten zu überprüfen und zu aktualisieren.

3.3.3 Berücksichtigung der medizinisch-technischen Entwicklung

Eine Vielzahl von Analysen in einzelnen Fachdisziplinen zeigen in Übereinstimmung auf, daß ein wesentlicher Trend in der Zunahme der Fallzahl bei gleichzeitiger Verminderung der durchschnittlichen Verweildauer der Patienten im Krankenhaus besteht[133]. Dies gilt vor allem für konservativ behandelte Krankenhausfälle; für die operativen Behandlungen nur selektiv. Darüber hinaus ist die Qualität der stationären diagnostischen und therapeutischen Leistungen in den letzten Jahren kontinuierlich gestiegen.

Eine verbesserte *Ergebnisqualität* läßt sich am Beispiel der Auswirkungen der koronaren Herzkrankheit verdeutlichen. So nahm die Infarktmortalität bei Männern von 1980 bis 1994 um 37,8% ab - bei Frauen betrug die entsprechende Rate etwa 26%. Trotzdem hat die Zahl der kardiovaskulären Erkrankungen aufgrund der zunehmenden Lebenserwartung und des relativen Zuwachses der älteren Bevölkerung zugenommen. Die Verschiebung der Morbidität hin zum höheren Lebensalter gilt auch für andere wichtige internistische Krankheitsbilder (z. B. Diabetes mellitus, Ulcus ventriculi). Hieraus leitet sich die Forderung nach einer zunehmenden Implementierung von geriatrischen Versorgungseinrichtungen ab (vgl. Kapitel 3.2.2.2.2). In diesem Zusammenhang ist das Potential zur teilstationären Behandlung zu nennen, welches auch die Durchführung spezieller diagnostischer Verfahren, wie z. B. der Doppler-Sonographie, der Kernspintomographie und der Positronen-Emissions-Tomographie umfaßt.

Im operativen chirurgischen Bereich führen *neue Medizintechniken* (z. B. Endoskopie, computergesteuerte Fräsmaschinen) dazu, daß sehr spezielle und hoch komplexe Therapieverfahren durchgeführt werden können. So weisen arterielle Rekonstruktionseingriffe, intracranielle Operationen in der Neurologie sowie

---

133 Vgl. GEISBE (1997), S. 64; v. DAHL, SASSE, HANRATH (1997), S. 55.

endoprothetische Behandlungen heute eine hohe Erfolgsquote auf. Bei der operativen Behandlung von onkologischen Patienten existieren praktisch keine Altersgrenzen mehr, da die Begleiterkrankungen durch verbesserte medikamentöse Therapien kontrolliert werden können. Insgesamt wird daher im stationären Bereich zukünftig ein aufwendigeres und anspruchsvolleres Aufgabenspektrum erwartet.

In diesem Zusammenhang gewinnt der Aspekt der *Telemedizin bzw. Telemetrie* an Bedeutung. Mit der Telemedizin wird es zukünftig möglich, über moderne computergestützte Kommunikationsmittel raumübergreifend die Zusammenarbeit von ärztlichen Experten zu unterstützen. Dies bedeutet, daß die örtliche Gebundenheit von Patient und behandelndem Arzt an Bedeutung verliert und parallel dazu das Uno-actu-Prinzip auf einen größeren Patientenkreis erweitert wird. Anspruchsvolle diagnostische Interpretationen von Bildbefunden oder hochkomplexe operative Eingriffe werden bei Nutzung dieser neuen Technologie unabhängig von dem Aufenthaltsort des Patienten möglich. Patientenüberwachungssysteme als ein Anwendungsbeispiel der Telemetrie erlauben die ambulante postoperative Patientenversorgung. Weitere Bereiche verstärkter ambulanter Versorgung sind die Blutdrucküberwachung, die Blutzuckerselbstmessung bei Diabetes Typ I und II sowie die Thermometrie. Die Potentiale des Technologieeinsatzes reichen bis zur Überwachung des Patienten bei obstruktivem Schlafapnoesyndrom im Verbindung mit Anwendungen bei ständigem Atemüberdruck (Continuous Postitive Airway Pressure, CPAP). Allerdings befinden sich diese Entwicklungen noch in der *Explorationsphase*; eine flächendeckende Einführung ist kurz- bzw. mittelfristig nicht zu erwarten.

In der vorliegenden Planungsstudie sind die medizinische sowie die medizinisch-technische Entwicklung unter dem Gesichtspunkt einer Fallzahlveränderung im stationären Sektor interessant. Dazu wurden informelle Gespräche mit Vertretern der medizinischen Fachgesellschaften in Deutschland geführt. Darüber hinaus sind internationale Studien zur weiteren Entwicklung in der medizinischen Versorgung ausgewertet worden. Dabei war zu berücksichtigen, daß die strukturellen Gegebenheiten des deutschen Gesundheitssystems eine den Niederlanden oder den U.S.A. analoge Entwicklung kurzfristig nicht erwarten lassen.

Zusammenfassend kann davon ausgegangen werden, daß die medizinisch-technische *Entwicklung die Fallzahlen sowohl negativ als auch positiv beeinflußt.* So ermöglicht der medizinisch-technische Fortschritt die Verkürzung der Zeitdauer für die Inanspruchnahme von Pflegetagen (Bsp. laparoskopische Operationen) und auch die Vermeidung von stationären Aufenthalten (Bsp. ambulante Operationen bzw. onkologische Nachsorge), aber verbesserte Diagnostik, bspw. in Form der bildgebenden Verfahren, sowie neue Therapieverfahren (Bsp. Schmerztherapie) bewirken eine Steigerung der Zahl der stationär zu behandelnden Patienten.

Mit Bezug auf die obigen Ausführungen ist festzustellen, daß in einer kurz- bzw. mittelfristigen Perspektive keine strukturellen Änderungen hinsichtlich des stationär zu behandelnden Patientenspektrums zu erwarten sind. Diese Aussage ist hinsichtlich des hier verwendeten Verfahrens zur Morbiditätsanalyse von entscheidender Bedeutung. Denn die Annäherung an die Morbiditätsanalyse über eine Zeitreihenbetrachtung mittels Regression umfaßt bereits das Ausmaß der durch die medizinisch-technische Entwicklung induzierten Veränderungen und schreibt sie für die Zukunft fort. Die wesentliche Voraussetzung an die Anwendung dieses Verfahrens, der stetige Verlauf der Veränderungen, ist - wie oben dargestellt - gewährleistet.

3.4 Regionalisierung des Leistungsbedarfs

Aufbauend auf dem landesweiten Bedarf an Krankenhausleistungen, gegliedert nach fachgebietsspezifischen Leistungsmodulen, muß nunmehr der landesweite Leistungsbedarf auf die einzelnen Regionen des Versorgungsgebietes heruntergebrochen werden. Regionale Bedarfsanalysen verfolgen das Ziel, den Leistungsbedarf eines räumlich abgrenzbaren Gebietes zu spezifizieren. Dabei sind zunächst die Voraussetzungen und Kriterien für die Zuweisung von Leistungsbedarfen auf Regionen zu diskutieren. Erst dann ist mit Hilfe der modifizierten Krankenhaushäufigkeit einer Versorgungsregion die Regionalisierung durchzuführen. Die Ergebnisse der Regionalisierung des Leistungsbedarfs sind in einen Krankenhaus-Rahmenplan einzubinden, der Grundlage für die Flexibilisierung des Krankenhausangebots, für die Versorgungsverträge sowie die Gewährleistung des Sicherstellungsauftrags durch die kommunalen Gebietskörperschaften darstellt.

Mit diesem Schritt ist entsprechend der hier zugrunde liegenden Philosophie zur Krankenhausplanung im Wettbewerbssystem der Prozeß der bedarfsorientierten Krankenhausplanung abgeschlossen.

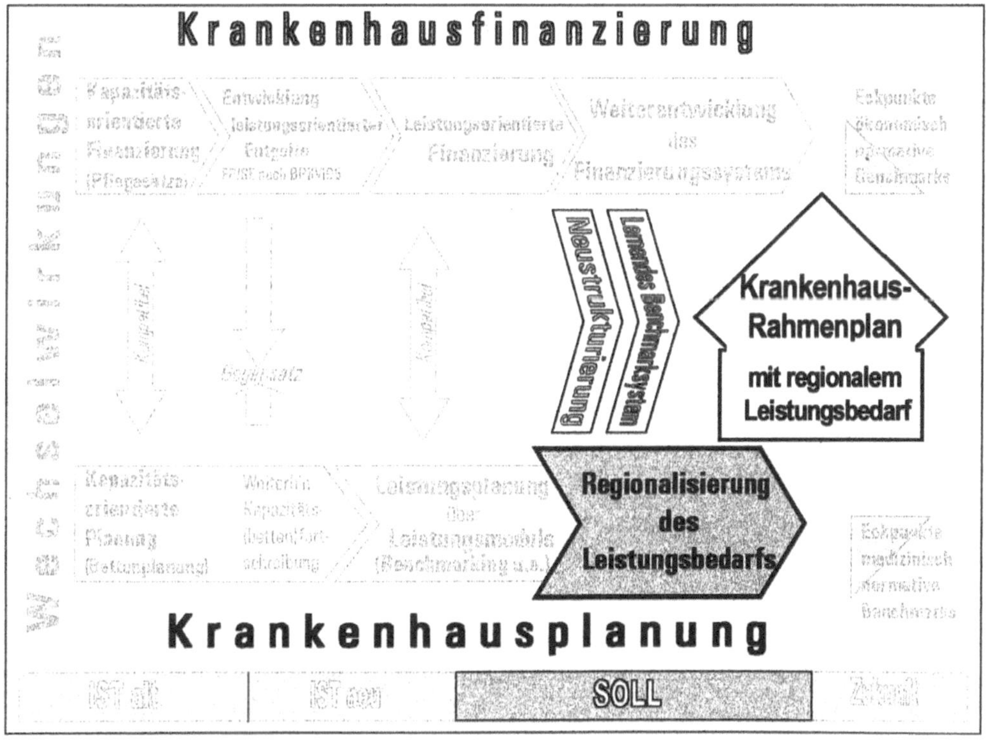

Lese-hinweis

3.4.1 Voraussetzungen für die Regionalisierung

Grundlegende Voraussetzung für die Regionalisierung ist die Definition der Versorgungsräume, für die eine Quantifizierung und Detaillierung des Leistungsbedarfs vorgenommen werden soll. Darüber hinaus sind weitere Aspekte zu beachten, die in der Patientenwanderung zwischen den Bundesländern sowie in regionenspezifischen Besonderheiten begründet sind. Diese beeinflussen die Höhe der den Regionen zugewiesenen Leistungsbedarfe und damit auch den abgeleiteten landesweiten fachgebietsbezogenen Leistungsbedarf.

3.4.1.1 Abgrenzung von Versorgungsregionen

Zur Abgrenzung von Versorgungsregionen im Gesundheitswesen werden die Kriterien Erreichbarkeit, Tragfähigkeit, räumliche Abgeschlossenheit, Kompatibilität mit Raumordnungszielen und Operationalität diskutiert.

- *Erreichbarkeit*

Akutstationäre Krankenhausleistungen müssen innerhalb eines angemessenen Zeitraums gewährt werden können. Der Erreichbarkeitsbegriff in der so definierten Form umfaßt jedoch auch die leistungsbezogene Ausstattung von Gesundheitseinrichtungen sowie die Struktur ihrer Inanspruchnahme. Der theoretischen Überlegenheit dieser Definition steht ihre unzureichende Praktikabilität hinsichtlich der *Meßbarkeit* gegenüber, so daß Erreichbarkeit im allgemeinen raumbezogen in Gestalt von zumutbaren Entfernungen definiert wird. Diese Maßgröße wird insbesondere im Zusammenhang mit der Standortwahl der Krankenhäuser diskutiert.

- *Tragfähigkeit*

Das Tragfähigkeitskriterium stellt auf die Fähigkeit zur wirtschaftlichen Leistungserstellung des einzelnen Krankenhauses ab. Die Wirtschaftlichkeit der Leistungserstellung wird entscheidend durch die Fallzahl je Diagnose-/Therapiekomplex beeinflußt. Dies impliziert die Existenz eines entsprechenden Patientennachfragepotentials. Konsequenz des Tragfähigkeitskriteriums sind somit *Mindesteinzugsbereiche* für Krankenhäuser, deren Ermittlung Kenntnisse der fachgebietsbezogenen Mindestgrößen von Krankenhäusern implizit berücksichtigt. Diese werden sich jedoch mit dem geänderten Finanzierungssystem neu bilden. Damit sind Ermittlungsprobleme bereits im Ansatz angelegt.

Zwischen den Kriterien der Erreichbarkeit und der Tragfähigkeit besteht ein hohes Konfliktpotential, welches insbesondere in Regionen mit geringer Bevölkerungsdichte (Versorgungsgebiete mit dem Charakter eines Flächenlandes) beachtet werden muß.

- *Räumliche Abgeschlossenheit*

Das Kriterium der räumlichen Abgeschlossenheit drückt aus, daß die Anbieter von stationären Leistungen eine ausreichende Versorgung der betrachteten Region sicherstellen können und daß die Inanspruchnahme auch faktisch entsprechend dem Angebot erfolgt. Prinzipiell würde dies bedeuten, daß das Angebot an stationären Leistungen auf der Basis von Einzugsgebieten festgelegt werden sollte. Tatsächlich erfordert aber die Festlegung der regionalen Bedarfsstruktur die Berücksichtigung der tatsächlichen Inanspruchnahme von Gesundheitsleistungen, d.h. *Patientenwanderungen* zwischen den Regionen; die an den Einzugsgebieten orientierte Bedarfsanalyse verliert demnach an Bedeutung.

- *Kompatibilität mit Raumordnungszielen*

Die Forderung nach Kompatibilität der Abgrenzung von Regionen mit den Zielen Raumordnung und der Landesplanung besagt im Kern, daß auch in abgelegenen, dünnbesiedelten Regionen eine ausreichende Versorgung mit Krankenhausleistungen gewährleistet sein muß. Diese Forderung entspricht in ihrer Wirkung auf die Festlegung von Planungsregionen der des Erreichbarkeitskriteriums.

- *Operationalität*

Die Erfüllung des Kriteriums der Operationalität ist Voraussetzung für die Abgrenzung von regionalen Versorgungsstrukturen entsprechend den oben genannten vier Kriterien. Demnach ist die Verfügbarkeit von Daten für die definierten Regionen zu fordern. Diese liegen im allgemeinen jedoch nur für bestehende Verwaltungsräume vor. Verwaltungsräume entsprechen jedoch - wenn überhaupt - nur bedingt regionsdifferenzierten Bedarfsüberlegungen.

Tabelle 17: Krankenhauspatienten 1996 nach den Einzugsgebieten der Krankenhäuser - Bundesland Schleswig-Holstein[134]

Im Krankenhaus des Kreises / der kreisfreien Stadt behandelte Patienten	Wohnort der Patienten															
	FL	KI	HL	NMS	HEI	RZ	NF	OH	PI	PLÖ	RD	SL	SE	IZ	OD	Summe
FL	14.191	1.239	98	12	13	3	215	54	20	22	319	1.129	111	17	22	**17.465**
KI	26	46.658	205	85	26	16	230	1.945	17	500	740	208	331	70	136	**51.193**
HL	11	212	36.111	13	12	365	44	4.868	6	47	73	39	670	15	428	**42.914**
NMS	13	2.387	114	13.260	16	5	23	111	14	62	253	80	729	23	67	**17.157**
HEI	82	2.298	151	31	19.679	15	820	90	83	11	1.125	219	297	1.640	137	**26.678**
RZ	8	121	5.341	8	5	14.528	21	622	15	11	208	24	280	8	3.615	**24.815**
NF	3.419	2.303	198	57	1.395	13	23.286	100	17	20	1.796	1.095	245	39	132	**34.115**
OH	15	2.092	10.764	29	15	176	19	25.074	16	106	185	75	749	10	404	**39.729**
PI	14	856	133	68	198	23	81	559	28.537	104	117	102	1.928	1.060	527	**34.307**
PLÖ	12	11.200	282	756	9	10	33	2.803	7	5.063	241	79	560	10	133	**21.198**
RD	79	16.461	212	2.336	405	23	193	510	31	168	24.729	1.445	535	725	171	**48.023**
SL	12.549	2.989	216	29	182	11	677	106	14	28	4.407	13.661	268	26	127	**35.290**
SE	11	2.179	1.636	3.708	24	51	36	509	150	109	300	85	19.245	92	971	**29.106**
IZ	12	1.851	104	487	765	5	48	98	1.280	30	353	126	798	18.885	150	**24.992**
OD	9	534	3.244	30	15	322	50	565	24	20	83	53	1.541	10	16.924	**23.424**
andere BuLä	508	3.606	6.725	232	1.056	3.042	2.718	3.802	1.918	481	1.625	969	4.226	536	9.386	**40.830**
Ausland	43	92	133	26	33	34	36	108	40	7	24	1	278	17	65	**937**
unbekannt	231	671	309	124	206	146	390	893	171	357	412	190	199	50	211	**4.560**
Insgesamt	**31.233**	**97.749**	**65.976**	**21.291**	**24.054**	**18.788**	**28.920**	**42.817**	**32.360**	**7.146**	**36.990**	**19.580**	**32.990**	**23.233**	**33.606**	**516.733**

134 Inklusive Stundenfälle. Die Berechnung erfolgt auf der Grundlage der Einzugsgebietestatistik des Statistischen Landesamtes Schleswig-Holstein im Jahre 1996.

Wie dargestellt sind die zur Abgrenzung von Versorgungsregionen im Gesundheitswesen diskutierten Kriterien mit Problemen behaftet. Eine entscheidende Bedeutung kommt daher zunächst der Verfügbarkeit von regionenspezifischen Daten zu. Liegen diese für das gesamte Versorgungsgebiet bzw. Bundesland in einem hohem Umfang und Differenzierungsgrad vor, bestehen hinsichtlich der Gewichtung der Kriterien und der Festlegung von Planungsregionen Spielräume.

Bei dem in dieser Planungsstudie betrachteten Versorgungsgebiet besteht die zentrale Datengrundlage in Daten nach § 301 SGB V der Krankenhäuser. Eine Analyse der Herkunftsstruktur der Patienten zeigt einen mittleren Grad der Übereinstimmung von Patientenwohnort und Ort der stationären Krankenhausbehandlung innerhalb der Kreise (vgl. Tabelle 17)[135]. Im Konsens mit Vertretern der Krankenhäuser, Krankenkassen und dem Sozialministerium wird zur Abgrenzung von Regionen für nicht universitäre Krankenhausversorgung eine Einteilung in fünf Regionen (Nord, Süd, West, Ost, Mitte) vorgenommen.

3.4.1.2 Landesübergreifende Patientenströme

Eine auf ein Bundesland bezogene Krankenhausplanung muß dem Aspekt der Patientenwanderung zwischen den angrenzenden Bundesländern Rechnung tragen. So ist ggf. die Krankenhausplanung nach § 6 Abs. 2 KHG zwischen den betroffenen Ländern abzustimmen. Aus den Ergebnissen der Gegenüberstellung der Patientenwanderung aus einem Bundesland mit den Patientenwanderungen in ein Bundesland (*Nettowanderungsbewegung*) kann ggf. eine Anpassung der Fallzahlen innerhalb der Leistungsmodule erfolgen. Dies impliziert die Verfügbarkeit sowohl regionsspezifischer wie auch diagnose-/therapiespezifischer Daten.

Bei einigen Bundesländern wird darüber hinaus die Versorgung von Patienten aus dem Ausland eine zunehmende Bedeutung erfahren. Diese Entwicklung ist aufgrund der mit der 5. ÄndV zur BPflV '95 vorgenommenen geänderten Behandlung dieser Patienten im Rahmen der Finanzierung von Krankenhausleistungen absehbar. Allerdings gehört zum gegenwärtigen Zeitpunkt - trotz zunehmender Bemühungen zur Vereinheitlichung der Sozialsysteme von Ländern der Europäischen Union - die Sicherstellung der stationären Versorgung von Patienten aus dem Ausland *nicht zu den Aufgaben der Bundesländer*.

Das Flächenland Schleswig-Holstein grenzt im Norden an den Staat Dänemark und hat im Süden gemeinsame Landesgrenzen mit der Freien und Hansestadt Hamburg, Niedersachsen sowie Mecklenburg-Vorpommern. Entsprechend der Krankenhausdiagnosestatistik des Statistischen Landesamt wiesen im Jahre 1996 etwa 2 Promille der in Schleswig-Holsteins Krankenhäusern versorgten Patienten (= 937 Patienten) einen Wohnsitz im Ausland auf. Dieser Anteil macht deutlich, daß die Versorgung ausländischer Patienten bei der Erstellung der landesweiten Krankenhausplanung zu vernachlässigen ist.

---

[135] Die Kreise Lauenberg, Ostholstein, Plön und Rendsburg-Eckernförde weisen insbesondere aufgrund der räumliche Nähe zu Universitätsklinika kreisübergreifende Patientenströme auf.

Zwischen dem Land Schleswig-Holstein und der Freien und Hansestadt Hamburg existiert ein Übereinkommen zur stationären Versorgung des Hamburger Randgebietes, welches zum Bundesland Schleswig-Holstein gehört[136]. Ein erheblicher Teil der stationären Patienten dieses Raumes wird gegenwärtig noch durch Krankenhäuser in Hamburg versorgt (vgl. Tabelle 18). Die Gründe hierfür sind vielschichtig. In Absprache mit der Freien und Hansestadt Hamburg hat das Land Schleswig-Holstein dieser Tatsache Rechnung getragen, indem im Krankenhausplan Schleswig-Hosteins für das Allgemeine Krankenhaus Heidberg in Hamburg 150 chirurgische und internistische Betten ausgewiesen wurden[137].

Tabelle 18: Patientenwanderung aus Schleswig-Holstein in Krankenhäuser der Freien und Hansestadt Hamburg[138]

Fachdisziplin	Anzahl	in % der in Hamburg behandelten Patienten	in % an Gesamtzahl der in S.H. im jeweiligen Fachgebiet behandelten Patienten
Augenheilkunde	2.776	4,8%	18,3%
Allgemeine Chirurgie	13.496	23,4%	9,9%
Frauenheilkunde	7.418	12,8%	10,9%
Hals-Nasen-Ohren-Heilkunde	4.378	7,6%	29,4%
Dermatologie	903	1,6%	24,6%
Innere Medizin	13.945	24,1%	9,2%
Geriatrie	397	0,7%	23,2%
Kinderheilkunde	4.969	8,6%	21,9%
Mund-Kiefer-Gesichtschirurgie	803	1,4%	22,4%
Neurochirurgie	1.026	1,8%	14,1%
Neurologie	2.057	3,6%	23,7%
Nuklearmedizin	444	0,8%	35,2%
Orthopädie	1.185	2,1%	5,2%
Urologie	3.172	5,5%	19,8%
Psychiatrie	568	1,0%	2,1%
Kinder- und Jugendpsychiatrie	29	0,1%	2,6%
ohne abgegrenzte Fachrichtung	216	0,4%	6,6%
Gesamt	**57.782**	**100%**	**Ø 11%**

136 MSGE (1990), S. 22

137 Demgegenüber weist der Krankenhausplan der Freien und Hansestadt Hamburg einem Krankenhaus in Schleswig-Holstein (LVA-Klinik, Großhansdorf) aufgrund der Versorgung von Patienten aus Hamburg Kapazitäten in Form von Betten zu.

138 Eigene Berechnungen auf der Grundlage der Krankenhausdiagnosestatistik des Statistischen Landesamtes Hamburg 1996 sowie des Statistischen Landesamtes Schleswig-Holstein.

Ein *Änderung dieser Patientenströme* in die Krankenhäuser Schleswig-Holsteins ist insbesondere aus finanziellen Gründen wünschenswert. Zum einen übernimmt das Land Schleswig-Holsten anteilig Investititonskosten. Zum anderen zahlen die Krankenkassen die im Vergleich zu Schleswig-Holstein bzw. dem Bundesgebiet sehr hohen Pflegesätze für die akutstationäre Versorgung der Patienten aus dem Hamburger Randgebiet.

Die zumindest teilweise Umleitung der Patienten in die Versorgungsregion Schleswig-Holstein ist nur dann möglich, wenn sich die Akzeptanz der schleswig-holsteinischen Krankenhäuser bei den einweisenden niedergelassenen Ärzten und den Patienten erhöht. Dazu sind u.a. folgende Maßnahmen zu ergreifen:

- Höhere Patientenorientierung hinsichtlich Flexibilität bei Patientenwünschen, Ausrichtung der ärztlich-/pflegerischen Abläufe an dem Patienten
- Optimierung der Leistungserbringung und Gewährleistung einer hohen Qualität, Nutzung von innovativen medizinisch-technischen Geräten
- Aufbau von Kontaktnetzen zur Einbindung der niedergelassenen Ärzte, offene Diskussion über das Einweisungsverhalten der Ärzte
- Ausrichtung der Leistungsstruktur an den Bedarfsnotwendigkeiten, Schaffung von medizinischer Subspezialisierung bzw. Kooperation mit vor- und nachgelagerten Dienstleistern

Gegenwärtig können der Planungsbehörde Maßnahmen, wie bspw. die Änderung des Krankenhausplans, *nicht* empfohlen werden. Diese sind erst dann angebracht, wenn der heute in Hamburg als Nachfrage realisierte Bedarf des Hamburger Umlandes zukünftig auch tatsächlich in höherem Maße in den Krankenhäusern Schleswig-Holsteins befriedigt wird. Gefordert sind die Krankenhäuser und ihre Fachabteilungen in den Randlagen von Hamburg. Bei der Regionalisierung und Lokalisierung der Leistungsbedarfe wird in den Planungsergebnissen auf die betreffenden Krankenhäuser gesondert hingewiesen.

3.4.1.3 Regionale Besonderheiten

Bei jedem Bundesland sind zur bedarfsgerechten Krankenhausplanung Besonderheiten zu beachten, die sich aus der *Geographie* oder aus einem *schwankenden Leistungsbedarf* ergeben. Außerdem ist jedes Versorgungsgebiet durch bestimmte Siedlungsstrukturen sowie durch bestimmte Transportinfrastrukturen geprägt. Das Land Schleswig-Holstein verfügt als Flächenland auch über dünn besiedelte Gebiete und weist als spezifische Versorgungsregionen die Inseln auf[139]. Diese regionalen Spezifika können die *Abgrenzung der Planungsregionen* beeinflussen und/oder Vorhaltekapazitäten begründen. Alternativ zur Vorhaltung können allerdings zum Zwecke der adäquaten Versorgung der Bevölkerung - auch bei Notfällen - innovative Versorgungsgkonzepte implementiert werden. Denkbar ist in die-

139 In anderen Versorgungsgebieten sind andere natürliche infrastrukturelle Begrenzungen von Versorgungsgebieten, wie bspw. Flußläufe denkbar.

sem Zusammenhang die Umwandlung von Krankenhäusern in Praxiskliniken oder die Notfallversorgung über alternative Transportwege (Schiffahrt, Luftverkehr).

Bei den Inseln Schleswig-Holsteins sowie anderen Teilen des Landes ist außerdem zu beachten, daß aus dem Tourismus eine saisonal sehr unterschiedliche Bevölkerungsdichte resultiert. So kann der Leistungsbedarf in einer Urlaubsregion während der Saison ein Vielfaches des durchschnittlichen Leistungsbedarfs betragen. Mit dem Tourismus sind weiterhin dezidierte Behandlungsanlässe und Therapiewege (z. B. im Bereich der Unfallchirurgie) verbunden, die es zu versorgen gilt. In Abbildung 52 ist für eine touristisch geprägte Region beispielhaft die Entwicklung der relativen gesamten Fallzahl sowie der absoluten Fallzahl von bestimmten Diagnose-/Therapiekomplexen im Verlaufe eines Jahres dargestellt.

Es wird deutlich, daß mit dem Beginn der Urlaubszeit - hier beginnend ab den Osterferien - die Summe der stationär zu versorgenden Fälle in der Region stetig ansteigt und in den Monaten Juli und September ihren Höhepunkt (etwa 32,5% der Gesamtfälle) erreicht. Einen differenzierten Verlauf zeigen ausgewählte Behandlungsanlässe. Korrespondierend mit der Gesamtfallzahl steigen die Zahlen derjenigen Patienten, die wegen einer Angina pectoris (ICD-9: 413) sowie einer Knöchelfraktur (ICD-9: 824) behandelt werden müssen. Bei letztgenannter Diagnose würde man eigentlich eine gegensätzliche Entwicklung erwarten. Es muß daher vermutet werden, daß die temporär hohe Bevölkerungsdichte, ausgelöst durch hohe Anzahl von Urlaubern, für diesen Effekt verantwortlich ist.

Abbildung 52: Relative Anteile der Fälle sowie absolute Anzahl von ausgewählten Diagnose-/Therapiekomplexen einer Region im Zeitverlauf

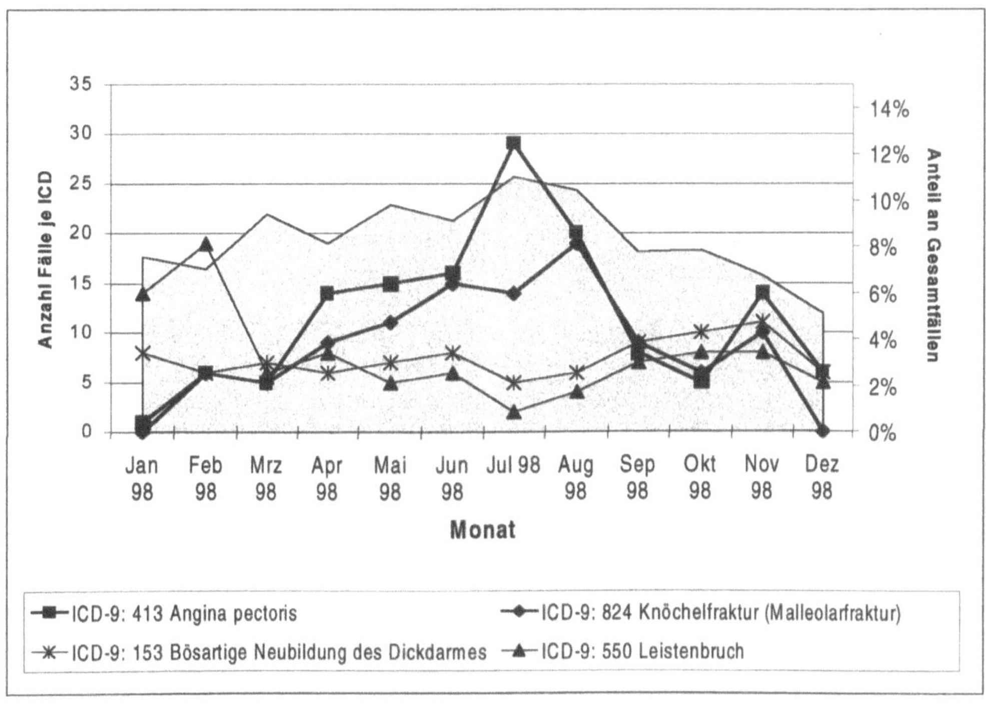

Ein grundsätzlich anderes Bild ergibt sich bei der Analyse der verbleibenden zwei Behandlungsanlässe. Die Fallzahlen der Indikation „Bösartige Neubildung des

Dickdarms“ (ICD-9: 153) verlaufen über das gesamte Jahr mit Ausnahme der Monate Dezember und Januar sehr stetig. Bei der Diagnose „Leistenbruch“ (ICD-9: 550) ist im Vergleich zu den „touristisch“ geprägten Behandlungsanlässen eine gegenteilige Entwicklung identifizierbar, da insbesondere in den Nicht-Urlaubsmonaten diese Behandlungen durchgeführt werden (etwa 65% der Gesamtfälle). Als Erklärung für diesen Sachverhalt kann nur vermutet werden, daß als Patientenklientel die Bewohner der touristischen Region gelten, die diese Erkrankung als weitgehend elektive Behandlung während eines Zeitraums behandeln lassen, in dem krankheitsbedingte Ausfälle zu verkraften sind.

Die regionalen Besonderheiten werden durch die Analyse des Datenbestands auf der Basis des § 301 SGB V nur teilweise offengelegt. So werden zwar die Behandlungsanlässe und ggf. Therapiewege der Patienten in dünn besiedelten Gebieten oder in durch geographische Besonderheiten abgegrenzten Regionen erfaßt; die bedarfsorientierte Ermittlung der Leistungen auf der Ebene der Krankenhäuser muß jedoch ggf. um einen Vorhaltefaktor ergänzt werden und ist somit nur unter Berücksichtigung der situationsspezifischen Gegebenheiten möglich.

Die „tourismusbedingten“ Behandlungsanlässe werden bei der Erfassung der Leistungen mittels der ICD-9 bzw. ICD-9/OPS 301-Kombinationen aus den relevanten Krankenhäusern berücksichtigt. Die *saisonalen Schwankungen* der Inanspruchnahme, d.h. die Anzahl der Fälle sind unter Nutzung des Aufnahme- bzw. Entlassungsdatums darstellbar (vgl. Abbildung 52). Insofern läßt sich die reale Situation in den touristisch geprägten Regionen mit Hilfe des vorhandenen Datenbestands abbilden. Bei der Lokalisierung der Leistungsbedarfe auf der Krankenhausebene ist jedoch darauf zu achten, daß der zeitliche Verlauf der Inanspruchnahme entsprechend berücksichtigt wird.

3.4.1.4 Bevölkerungsentwicklung nach Regionen

Die Bevölkerungsentwicklung in Schleswig-Holstein wird vom Statistischen Landesamt auf der Basis der Zahlen von 1995 bis zum Jahr 2011 für das Land gesamt sowie regional nach Kreisen, aufgeschlüsselt nach Geschlecht und Altersgruppen hochgerechnet. Dabei zeigt sich eine relativ moderate Entwicklung ohne größere zu erwartende Unstetigkeiten[140].

Die für 1997 tatsächlich vorliegenden Zahlen relativieren das vorgelegte Modell des Statistischen Landesamtes Schleswig-Holstein. In der folgenden Untersuchung werden jedoch nur relative Anteile und keine absoluten Bevölkerungszahlen verwendet, außerdem ist davon auszugehen, daß gravierende, das Gesamtbild verzerrende Systemfehler nicht vorliegen. Der Gutachter bezieht sich daher weiter (auch mangels anderer Quellen) auf die Hochrechnung des Statistischen Landesamtes.

Die Bevölkerungsentwicklung ist nach der vorliegenden Hochrechnung für die Kreise Schleswig-Holsteins leicht unterschiedlich. Dieser Trend nach Regionen ist (überraschenderweise) in der Tendenz nicht von den Altersgruppen abhängig, so daß auf eine tiefergehende Analyse nach Alter verzichtet werden kann.

---

140 Vgl. hierzu Kapitel 3.3.1

Tabelle 19: Relative Bevölkerungsentwicklung nach Kreisen

Kreise	Quote	Quote relativ
Flensburg	1,002	0,992
Kiel	1,002	0,992
Lübeck	1,001	0,992
Neumünster	1,004	0,994
Dithmarschen	1,007	0,997
Lauenburg	1,017	1,007
Nordfriesland	1,010	1,000
Ostholstein	1,007	0,997
Pinneberg	1,016	1,006
Plön	1,009	0,999
Rendsburg/Eckernförde	1,008	0,998
Schleswig/Flensburg	1,008	0,998
Segeberg	1,020	1,010
Steinburg	1,007	0,997
Stormarn	1,014	1,004
Mittel (gewichtet)	**1,010**	**1,000**

Quelle: Statistisches Landesamt Schleswig-Holstein, Stand bis 1996

Die Tabelle 19 weist diese Unterschiedlichkeit aus. Dabei bedeutet die Quote den für dieses Gutachten relevanten Anstieg der Bevölkerungszahl von 1998 auf 2000 (beispielsweise für den Kreis Herzogtum Lauenburg um 1,7%). Die dritte Spalte (Quote relativ) rechnet diese Unterschiedlichkeit auf den Mittelwert der Entwicklung in allen Kreisen (bzw. des Landes gesamt) um. Lübeck hat also demnach ein um 0,8% geringes Bevölkerungswachstum als der Landesschnitt, Segeberg ein um 1,0% höheres.

3.4.1.5 Regionalisierte Morbiditätsanalyse

Die Morbiditätsanalyse[141] umfaßt gemäß ihres theoretischen Ansatzs unter anderem auch die demographische Entwicklung. Eine zusätzliche Justierung mittels der Hochrechnung der Bevölkerungentwicklung ist daher gesamt nicht zulässig.

Die Analyse berücksichtigt zunächst jedoch nicht die regionalen Unterschiede, da sie auf landesweiten Daten für die Module basiert.

Über die in Tabelle 19 im vorherigen Abschnitt ermittelten relativen Quoten ist ein Annäherung an die regionale Struktur herzustellen. Für den zusätzlich erwarteten landesweiten Bedarf an Leistungen verhalten sich Lübeck (kleinste Steigerung der Bevölkerungszahl) und Segeberg (größte Steigerung) als Antipoden. Die regionalen Differenzen liegen um 1 % über- bzw. unterhalb der erwarteten landesweiten

[141] Vgl. Kapitel 1.3.2

Steigerung des Leistungsbedarfs. Der praktikalbe landesweite Ansatz führt daher zu keinen wesentlichen Verzerrungen[142].

3.4.2 Akutstationärer Versorgungsbedarf in den Regionen

Ein Weg zur Lokalisierung des Leistungsbedarfs einzelner Regionen im Versorgungsgebiet wird der vorhandene Datenbestand zu den vollstationären Fällen in Schleswig-Holstein zugrunde gelegt. In diesem ist für jeden Datensatz (Krankenhausfall) die Postleitzahl (verkürzt um die letzte Stelle) des Wohnortes des Patienten aufgeführt. Somit ist die Zuordnung aller Patienten zu den abgegrenzten Regionen möglich.

Vor der Verteilung der landesweiten Leistungsbedarfe auf Regionen muß zunächst eine Abbildung der regionalen Bedarfe (IST-Situation) im System der Leistungsmodule erfolgen. Dazu sind zum einen Kenntnisse hinsichtlich der Struktur der jeweiligen fachgebietsbezogenen Leistungsmodule auf der Ebene des Landes und zum anderen die beschreibenden (klassifizierenden) Daten der stationären Fälle auf der Ebene der Region erforderlich. Die Struktur der Leistungsmodule, d.h. die über den ICD-9 und ggf. OPS 301 definierten Leistungen innerhalb eines Leistungsmoduls, liegt als Ergebnis des Vorgehens zur Kategorisierung vor (vgl. Kapitel 2). Auch die über die Postleitzahl den einzelnen Regionen zuzuordnenden Einzelfalldaten sind verfügbar. Damit ist unter Rückgriff der einzelfallbezogenen ICD-9 und ggf. OPS 301 eine Abbildung der regionalen vollstationären Fälle im fachgebietsbezogenen System der Leistungsmodule möglich (vgl. Abbildung 53).

Darüber hinaus müssen bei der Zuordnung der landesweiten Leistungsbedarfe auf die einzelnen Regionen die *Veränderungen aus der Neustrukturierung der Behandlungspfade* berücksichtigt werden. Dies kann auf zwei unterschiedliche Arten erfolgen: Anhand von leistungsmodul- bzw. diagnose-/therapiebezogenen Anpassungsfaktoren oder durch einzelfallbezogene Neustrukturierung.

In einem ersten Schritt muß daher zunächst die Berechnung von leistungsmodul- bzw. diagnose-/therapiebezogenen Anpassungsfaktoren erfolgen. Die Anpassungsfaktoren beinhalten die im Rahmen der Neustrukturierung des Leistungsbedarfs vorgenommenen Änderungen (vgl. Kapitel 3.1) der fachgebietsbezogenen Leistungsmodule hinsichtlich deren Struktur und Anzahl. Dazu werden die Leistungsmodule der IST-Situation (vgl. Kapitel 2) in Struktur und Anzahl mit den Leistungsmodulen der SOLL-Situation verglichen. Die Anpassungsfaktoren ergeben sich dabei durch Gegenüberstellung der absoluten Anzahlen je Diagnose/Therapie bzw. je Leistungsmodul.

[142] Der Einfluß einer regionalisierten Morbiditätsanalyse wird auch dadurch weiter relativiert, daß Anzahl und Struktur der Leistungsanbieter nicht adäquat über Kreise abgebildet werden, wie beispielsweise die Einzugsbereiche von Leistungsanbietern der kreisfreien Städte im Vergleich zu den Landkreisen zeigen.

Abbildung 53: Abbildung des regionalen Leistungsbedarfs im System der Leistungsmodule

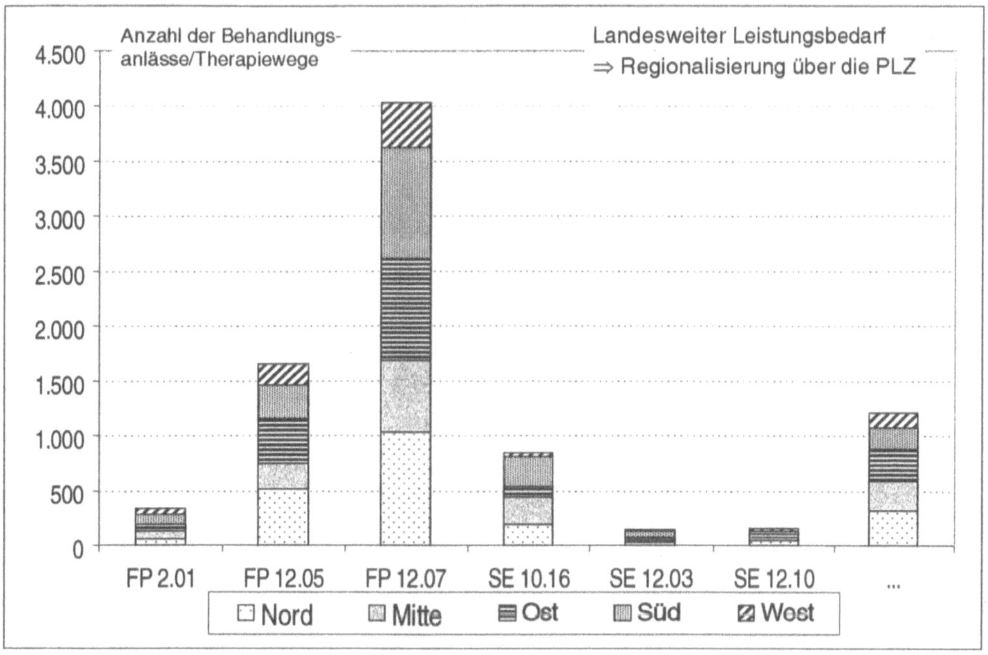

Beispiel ohne überregionalen Leistungsbedarf.

Nunmehr kann die Adjustierung der regionalen fachgebietsbezogenen Leistungsmodule durch Anwendung der landesweiten Anpassungsfaktoren erfolgen. Damit ist gewährleistet, daß keine, für die einzelnen Regionen unterschiedliche Anpassung erfolgt[143]. Grundsätzlich bestehen bei der Wahl der Anpassungsfaktoren zwei Alternativen: die Vorteile der *leistungsmodulbezogenen Anpassungsfaktoren* liegen zum einen in der Übersichtlichkeit, die aus der Beschränkung auf die im Vergleich zu den einzelnen Leistungen geringere Anzahl der Leistungsmodule resultiert. Zum anderen wird bei einer leistungsmodulorientierten Vorgabe dem Charakter der Leistungsplanung im Gesundheitswesen entsprochen, wonach eine einzelfallbezogene Planung nicht bzw. kaum möglich ist.

Mit den *diagnose-/therapiebezogenen Anpassungsfaktoren* wird eine exakte Übereinstimmung zwischen den Ergebnissen zur Neustrukturierung des Leistungsbedarfs und den Planungszielen erreicht. Dieses Verfahren ist somit mathematisch korrekt und uneingeschränkt akzeptiert. Es ist mit der dieser Planungskonzeption zugrunde liegenden Zielsetzung zur Etablierung einer Ausgangssituation im Krankenhauswesen als Start für den Leistungs- und Qualitätswettbewerb trotz seiner Nachteile der leistungsmodulorientierten Anpassung vorzuziehen[144].

---

143 Eine regionenspezifische Anpassung ist bei der Ermittlung der rechnerischen Leistungsbedarfe unter Berücksichtigung der Kriterien für die Regionalisierung nicht zulässig.

144 Eine leistungsmodulorientierte Betrachtung ist dagegen beim Abschluß von Versorgungsverträgen mit den Krankenhäusern zu präferieren, da die exakte Erbringung von einzelnen Leistungen nicht oder nur unzureichend antizipiert werden kann.

Liegen alle Leistungsdaten einzelfallbezogen vor, so läßt sich an Stelle der Anpassungsfaktoren die Neustrukturierung der Behandlungspfade auch einzelfallbezogen vollziehen. Das bedeutet, daß die neuen Strukturen physisch am Behandlungsfall in den Datensätzen umgesetzt werden. Es existieren grundsätzlich drei Formen der physischen Anpassung zur Bestimmung von Soll-Leistungen:

1. Die Umstrukturierung des Behandlungspfades (z.B. Frührehabilitation, vor- und nachstationäre Aufenthalte in der Behandlungskontinuität)
2. Die Herausnahme von Behandlungsfällen (z. B. Substitution von vollstationären Fällen durch ambulante Operationen)
3. Die Erzeugung von Behandlungsfällen (z. B. bei steigender Morbiditätsentwicklung)

Die betreffenden Behandlungsfälle sind dabei zu identifizieren und im Sinne der Neustrukturierung anzupassen.

Die Bestimmung des regionalen/überregionalen Leistungsbedarfs stellt das Ende der Krankenhaus-Rahmenplanung dar[145]. Den Krankenhäusern und Krankenkassen wird ein Rahmen vorgegeben, innerhalb dessen sie Leistungen flexibel nach den Kriterien des Wettbewerbs verhandeln können. Damit ist eine Balance von bedarfsgerechter Versorgung der Regionen und dirigistischer Zuweisung von Leistungen auf einzelne Krankenhäuser gewährleistet.

---

145 Zwecks Validierung der regionalen Leistungsbedarfe müssen die spezifischen Situationen innerhalb der Regionen berücksichtigt werden.

4 Krankenhaus-Rahmenplan – die GS$_b$G-Konzeption

Durch die Krankenhausplanung sollen die Voraussetzungen geschaffen werden, daß alle notwendigen und geeigneten Behandlungsmöglichkeiten dort, wo sie benötigt werden, in hoher Qualität für die Bevölkerung angeboten werden.

Die *angebotsorientierte Planung* wird dabei schon seit Jahrzehnten kritisiert, da die Aufbereitung statistischer Unterlagen mit einer zeitlichen Verzögerung verbunden und damit nicht aktuell ist. Darüber hinaus erfordert die Anpassung der Angebotskapazitäten erhebliche Zeiträume. In der Konsequenz wird gefordert, Art und Umfang der Krankenhausplanung auf eine indikationsbezogene Rahmenplanung zu begrenzen, um so eine möglichst hohe Flexibilität im Hinblick auf eine zeitpunkt- und zeitraumbezogene Inanspruchnahme der Angebotskapazitäten zu gewinnen[146]. Damit soll die Krankenhaus-Rahmenplanung die *Anpassungsfähigkeit* der Leistungsanbieter hinsichtlich der Änderung von Versorgungsstrategien erlauben:

Mit der indikationsbezogenen Rahmenplanung sind die Defizite des bisherigen Planungssystems zu vermeiden

> *„Die Krankenhausplanung der Länder sollte in Richtung einer sachgerechten Rahmenplanung weiterentwickelt werden. Danach könnte der Krankenhausplan aus einem vom Land aufzustellenden und fortzuschreibenden Krankenhaus-Rahmenplan und planergänzenden Strukturverträgen nach § 109 Abs. 1 SGB V, die von den Landesverbänden der GKV gemeinsam und den Krankenhausträgern abgeschlossenen werden (Leistungsstrukturplanung), bestehen.“*[147]

Die Länder sind entsprechend § 6 Abs. 1 KHG verpflichtet, Krankenhauspläne aufzustellen. Deren Inhalte sollten nunmehr einen Rahmen für die Gesundheitsversorgung in einzelnen Regionen des Landes vorgeben.

Eine in der Praxis funktionierende Krankenhaus-Rahmenplanung erfordert weitreichende Veränderungen

Der Krankenhausplan wird daher durch den Krankenhaus-Rahmenplan ersetzt.

Der wesentliche Charakter des Krankenhaus-Rahmenplans besteht in seiner Orientierung an den akutstationären Leistungen im Versorgungsgebiet. Der Ausweis von Leistungen in Art und Menge, d. h. die Leistungsstruktur ist somit zentraler Bestandteil des Krankenhaus-Rahmenplans und löst damit die bisher dominierende Kapazitätsgröße „Bettenanzahl“ ab.

Die Umsetzung der ermittelten Leistungsstruktur (Gutachten) in Versorgungsrealität müssen Land (Sicherstellung) und Kostenträger (Leistungsstrukturverträge) einvernehmlich regeln – und zwar in Kooperation mit den Krankenhausträgern als Vertragspartner: so die „GSbG-Konzeption“. Zur Erstellung des Krankenhaus-Rahmenplanes ist im ersten Schritt zunächst die Politik gefordert, Entscheidungen zur Wirtschaftlichkeit und Dezentralisierung zu formulieren. Der Krankenhaus-Rahmenplan weist dann Standorte mit Krankenhausabteilungen aus, die an der Versorgung teilnehmen. Die Krankenkassen als Kostenträger und die Krankenhäuser verhandeln im zweiten Schritt um die Anteile, Kosten und Qualität der Kran-

146 Vgl. bspw. EICHHORN (1985).

147 DKG (1998a), S. 37f.

kenhausleistungen für die Versicherten und insgesamt der Bevölkerung (§ 109 Abs. 1, S. 5 SGB V). Über die Genehmigung dieser Leistungsstrukturverträge stellt das Land die Versorgung der Bevölkerung mit Krankenhausleistungen sicher[148].

Abbildung 54: Procedere für die Krankenhaus-Rahmenplanung

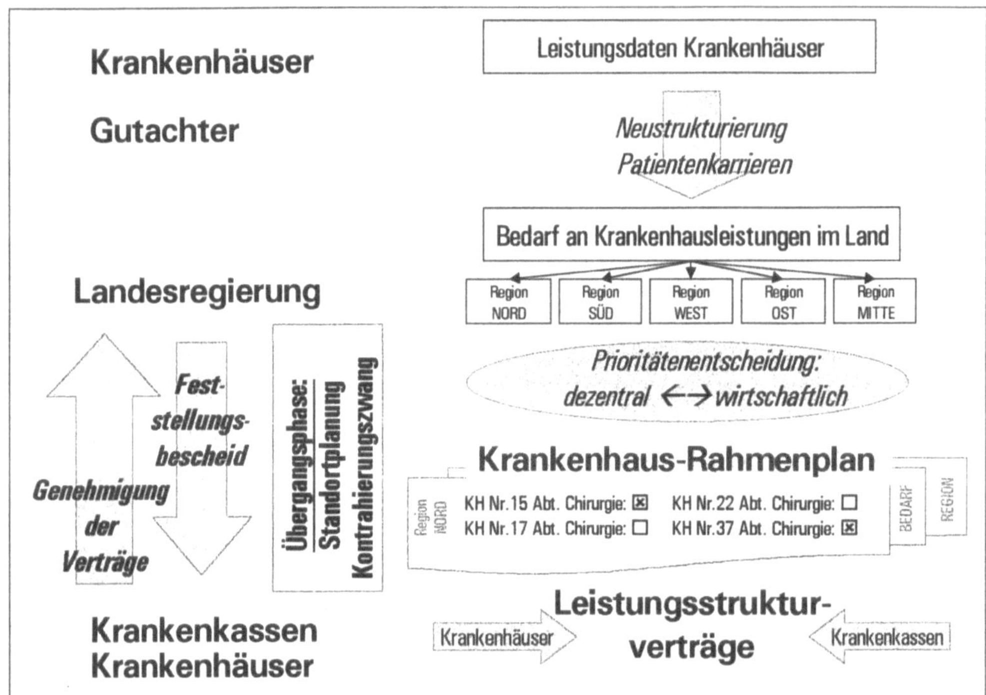

Die Dynamik des Krankenhauswettbewerbs ist so in einem ordnungspolitischen Rahmen steuerbar, und die öffentliche Aufgabe „Krankenhausversorgung“ verbleibt in der gestalterischen Verantwortung der Länder.

Entsprechend den gesetzlichen Vorgaben kann in einem zweistufigen Verfahren schon heute das bedarfsorientierte Leistungsangebot zwischen Krankenhaus und Krankenkasse ausgehandelt werden

4.1 Leistungsmodule als Zielgrößen der Krankenhaus-Rahmenplanung

Mit der Zielsetzung zur Differenzierung des regionalen Leistungsbedarfs wird in einem ersten Schritt der Krankenhaus-Rahmenplanung eine Strukturierung der im Versorgungsgebiet beobachteten stationären Fälle vorgenommen. Eine erste grobe Strukturierung erfolgt hierbei anhand der versorgenden Fachabteilung. Im weiteren werden die Behandlungsanlässe (ICD-9 bzw. ICD-10[149]) und ggf. die Therapiewege (OPS 301) der behandelten Patienten zugrundegelegt. Auf der Grundlage der Analyse der Anzahlen von Krankenhäusern/Abteilungen, bei denen eine bestimmte ICD-9, OPS 301 oder ICD-9/OPS 301-Kombination bzw. Fallpauschalen beob-

148 Der Sicherstellungsauftrag der kommunalen Gebietskörperschaften und die Planungskompetenz der Länder gehen auf den Verfassungsgrundsatz der Sozialstaatlichkeit zurück und sind Ausdruck der Daseinsvorsorge des Staates für seine Bürger. Hieraus leitet sich die *gesundheitspolitische Letztverantwortung der Länder* ab.

149 ICD-10 ab dem Jahr 2000 gesetzlich vorgeschrieben.

achtet wurde und deren relativen Häufigkeiten an den insgesamt an dieser Versorgung beteiligten Häusern/Abteilungen, wird eine *Einteilung der Behandlungsfälle* in Gruppen bzw. Leistungsmodule erreicht.

Die Leistungsmodule werden zunächst durch Benchmarking und Neustrukturierung der Behandlungspfade neu geordnet und von Ist- in Soll-Leistungsmodule übergeführt. Die Soll-Leistungsmodule sind als Ergebnis der Bedarfsanalysen folgendermaßen zu charakterisieren:

In jedem Leistungsmodul werden zahlreiche Leistungsarten (ICD/OPS) beschrieben

- Für jedes Fachgebiet bzw. jede Fachabteilung existiert mindestens ein Leistungsmodul, meist sind es jedoch mehrere Leistungsmodule.
- Jedes Leistungsmodul weist mehrere, durch den Behandlungsanlaß und ggf. den Therapieweg eindeutig abgegrenzte voll- und teilstationär zu versorgende Leistungen auf.
- Für jede durch Behandlungsanlaß und/oder Therapieweg eindeutig gekennzeichnete Leistung existiert ein Versorgungsbedarf, der in Anzahl der Fälle ausgedrückt wird.

Die Leistungsmodule stellen somit die wichtigsten *Zielgrößen* der Krankenhaus-Rahmenplanung dar. Sie berücksichtigen die Art der Fachabteilung und beschreiben eine *Struktur an Leistungen mit den entsprechenden Fallzahlen.* Leistungsmodule bilden den zukünftigen Bedarf an akutstationären Leistungen ab und korrespondieren somit mit dem jüngst in einem Urteil des Oberverwaltungsgerichts Lüneburg definierten Begriff „Bedarf" im Sinne des KHG[150].

Leistungsmodule als Zielgrößen der Krankenhaus-Rahmenplanung spezifizieren den Bedarf an Krankenhausleistungen

Wie für jede in staatlicher Verantwortung stehende Planung gilt, daß die definierten Zielgrößen handhabbar und kontrollierbar sein müssen. Unter den gegenwärtigen Bedingungen der dualen Krankenhausfinanzierung müssen sie außerdem geeignet sein, den Einsatz staatlicher Mittel effizient zu steuern. Die Kriterien der *Handhabbarkeit und Kontrollierbarkeit* setzen voraus, daß die Anzahl und Struktur der Leistungen innerhalb der Leistungsmodule überschaubar und transparent sind. Diese Anforderungen sind für die Leistungsmodule erfüllt. Darüber hinaus lassen sich durch Kalkulation von Einzelleistungen auch die Ressourcenverbräuche ermitteln[151], womit Aussagen über die Finanzierung des Leistungsbedarfs abgeleitet werden können. Eine *effiziente Steuerung* der Leistungen bzw. der finanziellen Mittel unter Berücksichtigung wettbewerblicher Mechanismen (u. a. Qualität, Preis) ist damit gleichfalls möglich.

---

150 Vgl. Urteil des OVG Lüneburg vom 15.12.1998 - 11 L 6820/96.

151 Als methodisches Instrument zur Kalkulation von Kosten der Krankenhausleistungen kann MOKKA herangezogen werden. Dieses Instrument korrespondiert aufgrund der ihm zugrunde liegenden Benchmarkphilosophie mit dem GS$_b$G-Ansatz zur Krankenhausplanung (vgl. ROTERING 1998, vgl. RÜSCHMANN, ROTH, KRAUSS 2000).

4.2 Leistungsbedarf auf der Ebene von Regionen

Der Bedarf an Krankenhausleistungen wird mit den Leistungsmodulen transparent und ist im Hinblick auf den Ressourcenbedarf kalkulierbar

Die mit Hilfe des Benchmarking abgeleiteten SOLL-Leistungsmodule stellen die Basis für den Krankenhaus-Rahmenplan eines Landes dar. Die in den fachgebietsbezogenen SOLL-Leistungsmodulen enthaltenen, als ICD-9/OPS 301 bzw. mit Fallpauschalen gekennzeichneten Leistungen werden über die Herkunft des Patienten (Postleitzahlen) auf einzelne Regionen heruntergebrochen. Im Ergebnis liegen für jede Region fachgebietsbezogene Leistungsmodule vor, die neben der Fallstruktur (ICD-9/OPS 301 bzw. Fallpauschalen) auch die Anzahl der zu erwartenden Krankheitsfälle der Menschen vorgeben, die in der Region wohnen.

▶ Mit der Ausweisung der regionalen Leistungsbedarfe endet definitionsgemäß die Aufgabe eines Gutachtens zur Krankenhaus-Rahmenplanung.

Abbildung 55: Regionalisierung des Leistungsbedarfs

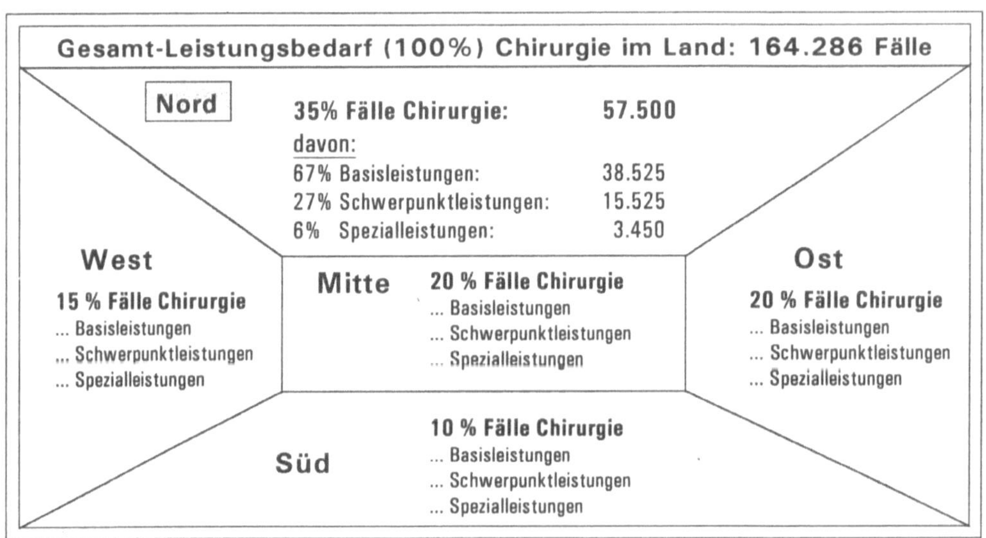

Die hier dargestellte Verteilung ist ein Beispiel, das nicht auf konkrete Länder / Regionen übertragbar ist. Ohne Berücksichtigung des Leistungsbedarfs für Patienten mit Wohnort außerhalb des Landes.

In regionalen Leistungsmodulen wird der Leistungsbedarf spezifiziert, der durch die Krankenhäuser zu decken ist

4.3 Aufnahme des Krankenhauses in den Krankenhaus-Rahmenplan durch das Land

Das Land erhält vom Gutachter die Vorlage zur Erstellung des Krankenhaus-Rahmenplanes: den fachabteilungsbezogenen Leistungsbedarf in den Regionen. Nun ist die Landesregierung mit der Politik gefordert, Prioritäten der Wirtschaftlichkeit bzw. flächendeckenden Versorgung festzulegen. Nur diese Vorgaben ermöglichen die Entscheidungen, welche Krankenhäuser mit welchen Abteilungen in welcher Form an der Versorgung der Bevölkerung teilnehmen sollen.

Abbildung 56: Normative Entscheidungen der Landesregierung

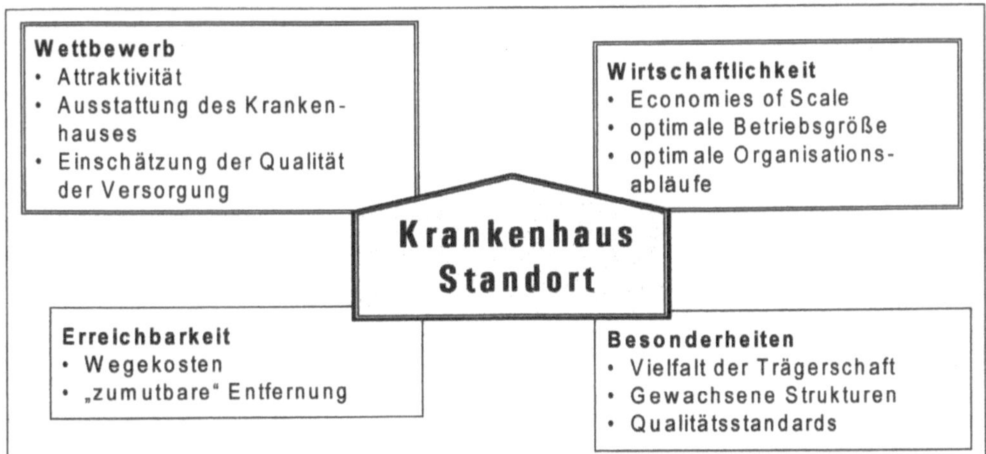

Wenn die grundsätzlichen politischen Entscheidungen getroffen sind, können den regionalen Leistungsbedarfen (exaktes Mengengerüst) eine regionale Zahl von Abteilungen zugeordnet werden, die die Leistungen auch erbringen können.

Zuordnung der Anzahl von Abteilungen zu regionalen Leistungsmodulen

Das Land muß die Krankenhaus-Rahmenplanung auch verwaltungstechnisch umsetzen und die Krankenhäuser mit ihren Abteilungen über einen Feststellungsbescheid rechtskräftig informieren. Der zukünftige Bescheid, der aus der Krankenhaus-Rahmenplanung erwächst, ermöglicht den Krankenhäusern, mit Kostenträgern um fachspezifische Leistungskontingente zu verhandeln. Daher erhalten die Krankenhäuser über den Bescheid den gesamten Krankenhaus-Rahmenplan: die Leistungsbedarfe in abteilungsbezogenen Leistungsmodulen sowohl landesweit als auch regional.

Abbildung 57: Verwaltungsakt im Krankenhaus-Rahmenplan

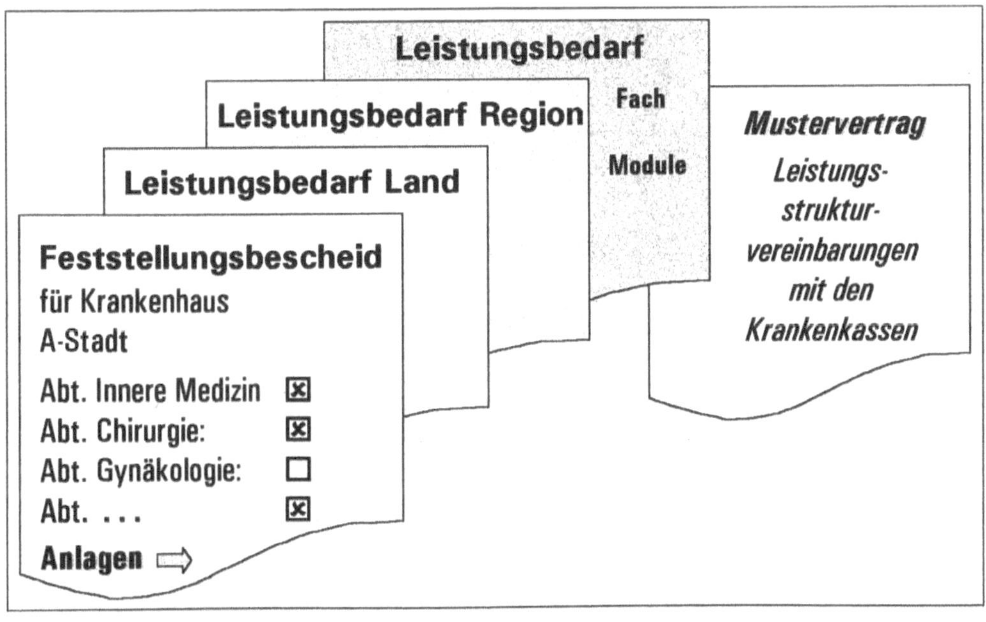

4.4 Einbindung der Selbstverwaltung

Eine weitere grundlegende Änderung bei der Festlegung bzw. Konkretisierung des Krankenhausplans betrifft die *Beteiligung der Selbstverwaltung*. Die konkrete Ausgestaltung der Krankenhauspläne durch die Krankenkassen und Krankenhäuser ist durch § 109 Abs. 1 S. 5 SGB V legitimiert. Demnach können - analog einem Versorgungsvertrag nach § 108 Nr. 3 SGB V (Krankenhaus mit Versorgungsvertrag) - die Landesverbände der Krankenkassen mit den Krankenhausträgern der einzelnen Krankenhäuser schriftliche Vereinbarungen „... im Benehmen mit der für die Krankenhausplanung zuständigen Landesbehörde ergänzend ..."[152] vereinbaren. Zielführend hierfür stellt der *Verzicht* zum Ausweis von Bettenzahlen oder der Leistungsstruktur eines Krankenhauses in den Krankenhausplänen der Länder dar.

Leistungsmodule - und nicht Betten - sind Vorgaben für das Leistungsangebot der Krankenhäuser. Fallzahlen in den Leistungsmodulen sind Zielgrößen der Krankenkassen bei der Verhandlung von Leistungsstrukturverträgen. Diese Leistungssturkturverträge determinieren die *Vorgaben an die Krankenhäuser* hinsichtlich der Leistungsstruktur.

Der regionale Leistungsbedarf muß nicht unbedingt von den regionalen Krankenhäusern erbracht werden – die Einteilung in Regionen ist patientenbezogen, nicht aber bezogen auf die regionalen Leistungserbringer. Entsprechend leistungsfähige Krankenhäuser können Patientenströme umlenken und ihre Leistungskontingente entsprechend verhandeln.

Solange der Kontrahierungszwang zwischen den Krankenkassen bzw. Krankenkassenverbänden und den Krankenhäusern besteht, bleibt die Standortplanung bestehen. Sollte der Kontrahierungszwang zur Disposition stehen, müssen sich Kassen wie Krankenhäuser im Preis- und Qualitätswettbewerb behaupten.

Die zwischen Krankenhäusern und Krankenkassen ausgehandelten Leistungsstrukturverträge müssen in der Summe den gesamten Leistungsbedarf eines Landes abdecken. Daher prüft und genehmigt das zuständige Ministerium die Leistungsstrukturverträge.

152 § 109 Abs. 1 S. 5 SGB V.

Buch B
Empirischer Krankenhaus-Rahmenplan
– Anwendung und Übergangsphase –

5 Validierung der Krankenhausdaten

Die praktische Anwendung der Methodik zur Krankenhaus-Rahmenplanung hat zu wichtigen Erkenntnissen im Hinblick auf eine bedarfsgerechte Versorgung mit Krankenhausleistungen geführt. Sie hat jedoch auch Schwächen bei der Basis jeglicher Planungsbemühen, der Datengrundlage, aufgezeigt. Nicht erkannte, fehlende Datensätze sowie falsche Formate, Strukturen und Inhalte der Daten haben die Leistungsstruktur einiger Krankenhäuser erheblich verzerrt (vgl. Tabelle 20). Die Datenrückmeldung durch den Gutachter in Schleswig-Holstein führt dazu, daß die Datensituation mit allen Beteiligten und viel Aufwand aufgearbeitet wird[153].

Tabelle 20: Probleme der Kliniken bei der Datenerstellung (ausgewählte Beispiele)

Problem	Fehlerdiagnose
A Fehlende Datensätze	
1. Die Hälfte aller Daten fehlt	Diverse Softwareprobleme
2. Klinik, bei der die letzten drei Monate fehlten	Das Codierungsprogramm brach bei einem Patienten aus Irland Mc O'Meara (ab, da das Hochkomma gleichzeitig ein Trennungszeichen repräsentierte.
3. Fallzahl stimmte nicht, obwohl die richtige Anzahl an Fällen übermittelt wurde	Fast alle Fälle wurden doppelt oder dreifach übermittelt. Nach Zusammenfassung von identischen Fällen betrug die Fallzahl nur noch ein Drittel der übermittelten Fallzahl.
4. Fallzahl war um 10% zu niedrig	Bei fast jedem 10. Fall wurde das Institutskennzeichen "IK Absender" nicht übermittelt - eine Zuordnung dieser Fälle zum Krankenhaus war nicht möglich.
5. Die Hälfte aller Fälle fehlten	Versehentlich wurden Disketten vertauscht, so daß nur das 1. Halbjahr übermittelt wurde.
6. Eine Klinik hatte zuviele, eine andere Klinik zuwenig Datensätze	Die Disketten der beiden Kliniken wurden von einer Softwarefirma vertauscht.
B Falsche Formate, falsche Struktur der Daten	
7. Diagnosen 3- statt 4-stellig geliefert	Diverse Softwareprobleme
8. Diagnosen und Therapieschlüssel ohne 4. bzw. 5. Stelle	Diagnose- und Therapieschlüssel wurden fälschlicherweise mit "-" und "." geliefert. Da in den Datensätzen nur 4 Stellen für die Diagnose- und 5 Stellen für Therapieschlüssel vorgesehen waren, wurden die letzten Stellen vom Codierungsprogramm abgeschnitten. Beispiel: Aus ICD-9 450.3 wurde "450." und aus OPS-301 5-530.1 wurde "5-530".
9. Falsche Codierung der Fachabteilung	Die Fachabteilung wurde nach der Codierungsvorschrift für das statistische Landesamt codiert und nicht wie gefordert nach § 301 SGB V.
10. Falsches Institutskennzeichen	Statt des Institutskennzeichens wurde "123456789" übermittelt.

153 Vgl. auch Kapitel 2.2 „Datenbedarf"

Problem	Fehlerdiagnose
11. Falsches Institutskennzeichen	IK Absender (Krankenhaus) und IK Empfänger (Krankenkasse) wurden verwechselt.
12. Unplausible Datumsangaben	Alle Datumsangaben waren auf das Jahr 1919 eingestellt.
C Fehlerhafte inhaltliche Daten	
13. Falsche Entgeltschlüssel	Keine Basispflegesätze übermittelt. Falsche Codierung der Fallpauschalen. Fehlende Abteilungspflegesätze. Entgeltschlüssel nach alter Bundespflegesatzverordnung codiert.
14. Unplausible Struktur der Entlassungsdiagnosen	Diverse Softwareprobleme. Unzulässige Plausibilitätsprüfung mit L4-Statistik.
15. Keine Therapieschlüssel geliefert	Diverse Softwareprobleme.
16. Unplausible Struktur der Therapieschlüssel	Diverse Softwareprobleme.
17. Unplausible Struktur der Therapieschlüssel	Fehlende Codierung einer gesamten Fachabteilung, die neu in der Klinik eröffnet wurde.

▶ **Der langwierige Rückkopplungsprozeß zwischen allen Krankenhäusern des Landes Schleswig-Holstein und der GS_bG über mindestens zwei Jahre hat schließlich im Ergebnis einen validen Datenbestand aller Krankenhäuser bewirkt.**

Tabelle 21: Von den Krankenhäusern über die Krankenhausgesellschaft Schleswig-Holstein gelieferte Daten:

AUFN	Aufnahmesatz	Inhalt	Bemerkungen
FKT	Segment Funktion IK des Absenders IK des Empfängers	an3 an9 an9	
NAD	Segment Name/Adresse (Name) (Vorname) Geburtsdatum PLZ	an3 (an..47) / n12 (an..30) n4 (JJJJMMTT) / JJJJ (an5) / an4	Aus Datenschutzgründen tritt an die Stelle des Namens ein 12-stelliger numerischer Code. Nach der Codierung entfällt auch der Vorname. Das Datum wird auf das Jahr, die PLZ um die letzte Stelle reduziert
AUF	Segment Aufnahme Fachabteilung IK des veranlassenden KH	an3 an4 an9	 Schlüssel 6
EAD	Segment Einweisungs-/Aufnahmediagnose Aufnahmediagnose	an3 an..4	Bis zu 20 x möglich ICD9-Schlüssel

RECH	Rechnungssatz	Inhalt	Bemerkung
ENT	Segment Entgelt	an3	Bis zu 30 x möglich
	Entgeltart	an8	Schlüssel 4
	Tage ohne Berechnung	n..3	

ENTL	Entlassungsanzeige	Inhalt	Bemerkung
DAU	Segment Dauer	an3	
	Aufnahmetag	n8 JJJJMMTT	
	Entlassungstag	n8 JJJJMMTT	
ETL	Segment Entlassung	an3	
	Entlassungsgrund	an3	Schlüssel 5
	Entlassungsdiagnose	an..4	ICD9-Schlüssel
	IK aufnehmende Inst.	an9	
EBG	Segment Entbindung	an3	Bis zu 2 x möglich
	Tag der Entbindung	n8 JJJJMMTT	
FAB	Segment Fachabteilung	an3	Bis zu 30 x möglich
	Fachabteilung	an4	Schlüssel 6
	Diagnose	an..4	ICD9-Schlüssel
	Zusatzschlüssel Diagnose	an..4	ICD9-Schlüssel
	Operationstag	n8 JJJJMMTT	
	Operation	an..6	OPS-301-Schlüssel (ICPM)
	Zusatzschlüssel 1 OP	an..6	OPS-301-Schlüssel (ICPM)
	Zusatzschlüssel 2 OP	an..6	OPS-301-Schlüssel (ICPM)

AMBO	Rechnungssatz amb. OP	Inhalt	Bemerkungen
RZA	Segment Zusatz amb. OP	an3	
	Fachabteilung	an4	Schlüssel 6
	Behandlungsdiagnose	an..4	ICD9-Schlüssel
	Überweisungsdiagnose	an..4	ICD9-Schlüssel

Legende:

a = alphabetisches Zeichen;
n4 = 4 numerische Zeichen;
an..6 = bis zu alphanumerische Zeichen

6 Leistungsmodule für Fachgebiete mit nicht-fallpauschalierten Leistungen

Das bisher beschriebene Vorgehen zur Abgrenzung der Leistungsmodule gilt generell bei der zukünftig zu erwartenden Einführung eines flächendeckenden Fallpauschalen-Systems[154]. Der überwiegende Teil der stationären Leistungen ist jedoch noch nicht über leistungsorientierte Fallpauschalen abgebildet worden. Insbesondere fehlen fachgebietsbezogene flächendeckende Fallpauschalen-Systeme, die Voraussetzung der Nutzung von Fallpauschalen als Eingangsparameter in die Bildung von Gruppen zur Strukturierung der gesamten Leistungen eines Fachgebietes für planerische Zwecke darstellen. Als Konsequenz besteht somit keine Möglichkeit, die Analyse des Leistungsspektrums einer Fachabteilung auf der Basis einer übersichtlichen Anzahl an Fallpauschalen durchzuführen. Statt dessen müssen für einen *Übergangszeitraum* die im Rahmen der Patientenbehandlung dokumentierten einzelnen Leistungsdaten zugrunde gelegt werden.

6.1 Grundprobleme

Für die nicht-pauschalierten Behandlungsfälle resultiert aus der Erfassung der patientenbezogenen Daten je Fachdisziplin eine Vielzahl von Merkmalsausprägungen, d. h. entweder Behandlungsanlaß (ICD-9), Therapieweg (OPS 301) oder die Kombination von Diagnose und Therapie (ICD-9/OPS 301)[155]. So sind beispielsweise aus der Analyse der Patientenfälle zur Fachdisziplin „Allgemeine Chirurgie“ (n = 127.626) etwa 4.500 unterschiedliche Ausprägungen von ICD-9 und OPS 301 ersichtlich. Bei einer Beschränkung des OPS 301 auf vier Stellen verbleiben immerhin noch 559 unterschiedliche Mengenausprägungen. Grafisch wird das Ergebnis zur Allgemeinen Chirurgie in Abbildung 58 dargestellt.

In der Übergangsphase bis zur vollständigen Definition der Krankenhausleistungen als Fallpauschalen sind als Basis für die Leistungsmodulbildung die ICD/OPS 301-Kodes heranzuziehen

Die Daten zur Anzahl der chirurgischen Fachabteilungen je Merkmalsausprägung lassen sich durch eine *stetig fallende Kurve* abbilden, die erst in ihrem letzten Teil mehrere ICD-9/OPS 301-Kombinationen mit einer ähnlichen Anzahl von leistungserbringenden Fachabteilungen aufführt. Der Kurvenverlauf korrespondiert daher nicht mit den Ergebnissen der Fachabteilungen mit flächendeckenden Fallpauschalen-Systemen (vgl. Kapitel 2.4.2 und Kapitel 2.4.3)[156]; Leistungsmodule lassen sich nicht unmittelbar aus der Grafik ableiten. Unabhängig davon zeigt jedoch die Kurve zur relativen Summenhäufigkeit, d. h. der akkumulierten relativen Fallanteile je Merkmalsausprägung, das vermutete Bild und bestätigt somit die Re-

154 Vgl. Kapitel 2.4; dabei ist jedoch vorauszusetzen, daß sich die Bildung der Fallpauschalen an dem Kriterium der Leistungshomogenität orientiert.

155 Alternativ zur ICD-9/OPS 301-Kombination kann jeweils nur der OPS 301 oder ICD zugrundegelegt werden.

156 In der Frauenheilkunde, der Augenheilkunde und der Urologie subsumieren die Fallpauschalen eine Vielzahl unterschiedlicher Kombinationen von ICD-9/OPS 301-Ausprägungen.

gel, daß *etwa 20% der Behandlungsanlässe bzw. Therapien etwa 80% aller Fälle* aufweisen.

Abbildung 58: Häufigkeitsverteilung in der Allgemeinen Chirurgie (n = 127.626)[157]

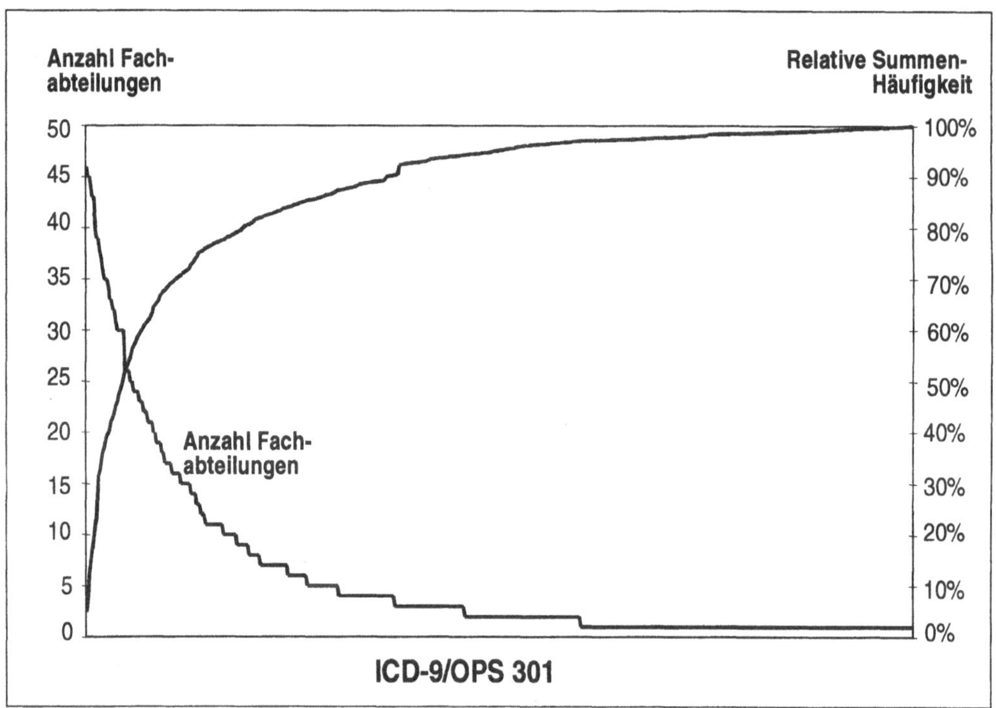

Quelle: Vorläufige Daten zur Krankenhaus-Rahmenplanung in Schleswig-Holstein, Stand November 1999

Die Bildung von Leistungsmodulen für die Gesamtheit der Patienten in der Allgemeinen Chirurgie ist daher nicht analog des generellen Verfahrens zur Leistungsmodulbildung durch Anwendung der Clusteranalyse möglich. Dabei sind insbesondere methodisch-wissenschaftliche Anforderungen an die Durchführung der Clusteranalyse zu nennen, da bei einer Clusteranalyse von einer überschaubaren Anzahl von Ausprägungen ausgegangen wird. Als Gründe für die hohe Anzahl der ICD-9/OPS 301-Ausprägungen sind folgende Aspekte zu nennen:

[157] **Alle hier beispielhaft dargestellten Ergebnisse basieren zwar auf einem ausgewählten Teil der von den Krankenhäusern in Schleswig-Holstein für 1998 bereitgestellten Daten entsprechend der Datenvereinbarung nach § 301 SGB V; sie sind jedoch nur insoweit verwendet worden, wie keine Rückschlüsse auf einzelne Krankenhäuser oder Versorgungsregionen des Landes Schleswig-Holstein möglich sind. Die Daten sind vorläufig und nicht vollständig (Stand vom November 1999), so daß die dargestellten Ergebnisse nicht landesweit gelten.**

- *Heterogenität der Leistungserbringung*

  In der Allgemeinen Chirurgie werden sehr heterogene Leistungen erbracht. Das Spektrum reicht von konservativen therapeutischen Behandlungen (z. B. Versorgung von Frakturen) über operative diagnostische Maßnahmen (z. B. Diagnostische Arthroskopie) bis hin zu sehr speziellen und komplexen operativen Eingriffen (z. B. Operation an der Speiseröhre). Diese Vielfalt spiegelt sich auch in der Dokumentation der Diagnosen und Therapien wider und macht auf den aus krankenhausplanerischer Sicht bedeutenden Umstand aufmerksam, daß die Leistungen unterschiedlicher chirurgischer Fachabteilungen nicht vergleichbar sind.

  In der Allgemeinen Chirurgie ist für die Vielzahl der Leistungsausprägungen die Leistungsmodulbildung durch Clusteranalyse nicht möglich

- *Subspezialisierung innerhalb des Versorgungsauftrags*

  Im Zuge der Weiterentwicklung in der Medizin haben sich Betätigungsfelder entwickelt, die als Subdisziplinen der Allgemeinen Chirurgie gelten. Dadurch weist die einzelne Fachabteilung in einem vergleichsweise engen Leistungsspektrum (z. B. Plastische Chirurgie) eine relativ hohe Fallzahl auf. Diese unter dem Aspekt der Qualitätssicherung sinnvolle Entwicklung führt bei der Analyse der Daten dazu, daß eine Abgrenzung eines Leistungsmoduls für „Basisleistungen“ durch inhaltliche Analyse der Daten erfolgen muß.

- *Landesweit uneinheitliches Vorgehen zur Abteilungskennzeichnung*

  Grundsätzlich hat die oben dargestellte Subspezialisierung innerhalb des Versorgungsauftrags ihren Niederschlag in den ärztlichen Weiterbildungsordnungen und in den Bezeichnungen der Fachabteilungen gefunden (z. B. Herzchirurgie, Gefäßchirurgie). Jedoch werden die Bezeichnungen aufgrund der gesetzlich gewährten Freiräume nicht konsequent angewendet. So ist denkbar, daß zwei Fachabteilungen der Allgemeinen Chirurgie und der Gefäßchirurgie dasselbe Leistungsspektrum wie eine allgemeinchirurgische Fachabteilung eines anderen Krankenhauses aufweisen.

Diese für die Allgemeine Chirurgie gültigen Charakteristika der Leistungserstellung bzw. die variable Kennzeichnung von Abteilungen gelten z. T. auch für andere Fachgebiete. Die Zielsetzung einer Abgrenzung von Leistungsmodulen zum Zwecke der Krankenhausplanung erfordert daher eine *Modifikation des methodischen Vorgehens* zur Kategorisierung von Krankenhausleistungen.

6.2 Differenzierung des fachgebietsbezogenen Leistungsspektrums

Mit der Einordnung von Krankenhausleistungen in abgrenzbare Gruppen bzw. Leistungsmodule ist eine Strukturierung des Leistungsbedarfs einer Versorgungsregion intendiert. Die o.a. Probleme der unscharfen Abteilungsbezeichnungen, der zunehmenden Subspezialisierung sowie der Vielzahl von ICD-9/OPS 301-Ausprägungen können nur dann gelöst werden, wenn es gelingt, *die fachgebietsspezifischen Leistungen vorzustrukturieren bzw. zu differenzieren*. Im Sinne eines

Im Vorfeld der Leistungsmodulbildung ist eine Strukturierung des Leistungsspektrums sinnvoll

Top-Down-Vorgehens sind dabei die in Abbildung 59 dargestellten Ebenen zu analysieren[158].

Abbildung 59: Kriterien zur Analyse der Krankenhausleistungen im Versorgungsgebiet

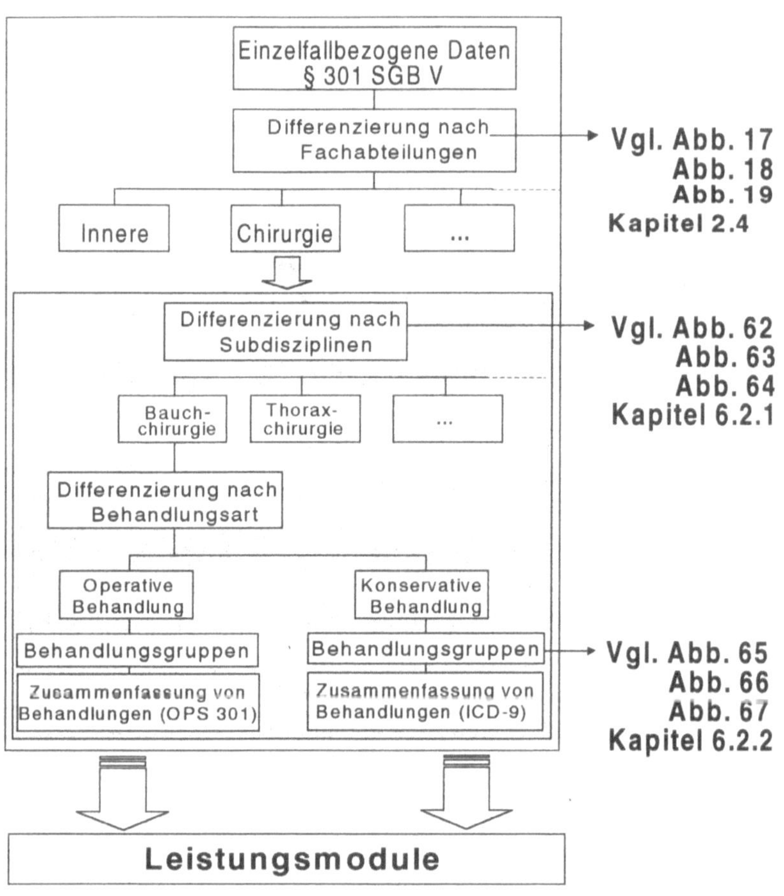

Als Kriterien für die Leistungsstrukturierung kommen die Subdisziplinen, die Art der Behandlung sowie die Zusammenfassung in Behandlungsgruppen in Frage

Grundlage für die Leistungsmodulbildung ist - analog dem generellen Vorgehen zur Klassifizierung (vgl. Kapitel 2.4) - die Orientierung an der Fachdisziplin bzw. Fachabteilung[159]. Unter der Prämisse eines nicht flächendeckenden fachgebietsbezogenen Fallpauschalen-Systems ist darüber hinaus in der Allgemeinen Chirurgie und der Inneren Medizin eine gesonderte *Analyse und Leistungsmodulbildung für die einzelnen Subdisziplinen* unbedingt erforderlich. Die Kennzeichnung einer Subdisziplin ist über ein Merkmal des § 301 SGB V-Datensatzes gewährleistet (vgl. Kapitel 2.3.1). Damit gelingt es, sowohl die Konzentration auf bestimmte Leistungsgruppen (z. B. Gefäßchirurgie) in bestimmten allgemein-chirurgischen

[158] Die im folgenden dargestellten Analysen stellen Alternativen zur medizinisch-inhaltlichen Gruppierung von Behandlungsfällen dar. Dabei erfolgt eine Orientierung an gegenwärtig übermittelten Daten zur Krankenhausbehandlung, so daß eine über formale Regelungen gesteuerte Gruppenbildung erfolgen kann. Die bei der Entwicklung von Fallpauschal-Systemen vorgenommene expertenorientierte Klassifikation läßt sich über dieses Verfahren bestmöglich annähern.

[159] Die gegenwärtig möglichen Ergebnisse zu Leistungsmodulen für die Fachabteilungen der Augenheilkunde, Frauenheilkunde und Urologie sind oben dargestellt.

Fachabteilungen zu erfassen als auch die spezifischen Unterschiede beim formalen Ausweisen der chirurgischen Fachabteilungen in einem Versorgungsgebiet zu berücksichtigen.

Eine weitere Analyseebene zwecks Vorstrukturierung des Leistungsumfangs einer Fachabteilung besteht in der *Art der Behandlung.* Dabei sind operative und konservative Behandlungen zu unterscheiden. Als operative Behandlungen werden alle diejenigen Patientenfälle eingestuft, bei denen ein OPS 301-Kode dokumentiert wird. Alle übrigen Fälle gelten als konservativ behandelte Patienten.

In Abhängigkeit der Behandlungsart bestehen nunmehr unterschiedliche Möglichkeiten der Strukturierung von Patientenfällen. Die Grundüberlegung besteht dabei analog der Definition der leistungsorientierten Fallpauschalen-Systeme in den Fachdisziplinen der Augenheilkunde, Gynäkologie/Geburtshilfe und Urologie in der *Zusammenfassung leistungsähnlicher Behandlungsfälle.* Die Zusammenfassung muß jedoch auf der Basis der vorhandenen Informationen, d.h. des Behandlungsanlasses und des Therapieweges erfolgen.

Eine Aggregation von Behandlungsfällen läßt sich sowohl für den ICD-9 als auch für den OPS 301 durch Variation der Detaillierungsebene vornehmen. Aufgrund der hierarchischen Struktur der Codierungssysteme resultiert zwar aus der Vernachlässigung der letzten bzw. vorletzten Stellen eines speziellen Schlüssels ein Informationsverlust, die inhaltliche Aussage zur erbrachten Leistung bleibt jedoch erhalten[160].

6.2.1 Leistungsmodule für Fachabteilungssubdisziplinen

Während in den Krankenhausplänen der Länder zumeist ein relativ grobes Raster zur Strukturierung der Fachabteilungen zugrunde gelegt wird, ist in der klinischen Praxis ein wesentlich differenzierterer Ausweis von Leistungsschwerpunkten, innerhalb einer Fachabteilung und/oder als eigenständige Fachabteilung, vorzufinden. Die BPflV '95 weist insgesamt 36 Fachabteilungstypen aus; die Leistungen dieser Fachabteilungen sind im § 301 SGB V-Datensatz gekennzeichnet. Insofern besteht die Möglichkeit, die Leistungen dieser Einheiten *separaten Leistungsmodulen* zuzuordnen.

Die Abgrenzung von Leistungsmodulen für einzelne Subdisziplinen wird insbesondere in den Fachgebieten der Allgemeinen Chirurgie und der Inneren Medizin gefordert. In Anlehnung an die Struktur der Fachabteilungen gemäß BPflV '95 lassen sich für diese beiden Gebiete insgesamt 15 Subdisziplinen benennen. Der Ausweis dieser Subdisziplinen in den Krankenhausplänen der Länder wird nicht einheitlich vorgenommen. Dies trifft insbesondere auf die Fachdisziplin der Herzchirurgie zu, die ein relativ abgegrenztes Leistungsspektrum aufweist und zumeist

160 In der klinischen Praxis wird der Detaillierungsgrad der Codierung auch durch krankenhausinterne Anforderungen seitens der Krankenhausbetriebsführung determiniert. So ist denkbar, daß eine Leistung in einer Fachabteilung mit Hilfe eines 5-stelligen OPS 301-Codes gekennzeichnet wird, während in einer anderen Fachabteilung dieselbe Leistung mit einem 6-stelligen ICPM-Code dokumentiert wird. Der letztgenannte Code ist bei Beschränkung auf den 5-stelligen Schlüssel dekkungsgleich mit dem erstgenannten OPS 301-Code.

durch dezidierte Organisationseinheiten (= Fachabteilungen) betrieben wird. Die Herzchirurgie wird in den Krankenhausplänen teilweise als eigenständige Fachabteilung geführt; teilweise ist sie jedoch Subdisziplin der Allgemeinen Chirurgie.

Für Subdisziplinen liegen teilweise schon flächendekkende Fallpauschalsysteme vor, die in Modellvorhaben geprüft werden

Das *Fachgebiet der Herzchirurgie* ist bereits mit der BPflV '95 weitgehend mit Fallpauschalen bzw. Sonderentgelten abgebildet worden. Insgesamt existieren z.Zt. 27 Fallpauschalen, die teilweise konservative Leistungen der Weiterbehandlung nach einem operativen Eingriff am Herzen umfassen. Zur vollständigen flächendeckenden Abdeckung des Leistungsspektrums der Herzchirurgie sind schon 1995 in einem Modellvorhaben nach § 26 BPflV '95 unter Mitwirkung der medizinischen Experten weitere Fallpauschalen definiert und kalkuliert worden[161]. Die Fallpauschalen sind durch ihren Leistungsbezug gekennzeichnet und basieren auf der Dokumentation von OPS 301 bzw. OPS 301-Kombinationen in Verbindung mit dem ICD-9. Damit sind die Voraussetzungen zur Anwendung des generellen Verfahrens zur Leistungsmodulbildung in der Herzchirurgie gegeben (vgl. Kapitel 2.4.1).

Abbildung 60: Leistungsstruktur in der Herzchirurgie (n = 3.067)

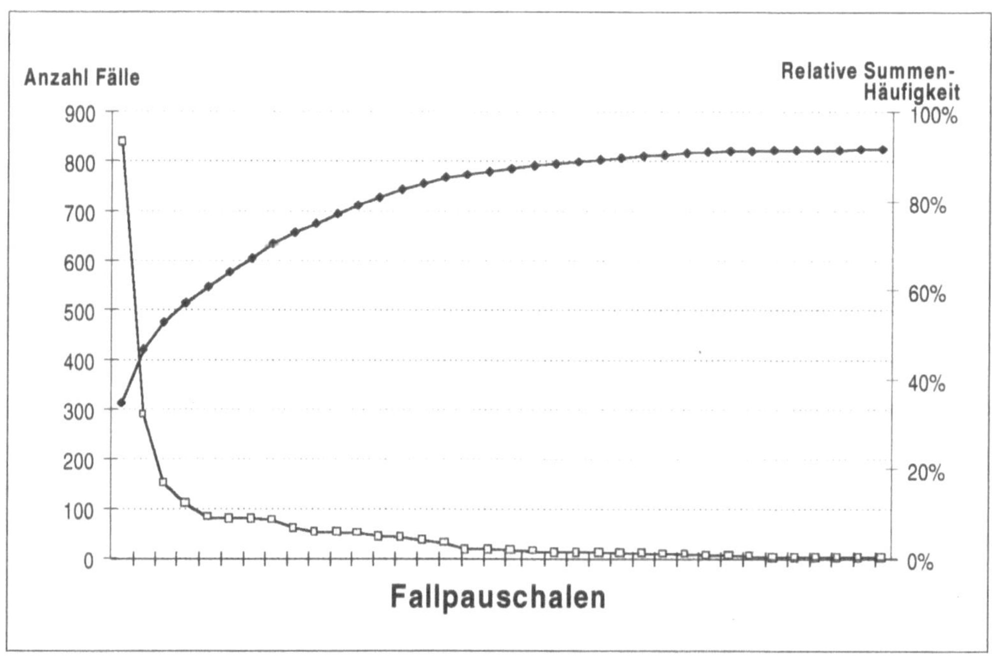

Eine fast vollständige Abbildung der herzchirurgischen Leistungen ist aufgrund der Zuordnungsregeln (nach ICD/OPS 301) möglich

In Abbildung 60 sind die Ergebnisse zur Analyse der herzchirurgischen Leistungen beispielhaft aufgeführt. Innerhalb dieses Bundeslandes erbringen drei Kliniken operative Leistungen der Herzchirurgie, weitere acht Fachabteilungen führen konservative Behandlungen im Anschluß an eine herzchirurgische Operation durch. Von den insgesamt 3.259 in die Analyse einbezogenen Fällen werden 87,1 % durch die Fallpauschalen der BPflV '95 abgebildet; 5,9 % werden durch die Modellfallpauschalen erfaßt, und die verbleibenden 7 % können aufgrund der z.T. notwendigen, aber nicht verfügbaren, Differenzierung des OPS 301 bis auf die 6. Stelle nicht zugeordnet werden. Diese Werte verdeutlichen, daß die Leistungsstruktur von

---

161 Vgl. TSCHUBAR (1998), S. 12ff.

herzchirurgischen Kliniken schon relativ exakt über eine Analyse der dort abgerechneten Fallpauschalen dargestellt werden kann.

Der Anteil von konservativen Leistungen am Gesamtspektrum der Herzchirurgie ist grundsätzlich sehr gering. Zwar sind 28% aller Fälle konservativen Fallpauschalen zugeordnet worden, doch werden diese zum überwiegenden Teil als eigenständige Behandlungsphase innerhalb desselben stationären Aufenthalts nach einer herzchirurgischen Operation zur Abrechnung gebracht. Nur 4% der Fälle sind tatsächlich ausschließlich konservativ behandelt worden, wobei auch hier ein Teil der Patienten nach einer vorangegangenen Herz- bzw. Herz-Lungen-Transplantation zu Kontrollzwecken kurzfristig stationär aufgenommen wurde.

Aus dem Verlauf der Kurve zur relativen Summenhäufigkeit in Abbildung 60 wird wiederum deutlich, daß auch in der Herzchirurgie einige wenige Leistungsarten wesentliche Anteile an den gesamten Patientenbehandlungen einnehmen. Die wichtigste Leistung im Bereich der Bypassoperationen stellt mit fast 35% die FP 09.021 (aortokoronarer Venen-Bypass oder sonstige Arterie) dar; bei den Herzklappenoperationen wird am häufigsten die FP 09.091 (Ersatz einer Herzklappe) mit 6,2% abgerechnet. Alle weiteren Leistungen sind mit einem Anteil von kleiner als 4,5% für das operative Spektrum einer Herzchirurgie von geringerer Bedeutung.

Bei der Anwendung der Clusteranalyse zur Abgrenzung von Leistungsmodulen besteht die Problematik, daß aufgrund der geringen Anzahl an Fachabteilungen, die operative Leistungen der Herzchirurgie anbieten, keine vernünftigen Ergebnisse möglich sind. Daher ist in Abstimmung mit medizinischen Experten eine qualitativ basierte Abgrenzung von Leistungsmodulen in der Herzchirurgie vorgenommen worden:

Leistungsmodule in der Herzchirurgie müssen aufgrund der geringen Anzahl an Fachabteilungen in Abstimmung mit medizinischen Experten vorgenommen werden

(1) Das Leistungsmodul „Spezialleistungen" beinhaltet hochkomplexe Operationen am Herzen (Rezidiveingriffe, Mehrfach-Herzklappen, Transplantationen), die nur in wenigen Krankenhäusern, zum überwiegenden Teil in Universitätskliniken, durchgeführt werden. Diese Leistungen fallen naturgemäß in geringer Anzahl an.

(2) Die Leistungen des Leistungsmoduls „Schwerpunktleistungen" umfassen die bundesweit häufigsten Therapiewege in der Herzchirurgie. Dazu gehört insbesondere die „einfache" Bypass-Operation am Herzen (FP 09.021).

(3) Innerhalb des Leistungsmoduls „Basisleistungen" werden im wesentlichen die konservativen Leistungen der Herzchirurgie erfaßt. Diese umfassen die frührehabilitativen Maßnahmen nach einer herzchirurgischen Operation[162].

In anderen Subdisziplinen der Allgemeinen Chirurgie liegen nur partiell Fallpauschalen vor, so daß bei diesen auf die ICD-9/OPS 301-Kombinationen abgestellt werden muß. Eine Abgrenzung der Leistungsmodule erfordert nunmehr eine Selektion der Leistungen entsprechend der oben dargestellten Kriterien (vgl. Abbildung 59). Für die Subdisziplin der „*Gefäßchirurgie*" wird daher zunächst eine Re-

---

162 Die Leistungen werden in Abhängigkeit der Fachabteilungsstruktur und Kooperationsmöglichkeiten des Krankenhauses auch in kardiologischen Fachabteilungen erbracht.

duktion des gesamten Datenbestands aus der Allgemeinen Chirurgie entsprechend der folgenden Kriterien vorgenommen:

- *Subdisziplin*
  Unter Rückgriff auf die § 301 SGB V-Daten werden diejenigen Behandlungsfälle ausgewählt, die in der Fachabteilung „Gefäßchirurgie" behandelt worden sind.

- *Behandlungsart*
  Es erfolgt eine Konzentration auf diejenigen Behandlungsfälle, die operativ versorgt worden sind.

- *Behandlungsgruppen*
  Eine Zusammenfassung mehrerer Behandlungsfälle, die durch ähnliche Therapien gekennzeichnet sind, wird durch die Beschränkung auf den 4-stelligen OPS 301 ermöglicht.

Trotz fehlender Fallpauschalen in der operativen Gefäßchirurgie ist die Leistungsmodulbildung durch Clusteranalyse auf der Basis von OPS 301-Behandlungsgruppen möglich

Die so ausgewählten Behandlungsfälle eines Versorgungsgebiets werden nach Anwendung der Clusteranalyse vier Leistungsmodulen zugewiesen (vgl. Abbildung 61). Das Basisleistungsmodul umfaßt allein die Leistung „Venenexhairese", die als Fallpauschale bzw. Sonderentgelte in den bundesweiten Katalogen der BPflV '95 aufgenommen ist. Sie wird von allen chirurgischen Fachabteilungen der Krankenhäuser des Versorgungsgebietes erbracht (n = 50). Dieses Ergebnis ist deshalb interessant, da medizinische Experten diese Leistung auch als ambulant-operativ zu erbringende, d.h. nicht zwangsläufig im Krankenhaus zu versorgende Leistung charakterisiert haben (vgl. Kapitel 3.2.1.1).

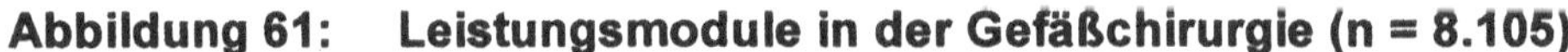

Abbildung 61: Leistungsmodule in der Gefäßchirurgie (n = 8.105)

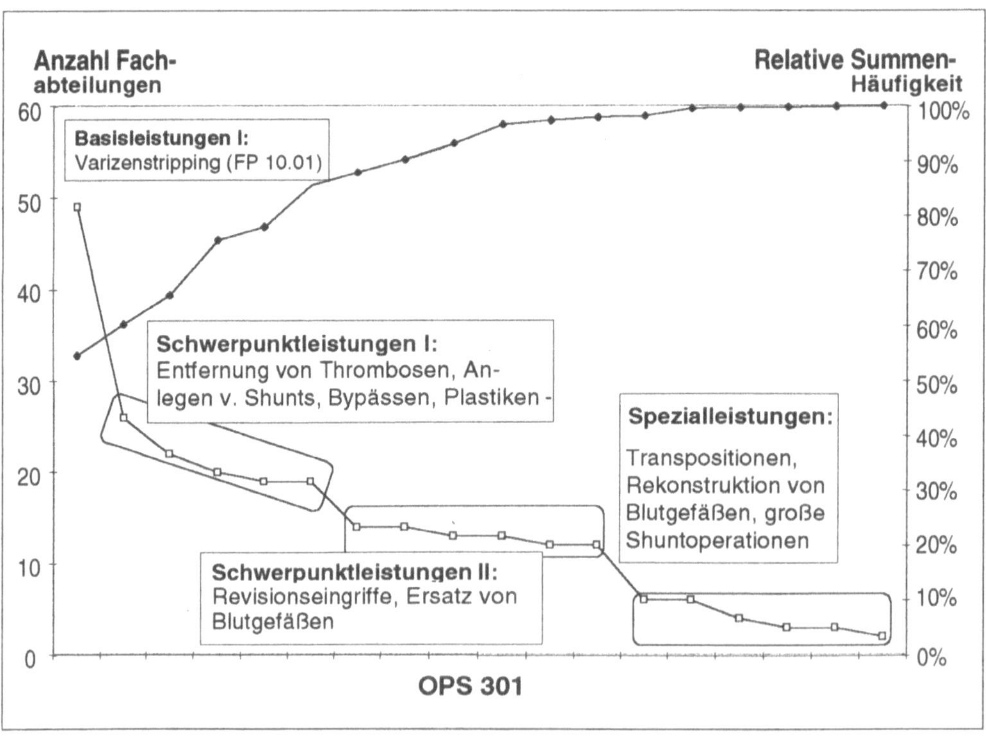

Das Fachgebiet der Inneren Medizin deckt ein Leistungsspektrum ab, dem ca. 30% aller stationären Behandlungsfälle zugeordnet werden. Exemplarisch für eine Subdisziplin der Inneren Medizin ist die Kardiologie ausgewählt worden. Für die Kardiologie existiert ein umfassender Fallpauschalen-Katalog, der individuell zwischen einem Krankenhaus und den Krankenkassen auf der örtlichen Ebene verbindlich für die Abrechnung der kardiologischen Leistungen genutzt wird (vgl. Tabelle 22)[163]. Insofern ist zu prüfen, ob dieser Katalog analog der Fallgruppen-Systeme in den oben behandelten operativen Fachgebieten zur Abgrenzung der Leistungsmodule genutzt werden kann.

Im Gegensatz zu den Fallgruppensystematiken der operativen Fachdisziplinen, bei denen die durchgeführte Prozedur das dominierende Gruppierungsmerkmal darstellt, basierte das kardiologische Fallgruppenmodell auf der Hauptdiagnose des Patienten, die in vier Schweregrade differenziert wird. Es sind acht Hauptdiagnosegruppen definiert worden, so daß insgesamt 32 Fallpauschalen zur Verfügung stehen.

Bei der Dokumentation von internisten Leistungen kommt den Diagnosen aufgrund der fehelenden Prozeduren die dominierende Rolle zu

Tabelle 22: Fallgruppen in der Kardiologie

Fallpauschalengruppen	Hauptdiagnosen	Anzahl der Items zur Schweregradeinstufung
Koronare Herzerkrankung	414.0, 413	8
Myocardinfarkt	410	5
Klappenerkrankung	424.0, .1, .2, .3	5
Muskelerkrankung	425.4, .9	9
Herzrhythmusstörungen	426.9, 427.9	5
Perikarderkrankung	423.9	5
Erkrankungen der großen Gefäße	436, 438, 440.1, 441.5, .6, 443.9, 451.2, 453.2	5
Sonstige Herzerkrankungen	164.1, 212.7, 415.1, 416.9, 745.9, 746.9, 747.9, 862.8	5

Zur Identifikation der Hauptdiagnose wird der ICD-9-Schlüssel als den Krankenhausaufenthalt begründenden Behandlungsanlaß herangezogen. Die Zuordnung eines Patienten zu Schweregraden wird auf der Basis klinischer und/oder diagnostischer Informationen (z. B. Ergebnisse von Druckmessungen als quantitative Angaben) durchgeführt. Daneben werden noch weitere qualitative Merkmale, wie bspw. Doppelerkrankungen, Mehrfacheingriffe berücksichtigt. Insgesamt werden bis zu 9 Items zur Eingruppierung eines Patienten in eine konkrete Fallgruppe herangezogen.

163 Vgl. TSCHUBAR (1998), S. 71ff.; der Fallgruppen-Katalog wird gegenwärtig hinsichtlich seiner Eignung für andere kardiologische Fachabteilungen in anderen Krankenhäusern analysiert (AK St. Georg, Hamburg).

In der Kardiologie ist die Einordnung in das modellhaft erprobte, flächendeckende Fallpauschalsystem nicht möglich, da neben ICD und OPS 301 andere Daten benötigt werden

Da es sich bei diesen 12 Items um kardiologiespezifische Daten handelt, die nicht im Rahmen der Datenvereinbarung nach § 301 SGB V berücksichtigt werden, ist eine trennscharfe Eingruppierung von kardiologischen Patienten in die 32 Fallgruppen nicht möglich. Daher kann nur eine ansatzweise Zuordnung erfolgen, indem die Hauptdiagnosen nach ICD-9 sowie die gleichfalls dokumentierten interventionellen Eingriffe herangezogen werden (siehe Abbildung 62)[164].

Abbildung 62: Leistungsspektrum in der Kardiologie (n = 5.431)

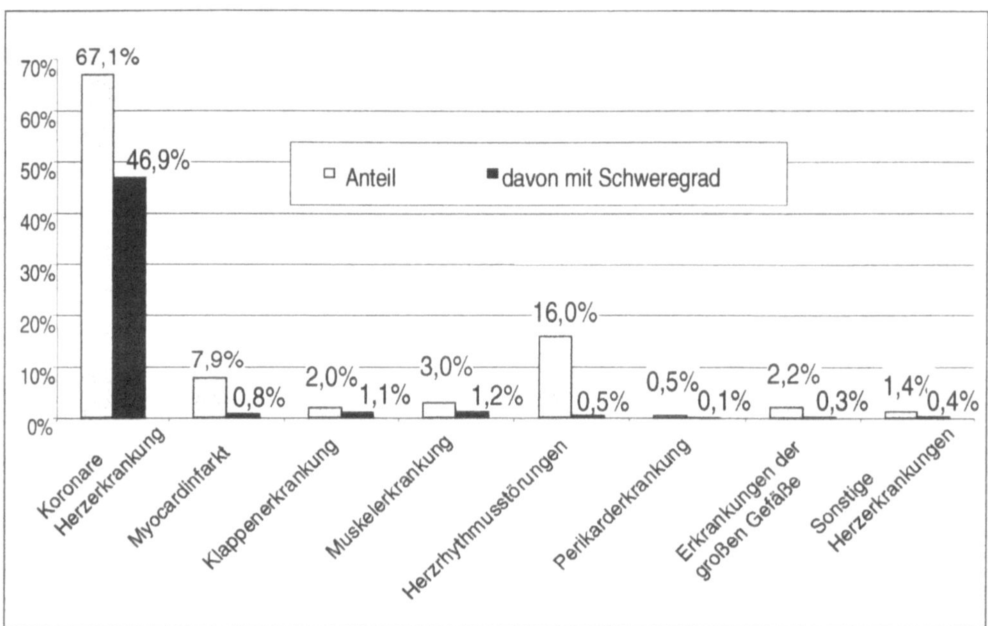

Aus der graphischen Darstellung des Leistungsspektrums in der Kardiologie wird deutlich, daß etwa zwei Drittel aller kardiologischen Patienten der Fallpauschalengruppe „Koronare Herzerkrankung" zuzuordnen sind. Mit Ausnahme der Fallgruppe „Herzrhythmusstörungen" (16%) liegen die Anteile der den sonstigen 24 Fallpauschalen zuzuordnenden Patienten unter 10%. Insofern ist die Einstufung der Patienten in die 4 Schweregrade, die bei der vorliegenden Auswertung nicht ausreichend geleistet werden konnte, zumeist nur von untergeordnetem Interesse.

Schon jeder zweite Patient wird im Rahmen der kardiologischen Behandlung interventionell versorgt

Auffallend ist in diesem Zusammenhang, daß interventionelle Eingriffe, die als Kennzeichen für einen höheren Schweregrad herangezogenen worden sind, bei über 50% aller kardiologischen Patienten zur Anwendung gekommen sind. In der Fallgruppe „Koronare Herzerkrankung" liegt dieser Anteil naturgemäß höher, bei etwa 70% der Patienten. Es wird eindrucksvoll deutlich, daß die Koronarangiographie sowie die Dilatationen als therapeutischer Eingriff in den letzten Jahren zunehmend Verbreitung gefunden haben.

---

[164] Die Durchführung eines interventionellen Eingriffs wird mit dem OPS 301 dokumentiert, der Bestandteil des § 301 SGB V-Datensatzes ist. Damit verbunden ist eine Höherstufung bei der Bestimmung des Schweregrades der relevanten Hauptdiagnose.

6.2.2 Leistungsmodule für operative Behandlungskomplexe

Trotz eines im Vergleich zur Allgemeinen Chirurgie engen Leistungsspektrums gelingt es auch in vielen anderen Fachabteilungen nicht, auf der Basis der ICD-9, OPS 301 bzw. ICD-9/OPS 301-Ausprägungen abgrenzbare Leistungsmodule zu bilden. So müssen die *Leistungen der Orthopädie* mit Bezug auf die Kriterien zur Abgrenzung der Leistungsmodule in der Übergangsphase (vgl. Abbildung 59) wie folgt vorstrukturiert werden:

- *Behandlungsart*
  Es erfolgt eine Konzentration auf diejenigen Behandlungsfälle, die operativ versorgt worden sind.
- *Behandlungsgruppen*
  Eine Zusammenfassung mehrerer Behandlungsfälle, die durch ähnliche Therapien gekennzeichnet sind, wird durch die Orientierung an der Gliederungssystematik des OPS 301 möglich. Die topographisch-anatomische Struktur ermöglicht eine Beschränkung auf die im 3-stelligen OPS 301 abgebildeten Maßnahmengruppen.

Beispielhaft werden die Behandlungsfälle analysiert, deren Haupttherapie in dem *endoprothetischen Gelenk- und Knochenersatz* (OPS 301: 5-82) besteht. Die Zuordnung der operativen orthopädischen Leistungen auf Leistungsmodule kann jedoch nach Konzentration auf diese Maßnahmengruppe anhand des 4-stelligen OPS 301 erfolgen.

Abbildung 63: Leistungsmodule für den operativen Behandlungskomplex „Endoprothetik" (n = 8.016)

In der operativen Orthopädie können im Teilbereich des endoprothetischen Gelenk- und Knochenersatz drei Leistungsmodule trennschaft abgegrenzt werden

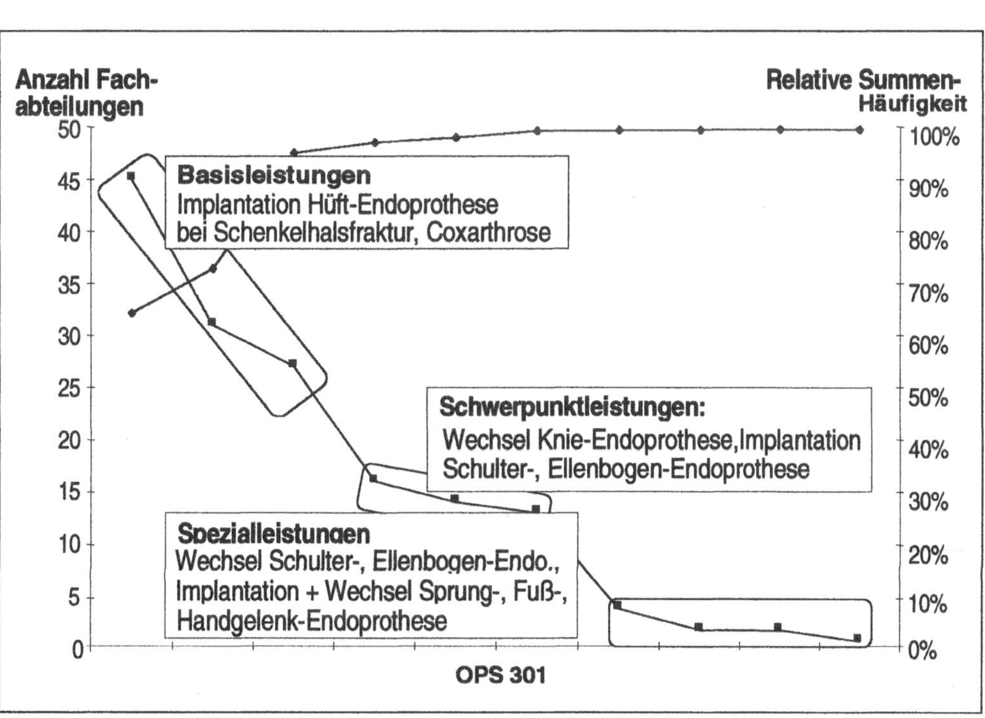

Abbildung 63 zeigt die Ergebnisse der Analyse von endoprothetisch versorgten Patienten eines Bundeslandes. Es existieren drei, klar abgegrenzte Leistungsmodule, die auch nach medizinischen und teilweise ökonomischen Kriterien als ausgesprochen *homogen* zu charakterisieren sind. So ist verständlich, daß sich die einzelnen Leistungen z.T. auch im Fallpauschalen-Katalog der BPflV '95 wiederfinden, dem ein leistungs- und kostenhomogenes Gliederungsprinzip zugrundeliegt.

6.2.3 Leistungsmodule für konservative Behandlungskomplexe

Bei den konservativen Behandlungsfällen kommt dem Grund der Erkrankung, d.h. dem Behandlungsanlaß, *eine übergreifende Bedeutung zu*[165]. Sehr häufig ist jedoch zu Beginn des stationären Aufenthalts nicht feststellbar, welche Erkrankung vorliegt. Es muß daher als wesentliches Kennzeichen des Behandlungsanlasses die *Entlassungsdiagnose als ICD-9* herangezogen werden. Diese gibt valide Auskunft darüber, welche Haupterkrankung den stationären Aufenthalt begründet hat.

Analog der operativen Behandlung muß für konservative Behandlung eine Vorstrukturierung der Leistungen auf der Ebene des ICD erfolgen

Die Entlassungsdiagnose in Verbindung mit der Fachabteilung ist in der Inneren Medizin - analog der Allgemeinen Chirurgie - nicht zur Abgrenzung von Leistungsmodulen geeignet. Auch hier muß zunächst eine Vorstrukturierung des gesamten Leistungsspektrums in der Inneren Medizin erfolgen. Dabei greifen folgende Einschränkungen:

- *Behandlungsart*
  Es erfolgt eine Konzentration auf diejenigen Behandlungsfälle, die ausschließlich konservativ versorgt worden sind.
- *Behandlungsgruppen*
  Eine Zusammenfassung mehrerer Behandlungsfälle, die durch ähnliche Diagnosen gekennzeichnet sind, wird durch die Orientierung an den Diagnoseobergruppen des ICD-9 möglich. Diese führen bestimmte Behandlungsanlässe auf, die entsprechend medizinischer Kriterien zusammengefaßt werden können.

Im Vergleich zum OPS 301 ist die inhaltliche Gliederung des ICD zum Zwecke der Vorstrukturierung als schlecht zu bewerten. Die Leistungsmodulbildung ist daher kritisch zu betrachten

Beispielhaft werden die Behandlungsfälle analysiert, die unter der Diagnoseobergruppe „Hypertonie und Hochdruckkrankenheiten" subsumiert werden (ICD-9: 401 bis 405). Die Zuordnung der internistischen Leistungen auf Leistungsmodule kann nach Konzentration auf diese Diagnoseobergruppe anhand des 4-stelligen ICD-9 erfolgen (vgl. Abbildung 64).

Nach Einschränkung des Leistungsspektrums der Inneren Medizin durch Konzentration auf die Diagnoseobergruppe ist eine trennscharfe Einordnung der Leistungen in Leistungsmodule problemlos möglich. Die Basisleistungen werden dabei durch die Essentielle Hypertonie (ICD-9: 401.0, .1, .9) repräsentiert, deren Anteil etwa 91,5% an den Gesamtfällen dieser Diagnoseobergruppe in der Inneren Medizin ausmacht. Als Schwerpunktleistungen gelten die Hypertensive Herzkrankheit (ICD-): 402.0, .1, .9) mit 6,77%, und die Spezialleistungen setzen sich aus der

165 Bei der stationären konservativen Behandlung werden grundsätzlich keine diagnostischen und therapeutischen Leistungen für externe Zwecke dokumentiert. Dies gilt jedoch nicht für die Behandlungsfälle, bei denen abrechnungsrelevante therapeutische Maßnahmen durchgeführt werden. Konkret fallen hierunter die über Sonderentgelte der BPflV vergüteten interventionellen diagnostischen und therapeutischen Eingriffe im Bereich der Radiologie sowie der Kardiologie.

Renalen Hypertonie, der Hypertonie mit Herz- und Nierenerkrankungen sowie der sekundären Hypertonie zusammen (ICD-9: 403 - 405).

Abbildung 64: Leistungsmodule für den konservativen Behandlungskomplex „Hypertonie und Hochdruckkrankheiten" (n = 3.664)

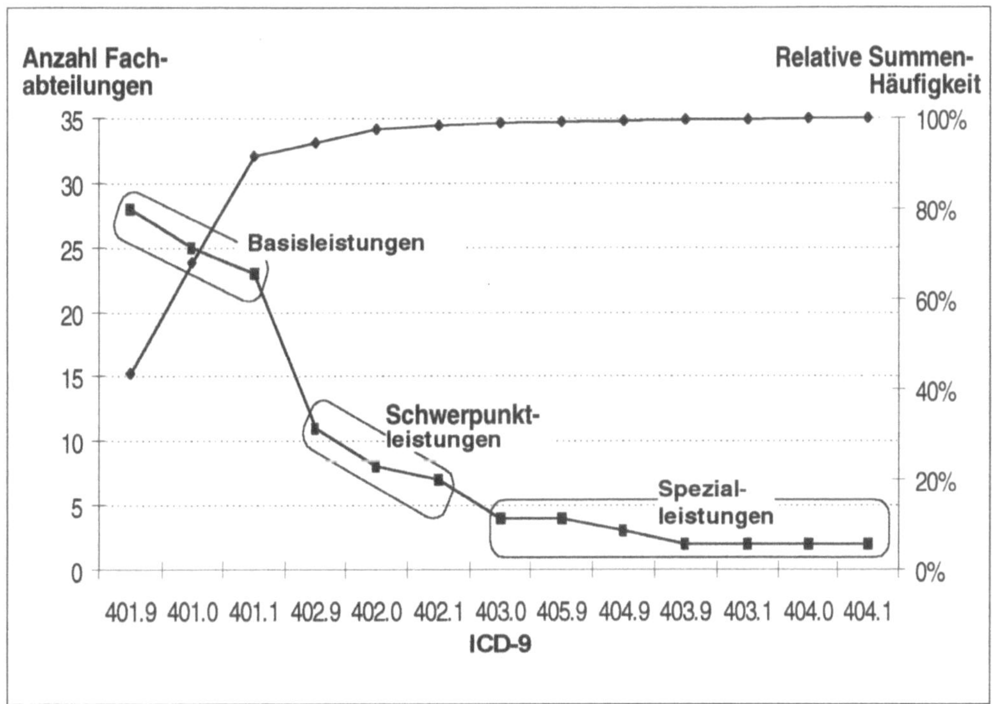

Bei der Verwendung des vierstelligen ICD-9 zur Leistungsmodulbildung muß angemerkt werden, daß ein dem OPS 301 vergleichbarer Grad der inhaltlichen Strukturierung von medizinischen Leistungen nicht gegeben ist. So werden - auch bei der hier betrachteten Diagnoseobergruppe „Hypertonie und Hochdruckkrankheiten" wesentliche Behandlungsanlässe, wie bspw. Bluthochdruck bei Koronargefäßerkrankungen ausgeklammert und in anderen Diagnoseobergruppen erfaßt. Auch ist der Informationsgehalt, der durch die Einführung der 4. Stelle des ICD-9 resultiert, bei dieser Diagnoseobergruppe als gering zu bezeichnen. Die Unterteilung in „benigne", „maligne" oder „ohne Angabe" ist bei den o.a. Leistungsmodulen vernachlässigbar, da sich die so differenzierten Diagnosen in denselben Leistungsmodulen wiederfinden.

Für den Behandlungskomplex „Hypertonie und Hochdruckkrankheiten" können drei Leistungsmodule abgeleitet werden

Ein zunehmend gewichtiger Anteil der Leistungen in den operativen Fachdisziplinen wird konservativ behandelt. In diesem Fall fällt eine Hauptleistung als Therapie entsprechend OPS 301 nicht an. Wie in den konservativen Fachdisziplinen muß bei diesen Patienten die *Hauptdiagnose als Eingangsparameter* zur Abgrenzung von Leistungsmodulen herangezogen werden. Analog der Vorgehensweise zur Vorstrukturierung des Leistungsspektrums in der Inneren Medizin muß auch bei den operativen Fächern eine Beschränkung auf die jeweils relevante Diagnoseobergruppe erfolgen.

In Abbildung 65 ist das Ergebnis der Leistungsmodulbildung für die konservativen Fälle der operativen Fachdisziplin Hals-, Nasen-, Ohrenkrankheiten (HNO) gestellt. Zur Abgrenzung der Leistungsmodule werden folgende Beschränkungen bei der Betrachtung aller Patientenbehandlungen der HNO vorgenommen:

- *Behandlungsart*
  Es erfolgt eine Konzentration auf diejenigen Behandlungsfälle, die ausschließlich konservativ versorgt worden sind.
- *Behandlungsgruppen*
  Zwecks Zusammenfassung mehrerer Behandlungsfälle wird die Gliederung der Diagnoseobergruppen des ICD-9 herangezogen. Diese weist für die HNO im wesentlichen die Gruppen „Bösartige Neubildungen der Atmungs- und intrathorakalen Organe" (ICD-9: 160 - 165), „Krankheiten des Ohres und des Warzenfortsatzes (ICD-9: 380 - 389)", „Akute Infektionen der Atmungsorgane" (ICD-9: 460 - 466) und „Sonstige Krankheiten der oberen Luftwege" (ICD-9: 470 - 478) auf.

Abbildung 65: Leistungsmodule für den konservativen Behandlungskomplex „Ohrenkrankheiten" (n = 3352)

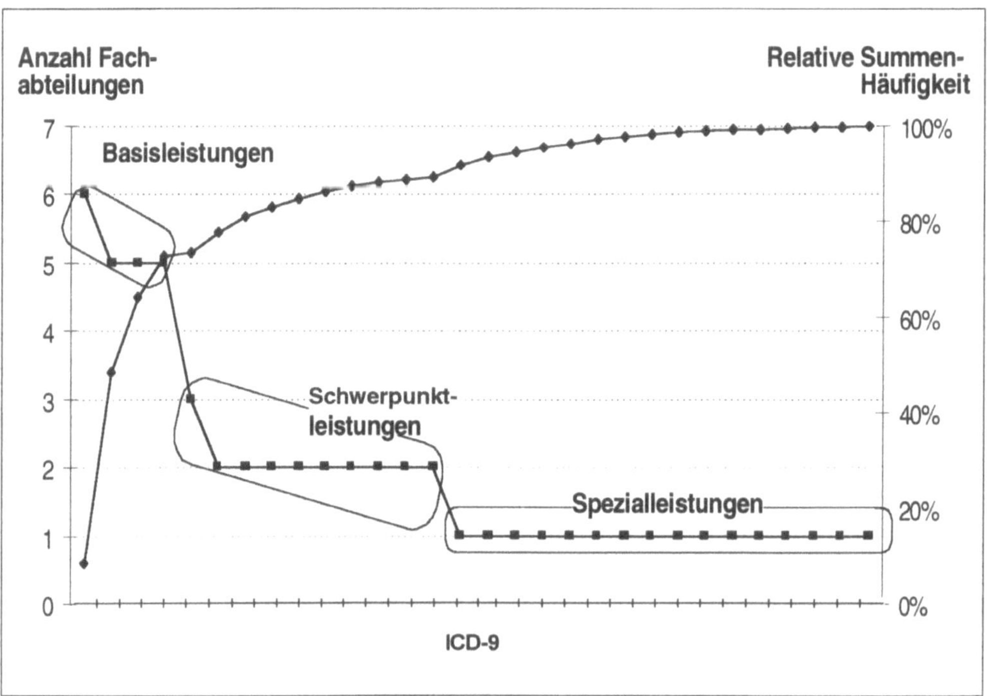

Aus Abbildung 65 wird ersichtlich, daß sich für die Diagnoseobergruppe „Krankheiten des Ohres und des Warzenfortsatzes" der HNO drei Leistungsmodule herausbilden. Der überwiegende Teil der Patienten in dieser Diagnosegruppe leidet unter Schwindelanfällen oder Hörstörungen (etwa 72,77%). Entspechende konservative Behandlungen werden daher auch von fast allen Krankenhäusern angeboten, wobei der Anteil der Patienten mit diesen Erkrankungen insbesondere bei den Belegkliniken an die 100% der Gesamtfälle heranreicht. Neben weiteren Untergruppen der Affektionen des Ohres, wie z. B. degenerative Hörstörungen (ICD-9: 388.0) mit 4,4%, stellen die eitrigen Mittelohrentzündungen mit 9,37% an den Gesamtfällen diejenigen Behandlungsanlässe dar, die in nennenswertem Umfang konservativ in der HNO behandelt werden.

Die Aussagekraft der Leistungsmodulbildung wird durch die relativ geringe Anzahl der Fachabteilungen mit der Bezeichnung HNO im Versorgungsgebiet eingeschränkt. Das Schwerpunktmodul weist gegenüber dem Spezialleistungsmodul die doppelte Anzahl an Fachabteilungen auf, die entsprechende Leistungen erbringen, und wird daher bei Anwendung der Clusteranalyse separiert. Tatsächlich ist die Diskrepanz aber minimal, so daß unter pragmatischen Gesichtspunkten eine Zusammenfassung der beiden Module empfohlen wird. Trotz der geringen Anzahl an Fachabteilungen der HNO ist jedoch durch die Leistungsmodulbildung eine wichtige Basis für krankenhausplanerische Überlegungen bereitet.

Neben den klar abgrenzbaren vier Leistungen innerhalb des Basisleistungsmoduls wird für die HNO nur ein weiteres Leistungsmodul empfohlen, das restliche Leistungen enthält

6.3 Bildung von Leistungsmodulen anhand eines formalisierten Vorgehens

Das wichtigste Problem bei Abgrenzung von Leistungsmodulen in Fachabteilungen ohne flächendeckendes Fallpauschalen-System besteht in der sehr hohen Anzahl an ICD-9/OPS 301-Ausprägungen. Diese Anzahl ist wesentlich durch die Heterogenität der Leistungserbringung und die Subspezialisierung innerhalb des Versorgungsauftrags begründet. Zur Lösung der Problematik ist daher eine Differenzierung bzw. Vorstrukturierung der Leistungen einer Fachabteilung anhand von inhaltlichen Kriterien vorgeschlagen worden, die *zu einer merklichen Reduktion* der ICD-9/OPS 301-Ausprägungen führt. Auf dieser Basis kann dann wiederum eine Leistungsmodulbildung anhand des Merkmals „Anzahl der Fachabteilungen, die eine bestimmte Leistung erbringen“ erfolgen und führt zu sinnvollen Ergebnissen.

Eine Vorstrukturierung der Leistungen wird primär aufgrund der groben Fachabteilungsgliederung notwendig; das hierauf basierende Verfahren zur Ableitung von Leistungsmodulen durch Anwendung der Clusteranalyse ist gesichert

Dies bedeutet zunächst, daß das generelle Vorgehen zur Leistungsmodulbildung grundsätzlich Verwendung finden kann. Darüber hinaus ist festzuhalten, daß primär die relativ grobe Fachabteilungsgliederung eine Vorstrukturierung der Leistungen einer Fachabteilung erforderlich macht. Wird eine *Selektion der Patientenfälle* entsprechend inhaltlicher Kriterien, z. B. Fachabteilungssubdisziplin, Organsysteme, durchgeführt, so resultieren aus der Analyse dieser Leistungen die verständlichen Leistungsmodule. Würde man die Ergebnisse der Leistungsmodulbildung für die differenzierten Leistungsspektren wiederum auf der Fachabteilungsebene aggregieren, so ergibt sich die schon bekannte Darstellung der Situation in der allgemeinen Chirurgie (vgl. Abbildung 58).

6.3.1 Darstellung des Vorgehens

Bei der Entwicklung einer formalen Methode zur Abgrenzung der Leistungsmodule ist festzuhalten, daß die Grundüberlegung zur Leistungsmodulbildung sinnvoll ist. Diese besteht darin, daß die Leistungsstruktur einer Versorgungsregion durch das Merkmal „Anzahl der Fachabteilungen, die eine bestimmte Leistung erbringen“ im Hinblick auf krankenhausplanerische Ziele analysiert werden kann.

Die Leistungsmodule sind eine gute Grundlage für die Analyse des zukünftigen Leistungsbedarfs. Da die Clusteranalyse aufgrund von methodischen Anforderungen nicht anwendbar ist, wird ein normatives Verfahren zur Leistungsmodulbildung vorgegeben.

Allerdings existieren bei der fachabteilungsbezogenen Analyse des festgestellten landesweiten Leistungsbedarfs die in Kapitel 6.1 und 2.4.5 diskutierten Probleme, die dazu führen, daß die methodischen Anforderungen durch die Clusteranalyse nicht erfüllt sind. Eine *wissenschaftlich fundierte Anwendung der Clusteranalyse* zum Zwecke der Leistungsmodulbildung ist somit nicht möglich. Unabhängig davon ist jedoch die Strukturierung der im Versorgungsgebiet beobachteten Behandlungsanlässe und Therapiewege durch Abgrenzung von Leistungsmodulen sinnvoll.

Gesucht wird daher ein Verfahren, welches als Alternative zur Clusteranalyse die Zusammenfassung von Leistungen in Leistungsmodule anhand der Anzahl der Fachabteilungen, die eine bestimmte Leistung erbringen, gewährleistet (vgl. Abbildung 66). Im Konsens mit allen Beteiligten wird eine *normativ vorzugebende Regel* vorgeschlagen, die auf der Grundlage des umfassenden Datenbestandes sowie mit Hilfe von Simulationsberechnungen abgeleitet wird[166]. Sie umfaßt zwei Bestandteile:

(1) Anzahl der Leistungsmodule

Bei Verwendung der Clusteranalyse wird im Rahmen des Zuordnungsalgorithmus die Anzahl der Leistungsmodule automatisch generiert. Diese Anzahl variierte bei der Leistungsmodulbildung in Fachabteilungen mit flächendeckenden Fallpauschalensystemen zwischen zwei und fünf. Bei dem alternativen Verfahren muß nunmehr eine normative Vorgabe zur Anzahl der Leistungsmodule erfolgen. Nach intensiver Diskussion mit Experten und im Hinblick auf die Notwendigkeit zur transparenten Darstellung des Leistungsbedarfs im Krankenhausplan wird bei noch nicht flächendeckendem Fallpauschalsystem eine Unterteilung in *Basisleistungen, Schwerpunktleistungen und Spezialleistungen* vorgenommen[167]. Die Differenzierung in drei Leistungsmodule korrespondiert mit der überwiegenden Anzahl an Ergebnissen, die aus der Analyse der Diagnose- und Therapiedaten auf der Ebene einzelner Organe bzw. Organgruppen ermittelt sind.

(2) Zuweisung auf Leistungsmodule

Die Zuweisung der einzelnen Leistungen auf die unterschiedlichen Leistungsmodule erfolgt bei der Clusteranalyse nach einer komplexen mathematischen Formel. Bei dem alternativen Verfahren ist eine normative Zuordnungsregel notwendig. Da die Beschreibung einer Leistung anhand der Anzahl der Fachabteilungen, durch die diese Leistung erbracht wird, erfolgt, wird *der relative Anteil der leistungserbringenden Fachabteilungen* an der Gesamtzahl der Fachabteilungen einer Fachdisziplin zur Abgrenzung der Leistungsmodule

166 Das Verfahren zur Ableitung der normativen Regel wie auch die Ergebnisse zur Leistungsmodulbildung sind in einer Arbeitsgruppe zur Krankenhaus-Rahmenplanung, bestehend aus Vertretern der Krankenkassen, der Krankenhäuser und des Landes Schleswig-Holsteins, im Konsens verabschiedet worden.

167 Es soll nochmals klargestellt werden, daß keinerlei Beziehungen zwischen den Bezeichnungen der Leistungsmodule und den Bezeichnungen der Krankenhausversorgungsstufen bestehen.

vorgegeben. Eine diesbezügliche Kennziffer, die mit Hilfe von Experten auf der Basis simulativer Berechnungen[168] erarbeitet worden ist, zeigt Tabelle 23.

Tabelle 23: Abgrenzung der Leistungsmodule entsprechend normativen Vorgaben

Leistungsmodul	Bezeichnung	Kennzifffer: Anteil der leistungserbringenden Fachabteilungen
1	Basisleistungen	größer 60%
2	Schwerpunktleistungen	zwischen 10% und 60%
3	Spezialleistungen	kleiner als 10%

Schließlich sind bei der Zuordnung der einzelnen Leistungen die Erkenntnisse aus der inhaltlichen Differenzierung der fachabteilungsbezogenen Leistungsspektren zu nutzen (vgl. Kapitel 6.2). Danach hat sich zunächst die Zusammenfassung ähnlicher Behandlungsfälle durch Beschränkung auf den OPS 301 in der vierstelligen Form und den ICD-9 in der dreistelligen Form als sinnvoll erwiesen. Darüber hinaus ist eine Differenzierung entsprechend der Behandlungsart in operative und konservative Behandlungen mit der Zielsetzung zur weiteren Beschränkung möglicher Merkmalsausprägungen (ICD-9, OPS 301) zu empfehlen. Für diese Differenzierung sprechen auch die zwei Klassifikationssysteme mit ihren *unterschiedlichen Schärfegraden.*

Zum Zwecke der Transparenz des gegenwärtigen und zukünftigen Leistungsbedarfs wird weiterhin eine Zusammenfassung von differenzierten Leistungsarten in Behandlungsgruppen vorgenommen.

Abbildung 66: Formales Verfahren zur Leistungsmodulbildung in der Übergangsphase

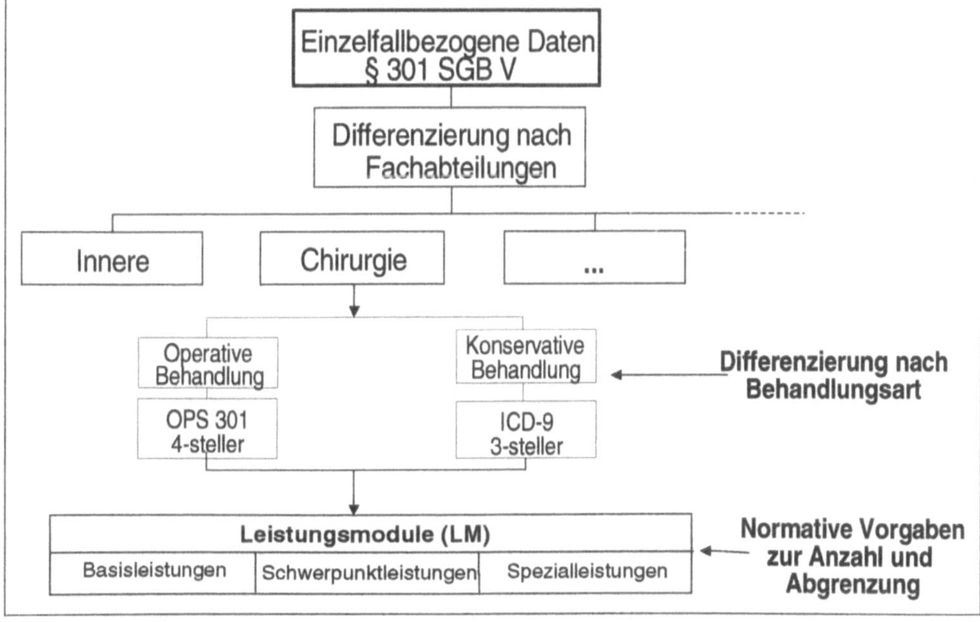

168 Dabei ist über alle Fachabteilungen ermittelt, welche Kennziffern eine optimale Abgrenzung der Diagnose- und Therapiedaten in drei Leistungsmodule bewirken.

Die in der Übergangsphase gebildeten Leistungsmodule sind von einer geringeren Aussagekraft im Vergleich zu den Leistungsmodulen auf Fallpauschal-Basis

Bei der Zuordnung der fachgebietsbezogenen Leistungen auf Leistungsmodule wird daher zunächst der aussagekräftigere OPS 301 herangezogen. Ist dieser nicht verfügbar, wird der ICD-9 verwendet. Insgesamt kann damit die Anzahl der ICD-9/OPS 301 Ausprägungen - auch in den Fachgebieten der Allgemeinen Chirurgie und der Inneren Medizin und insbesondere in den von der Fallzahl her bedeutsamen Basismodulen - überschaubar gehalten werden. Diese Tatsache ist für die *spätere Regionalisierung des Leistungsbedarfs* und Lokalisierung des Leistungsbedarfs auf einzelne Krankenhäuser von großer Bedeutung.

Abschließend ist noch einmal darauf hinzuweisen, daß die Leistungsmodulbildung bei Fachgebieten mit nicht-flächendeckenden Fallpauschalen-Systemen eine im Vergleich zu Fachgebieten mit flächendeckenden Fallpauschalen nicht so aussagekräftige Leistungsstrukturanalyse darstellt. Ursächlich dafür ist der durch Vernachlässigung von Stellen des ICD-9 bzw. OPS 301 resultierende Informationsverlust, wodurch allerdings Fehlcodierungen ausgeglichen werden, sowie das normative Verfahren zur Definition der Leistungsmodule, welches über alle Fachgebiete Anwendung findet. Allerdings sind diese Mängel für die Krankenhausplanung in der Übergangsphase nur *von untergeordneter Bedeutung*:

Analysen zur Krankenhaus-Rahmenplanung werden daher weitgehend auf der Basis der differenzierten ICD/OPS 301-Kodierungen vorgenommen

- Zum einen werden alle Aktivitäten zur Neustrukturierung der Behandlungspfade auf der Basis der differenzierten ICD-9 bzw. OPS 301-Codierungen durchgeführt. Der aus der Neustrukturierung errechnete landesweite bzw. regionale Leistungsbedarf ist daher *unabhängig* von der Methode zur Leistungsmodulbildung.
- Zum anderen gilt das formale Verfahren zur Leistungsmodulabgrenzung *ausschließlich für die Übergangsphase* bis zur Einführung von flächendeckenden Fallpauschalen-Systemen, die unisono von allen Beteiligten an der Krankenhausfinanzierung gefordert werden. Insbesondere steht es den Verantwortlichen für die Krankenhausplanung frei, sukzessive die verfügbaren flächendeckenden Fallpauschalen-Systeme einzelner Fachgebiete zu nutzen[169].

Abbildung 67: Struktur der Leistungsmodule

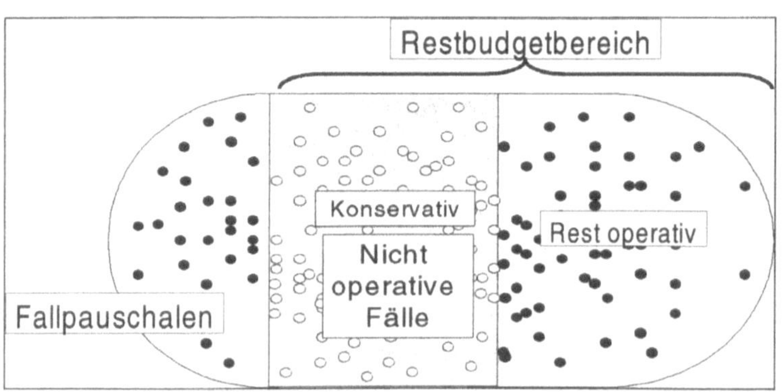

Struktur eines Leistungsmoduls in der Übergangsphase: Fallpauschalen und im Restbudget zusammengefaßte nicht fallpauschalierte Leistungen bilden ein Leistungsmodul.

[169] Diese liegen - wie in dieser Studie dargestellt - für die Augenheilkunde, die Gynäkologie und Geburtshilfe, die Herzchirurgie, die Kardiologie sowie die Urologie bereits heute vor.

6.3.2 Leistungsmodule für ein Bundesland

Im folgenden werden die Leistungsmodule, die sich aus der Analyse der Daten gemäß § 301 SGB V im Bundesland Schleswig-Holstein ergeben, vorgestellt. Die Leistungsmodule *umfassen alle* in diesem Bundesland geführten Fachabteilungen mit Ausnahme der Fachabteilungen, für die eine Leistungsmodulbildung aus krankenhausplanerischer Sicht nicht notwendig ist[170].

Grundsätzlich orientieren sich die Fachabteilungen im Hinblick auf ihre Bezeichnung und ihre Anzahl an den Vorgaben im landesbezogenen Krankenhausplan. Insofern ist zunächst eine Zuordnung der durch die BPflV '95 definierten 36 Fachabteilungstypen auf die dem Krankenhausplan Schleswig-Holstein zugrunde liegenden 18 Fachabteilungen notwendig. Eine diesbezügliche Überleitungstabelle ist in Kapitel 2.3.1, Tabelle 1 dargestellt. Abweichend von der Fachabteilungsgliederung des Bundeslandes wird für die Frauenheilkunde die Trennung des Fachgebietes in die Subdisziplinen Gynäkologie und Geburtshilfe vorgenommen. Diese Trennung ist aufgrund der inhaltlichen Leistungsschwerpunkte zu empfehlen und zeigt sich in jüngster Zeit vermehrt auch organisatorisch in der klinischen Praxis.

Für ein Bundesland werden auf einem Ergebnisblatt für jede Fachabteilung gemäß Krankenhaus-Rahmenplan die praktischen Ergebnisse zur Leistungsmodulbildung dargestellt

Die Ergebnistableaus zu den Leistungsmodulen zeigen über alle Fachabteilungen ein einheitliches Bild. In der Kopfzeile wird die Bezeichnung der Fachabteilung laut Krankenhausplan ausgewiesen. Im Datenteil werden zwei Bestandteile unterschieden:

(1) Quantitative Ergebnisse

Die quantitativen Ergebnisse umfassen zum einen aggregierte Informationen zur Fachabteilung. Dazu werden die Gesamtanzahl der Fachabteilungen im Versorgungsgebiet, die Gesamtfallzahl der in den Krankenhäusern mit der entsprechenden Fachabteilung behandelten Patienten sowie die Anzahl der unterschiedlichen Merkmalsausprägungen aufgeführt. Die Summe der Merkmalsausprägungen ergibt sich aus der Addition der im Datenbestand vorgefundenen OPS 301-Codes bei operierten Patienten und die vorgefundenen ICD-9-Codes bei konservativ behandelten Patienten.

Das Ergebnisblatt enthält grundsätzliche Informationen zur Fachdisziplin im Versorgungsgebiet sowie quantitative Auswertungen auf der Ebene der einzelnen Leistungsmodule

Weitere quantitative Ergebnisse beziehen sich auf die einzelnen Leistungsmodule. Für jedes Basis-, Schwerpunkt- und Spezialleistungsmodul werden in 5 Spalten Informationen zur Kennzeichnung des Leistungsmoduls dargestellt[171]. In der Spalte OPS 301/ICD werden die Anzahl der Ausprägungen als absolute und relative Werte und in der Spalte Fallzahl die Summe der entsprechenden Patientenbehandlungen als absolute und relative Werte aufgeführt. In den Spalten VD (= Verweildauer), FP (=Anteil der Fälle mit Fallpauschalen an den Gesamtfällen) und Kons (=Anteil der nicht-operierten Fälle an den Gesamtfällen) sind ergänzende Informationen beschrieben (vgl. Abbildung 67). Sie sind als durchschnittliche Angaben zum Leistungsspektrum innerhalb des jeweiligen Leistungsmoduls zu verstehen und geben in Ergänzung zu der Anzahl der

170 Vgl. Kapitel 2.4.4; es sind dies die Fachabteilung der akutstationären Geriatrie und der Kinderkardiologie/Kinderherzchirurgie sowie die besonderen Einrichtung nach § 13 Abs. 2 BPflV.

171 Die Anzahl und die Abgrenzung der Leistungsmodule ist in Kapitel 6.3.1 erläutert worden.

Ausprägungen und Fallzahlen einen Hinweis auf die Adäquanz der Leistungsmodulbildung[172].

(2) *Grafik des Ergebnistableaus (vgl. Abbildung 68 bis Abbildung 78)*

Die Grafiken veranschaulichen die quantitativen Ergebnisse[173]. Auf der Abzisse werden die unterschiedlichen ICD-9/OPS 301-Ausprägungen abgetragen, die aus Übersichtlichkeitsgründen nicht dargestellt werden[174]. Die linke Ordinate stellt die Anzahl der Fachabteilungen dar, die eine bestimmte Diagnose/Therapie durchführen. Auf der rechten Ordinate sind die hinter einer Diagnose/Therapie stehenden Patientenzahlen als kumulierte Fallzahl abgetragen. Somit ergeben sich zwei Kurven, die sich gegenläufig entwickeln. Zu der die Anzahl der Fachabteilungen darstellenden Kurve wird in den einzelnen Abschnitten der Kurve gekennzeichnet, welche Fachabteilungsanzahlen den einzelnen Leistungsmodulen zugeordnet werden.

Die vollständigen Ergebnisse zu den fachgebietsbezogenen Leistungsmodulen in Schleswig-Holstein sind in der Anlage dargestellt

Schließlich werden im unteren Bereich des Ergebnistableaus typische Leistungen der einzelnen Module aufgeführt sowie in der Fußzeile Erläuterungen zur den Elementen des Datenteils gegeben. Diese beschreiben die Prämissen zur Ableitung der Leistungsmodule.

In Tabelle 24 sind in Beispielen die Ergebnisse der Modulbildung für Basís-, Schwerpunkt[175]- und Spezialleistungen in den einzelnen Fachgebieten aufgeführt, so wie sie in der Krankenhaus-Rahmenplanung Verwendung finden[176].

---

172 So ist zu erwarten, daß nur wenige Diagnosen/Therapien existieren, die von allen bzw. vielen Krankenhäusern durchgeführt werden; dafür umfassen sie eine vergleichsweise große Anzahl an Patientenbehandlungen. Da es sich um Basisleistungen handelt, ist davon auszugehen, daß die Verweildauer geringer ist als bei anderen Behandlungen und daß der Anteil der Fälle mit Fallpauschalen - in Abhängigkeit der Relevanz von Fallpauschalen für die jeweilige Fachabteilung - eher hoch ist. Umgekehrt verhält es sich bei Diagnosen/Therapien, die nur von wenigen Krankenhäusern durchgeführt werden (Spezialleistungen).

173 Vgl. dazu auch die differenzierten Erläuterungen zum Aufbau der Leistungsmodule in Kapitel 2.4.2.

174 Selbstverständlich werden den Beteiligten an der Krankenhausplanung detaillierte Informationen zu den Leistungsmodulen geliefert; diese umfassen die Anzahl der Fachabteilung sowie die entsprechenden Fallzahlen für die unterschiedlichen ICD-9/OPS 301-Ausprägungen.

175 Die Unterteilung in Basisleitungen I und II bzw. Schwerpunktleistungen I und II wird aus Praktikabilitätsgründen in der Planung nicht durchgeführt.

176 Die Leistungsmodule sind von „Abbildung 68: Augenheilkunde – Gruppenstruktur nach OPS-301/ICD) bis „Abbildung 78: Urologie – Gruppenstruktur nach OPS-301/ICD) detailliert aufgeführt.

Tabelle 24: Ergebnistableau für die traditionellen Fachgebiete in Beispielen

Fachabteilung	Modul	Beispiele für typische Leistungen
Augenheilkunde	Basis	Extrakapsuläre Extraktion der Linse [ECCE] (OPS-301 5-144)
	Schwerpunkt	Operationen am Corpus vitreum (OPS-301 5-158)
	Spezial	Hornhauttransplantation und Keratoprothetik (OPS-301 5-125)
Chirurgie	Basis	Appendektomie (OPS-301 5-470)
	Schwerpunkt	Partielle Magenresektion (OPS-301 5-435)
	Spezial	Lungentransplantation (OPS-301 5-335)
Geburtshilfe	Basis	Überwachung und Leitung einer normalen Geburt (OPS-301 9-260)
	Schwerpunkt	Spontane u. vaginale op. Entbindung bei Beckenlage (OPS-301 5-727)
	Spezial	Lungenembolie im Entbindungszeitraum (ICD-9 673)
Gynäkologie	Basis	Hysterektomie (OPS-301 5-683)
	Schwerpunkt	Mastektomie ohne axilläre Lymphadenektomie (OPS-301 5-872)
	Spezial	Exzision und Destruktion von erkranktem Gewebe der Parametrien (OPS-301 5-692)
Hals-, Nasen-, Ohrenheilkunde	Basis	Tonsillektomie mit Adenotomie (OPS-301 5-282)
	Schwerpunkt	Tympanoplastik [Typ II] (OPS-301 5-195)
	Spezial	Rekonstruktion des Larynx (OPS-301 5-303))
Innere Medizin	Basis	Essentielle Hypertonie (ICD-9 401)
	Schwerpunkt	Lungentuberkulose (ICD-9 011)
	Spezial	Störungen des Aminosäuretransportes und -stoffwechsels (ICD-9 270)
Neurochirurgie	Basis	Exzision von erkranktem Bandscheibengewebe (OPS-301 5-831)
	Schwerpunkt	Kranioplastik (OPS-301 5-020)
	Spezial	Mikrovasuläre Dekompressioon von intrakranellen Nerven (OPS-301 5-018)
Neurologie	Basis	Epilepsie (ICD-9 345)
	Schwerpunkt	Affektionen des autonomen Nervensystems (ICD-9 337)
	Spezial	Durch Zecken übertragende Virusenzephalitis (ICD-9 063)
Orthopädie	Basis	Entfernung von Osteosynthesematerial (OPS-301 5-787)
	Schwerpunkt	Offenchirurgische Refixation und Naht am Kapsel-Band-Apparat des Kniegelenkes (OPS-301 802)
	Spezial	Revision, Wechsel und Entfernung einer Endoprothese am Schulter- und Ellenbogengelenk (OPS-301 5-825)
Pädiatrie	Basis	Akute Bronchitis (ICD-9 466)
	Schwerpunkt	Lymphatische Leukämie (ICD-9 204)
	Spezial	Böasartige Neubildungen des Rippenfelles (ICD-9 163)
Psychiatrie*	Basis	Schizophrene Psychosen (ICD-9 295)
	Schwerpunkt	Sexuelle Verhaltensabweichungen und Störungen (ICD-9 302)
Urologie	Basis	Transurethrale Exzision und Destruktion von Prostatagewebe (OPS-301 5-601)
	Schwerpunkt	Rekonstruktion der Niere (OPS-301 5-557)
	Spezial	Urethrektomie als selbständiger Eingriff (OPS-301 5-583)

*: In der Psychiatrie sind keine typisch medizinischen Beispiele für Spezialleistungen.

Die folgenden Fachabteilungen zeigen ein Leistungsmodul: (1) Dermatologie, (2) Geriatrie, (3) Kinder- und Jugendpsychiatrie, (4) Nuklearmedizin, (5) Strahlenheilkunde, (6) Umweltmedizin, (7) Zahn, Mund- und Kieferchirurgie.

6.4 Ergebnisse zur Leistungsmodulbildung im Bundesland Schleswig-Holstein

Abbildung 68: Augenheilkunde
– Gruppenstruktur nach OPS-301/ICD –

Gesamtanzahl der Fachabteilungen Augenheilkunde: 10

Ausprägungen (OPS-301 oder ICD): 159 Gesamtfallzahl: 15.245

	OPS-301/ICD	Fallzahl	VD	FP	Kons
Basis:	3 (2%)	10.148 (67%)	2,0	42%	4%
Schwerpunkt:	68 (43%)	4.746 (31%)	4,1	12%	34%
Spezial:	88 (55%)	351 (2%)	4,6	2%	21%

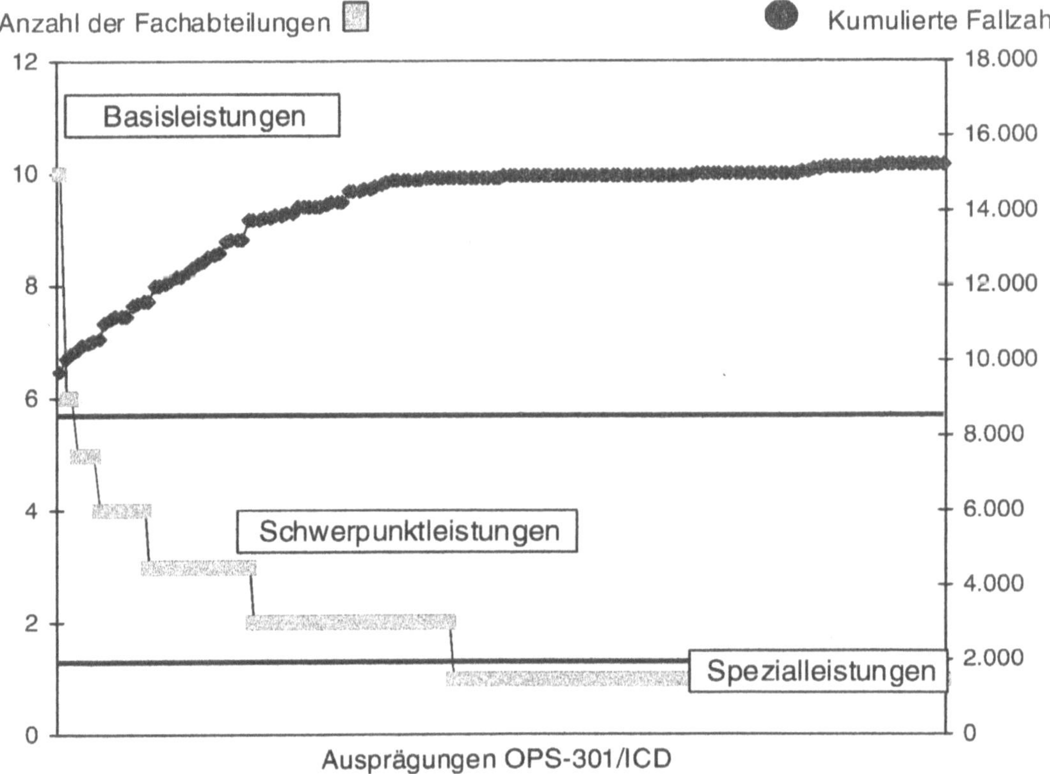

Gruppenstruktur der operativen Fälle nach OPS-301 (4-stellig). Nicht-operative Fälle nach ICD-9 (3-stellig). **Basisleistungen** sind Krankenhausleistungen, die von 60 % oder mehr der Krankenhaus-Abteilungen erbracht werden. **Schwerpunktleistungen** sind Krankenhausleistungen, die von mehr als 10 % und von weniger als 60 % der Krankenhausabteilungen erbracht werden. **Spezialleistungen** sind Krankenhausleistungen, die von 10 % oder weniger der Krankenhaus-Abteilungen erbracht werden. Falls Spezialleistungen und Schwerpunktleistungen in je nur einer Fachabteilung erbracht werden, werden diese Module zusammengelegt.

Fallzahl: Fallzahl in den Krankenhausfachabteilungen; VD: Verweildauer (in Tagen); FP: Anteil der Fallpauschalen an der Fallzahl; Kons: Anteil der nicht-operativen Fälle an der Fallzahl.

Vorläufige Daten zur Krankenhaus-Rahmenplanung; Ergebnisse noch nicht landesweit übertragbar, da Stand vom November 1999.

Abbildung 69: Chirurgie – Gruppenstruktur nach OPS-301/ICD –

Gesamtanzahl der Fachabteilungen Chirurgie: 51

Ausprägungen (OPS-301 oder ICD): 1.278 Gesamtfallzahl: 114.162

	OPS-301/ICD	Fallzahl	VD	FP	Kons
Basis:	112 (9%)	78.470 (69%)	9,1	26%	40%
Schwer-punkt:	461 (36%)	29.068 (25%)	11,4	5%	55%
Spezial:	705 (55%)	6.624 (6%)	12,9	33%	38%

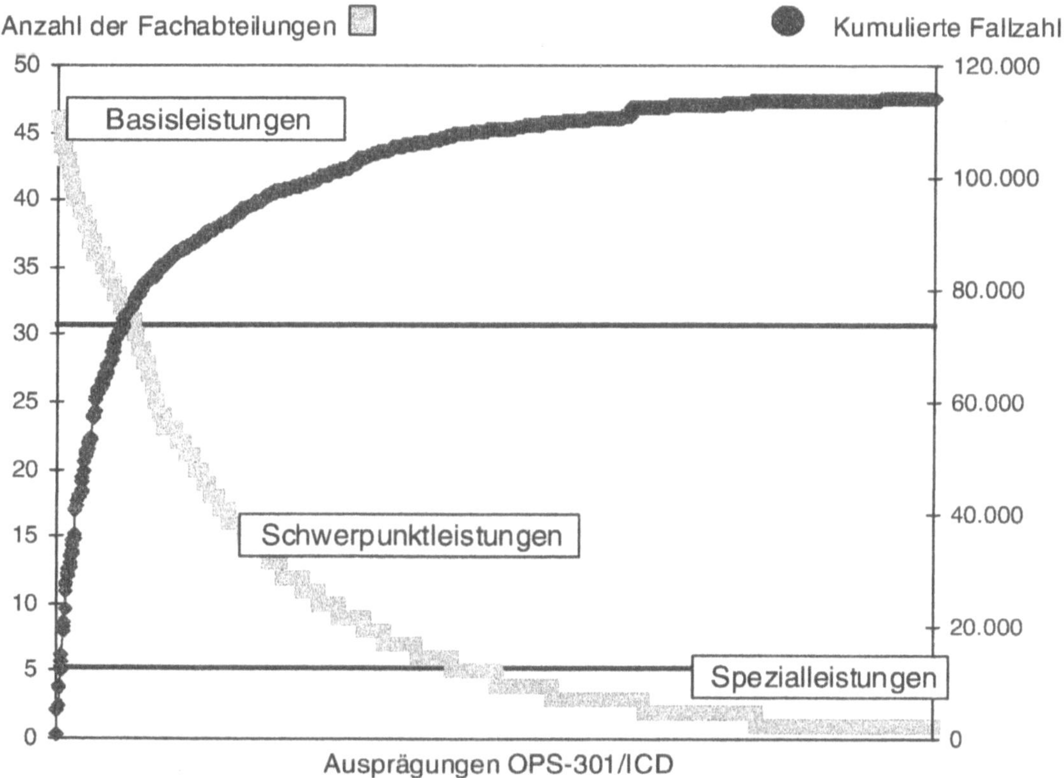

Gruppenstruktur der operativen Fälle nach OPS-301 (4-stellig). Nicht-operative Fälle nach ICD-9 (3-stellig). **Basisleistungen** sind Krankenhausleistungen, die von 60 % oder mehr der Krankenhaus-Abteilungen erbracht werden. **Schwerpunktleistungen** sind Krankenhausleistungen, die von mehr als 10 % und von weniger als 60 % der Krankenhausabteilungen erbracht werden. **Spezialleistungen** sind Krankenhausleistungen, die von 10 % oder weniger der Krankenhaus-Abteilungen erbracht werden. Falls Spezialleistungen und Schwerpunktleistungen in je nur einer Fachabteilung erbracht werden, werden diese Module zusammengelegt.

Fallzahl: Fallzahl in den Krankenhausfachabteilungen; VD: Verweildauer (in Tagen); FP: Anteil der Fallpauschalen an der Fallzahl; Kons: Anteil der nicht-operativen Fälle an der Fallzahl.

Vorläufige Daten zur Krankenhaus-Rahmenplanung; Ergebnisse noch nicht landesweit übertragbar, da Stand vom November 1999.

Abbildung 70: Gynäkologie – Gruppenstruktur nach OPS-301/ICD

Gesamtanzahl der Fachabteilungen Gynäkologie: 38

Ausprägungen (OPS-301 oder ICD): 525 Gesamtfallzahl: 26.334

	OPS-301/ICD	Fallzahl	VD	FP	Kons
Basis:	27 (5%)	18.000 (68%)	6,9	24%	18%
Schwer-punkt:	154 (29%)	7.484 (28%)	6,6	7%	58%
Spezial:	344 (66%)	850 (3%)	8,7	5%	50%

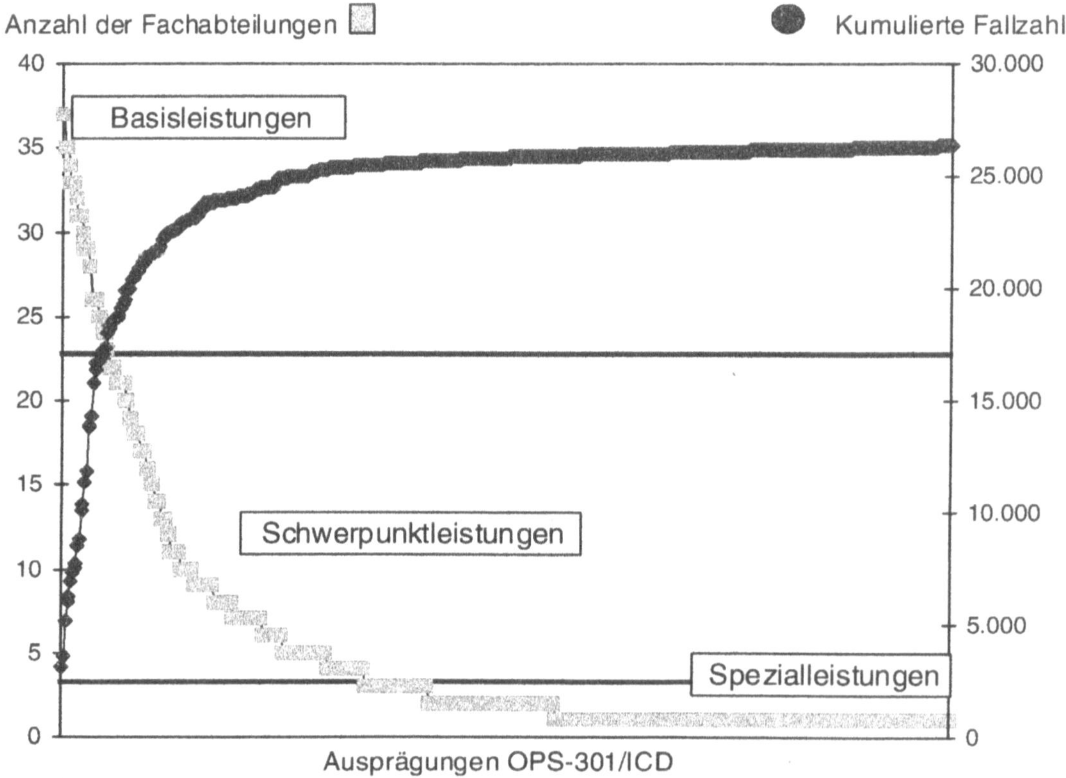

Gruppenstruktur der operativen Fälle nach OPS-301 (4-stellig). Nicht-operative Fälle nach ICD-9 (3-stellig). **Basisleistungen** sind Krankenhausleistungen, die von 60 % oder mehr der Krankenhaus-Abteilungen erbracht werden. **Schwerpunktleistungen** sind Krankenhausleistungen, die von mehr als 10 % und von weniger als 60 % der Krankenhausabteilungen erbracht werden. **Spezialleistungen** sind Krankenhausleistungen, die von 10 % oder weniger der Krankenhaus-Abteilungen erbracht werden. Falls Spezialleistungen und Schwerpunktleistungen in je nur einer Fachabteilung erbracht werden, werden diese Module zusammengelegt.

Fallzahl: Fallzahl in den Krankenhausfachabteilungen; VD: Verweildauer (in Tagen); FP: Anteil der Fallpauschalen an der Fallzahl; Kons: Anteil der nicht-operativen Fälle an der Fallzahl.

Vorläufige Daten zur Krankenhaus-Rahmenplanung; Ergebnisse noch nicht landesweit übertragbar, da Stand vom November 1999.

Abbildung 71: Hals-Nasen-Ohrenheilkunde – Gruppenstruktur nach OPS-301/ICD –

Gesamtanzahl der Fachabteilungen Hals-, Nasen-, Ohrenheilkunde: 32

Ausprägungen (OPS-301 oder ICD): 320 Gesamtfallzahl: 13.886

	OPS-301/ICD	Fallzahl	VD	FP	Kons
Basis:	5 (2%)	6.143 (44%)	5,0	81%	7%
Schwerpunkt:	59 (18%)	5.523 (40%)	5,9	4%	55%
Spezial:	256 (80%)	2.220 (16%)	7,9	0%	47%

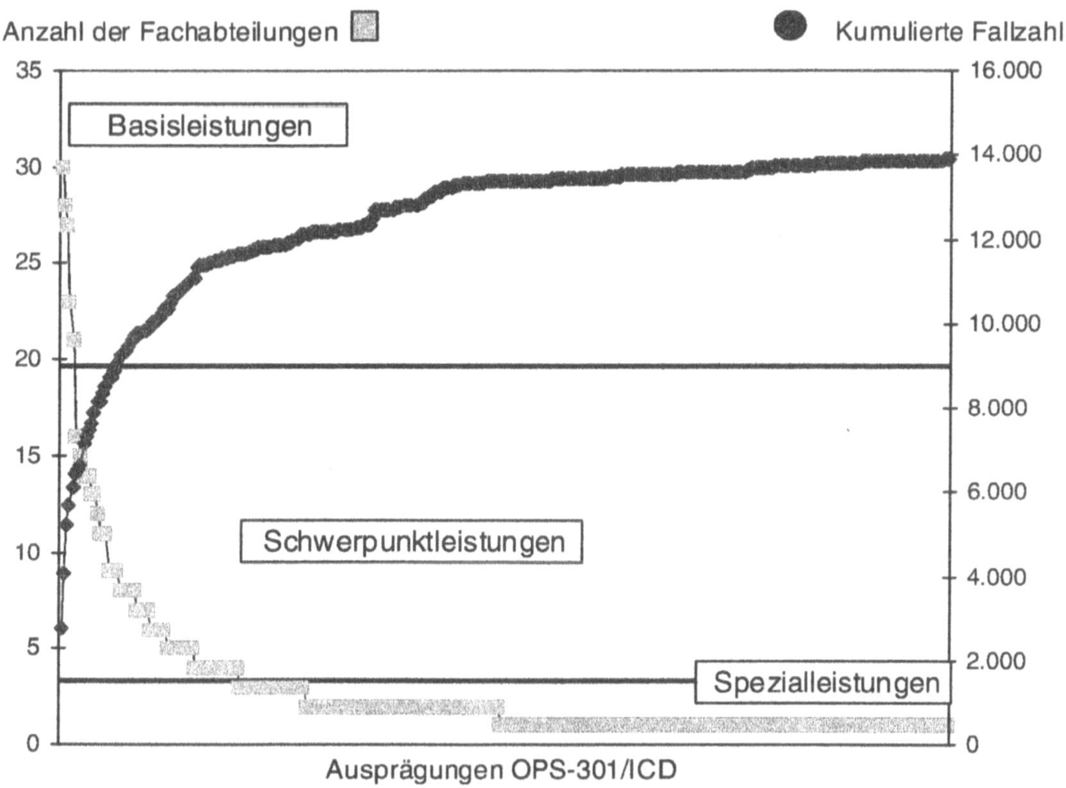

Gruppenstruktur der operativen Fälle nach OPS-301 (4-stellig). Nicht-operative Fälle nach ICD-9 (3-stellig). **Basisleistungen** sind Krankenhausleistungen, die von 60 % oder mehr der Krankenhaus-Abteilungen erbracht werden. **Schwerpunktleistungen** sind Krankenhausleistungen, die von mehr als 10 % und von weniger als 60 % der Krankenhausabteilungen erbracht werden. **Spezialleistungen** sind Krankenhausleistungen, die von 10 % oder weniger der Krankenhaus-Abteilungen erbracht werden. Falls Spezialleistungen und Schwerpunktleistungen in je nur einer Fachabteilung erbracht werden, werden diese Module zusammengelegt.

Fallzahl: Fallzahl in den Krankenhausfachabteilungen; VD: Verweildauer (in Tagen); FP: Anteil der Fallpauschalen an der Fallzahl; Kons: Anteil der nicht-operativen Fälle an der Fallzahl.

Vorläufige Daten zur Krankenhaus-**Rahmenplanung**; Ergebnisse noch nicht landesweit übertragbar, da Stand vom November 1999.

Abbildung 72: Innere Medizin
– Gruppenstruktur nach OPS-301/ICD –

Gesamtanzahl der Fachabteilungen Innere Medizin: 48

Ausprägungen (OPS-301 oder ICD): 1.062 Gesamtfallzahl: 132.067

	OPS-301/ICD	Fallzahl	VD	FP	Kons
Basis:	119 (11%)	100.210 (76%)	9,9	0%	100%
Schwerpunkt:	389 (37%)	28.859 (22%)	10,7	1%	58%
Spezial:	554 (52%)	2.998 (2%)	13,5	3%	37%

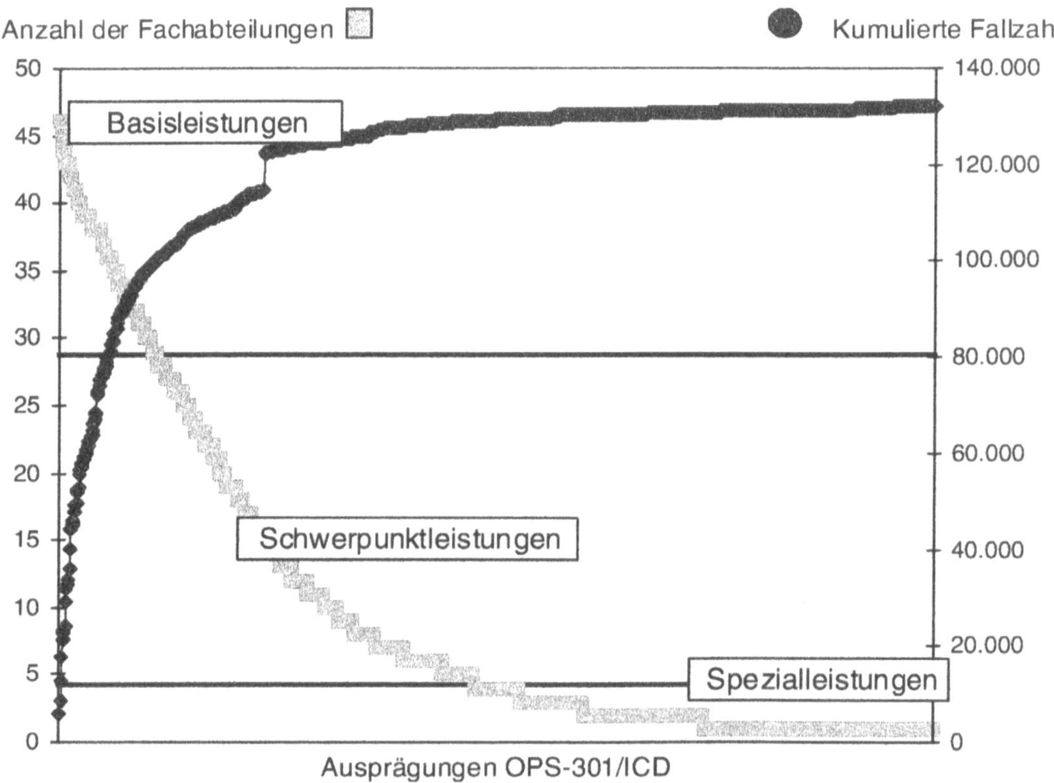

Gruppenstruktur der operativen Fälle nach OPS-301 (4-stellig). Nicht-operative Fälle nach ICD-9 (3-stellig). **Basisleistungen** sind Krankenhausleistungen, die von 60 % oder mehr der Krankenhaus-Abteilungen erbracht werden. **Schwerpunktleistungen** sind Krankenhausleistungen, die von mehr als 10 % und von weniger als 60 % der Krankenhausabteilungen erbracht werden. **Spezialleistungen** sind Krankenhausleistungen, die von 10 % oder weniger der Krankenhaus-Abteilungen erbracht werden. Falls Spezialleistungen und Schwerpunktleistungen in je nur einer Fachabteilung erbracht werden, werden diese Module zusammengelegt.

Fallzahl: Fallzahl in den Krankenhausfachabteilungen; VD: Verweildauer (in Tagen); FP: Anteil der Fallpauschalen an der Fallzahl; Kons: Anteil der nicht-operativen Fälle an der Fallzahl.

Vorläufige Daten **zur Krankenhaus-Rahmenplanung**; Ergebnisse noch nicht landesweit übertragbar, da Stand vom November 1999.

Abbildung 73: Neurochirurgie – Gruppenstruktur nach OPS-301/ICD –

Gesamtanzahl der Fachabteilungen Neurochirurgie: 6

Ausprägungen (OPS-301 oder ICD): 276 Gesamtfallzahl: 6.339

	OPS-301/ICD	Fallzahl	VD	FP	Kons
Basis:	41 (15%)	4.222 (67%)	10,7	0%	64%
Schwerpunkt:	95 (34%)	1.878 (30%)	15,3	0%	18%
Spezial:	140 (51%)	239 (4%)	13,1	0%	48%

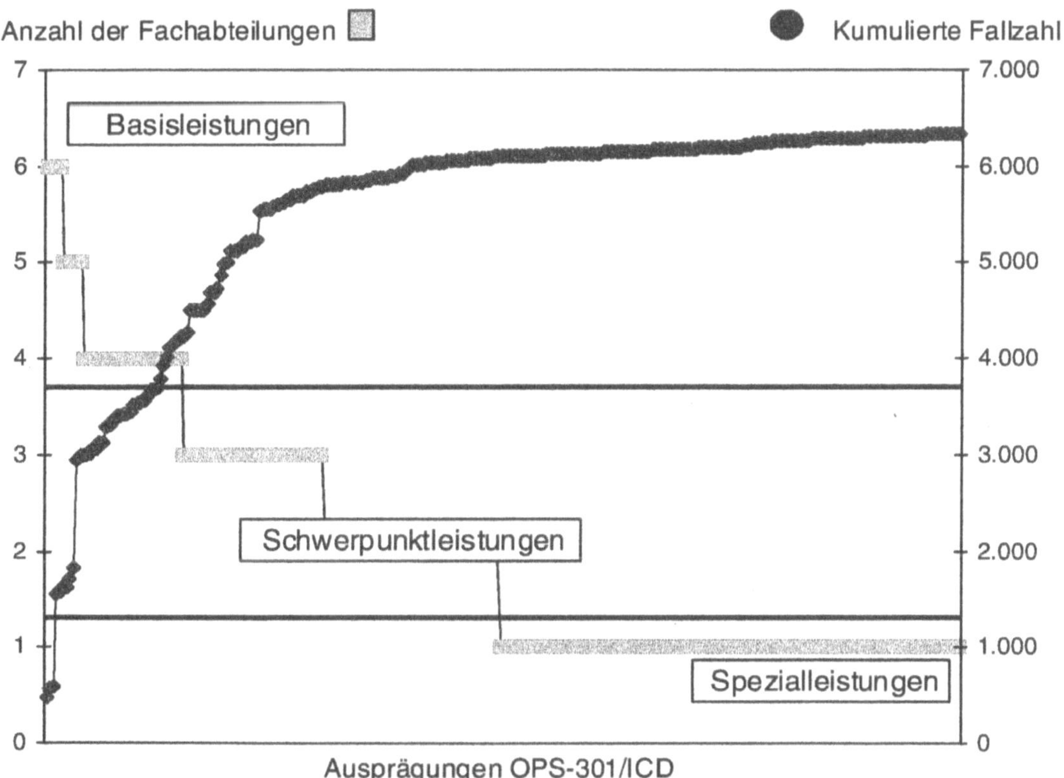

Gruppenstruktur der operativen Fälle nach OPS-301 (4-stellig). Nicht-operative Fälle nach ICD-9 (3-stellig). **Basisleistungen** sind Krankenhausleistungen, die von 60 % oder mehr der Krankenhaus-Abteilungen erbracht werden. **Schwerpunktleistungen** sind Krankenhausleistungen, die von mehr als 10 % und von weniger als 60 % der Krankenhausabteilungen erbracht werden. **Spezialleistungen** sind Krankenhausleistungen, die von 10 % oder weniger der Krankenhaus-Abteilungen erbracht werden. Falls Spezialleistungen und Schwerpunktleistungen in je nur einer Fachabteilung erbracht werden, werden diese Module zusammengelegt.

Fallzahl: Fallzahl in den Krankenhausfachabteilungen; VD: Verweildauer (in Tagen); FP: Anteil der Fallpauschalen an der Fallzahl; Kons: Anteil der nicht-operativen Fälle an der Fallzahl.

Vorläufige Daten zur Krankenhaus-Rahmenplanung; Ergebnisse noch nicht landesweit übertragbar, da Stand vom November 1999.

Abbildung 74: Neurologie – Gruppenstruktur nach OPS-301/ICD –

Gesamtanzahl der Fachabteilungen Neurologie: 11

Ausprägungen (OPS-301 oder ICD): 370 Gesamtfallzahl: 8.935

	OPS-301/ICD	Fallzahl	VD	FP	Kons
Basis:	49 (13%)	7.242 (81%)	18,5	0%	100%
Schwer-punkt:	140 (38%)	1.423 (16%)	21,8	0%	95%
Spezial:	181 (49%)	270 (3%)	24,5	3%	73%

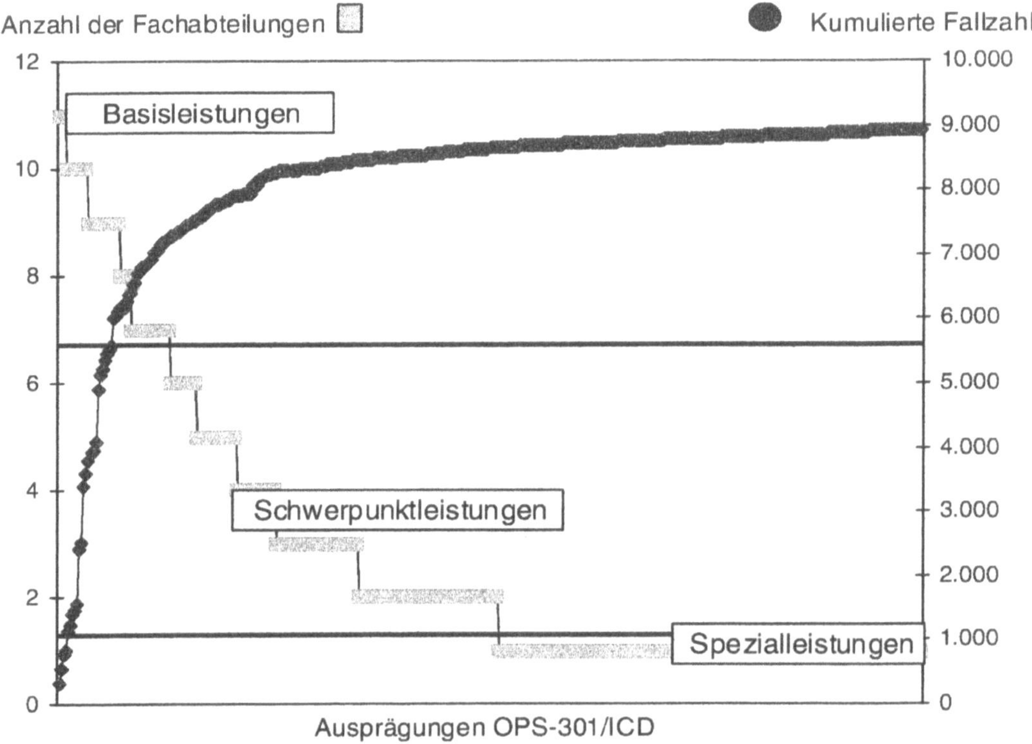

Gruppenstruktur der operativen Fälle nach OPS-301 (4-stellig). Nicht-operative Fälle nach ICD-9 (3-stellig). **Basisleistungen** sind Krankenhausleistungen, die von 60 % oder mehr der Krankenhaus-Abteilungen erbracht werden. **Schwerpunktleistungen** sind Krankenhausleistungen, die von mehr als 10 % und von weniger als 60 % der Krankenhausabteilungen erbracht werden. **Spezialleistungen** sind Krankenhausleistungen, die von 10 % oder weniger der Krankenhaus-Abteilungen erbracht werden. Falls Spezialleistungen und Schwerpunktleistungen in je nur einer Fachabteilung erbracht werden, werden diese Module zusammengelegt.

Fallzahl: Fallzahl in den Krankenhausfachabteilungen; VD: Verweildauer (in Tagen); FP: Anteil der Fallpauschalen an der Fallzahl; Kons: Anteil der nicht-operativen Fälle an der Fallzahl.

Vorläufige Daten zur Krankenhaus-Rahmenplanung; Ergebnisse noch nicht landesweit übertragbar, da Stand vom November 1999.

Abbildung 75: Orthopädie – Gruppenstruktur nach OPS-301/ICD –

Gesamtanzahl der Fachabteilungen Orthopädie: 17

Ausprägungen (OPS-301 oder ICD): 376 Gesamtfallzahl: 27.050

	OPS-301/ICD	Fallzahl	VD	FP	Kons
Basis:	17 (5%)	17.248 (64%)	10,2	27%	23%
Schwer-punkt:	197 (52%)	9.432 (35%)	12,6	11%	32%
Spezial:	162 (43%)	370 (1%)	12,1	2%	52%

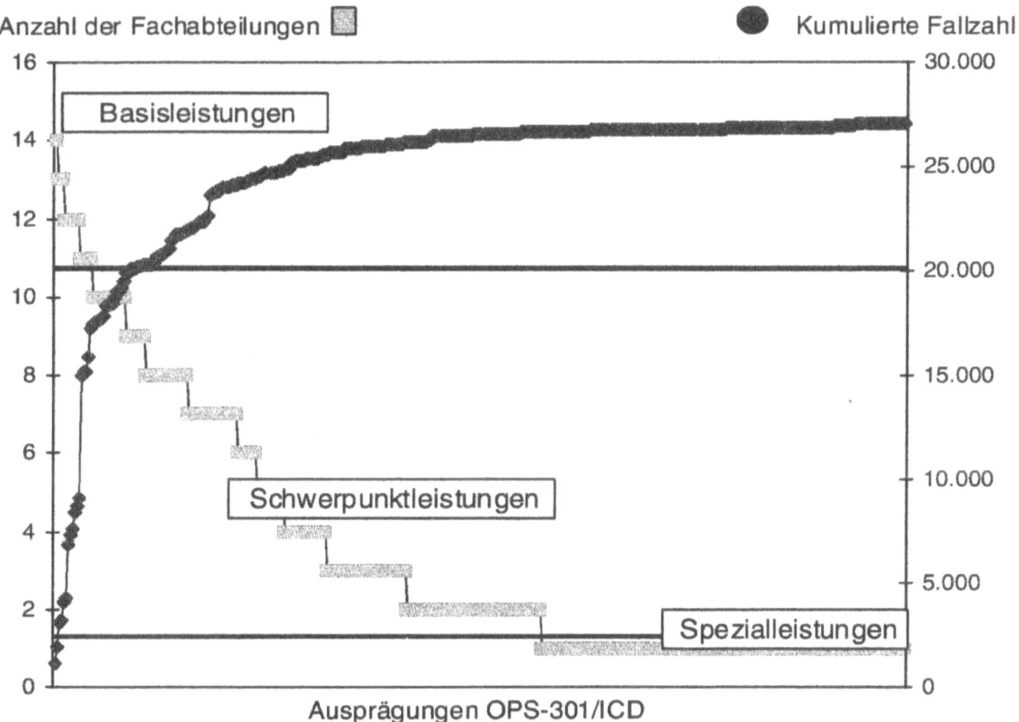

Gruppenstruktur der operativen Fälle nach OPS-301 (4-stellig). Nicht-operative Fälle nach ICD-9 (3-stellig). **Basisleistungen** sind Krankenhausleistungen, die von 60 % oder mehr der Krankenhaus-Abteilungen erbracht werden. **Schwerpunktleistungen** sind Krankenhausleistungen, die von mehr als 10 % und von weniger als 60 % der Krankenhausabteilungen erbracht werden. **Spezialleistungen** sind Krankenhausleistungen, die von 10 % oder weniger der Krankenhaus-Abteilungen erbracht werden. Falls Spezialleistungen und Schwerpunktleistungen in je nur einer Fachabteilung erbracht werden, werden diese Module zusammengelegt.

Fallzahl: Fallzahl in den Krankenhausfachabteilungen; VD: Verweildauer (in Tagen); FP: Anteil der Fallpauschalen an der Fallzahl; Kons: Anteil der nicht-operativen Fälle an der Fallzahl.

Vorläufige Daten zur Krankenhaus-**Rahmenplanung**; Ergebnisse noch nicht landesweit übertragbar, da Stand vom November 1999.

Abbildung 76: Pädiatrie – Gruppenstruktur nach OPS-301/ICD –

Gesamtanzahl der Fachabteilungen Pädiatrie: 14

Ausprägungen (OPS-301 oder ICD): 764 Gesamtfallzahl: 21.853

	OPS-301/ICD	Fallzahl	VD	FP	Kons
Basis:	79 (10%)	12.745 (58%)	5,4	0%	99%
Schwerpunkt:	394 (52%)	7.920 (36%)	7,4	2%	83%
Spezial:	291 (38%)	1.188 (5%)	11,7	6%	65%

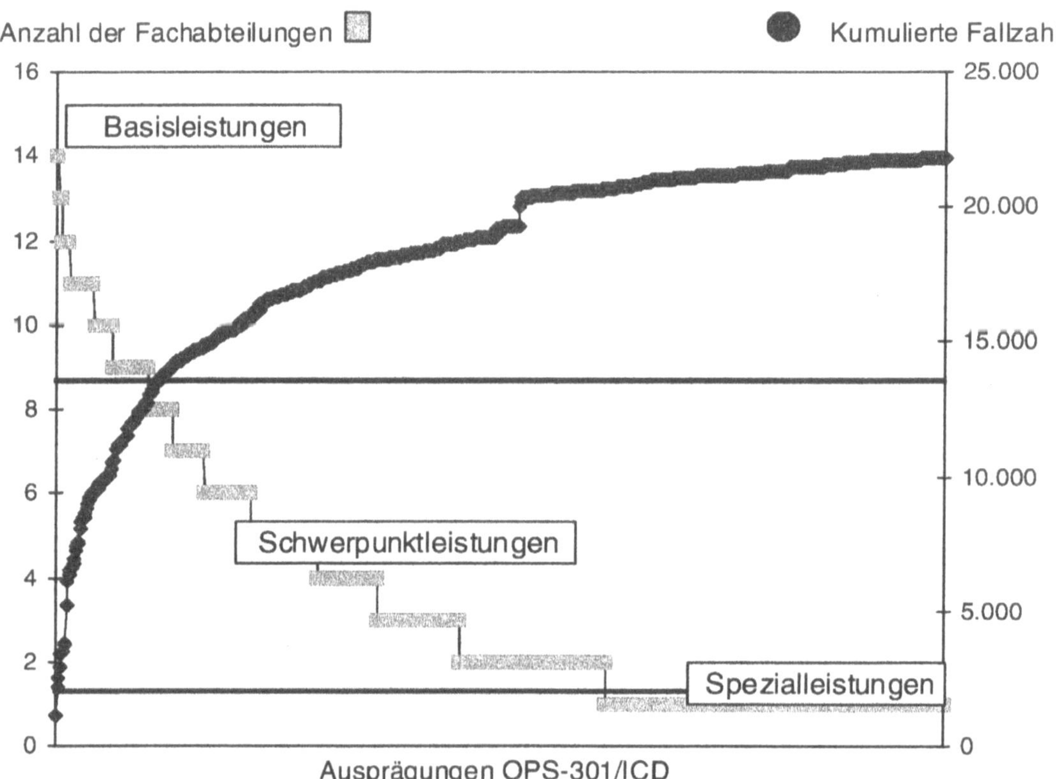

Gruppenstruktur der operativen Fälle nach OPS-301 (4-stellig). Nicht-operative Fälle nach ICD-9 (3-stellig). **Basisleistungen** sind Krankenhausleistungen, die von 60 % oder mehr der Krankenhaus-Abteilungen erbracht werden. **Schwerpunktleistungen** sind Krankenhausleistungen, die von mehr als 10 % und von weniger als 60 % der Krankenhausabteilungen erbracht werden. **Spezialleistungen** sind Krankenhausleistungen, die von 10 % oder weniger der Krankenhaus-Abteilungen erbracht werden. Falls Spezialleistungen und Schwerpunktleistungen in je nur einer Fachabteilung erbracht werden, werden diese Module zusammengelegt.

Fallzahl: Fallzahl in den Krankenhausfachabteilungen; VD: Verweildauer (in Tagen); FP: Anteil der Fallpauschalen an der Fallzahl; Kons: Anteil der nicht-operativen Fälle an der Fallzahl.

Vorläufige Daten zur Krankenhaus-Rahmenplanung; Ergebnisse noch nicht landesweit übertragbar, da Stand vom November 1999.

Abbildung 77: Psychiatrie – Gruppenstruktur nach OPS-301/ICD –

Gesamtanzahl der Fachabteilungen Psychiatrie: 25

Ausprägungen (OPS-301 oder ICD): 394 Gesamtfallzahl: 26.850

	OPS-301/ICD	Fallzahl	VD	FP	Kons
Basis:	16 (4%)	23.543 (88%)	30,2	0%	100%
Schwerpunkt:	69 (18%)	2.582 (10%)	36,6	0%	100%
Spezial:	309 (78%)	725 (3%)	24,6	1%	84%

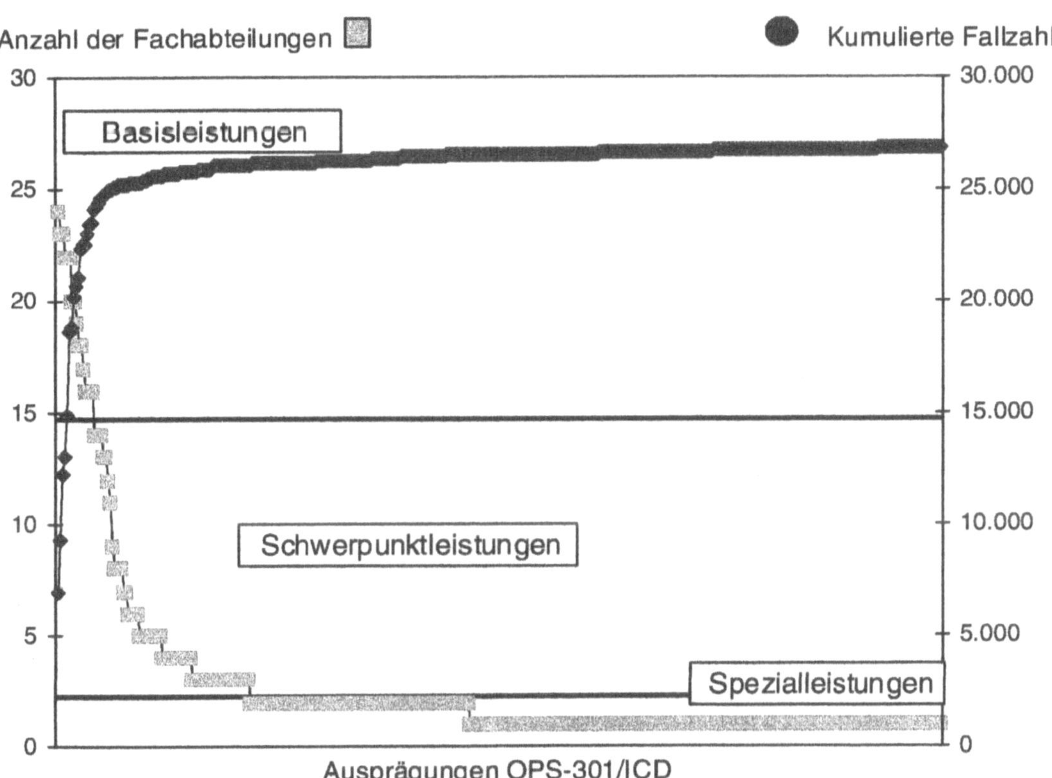

Gruppenstruktur der operativen Fälle nach OPS-301 (4-stellig). Nicht-operative Fälle nach ICD-9 (3-stellig). **Basisleistungen** sind Krankenhausleistungen, die von 60 % oder mehr der Krankenhaus-Abteilungen erbracht werden. **Schwerpunktleistungen** sind Krankenhausleistungen, die von mehr als 10 % und von weniger als 60 % der Krankenhausabteilungen erbracht werden. **Spezialleistungen** sind Krankenhausleistungen, die von 10 % oder weniger der Krankenhaus-Abteilungen erbracht werden. Falls Spezialleistungen und Schwerpunktleistungen in je nur einer Fachabteilung erbracht werden, werden diese Module zusammengelegt.

Fallzahl: Fallzahl in den Krankenhausfachabteilungen; VD: Verweildauer (in Tagen); FP: Anteil der Fallpauschalen an der Fallzahl; Kons: Anteil der nicht-oiperativen Fälle an der Fallzahl.

Vorläufige Daten zur Krankenhaus-**Rahmenplanung**; Ergebnisse noch nicht landesweit übertragbar, da Stand vom November 1999.

Abbildung 78: Urologie – Gruppenstruktur nach OPS-301/ICD –

Gesamtanzahl der Fachabteilungen Urologie: 25

Ausprägungen (OPS-301 oder ICD): 411 Gesamtfallzahl: 16.773

	OPS-301/ICD	Fallzahl	VD	FP	Kons
Basis:	29 (7%)	11.847 (71%)	6,1	14%	49%
Schwerpunkt:	130 (32%)	4.045 (24%)	8,5	2%	39%
Spezial:	252 (61%)	881 (5%)	9,2	5%	33%

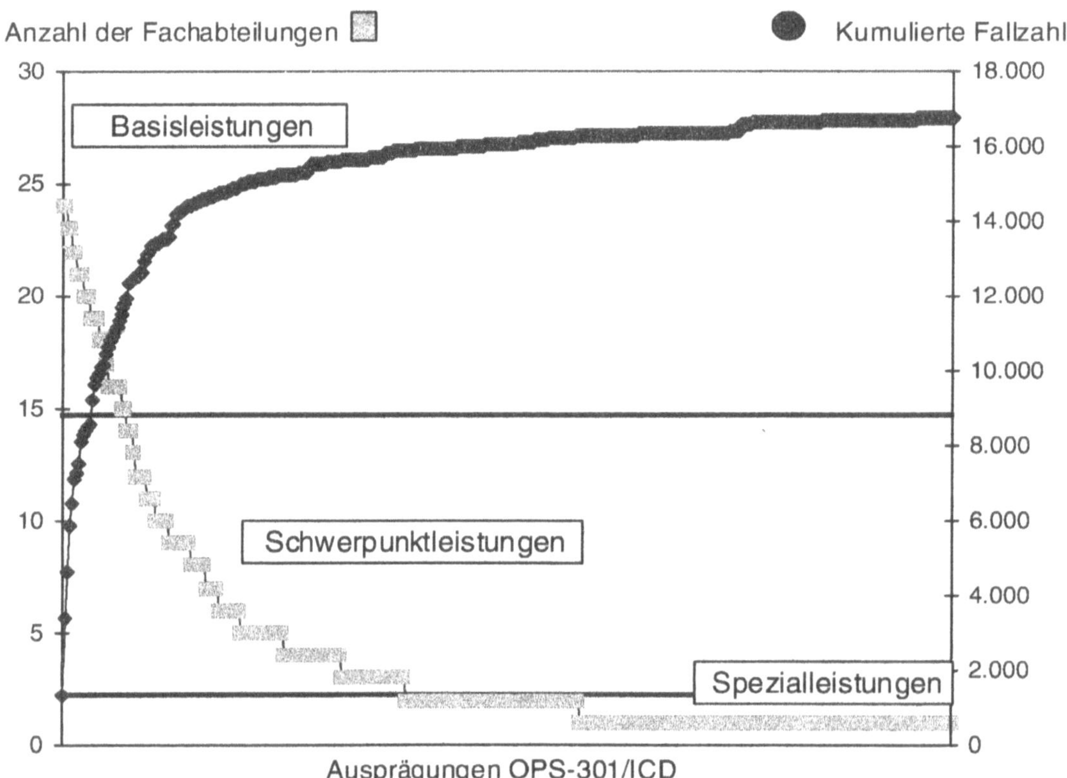

Gruppenstruktur der operativen Fälle nach OPS-301 (4-stellig). Nicht-operative Fälle nach ICD-9 (3-stellig). **Basisleistungen** sind Krankenhausleistungen, die von 60 % oder mehr der Krankenhaus-Abteilungen erbracht werden. **Schwerpunktleistungen** sind Krankenhausleistungen, die von mehr als 10 % und von weniger als 60 % der Krankenhausabteilungen erbracht werden. **Spezialleistungen** sind Krankenhausleistungen, die von 10 % oder weniger der Krankenhaus-Abteilungen erbracht werden. Falls Spezialleistungen und Schwerpunktleistungen in je nur einer Fachabteilung erbracht werden, werden diese Module zusammengelegt.

Fallzahl: Fallzahl in den Krankenhausfachabteilungen; VD: Verweildauer (in Tagen); FP: Anteil der Fallpauschalen an der Fallzahl; Kons: Anteil der nicht-oiperativen Fälle an der Fallzahl.

Vorläufige Daten zur Krankenhaus-Rahmenplanung; Ergebnisse noch nicht landesweit übertragbar, da Stand vom November 1999

7 Korrespondenz von Krankenhaus-Leistungen und -Kapazitäten: Anpassung der Verweildauer

Obgleich nach dem hier zugrunde liegenden Verständnis die Zielsetzung der Krankenhausplanung nicht in der Bestimmung von Krankenhauskapazitäten bestehen sollte, ist diese Aufgabe als einmaliger Prozeß zur Festlegung eines Ausgangspunktes für ein flexibles Angebot an Krankenhausleistungen angezeigt. Insbesondere die Verweildauer der Patienten im Krankenhaus bestimmt zu einem bedeutenden Anteil die Kapazitäten eines Krankenhauses.

Deshalb wird im folgenden für alle Behandlungsanlässe und ggf. Therapiewege des Versorgungsgebietes dargelegt, wie eine Bestimmung der Verweildauer als Basis für die Festlegung der Hotelkapazitäten und ggf. auch der Pflegekapazitäten erfolgen kann.

7.1 Grundlagen

Die stationäre Aufenthaltsdauer von Patienten mit einem bestimmten Krankheitsbild, codiert als ICD-9, und einer darauf abgestimmten Therapie, codiert als OPS 301, ist aufgrund der Individualität der Behandlung eine variable Größe. Über eine große Fallzahl stellt sich - bezogen auf einen bestimmten Leistungserbringer - eine durchschnittliche Verweildauer ein, die jedoch im Vergleich zu anderen Fachabteilungen um bis zu 100% abweicht. Die Zielsetzung besteht somit in der Ermittlung von wahren, d. h. medizinisch adäquaten Verweildauern. Dieses Ziel kann mit unterschiedlichen Verfahren erreicht werden, deren Anwendung weitestgehend von der verfügbaren Datenbasis abhängt.

7.1.1 Zielsetzung: Ermittlung der medizinisch adäquaten Verweildauer

Ausgangspunkt der Aufgabe zur Anpassung der Verweildauer ist die - auch statistisch gesicherte - Erkenntnis[177], daß die Verweildauer in Akutkrankenhäusern Deutschlands *nicht nur von medizinischen Faktoren beeinflußt* wird. Dies wird grundsätzlich immer nach einer tiefgreifenden Änderung des Krankenhausfinanzierungssystems deutlich. Mit der Einführung der Fallpauschalen in der Herzchirugie und Orthopädie im Jahre 1995/96 änderten sich bspw. die Strukturen des herzchirurgischen und orthopädischen Anbietermarktes mit der Konsequenz, daß mit der Behandlung der Fälle ein maximales Umsatzvolumen erzielt werden konnte. Diese strukturellen Veränderungen hatten Auswirkungen sowohl auf die Höhe der Verweildauer im akutstationären Bereich als auch auf die Verweildauer der Patienten in den nachsorgenden Rehabilitationseinrichtungen. Unabhängig von den einmaligen Gründen, die zur Veränderung der Verweildauern in bestimmten Fachdiszipli-

---

177 Vgl. RÜSCHMANN (1982)

nen bzw. bei bestimmten Diagnose-/Therapiekomplexen führen, ist seit 1990 ein stetiger Trend zur Verkürzung der Verweildauer festzustellen (vgl. Abbildung 79).

Abbildung 79: Entwicklung der Verweildauer in Deutschland[178]

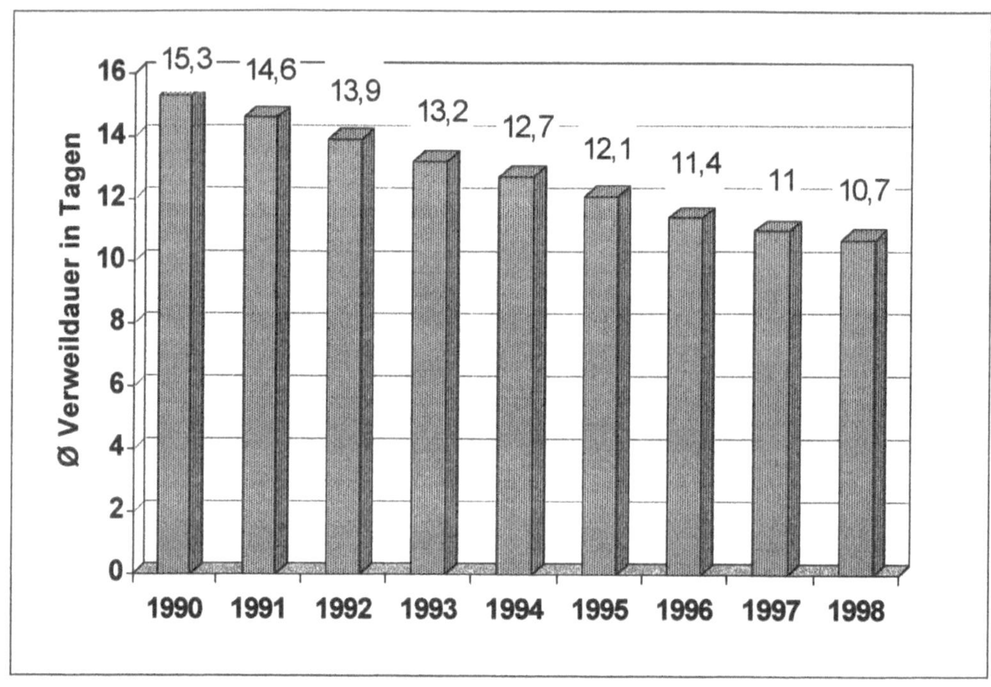

Benötigt wird daher ein Verfahren, mit dem es gelingt, die unter medizinischen Gesichtspunkten begründete Verweildauer zu wählen. Als medizinisch begründet gelten alle Faktoren, die in unmittelbarem Zusammenhang mit dem Krankheitsbild eines Patienten und den hieraus folgenden notwendigen therapeutischen Maßnahmen stehen. Die medizinisch relevante Verweildauer für einen konkreten Fall ist jedoch keine fixe Größe; sie wird immer durch die ärztliche Letztverantwortung bestimmt. In Abhängigkeit der spezifischen Therapiemaßnahmen, der Medikation, der patientenindividuellen, sozialen Faktoren sowie der Verfügbarkeit komplementärer Versorgungseinrichtungen wird der Arzt u.a. eine spezifische Entscheidung zur Länge der stationären Aufenthaltsdauer treffen. Zielsetzung kann somit nicht die Vorgabe von einzelfallbezogenen Verweildauern sein, sondern muß die - bezogen auf *Teile des Leistungsspektrum* eines Krankenhauses - Ermittlung einer Orientierungsgröße zur benötigten Anzahl an Pflegetagen zum Gegenstand haben.

7.1.2 Datenbasis

Zur Ermittlung von Verweildauern liegen zahlreiche wissenschaftliche Studien aus dem In- und Ausland sowie aussagekräftige Daten aus den Statistischen Landesämtern vor. Diese Quellen umfassen sowohl quantitatives, z.T. für den Zweck der Verweildauerermittlung empirisch erhobenes Material als auch qualitative Einschätzungen von medizinischen Experten. Die Verfügbarkeit an Daten beeinflußt die Wahl eines spezifischen Verfahrens zur Anpassung der Verweildauer. Entspre-

---

178 DKG (1998c), S. II; DKG (1999)

chende Voraussetzungen hinsichtlich der Art und des Umfangs der Daten werden daher bei der Diskussion der alternativen Verfahren dargelegt.

Zusätzlich zu den oben genannten Quellen kann in der vorliegenden Planungsstudie auch auf die umfangreiche, einzelfallbezogene Datenbasis zurückgegriffen werden. Diese enthält für jeden stationären Fall, gekennzeichnet durch ICD-9-Code und ggf. OPS 301-Schlüssel, die entsprechende Anzahl der Tage des stationären Aufenthalts. Darüber hinaus sind die Ergebnisse der fachgebietsbezogenen Gruppierung aller ICD-9/OPS 301-Kombinationen in einzelne Leistungsmodule nutzbar. Wie dargestellt werden den Krankenhäusern im Rahmen der Krankenhausplanung Anteile an den einzelnen Leistungsmodulen zugewiesen. Für diese anteiligen Leistungsmodule müssen nunmehr entsprechende Pflegetagekontingente gesucht werden.

7.2 Alternative Verfahren

Im folgenden Abschnitt werden einige ausgewählte Verfahren vorgestellt, die eine Anpassung der Verweildauer erlauben (vgl. Abbildung 80). Sie basieren ausnahmslos auf der Analyse von umfassenden Daten, die das Leistungsgeschehen im stationären Sektor Deutschlands abbilden. Die Verwendung qualitativer Urteile und Einschätzungen zur Höhe von Verweildauern fließt dagegen nur zur *Plausibilitätsprüfung* der gefundenen Ergebnisse ein.

Abbildung 80: Ausgewählte Alternativen zur Anpassung der Verweildauer

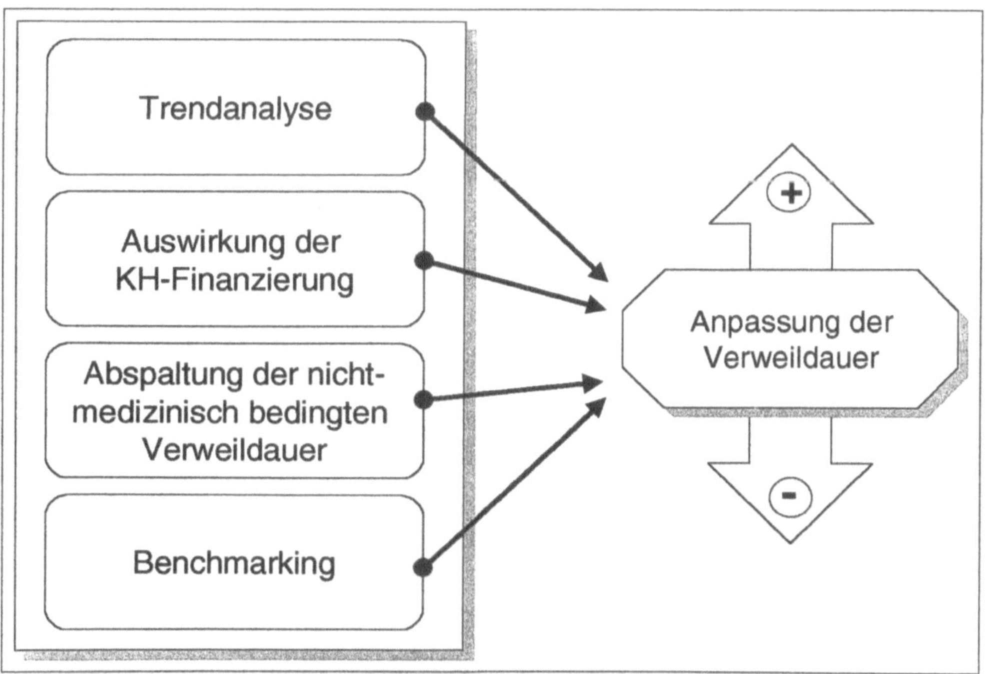

7.2.1 Analyse der Verweildauerentwicklung im Zeitreihenvergleich

Ein einfaches Verfahren geht von der Annahme aus, daß sich die Entwicklung der Verweildauer aus der Vergangenheit *für die Zukunft fortschreiben* läßt. Der benötigte Datenbestand muß daher die Daten eines möglichst großen Zeitraums umfassen. Die Diagnosestatistiken der Statistischen Landesämter stellen für jede Diagnosegruppe Informationen zur Anzahl der Patienten, differenziert nach Altersgruppe, sowie die durchschnittliche Verweildauer der zugeordneten Patienten dar. Mit diesen Informationen lassen sich vielfältige Analysen durchführen, die sowohl den zwischenbetrieblichen Vergleich als auch die Entwicklungen einzelner Positionen zum Gegenstand haben können[179].

Tabelle 25: Entwicklung der Verweildauer je Fachabteilung

Fachabteilungsbezeichnung / Fachgebiet	Wert für	Differenz					
	1997	97/96	96/95	95/94	94/93	93/92	92/91
Augenheilkunde	4,8	-0,4	-0,5	-0,4	-0,5	-0,6	-0,7
Chirurgie	10,5	-0,2	-0,6	-0,5	-0,4	-0,5	-0,5
Frauenheilkunde/Geburtshilfe	6,6	-0,2	-0,4	-0,3	-0,2	-0,2	-0,3
Hals-Nasen-Ohrenheilkunde	6,2	-0,1	0	-0,1	-0,1	-0,2	-0,2
Haut- und Geschlechtskr.	12,1	-0,3	-1,0	-0,5	-0,6	-0,9	-0,9
Innere Medizin	11,9	-0,6	-0,5	-0,9	-0,7	-0,8	-0,8
Kinderheilkunde	7,4	-0,3	-0,1	-0,2	-0,4	-0,4	-0,4
Mund-Kiefer-Gesichtschirurgie	7,4	-0,4	-0,1	-0,1	-0,3	-0,2	-0,3
Neurochirurgie	12,6	-0,2	-0,1	+0,3	-0,7	-0,2	-0,1
Neurologie	16,6	-1,3	-1,0	-0,5	-0,8	-1,0	-0,5
Nuklearmedizin	6,3	-0,5	-0,2	-0,7	-0,5	-0,8	0,4
Orthopädie	14,2	-0,7	-0,6	-0,6	-0,5	-0,7	-0,7
Psychosomatik	48	-1	-5,1	+2,7	-0,5	-1,1	-0,5
Strahlentherapie	12,3	-0,5	+0,8	-0,5	-0,7	-0,7	-0,8
Urologie	8,5	-0,5	-0,3	-0,3	-0,4	-0,5	-0,4
Sonst. Fachabteilungen	14,2	-0,4	-2,2	-7,8	1,5	-0,8	7,7
=Allgemeine Fachabt. zusammen	10,2	-0,4	-0,4	-0,6	-0,4	-0,5	-0,5
Kinder- u. Jugendpsychiatrie	52,9	-9,2	+6,0	-7,6	-10,2	-26,4	-20,5
Psychiatrie	38,4	-9,6	-2,6	-4,2	-5,5	-6,5	-9,4
=Psych. Fachabt. zusammen	39,1	-8,9	-2,9	-4,3	-6	-8,2	-10,2
Insgesamt	**11,3**	**-0,8**	**-0,4**	**-0,6**	**-0,5**	**-0,7**	**-0,7**

Aus dem Krankenhaus entlassene vollstationäre Fälle (ohne Stundenfälle) nach der Fachabteilung mit der längsten Verweildauer; hochgerechnetes Ergebnis einer 10prozentigen Stichprobe; ohne „Unbekannt" (für 1997 bis 1994).

Quelle: Für 1997 bis 1994: Statistisches Bundesamt VIII A 1 – Gesundheitswesen vom 21.01.00, Krankenhausdiagnosestatistik; für 1991 bis 1993: DKG (1998a) auf der Grundlage von StBA; dadurch leichte Verzerrungen aufgrund unterschiedlicher Definitionen möglich.

---

179 Vgl. REISTER (1998), S. 82ff.

In Tabelle 25 ist beispielhaft die Entwicklung der Verweildauer in Deutschland, differenziert nach einzelnen Fachabteilungen, aufgeführt. Der einheitliche Trend zur *Reduktion der durchschnittlichen Verweildauer* gilt über alle aufgeführten Fachabteilungen hinweg. Mittels einfacher statistischer Verfahren (Trendanalyse) läßt sich nunmehr für einen zukünftigen Planungszeitpunkt die durchschnittliche Verweildauer prognostizieren.

Die Ermittlung von zukünftigen Verweildauern auf der Grundlage der Verweildauerentwicklung aus der Vergangenheit hat grundsätzliche Schwächen. Zunächst müssen bestimmte *Untergrenzen* Berücksichtigung finden, die aufgrund von medizinischen Faktoren definiert werden. Diese Untergrenzen lassen sich allerdings nur unzureichend auf der Ebene der Fachabteilung festlegen, da selbst innerhalb einer Fachabteilung die Bandbreite der Verweildauern groß sein kann[180].

Darüber hinaus wird die beobachtete Verweildauer durch Faktoren beeinflußt, die als nicht-medizinisch charakterisiert werden müssen. Tatbestände wie bspw. im Bereich der Krankenhausfinanzierung oder andere Interventionen wirken sich verweildauerbeeinflussend jedoch nur innerhalb von zwei Zeitperioden aus; danach geht kein weiterer Einfluß auf die Verweildauer aus. Diese Effekte sind methodisch nur sehr schwer von dem allgemeinen Trend zu trennen und müßten bei einer einfachen Fortschreibung der Werte (Trendanalyse) vernachlässigt werden.

Schließlich ist die Aussagekraft der durchschnittlichen Verweildauer *ohne Berücksichtigung der Therapie* eingeschränkt. Die Patienten mit einer bestimmten Diagnose (ICD-9) weisen z.T. heterogene Verweildauern auf, so daß valide Ergebnisse bei Vernachlässigung der Therapie nur bei einer sehr großen Anzahl an Patienten zu erwarten sind. Die Verfügbarkeit hoher Patientenzahlen ist jedoch bei einigen Diagnosen nicht gewährleistet.

7.2.2 Quantifizierung der Wirkungen aus der Änderung des Krankenhausfinanzierungssystems

Mit der BPflV '95 ist erstmals in Deutschland eine leistungsorientierte Bemessung von Krankenhausleistungen in Form der Fallpauschalen sowie der vorstationären Vergütung eingeführt worden. Das bedeutet, daß die Verweildauer der über Fallpauschalen abzurechnenden Patienten nicht bzw. kaum (bei sog. Langliegern) von Bedeutung ist. Damit ist - wie die Erfahrungen im nationalen und internationalen Raum zeigen - eine Reduktion der Verweildauer bis auf das *medizinisch vertretbare Maß* verbunden. Auch die weiteren neuen Behandlungsformen, wie die vor- und nachstationäre Behandlung, sind mit der Intention zur Verkürzung des vollstationären Aufenthalts verbindlich vorgegeben worden.

Das BMG hat auf eine entsprechende Entschließung des Bundesrates ein Forschungsprojekt zur Untersuchung der Wirkungen der BPflV '95 vergeben. Die Laufzeit des Projektes erstreckt sich über einen Zeitraum von drei Jahren (1996 -

---

180 Auch ist bei der Verwendung der Diagnosestatistik zu berücksichtigen, daß zwischen Fachabteilungen verlegte Patienten derjenigen Fachabteilung zugewiesen werden, wo sie den größten Teil des stationären Aufenthalts verbracht haben. Dies verfälscht nicht nur die aktuellen Zahlen sondern gleichfalls auch die Verweildauerentwicklung im Zeitablauf.

1999). Gegenwärtig liegen somit noch keine gesicherten Erkenntnisse vor; dem 2. Zwischenbericht zur Begleitforschung lassen sich jedoch interessante Ergebnisse zur Verweildauerentwicklung entnehmen[181].

Demnach gaben 65,2% der befragten Krankenhäuser an, die Verweildauer im Fallpauschalenbereich primär aufgrund des neuen Entgeltsystems gesenkt zu haben. Bemerkenswert erscheint eine weitgehende Analyse zum Zusammenhang zwischen Verweildauerverkürzung und Anteil der Fallpauschalen an den Gesamtfällen einer Fachabteilung (vgl. Tabelle 26).

Tabelle 26: Verweildauerentwicklung und Fallpauschalenanteile in ausgewählten Fachabteilungen[182]

Fachabteilung	Verweildauerentwicklung 1995 - 1996 in %	Anteil der Fallpauschalen-Fälle 1996
Innere Medizin	-5,8%	0,2%
Pädiatrie	-4,0%	0,6%
Allgemeine Chirurgie	-7,4%	23,0%
Unfallchirurgie	-5,1%	13,1%
Urologie	-4,5%	8,9%
Orthopädie	-7,1%	21,0%
Frauenheilkunde/Geburtshilfe	-8,7%	40,1%
davon: Geburtshilfe	-18,0%	75,3%
HNO-Heilkunde	-4,3%	29,1%
Augenheilkunde	-15,3%	62,0%
Neurologie	-6,1%	0,1%
Intensivmedizin	-8,6%	3,0%

Aus der Analyse der Zahlen der Tabelle 26 kann folgender Zusammenhang abgeleitet werden: *Je höher der Anteil der Fallpauschalenfälle je Fachabteilung, desto höher geht in der Tendenz auch die Verweildauer zurück.* Diese Aussage wird insbesondere durch die Ergebnisse in den Fachabteilungen der Augenheilkunde und der Frauenheilkunde (und Geburtshilfe) gestützt, die die vergleichsweise höchsten Fallpauschalen-Anteile aufweisen.

Damit wird deutlich, daß Fallpauschalen-Systeme im Vergleich zu anderen Entgeltformen die Entwicklung zur Verkürzung der durchschnittlichen Verweildauer forcieren. Der Zusammenhang von Verweildauerentwicklung und Fallpauschalen-Anteilen kann mit Hilfe von statistischen Korrelationsanalysen belegt werden. So kann in einem *linearen Regressionsmodell* (R^2 = 75,1%) der Anteil der Fallpauschalen die Varianz der Verweildauerentwicklung erklären. Bei einem Anstieg des Anteils der Fallpauschalen um 10%-Punkte sinkt demnach die Verweildauer im Durchschnitt um etwa 1,5%-Punkte.

---

181 Vgl. BMG (1998), S. 83ff.

182 Vgl. BMG (1998), S. 87.

Die dargestellten Ergebnisse sind vor dem Hintergrund der methodischen Schwachstellen des Forschungsprojektes zu relativieren. Zur Erhebung der Grunddaten wurde eine repräsentative schriftliche Befragung bei etwa 500 Krankenhäusern durchgeführt. Die Antworten zu dem Aspekt der Verweildauerentwicklung basierten deshalb primär auf Einschätzungen; es muß vermutet werden, daß ein Abgleich mit den tatsächlich abgerechneten Entgelten nicht durchgeführt wurde. Ergänzend ist hinsichtlich der Validität der Einschätzungen zu bemerken, daß im ersten Jahr der Abrechnung von fallpauschalierten Erlösen große Unsicherheiten bei der Einstufung eines Patientenfalls als Fallpauschale oder Nicht-Fallpauschale bestanden. Schließlich wären detaillierte Informationen zu einzelnen Fallpauschalen hilfreich, um weitere, die Verweildauerentwicklung beeinflussende Wirkungen (z. B. Verlegung in andere Krankenhäuser) zu erfassen.

Dennoch sind die Ergebnisse vor dem Hintergrund der zukünftigen Bemessung von Pflegetagekapazität von erheblicher Bedeutung. In Anbetracht der Tatsache, daß bisher erst ca. 20 - 25% der Erlöse fallpauschaliert abgerechnet werden und daß die DKG und die Spitzenverbände der Krankenkassen - wie angekündigt - sehr rasch weitere pauschalierte Entgelte definieren werden, ist mit einem weiteren *stetigen Verlauf der Verweildauerreduktionen* zu rechnen. Die Ermittlung der zukünftigen Verweildauer für einen absehbaren Zeitraum (ca. 3 Jahre) kann unter diesen Voraussetzungen mit der im obigen Abschnitt vorgestellten Trendanalyse vorgenommen werden.

7.2.3 Abspaltung nicht-medizinisch bedingter Verweildauertage

Ein erstes Verfahren zur Abspaltung nicht-medizinisch bedingter Verweildauertage wurde im Rahmen eines Projektes zur Krankenhausplanung in Schleswig-Holstein entwickelt[183]. Die Zielsetzung bestand dabei in dem *Nachweis der Existenz externer und nicht-medizinischer Einflußfaktoren* auf die Verweildauer sowie in der Erklärung, Quantifizierung und Abspaltung des durch diese Faktoren hervorgerufenen Anteils an Pflegetagen. Grundlage für die Analyse bildete die Diagnosestatistik des Landes Schleswig-Holsteins, welche für jeden Patienten die zugrunde liegende Diagnose (ICD-9) und die Verweildauer im Krankenhaus aufführt.

Über insgesamt fünf, vorwiegend mathematisch-statistische Schritte, die u.a. eine Kausalitätsanalyse, eine Verweildaueranalyse, eine erweiterte Verweildaueranalyse sowie eine Einzelfaktorenanalyse umfassen, gelingt die Identifikation und Quantifizierung der nicht-medizinisch bedingten Verweildaueranteile. Damit werden die weitgehend medizinisch bedingten Verweildauern errechnet, indem von der aus der Diagnosestatistik ermittelten Verweildauer unter Wahrung unterschiedlicher diagnostischer und therapeutischer Handlungsweisen der behandelnden Krankenhausärzte die nicht-medizinisch begründeten Anteile abgespalten werden. Das Verfahren ist trotz vehementer Kritik in der Vergangenheit mittlerweile als valide anerkannt; tatsächlich haben sich die Verweildauern nach etwa 5 Jahren den im Gutachten empfohlenen Werten angeglichen.

183 Vgl. GSbG (1988)

Das Verfahren basiert auf der Hauptdiagnose des 3-stelligen ICD-9-Schlüssels und differenziert die Abspaltungsanteile nach medizinischen Fachabteilungen. Patienten einer Hauptdiagnose weisen jedoch in Abhängigkeit der durchgeführten Therapie teilweise sehr heterogene Verweildauern auf[184]. Insofern empfiehlt es sich, bei den Analysen auch die mittlerweile vorliegenden OPS 301-Schlüssel zu berücksichtigen. Bei einer Verknüpfung von ICD-9 und OPS 301 erhöhen sich jedoch die Kombinationsmöglichkeiten exponentiell; so ist bei einigen Ausprägungen mit so kleinen Fallzahlen zu rechnen, die ein statistisch abgesichertes Verfahren nicht mehr durchführbar erscheinen lassen. Unabhängig davon ist die Transparenz der Ergebnisse nicht zu gewährleisten, womit *Verständnis- und Akzeptanzprobleme* induziert werden.

7.2.4 Benchmarking

Das Verfahren des Benchmarking stellt bei der vorliegenden Planungskonzeption die zentrale Komponente zur Antizipation zukünftiger Entwicklungen dar. Benchmarking basiert auf realen Daten und bildet daher real schon existierende Situationen ab. Als Benchmarks fungieren Krankenhäuser bzw. Fachabteilungen, die als herausragende Organisationseinheiten im Bereich des Gesundheitswesens eingestuft werden. Benchmarking ist somit auch durch den *leistungsorientierten Charakter* gekennzeichnet, der in Wettbewerbssystemen die ständige Weiterentwicklung und Verbesserung der Leistungen vorantreibt.

Benchmarking als Verfahren zur Anpassung von Verweildauern orientiert sich an den leistungsfähigen Krankenhäusern bzw. Fachabteilungen. Diese sind - auch im Sinne der fallpauschalierten Vergütung - dann als leistungsorientiert einzustufen, wenn die Behandlung des Patienten innerhalb einer möglichsten kurzen Zeit, d.h. bei minimaler Verweildauer im Krankenhaus, mit einem qualitativ hochwertigen Ergebnis beendet werden kann. Analog dem bisherigen Vorgehen wird jedoch im Gegensatz zum ursprünglichen Gedanken des Benchmarking als Orientierung an dem „Besten" eine Anlehnung an die jeweils 25% leistungsfähigsten Krankenhäuser bzw. Fachabteilungen (1. Quartil) vorgeschlagen.

Zur Analyse der Verweildauer können als Benchmarkobjekte die entwickelten Leistungsmodule oder die ICD-9, OPS 301 bzw. Fallpauschalen herangezogen werden. Mit der leistungsmodulorientierten Betrachtung wird dem Umstand Rechnung getragen, daß bei der Krankenhausplanung einem konkreten Krankenhaus Anteile an den Leistungsmodulen zugewiesen werden. Allerdings können sich die in den Leistungsmodulen zusammengefaßten einzelnen Leistungsarten hinsichtlich der Verweildauer stark unterscheiden, so daß die *leistungsgerechte Zuweisung von Pflegetagekapazität* nicht gewährleistet werden kann. Deshalb ist eine Orientierung an den ICD-9, OPS 301 bzw. Fallpauschalen angezeigt[185].

184 Vgl. auch Kapitel 8

185 In dem Zeitraum bis zur flächendeckenden Abdeckung der Krankenhausleistungen über Fallpauschalen besteht allerdings die Gefahr, daß die Fallzahlen bei ausgewählten ICD-9/OPS 301-Kombinationen so gering sind, daß ein realistischer Benchmark als Quartilswert nicht abgeleitet

7.3 Durchführung des Verfahrens

In Übereinstimmung mit der dieser Planungsstudie zugrunde liegenden Philosphie zur konsequenten Nutzung des Benchmarkgedankens soll die Anpassung der Verweildauer mittels Anwendung des Verfahrens des Benchmarking durchgeführt werden (vgl. Abbildung 81).

Abbildung 81: Vorgehen zur Anpassung der Verweildauer

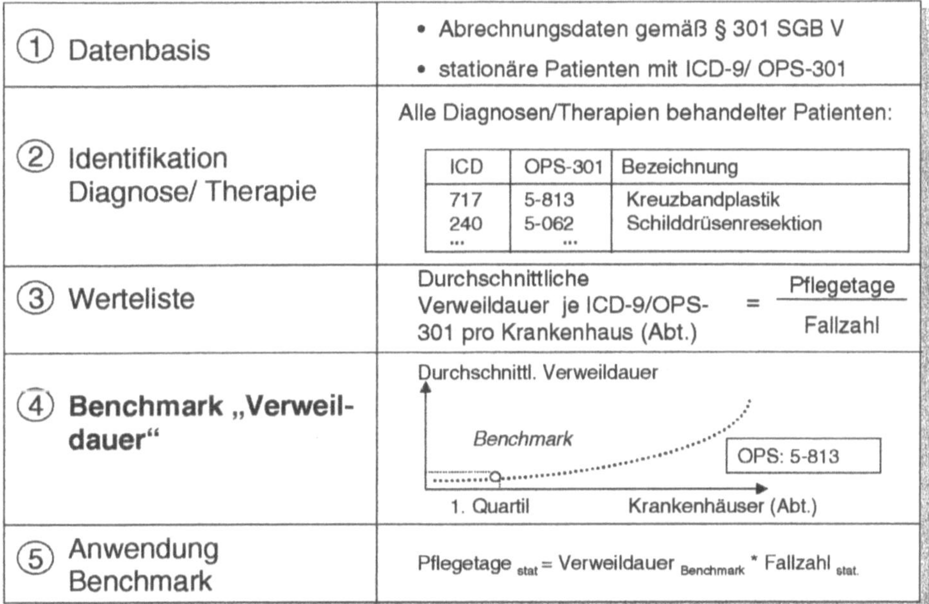

Zur Anpassung der Verweildauern wird der umfangreiche Datenbestand herangezogen, der je Patient die zugehörige Verweildauer sowie die Ausprägung zum Behandlungsanlaß sowie ggf. der Therapie (ICD-9 bzw. OPS 301) ausweist (1. Schritt). Es werden alle im Datenbestand vorhandenen Leistungsarten analysiert, d.h. die Verweildaueranalyse wird nicht auf bestimmte Behandlungsanlässe/Therapien beschränkt[186]. Für jede ICD-9 bzw. OPS 301 wird im Rahmen des 3. Schrittes ein Mittelwert je Fachabteilung errechnet[187]. Die durchschnittliche Verweildauer wird durch Addition der IST-Verweildauern der Patienten und anschließende Division durch die Gesamtfälle ermittelt.

Im Rahmen des 4. Schrittes werden die durchschnittlichen Verweildauern je Fachabteilung aufsteigend sortiert und der Benchmark abgeleitet. Es wird derjenige Wert gewählt, der das erste Viertel der Fachabteilungen abgrenzt (1. Quartil). Dieses Vorgehen ist jedoch nur dann sinnvoll, wenn bei der konkreten Leistung keine geänderten Behandlungsprozesse, wie z.B. bei geriatrischen Leistungen, angezeigt sind und eine entsprechend hohe Anzahl an Fällen bzw. Fachabteilungen vorliegt.

---

werden kann. Bei einer Fallzahl kleiner als 5 wird daher der arithmetische Mittelwert gebildet und als Benchmark verwendet.

186 Aus der Benchmarkanalyse sind Schweregradfälle und Leistungen aus dem Spezialleistungsmodul ausgenommen.

187 Vgl. auch die umfangreichen Ergebnisse in Kapitel 8.2

Im 5. Schritt kann nunmehr die notwendige Pflegekapazität für die Patienten einer Fachabteilung mit bestimmter Leistungsausprägung (ICD-9 bzw. OPS 301) errechnet werden. Hierzu werden zunächst alle Leistungsausprägungen einer Fachabteilung eines Krankenhauses auf den ermittelten Verweildauer-Benchmark gesetzt, falls die durchschnittliche Verweildauer der Leistungsausprägung (der betrachteten Fachabteilung) höher als der zugehörige Benchmark ist. Kliniken mit Leistungsausprägungen unterhalb des Benchmarks bleiben in dieser Phase zunächst unberücksichtigt. Zur Bestimmung der Pflegetagekapazität einer Leistungsausprägung einer individuellen Fachabteilung wird die landesdurchschnittliche Verweildauer einer Leistungsausprägung (inklusive der eben erwähnten Einarbeitung des Benchmarks) multipliziert mit der Fallzahl der betrachteten Fachabteilung[188].

[188] Vgl. auch Buch C: Gutachtenergebnisse

8 Illustration der Neustrukturierung durch empirische Beispiele

Beispiele verdeutlichen die gesamte Methodik der Krankenhaus-Rahmenplanung

Die Krankenhaus-Rahmenplanung strukturiert den Bedarf an Krankenhausleistungen für ein Bundesland neu. Die Bedarfsanalysen dienen dazu, die aktuellen Leistungen der Akutkrankenhäuser im Hinblick auf die Versorgungsnotwendigkeit, die Art sowie die Intensität der Versorgung zu prüfen. Medizinische, ökonomische und gesellschaftliche Entwicklungen müssen auf der Basis der aktuellen Krankenhausdaten antizipiert werden. Orientierung bieten grundsätzlich besonders gute Versorgungslösungen bzw. Leistungserbringer, die über die Methode des Benchmarking datenbasiert ermittelt werden. Die dort über Daten „abgeschaute" Versorgungsrealität wird rechnerisch über alle Leistungserbringer des Landes übertragen. Wie eine Krankenhaus-Rahmenplanung die akutstationäre Versorgung schrittweise verändern kann, wird in diesem Kapitel anhand ausgewählter Daten in Beispielen illustriert (vgl. auch Buch C: Gutachtenergebnisse). Über dieses „objektive" Benchmarking auf der Grundlage realisierter Krankenhausdaten werden auch „normative" Benchmarks als mögliche Eckpunkte einer Entwicklung aus ökonomischer, medizinischer oder politischer Sicht in Daten umgesetzt und für das Beispielland diskutiert (vgl. Tabelle 27).

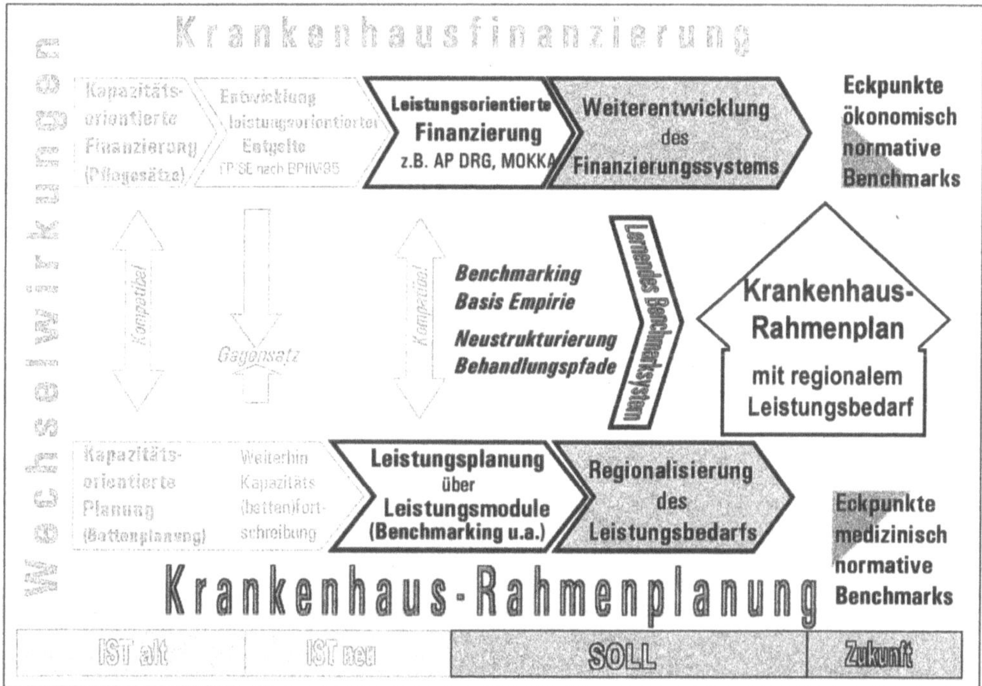

Lese-hinweis

Alle hier beispielhaft dargestellten Ergebnisse basieren zwar auf einem ausgewählten Teil der von den Krankenhäusern in Schleswig-Holstein für 1998 bereitgestellten Daten entsprechend der Datenvereinbarung nach § 301 SGB V; sie sind jedoch nur insoweit verwendet worden, wie keine Rückschlüsse auf einzelne Krankenhäuser oder Versorgungsregionen des Landes Schleswig-Holstein möglich sind. Die Daten sind vorläufig und nicht vollständig (Stand vom November 1999), so daß die dargestellten Ergebnisse nicht landesweit gelten.

Tabelle 27: Illustrationen der Krankenhaus-Rahmenplanung über datengestützte Beispiele

Analysebereich	Zielsetzung	Versorgungsformen/Beispiel
Gegensatz zwischen Krankenhausplanung und -finanzierung [Kapitel 8]		
Leistungserbringung in Vertragsbetten	Anteil von Leistungen „außerhalb des Krankenhausplanes“	• Herzchirurgische Leistungen
Analysen für die Krankenhaus-Rahmenplanung [Kapitel 8.1]		
Substitution akutstationärer Behandlungen [Kapitel 8.1.1]	Identifikation von Diagnosen/Therapien, die durch Ausnutzung alternativer Versorgungsformen in Teilen ambulant behandelt werden können	• Ambulantes Operieren (§ 115b SGB V) • Ambulante konservative Behandlung • Ausschließlich vorstationäre Fälle • Ausschließlich teilstationäre Fälle
Neue Patientenkarrieren: Verzahnung von ambulanter, stationärer und rehabilitativer Versorgung [Kapitel 8.1.2]	Identifikation von Diagnosen/Therapien, die in Teilen in kooperativer Leistungserbringung intersektoral durch ambulante, stationäre oder rehabilitative Anbieter erbracht werden	• Vor-/nachstationäre (§ 115a SGB V) und teilstationäre Versorgung • Praxisklinische Konzepte • Frührehabilitation und AHB • Akutstationäre Geriatrie mit Tagesklinik • Neustrukturierung Psychiatrie
Analyse von Fallzahlsteigerungen [Kapitel 8.1.3]	Identifikation von Krankenhäusern, die nicht medizinisch bedingte Fallzahlsteigerungen aufweisen	• Analyse von Krankenhaushäufigkeiten • Wiederaufnahmequoten • Auslastungsgrad und Anteil an „Substitutionsfällen“
Temporäre Effekte auf die Krankenhausversorgung [Kapitel 8.1.3]	Untersuchung von Einflußfaktoren hinsichtlich ihrer Auswirkungen auf die Krankenhausversorgung	• Bevölkerungsentwicklung • Morbiditätsanalyse • Medizinisch-technische Entwicklung
Benchmark-Analysen in der Übergangsphase [Kapitel 8.2]		
Verweildauer-Änderungen	Identifikation von Potentialen zur Verringerung der Liegezeiten	• Abteilungsbezug / Leistungsdichte • Indikationsbezug • Bezug Vergütungsform • Bezug Träger/Rechtsform
Regionalisierung des Leistungsbedarfs [Kapitel 8.3]		
Regionalisierung	• Zuordnung des neu strukturierten Leistungsbedarfs auf eine Region • Analyse Patientenströme	• Neu strukturierter Leistungsbedarf in den Regionen • Interregionale Leistungsinanspruchnahme
Eckpunkte der Krankenhausentwicklung durch normative Benchmarks [Kap. 8.4.]		
Medizinisch normative Benchmarks [Kapitel 8.4.1]	Besondere medizinische Versorgungsmodelle oder Expertenmeinungen setzen Orientierungspunkte für die Weiterentwicklung des Krankenhauswesens	• Entwicklung Anteil amb. Operationen • Kurzzeitstationäre Fallpauschalen in der Gynäkologie • Versorgung chronisch Kranker in Beispielregionen • Zentrale Aufnahmestation
Ökonomisch normative Benchmarks [Kapitel 8.4.2]	Besondere Finanzierungsmodelle verändern die medizinische Leistungserbringung im Krankenhaus	• Komplexpauschale am Beispiel der Kreuzbandruptur • AP-DRG in bestimmten Diagnosen (Erfahrungen aus den U.S.A.) • Krankenhaus-Tage je 1.000 Versicherte (regionale Benchmarks) • Managed Care: Utilization Review-Parameter

Der Grund für die neue Krankenhaus-Rahmenplanung ist die Auflösung des Konfliks zwischen leistungsorientierter Finanzierung und bisheriger Kapazitäts-Planung[189]. Die tatsächlichen Behandlungsfakten – über Preisverhandlungen mit den Krankenkassen geschaffen – überholen die Bettenplanung, so daß die Gestaltungsverantwortung des Landes für die Sicherstellung der Krankenhaus-Versorgung gefährdet wird.

Beispielsweise werden 18 % der herzchirurgischen Operationen in Schleswig-Holstein über „Vertragsbetten" und nicht Planbetten geleistet (vgl. Beispiel 1). In der häufigsten Indikation landesweit – dem Anlegen eines aortokoronaren Bypass – werden bereits 29 % der Patienten dort operiert. Über dieses Beispiel wird deutlich, daß die „alte" Planung von der Realität der Finanzierung überholt wird[190].

Gegensatz zwischen Krankenhausplanung und Finanzierungssystem

Beispiel 1: Herzchirurgie Vertragsbetten vs. Planbetten

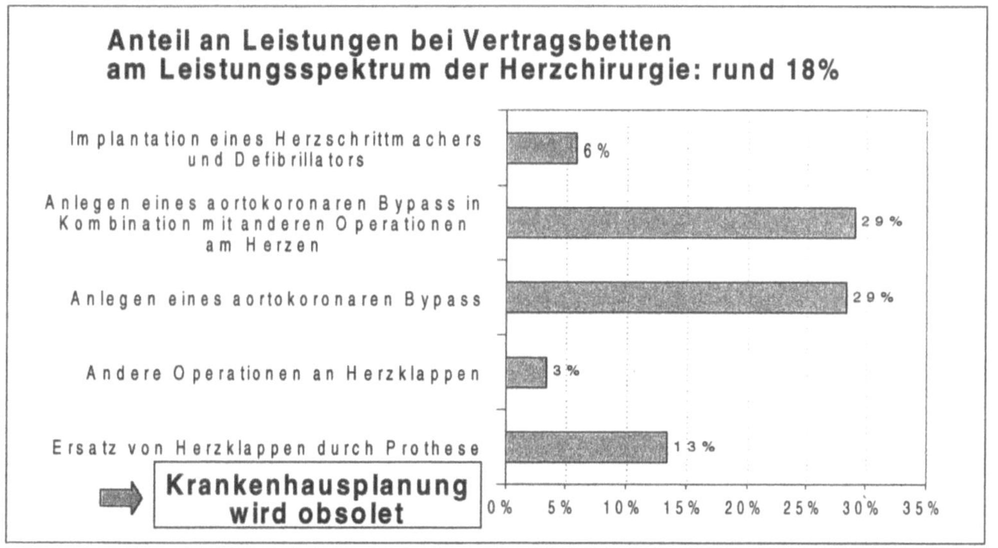

Quelle: Ausgewählter Datensatz zur Krankenhaus-Rahmenplanung Schleswig-Holstein; Ergebnisse nicht landesweit übertragbar; Stand: November 1999

8.1 Veränderter Leistungsbedarf

Der veränderte Leistungsbedarf wird auf der Grundlage bereits gesetzlich eingeführter Leistungsänderungen im akutstationären Bereich ermittelt[191]. Methodische Grundlage ist das objektive Benchmarking[192]: Tatsächliche Leistungserbringung von Krankenhäusern des Landes werden über das Benchmarking auf alle Lei-

Objektives Benchmarking als Methode

189 Vgl. hierzu auch Kapitel 1.3 „Zielkonflikt zwischen staatlicher Planung und Wettbewerb"

190 Unbeschadet dessen erachtet das Land das Instrument „Vertragsbett" zur überregionalen Versorgung für sinnvoll.

191 Vgl. auch Buch C: Gutachtenergebnisse

192 Vgl. hierzu Kapitel 3.1 „Benchmarking"

stungserbringer im Land übertragen[193]. Die Wirklichkeit zeigt allerdings, daß die Substitution von Krankenhausleistungen und die Einführung neuer Versorgungsstrukturen trotz gesetzlicher Vorgabe zum Analysezeitpunkt[194] in recht geringem Maße umgesetzt werden, so daß teilweise lediglich von „Orientierungswerten" gesprochen werden kann. ***Das Benchmarking ist ein lernendes System im Zuge sich ändernder Versorgungsstrukturen.***

8.1.1 Substitution akutstationärer Behandlungen

Bei bestimmten Indikationen/Diagnosen/Therapien (Behandlungspfade) gibt es einen unterschiedlichen Anteil von Patienten, die nicht unbedingt eine stationäre Versorgung benötigen – dies gilt für konservative Behandlungen wie für Operationen[195]. Hier können konservative Leistungen zum Teil ohne stationäre Aufnahme durchgeführt werden, möglicherweise auch als vor- oder teilstationäre Behandlung.

Beispiel 2: Substitution durch ambulant konservative Behandlung

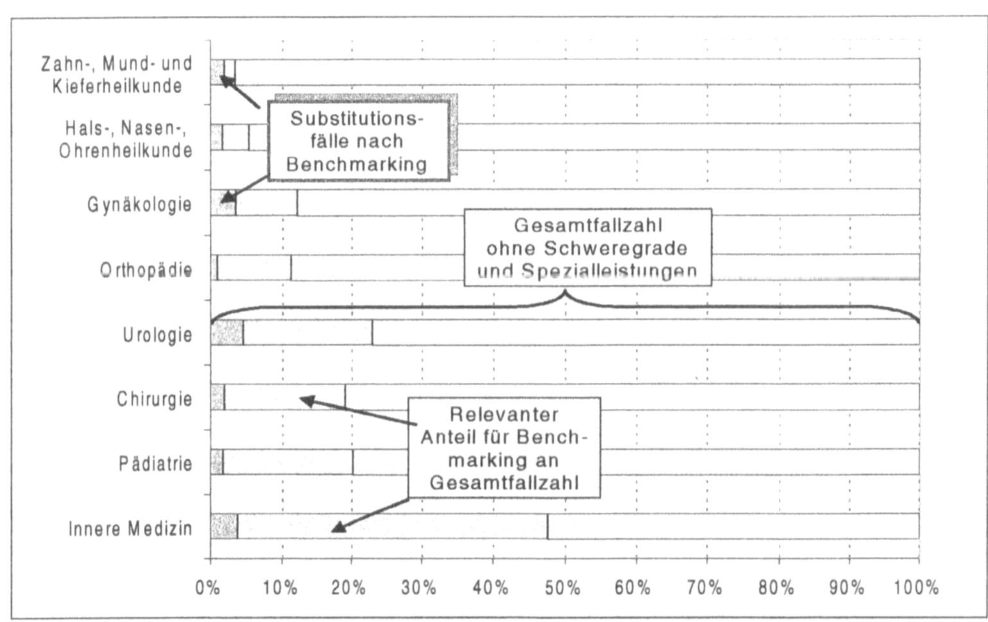

Substitution konservativer Krankenhausleistungen durch ambulante Leistungen

Erläuterungen zur Abbildung: Dargestellt ist die Gesamtfallzahl „konservative Leistungen" in den Fachabteilungen mit dem theoretischen Anteil an Leistungen, der auch ambulant erbracht werden könnte – der sogenannte relevante Anteil für das Benchmarking. Über das Benchmarking wird ein definierter Anteil dieser Leistungen für die tatsächliche Substitution vorgesehen, d. h. diese Leistungen sollen zukünftig ambulant (z. B. am Krankenhaus) erbracht werden. Für das Benchmarking werden Schweregradfälle und Spezialleistungen nicht berücksichtigt.

Quelle: Ausgewählter Datensatz zur Krankenhaus-Rahmenplanung Schleswig-Holstein; Ergebnisse nicht landesweit übertragbar; Stand: November 1999

---

193 **Schweregradfälle und Spezialleistungen sind vom objektiven Benchmarking ausgenommen und werden ohne Änderungen für die neue Planungsempfehlung akzeptiert.**

194 Die Analysen beziehen sich mit ausgewählten Daten grundsätzlich auf das Jahr 1998.

195 Vgl. auch Kapitel 3.2.1 „Substitution akutstationärer Patientenbehandlungen"

Die größten Potentiale[196] für **ambulante konservative Behandlung** liegen nach den ersten Benchmark-Analysen (in einem lernenden und damit künftig schärferen System) mit rund 4 % in den Abteilungen der Inneren Medizin, Gynäkologie und Urologie (vgl. Beispiel 2). Hier sind überwiegend Basisleistungen gemeint, die beispielsweise in der Inneren zu rund 2/3 in die Benchmark-Analyse eingehen. In den Basisleistungsmodulen sind knapp 3 % ambulant zu erbringen, in den Schwerpunktleistungen nur ca. 1,6 % (vgl. Beispiel 3). Spezialleistungen werden definitionsgemäß von sehr wenigen Leistungserbringern durchgeführt, so daß hier Benchmarking nicht sinnvoll ist.

Beispiel 3: Ambulante Substitution von konservativen Leistungen in Basis- und Schwerpunkt-Modulen

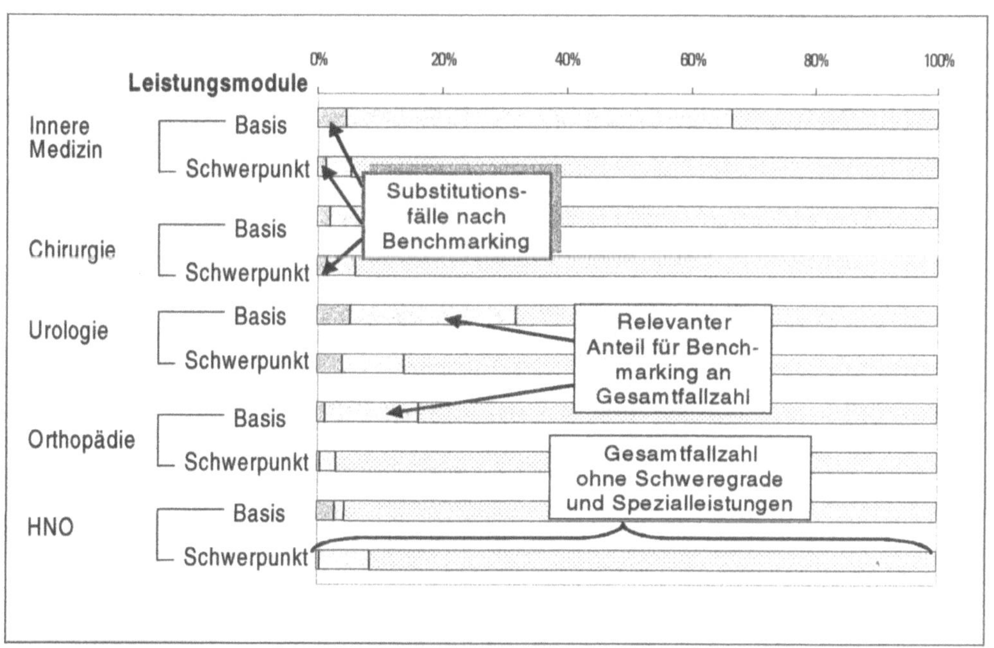

Erläuterungen zur Abbildung: Dargestellt sind die konservativen Basis- und Schwerpunktleistungen in den Fachabteilungen. Der theoretische Anteil an Leistungen, der auch ambulant erbracht werden könnte, ist angegeben und ist relevant für das Benchmarking. Über das Benchmarking wird ein definierter Anteil dieser Leistungen für die tatsächliche Substitution vorgesehen (hier: ⇩ Benchmark), d. h. diese Leistungen sollen zukünftig ambulant (z. B. am Krankenhaus) erbracht werden. Für das Benchmarking werden Schweregradfälle und Spezialleistungen (zu geringe Abteilungszahl) nicht berücksichtigt.

Quelle: Ausgewählter Datensatz zur Krankenhaus-Rahmenplanung Schleswig-Holstein; Ergebnisse nicht landesweit übertragbar; Stand: November 1999

Substitution operativer Krankenhausleistungen durch ambulante Operationen

Auch **operative Leistungen** können **ambulant** erbracht werden, wie viele Krankenhausabteilungen im Land zeigen (vgl. Beispiel 4)[197]. Das größte Potential (rund 60 % der Fälle in das Benchmarking einbezogen) für ambulante Operationen am Krankenhaus offenbart die Augenheilkunde, in der ca. 19 % der Fälle nach gegenwärtigem Benchmarkstand ambulant operiert werden könnten. In den Fächern Gynäkologie, Urologie, Hals-Nasen-Ohrenheilkunde und Zahn-Mund-

[196] Vgl. auch Kapitel 3.2.1.2

[197] Vgl. auch Kapitel 3.2.1.1

Kieferheilkunde sind rund 5 % der Operationen auch ambulant durchzuführen, hauptsächlich in den Basismodulen (vgl. Beispiel 5)[198].

Beispiel 4: Substitution durch ambulante Operationen

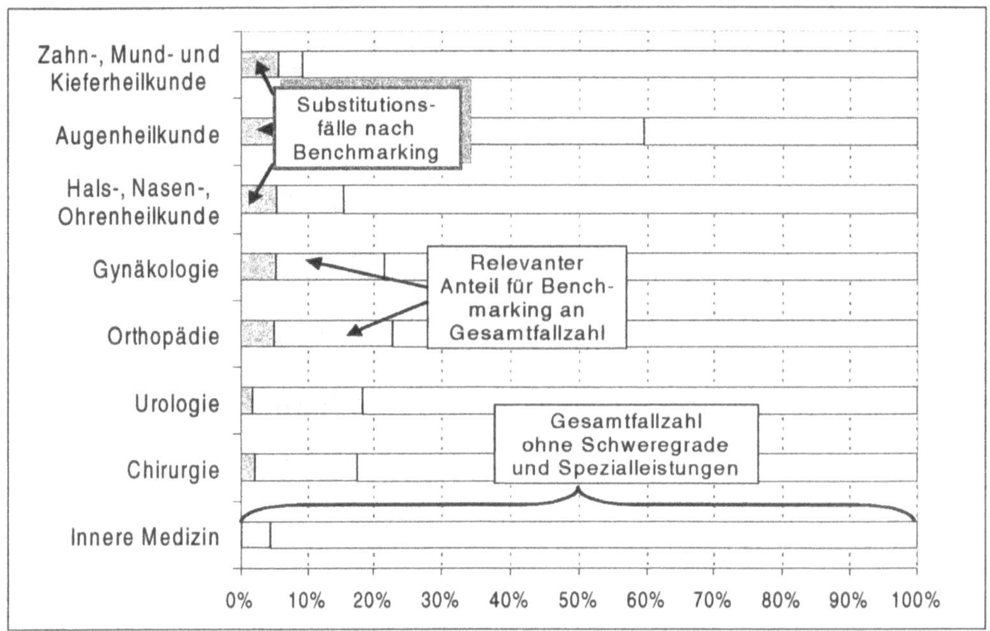

Beispiel 5: Substitution durch ambulante Operationen in Basis- und Schwerpunkt-Leistungen

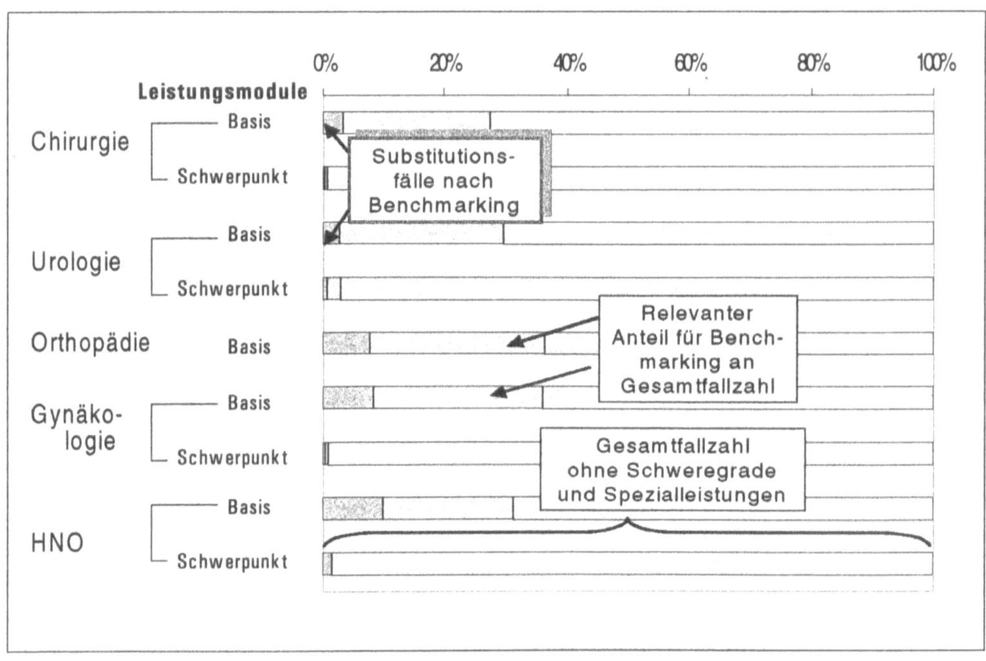

In der Orthopädie – Schwerpunktleistungsmodul – werden derzeit keine ambulanten Operationen erbracht, so daß hier kein Benchmarking durchgeführt werden kann.

198 Vgl. grundsätzlich auch Buch C: Gutachtenergebnisse, C 2.1, C. 2.3

Das hohe Substitutionspotential in der HNO ist durch die Tonsillektomie bedingt. Da hier aufgrund der Nachblutungsgefahr eine postoperative Kontrolle medizinisch geboten ist, wird die Tonsillektomie aus dem Substitutionspotential gestrichen.

Quelle: Ausgewählter Datensatz zur Krankenhaus-Rahmenplanung Schleswig-Holstein; Ergebnisse nicht landesweit übertragbar; Stand: November 1999

Ausschließlich vor- bzw. teilstationäre Behandlung

Die Substitution akutstationärer Leistungen durch ausschließlich **vorstationäre** und /oder **teilstationäre** Behandlungen ist auch analysiert[199]. Aufgrund der geringen Fallzahl in beiden Bereichen sind die Ergebnisse derzeit für die Krankenhaus-Rahmenplanung nicht verwertbar.

8.1.2 Neue Patientenkarrieren

Objektive, statistische Methoden

Neue medizinische Behandlungspfade[200], wie z. B. die Versorgung in der Akutgeriatrie oder in der Frührehabilitation, sollten im Sinne des Patienten flächendekkend etabliert werden und wirken sich auf die Leistungen in traditionellen Abteilungen aus. Die Auswirkungen werden statistisch ermittelt.

Beispiel 6: Zukünftiger Bedarf an geriatrischer Versorgung

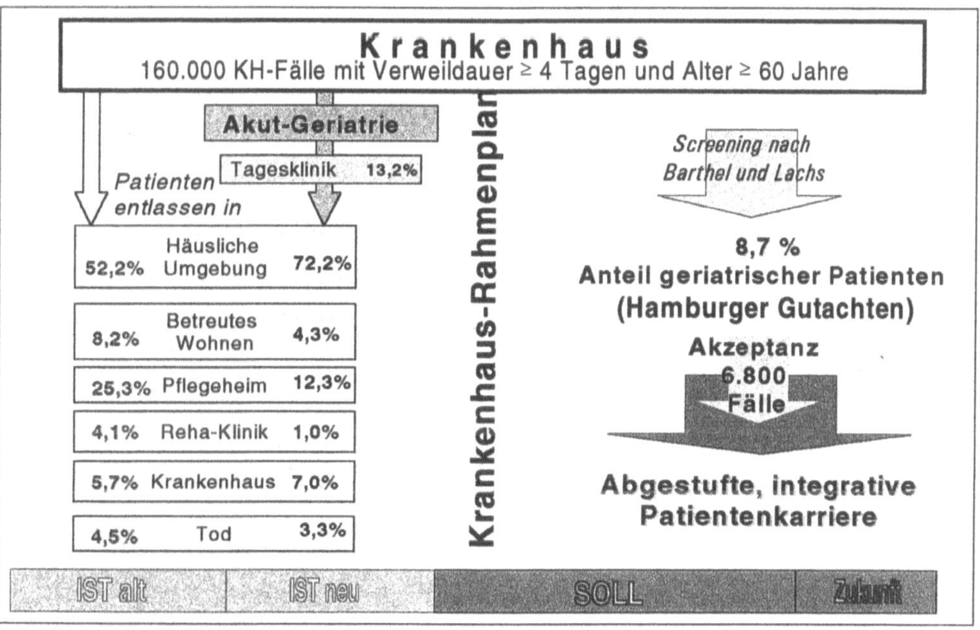

Quelle: GSbG (1998a) und Statistisches Landesamt Schleswig-Holstein; Krankenhaus-Statistik von 1996; Ergebnisse nicht landesweit übertragbar; Stand: November 1999

Beispiel: Geriatrische Versorgung

Beispielsweise soll die **akut-geriatrische Versorgung** in einem Bundesland verbessert werden, da die Versorgung adäquat auf den alterskranken Menschen ausgerichtet werden kann[201]. Aufgrund der GSbG-Studie zur Geriatrie Hamburg[202] ist davon auszugehen, daß 8,7 % der Krankenhauspatienten über 60 Jahre (mit einem

---

199 Vgl. hierzu auch Kapitel 3.2.1.3

200 Vgl. hierzu auch Kapitel 3.2.2 „Einfluß innovativer Patientenkarrieren"

201 RÜSCHMANN (2000)

202 GSbG (1998a)

länger als 4 Tage dauernden Krankenhausaufenthalt) geriatrische Fälle sind (vgl. Beispiel 6). Unter Berücksichtigung der Akzeptanz geriatrischer Versorgung sowie der Morbiditätsentwicklung ist von einer deutlich höheren Zahl an geriatrischen Patienten in Zukunft auszugehen.

Beispiel: Frührehabilitation

Durch die **Frührehabilitation**[203] von Patienten der Orthopädie, Herz- und Unfallchirurgie sollte die Versorgungsqualität verbessert werden. Die kombinierte Fallpauschale A (Operation) und B (Frührehabilitation) sollte ermöglichen, daß die Frührehabilitation „in einer Hand" durchgeführt werden kann. Diese Kombination ist als erster Schritt hin zu sektorenübergreifenden Fallpauschalen (Komplexpauschalen) bzw. der Kombination mit anschließender Heilbehandlung bzw. Anschlußheilbehandlung als Fallpauschalanteil C im Sinne der Behandlungskontinuität (in einem Krankenhaus) zu verstehen. Nach derzeitigem Stand wird die Frührehabilitation nur für gut die Hälfte der Operierten umgesetzt, je nach Fallpauschale verschieden (vgl. Beispiel 7)[204]. Beispielhaft ist der Anteil an Frührehabilitation in der Leistungserbringung einem Benchmark unterzogen – damit könnten weit mehr als 90 % der Operierten mit Frührehabilitation versorgt werden (vgl. Beispiel 8).

Beispiel 7: Leistungserbringung mit und ohne Frührehabilitation bei kombinierten Fallpauschalen

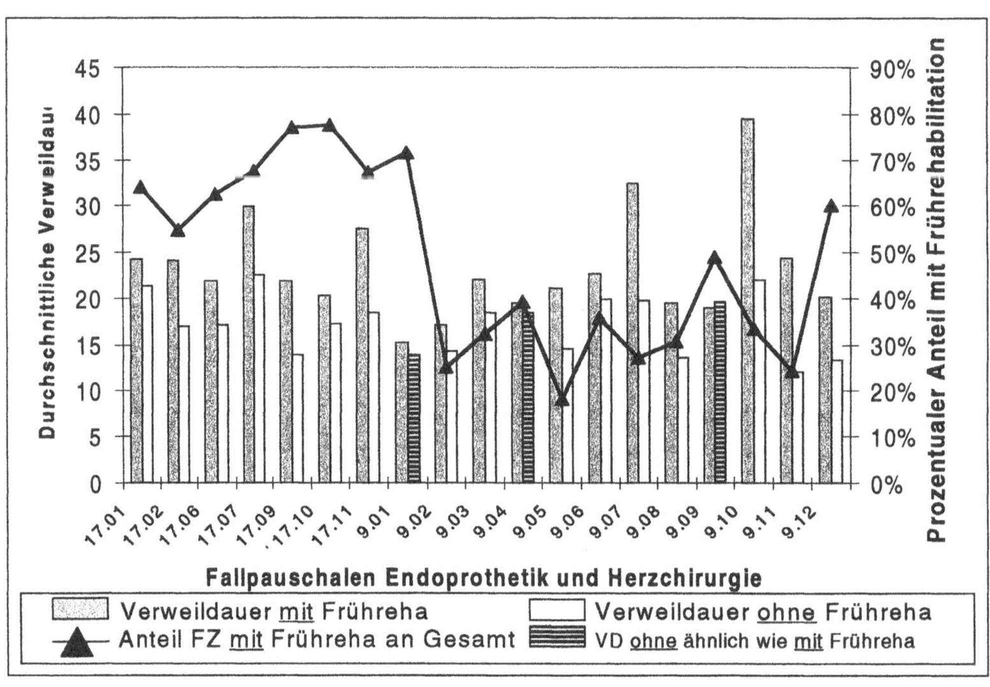

Quelle: Ausgewählter Datensatz zur Krankenhaus-Rahmenplanung Schleswig-Holstein; Ergebnisse nicht landesweit übertragbar; Stand: November 1999

203 Vgl. auch Kapitel 3.2.2.2 „Verzahnung von akutstationärer und rehabilitativer Versorgung"; vgl. auch Kapitel 10.4 „Ausgewählte Strukturveränderungen im Gesundheitswesen – Geriatrie"

204 Patienten, die nach der Operation (Fallpauschale A) in eine stationäre Rehabilitationseinrichtung entlassen und damit weitertherapiert werden, können über die Krankenhausdaten nicht ermittelt werden. Einige wenige Akut-Krankenhäuser haben sich auf die Erbringung von rehabilitativen Leistungen spezialisiert und dürfen isoliert den Fallpauschalanteil B abrechnen.

Beispiel 8: Benchmarking für Frührehabilitation

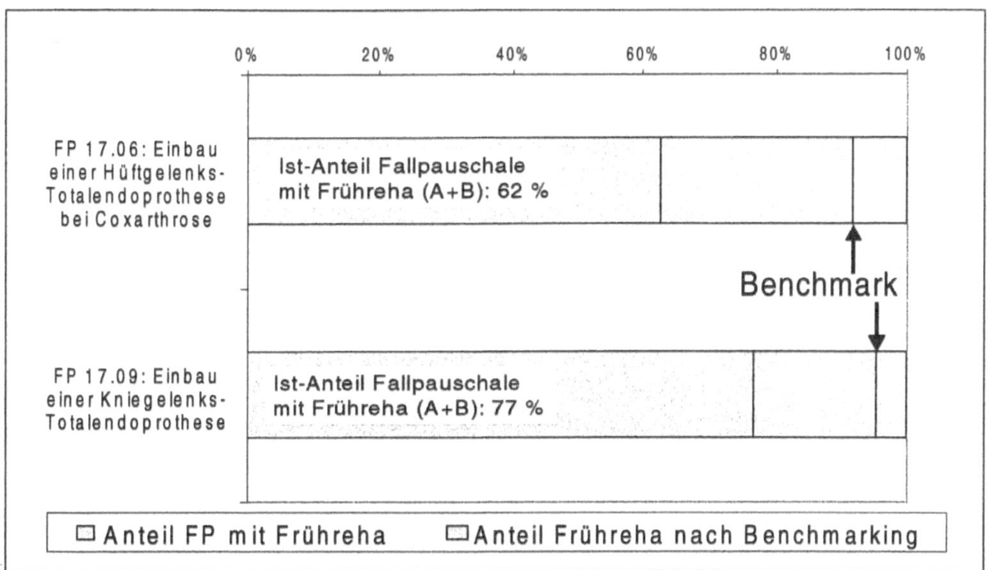

Erläuterungen zur Abbildung: Bei der Fallpauschale 17.08 „Einbau einer Hüftgelenks-Totalendoprothese“ wird zur Zeit durchschnittlich in 62 % der Fälle die Frührehabilitation direkt an akutstationäre Behandlung angeschlossen. Der Benchmark setzt den Frührehabilitations-Anteil der Fallpauschale auf 90 %.

Quelle: Ausgewählte Krankenhausdaten, Ergebnisse nicht landesweit übertragbar; Stand: November 1999

Beispiel: Psychiatrische Versorgung

Die **psychiatrische Versorgung** soll grundsätzlich gemeindenah gestaltet und damit in vielen Fällen dezentralisiert werden[205] – über die Krankenhaus-Rahmenplanung muß der Leistungsbedarf in der Psychiatrie also neu strukturiert werden[206]. Grundsätzlich erfolgt die Planung über Benchmarks, innerhalb derer die neuen Versorgungskonzeptionen ausgestaltet werden. Für die Diagnose „Schizophrenie“ ist beispielhaft dargestellt, daß derzeit nur rund 5 % der Patienten tagesklinisch behandelt werden; Zielvorstellung in der Versorgungskonzeption ist ein Anteil von mindestens 20 % tagesklinischer Betreuung[207] (vgl. Beispiel 9)[208].

Weitere Hinweise dafür, daß eine tagesklinische Versorgung für die Gesamtversorgung der Psychiatrie sinnvoll sein kann, liegen sicherlich in der hohen Wiederaufnahmequote von psychiatrischen Patienten (vgl. Beispiel 10).

---

205 Vgl. Kapitel 3.2.2.3 „Konzeptioneller Ansatz für die Psychiatrie“

206 Vgl. hierzu auch grundsätzlich Buch C: Gutachtenergebnisse, hier C 4.2, C 5

207 Vgl. PÖRKSEN und JANSEN (1999); vgl. Kapitel 3.2.2.3

208 Von allen tagesklinisch behandelten Patienten in Schleswig-Holstein leiden 51 % an Neurosen, Persönlichkeitsstörungen sowie anderen Nichtpsychotischen psychischen Störungen, 3 % an organischen Psychosen und 46 % an Psychosen.

Beispiel 9: Versorgung von Patienten mit der Diagnose Schizophrenie – Ist-Situation

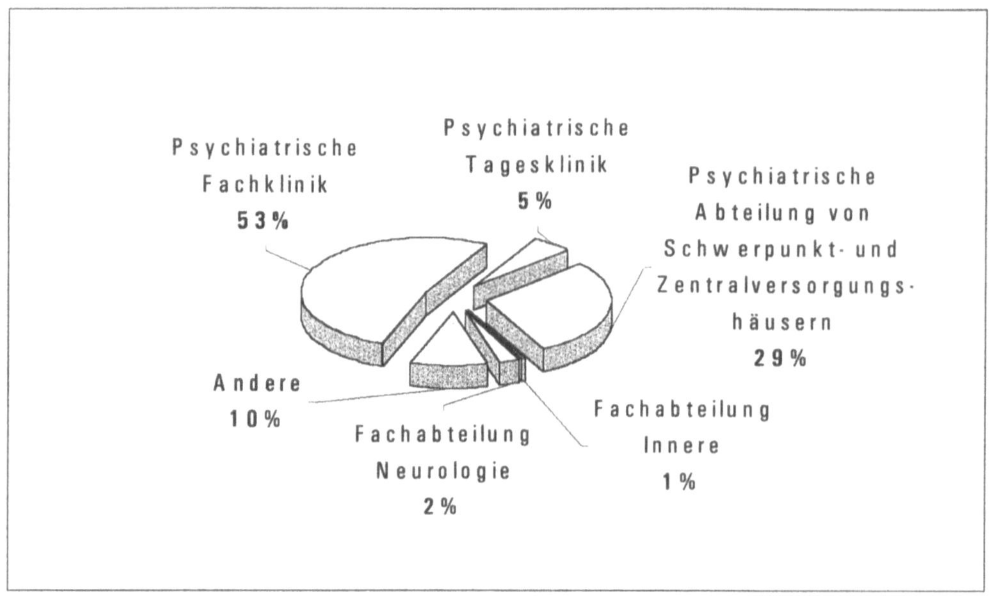

Krankenhausfälle mit der Haupt-Entlassungsdiagnose „Schizophrenie" in 1998.

Quelle: Ausgewählte Krankenhausdaten, Ergebnisse noch nicht landesweit übertragbar; Stand: November 1999

Beispiel 10: Wiederaufnahme in psychiatrische Abteilungen innerhalb eines Jahres

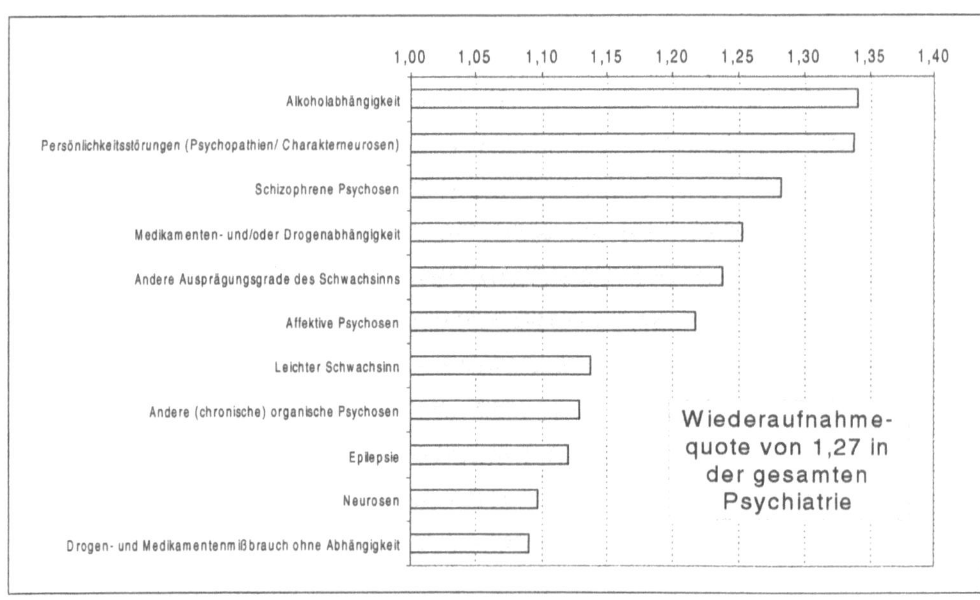

Erläuterungen zur Abbildung: Diese patientenbezogene Analyse gibt Auskunft darüber, wie häufig Patienten mit einer Hauptdiagnose in einem Jahr in einer psychiatrischen Abteilung bzw. Fachklinik behandelt wurden. Z. B. Patienten mit der Diagnose „Alkoholabhängigkeit" sind durchschnittlich 1,34 mal in einem Jahr im Krankenhaus (oder „jeder dritte Patient ist zwei mal" im Krankenhaus oder ca. „35 % der Patienten" werden wiederaufgenommen).

Quelle: Ausgewählter Datensatz zur Krankenhaus-Rahmenplanung Schleswig-Holstein; Ergebnisse nicht landesweit übertragbar; Stand: November 1999

Praxisklinisches Konzept für ländliche Krankenhäuser der Grund- und Regelversorgung

Typische Häuser der Grund und Regelversorgung mit einer Abteilung für Innere Medizin und Chirurgie (rund je 60 Betten) sind vielfach in dieser Form nicht mehr wirtschaftlich betreibbar, wenn ein größerer Teil ihrer bisherigen Leistungen auch ambulant und/oder teilstationär erbracht werden kann. Um die flächendeckende Versorgung mit stationären Leistungen dennoch sicherzustellen, empfiehlt sich in einigen (ländlichen) Gebieten die Umwandlung in **praxisklinische Konzepte**[209].

Das Diagnosespektrum in einem Krankenhaus der Grund- und Regelversorgung umfaßt zwischen 70 % und 80 % Basisleistungen in der Inneren Medizin und Chirurgie. Ein Großteil der operativen Leistungen könnte in einer Praxisklinik zukünftig kurzzeitstationär und belegärztlich erbracht werden (vgl. Beispiel 11)[210]. Schwerpunkt- und Spezialleistungen sollten in einer Praxisklinik grundsätzlich nicht mehr durchgeführt werden, da die geringe Fallzahl eine qualitative Leistungserbringung nicht mehr gewährleistet.

Beispiel 11: Praxisklinisches Konzept zur flächendeckenden Grund- und Regelversorgung in ländlichen Regionen

Fach	Fallzahl IST [1]	FZ BM [2]	FZ nur Basis [3]	BM FZ nur Basis [4]	FZ nur Basis + VD < 4 [5]	Vertrags Konzept [6]
Innere	800	775	650	625		750
Chirurgie	900	850	648	598	946	1.300
Orthopädie	200	190	157	147	20	
Gynäkologie	250	225	194	169	499	
Summe	2.150	2.040	1.649	1.539	2.097	2.050

[1] Ist-Situation in einem ländlichen Krankenhaus der Grund- und Regelversorgung (nur vollstationäre Verweildauer > 0)

[2] Fallzahl Benchmarking: Wie in Kapitel 3 beschrieben, werden die Ist-Leistungen einem Benchmarking hinsichtlich des Substitutionspotentials durch ambulante Operationen bzw. konservative Leistungen und der Verweildauer unterzogen.

[3] Beschränkung des Ist-Zustandes nur auf Basis-Leistungen (vgl. Kapitel 2).

[4] Beschränkung des Ist-Zustandes nur auf Basis-Leistungen nach Benchmarking (wie unter [2])

[5] Beschränkung des Ist-Zustandes nur auf Basis-Leistungen nach Benchmarking mit durchschnittlicher Verweildauer zwischen 0 und 4 Tagen. Das kurzzeitstationäre Potential für operative Leistungen der umliegenden Krankenhäuser ist einbezogen. Für die Innere Medizin gibt es noch keine allgemein anerkannte Definition für „kurzzeitstationär", allerdings deuten die amerikanischen Verweildauern auf ähnlich kurze Aufenthalte wie in den operativen Fächern (vgl. Beispiel 43).

[6] Politisches Vertragskonzept, das zwischen dem Land, dem Krankenhausträger, der KHG, den Kostenträgern und der Kassenärztlichen Vereinigung verhandelt wird. Belegärztlich sollen auch Urologen, Gefäßchirurgen und/oder HNO-Ärzte in der Praxisklinik tätig werden können.

Quelle: Ausgewählte Daten zur Krankenhaus-Rahmenplanung Schleswig-Holstein, Ergebnisse nicht landesweit übertragbar, Stand Nov. 1999

209 Vgl. auch Kapitel 3.2.2.1.2 und Kapitel 10.4.4

210 Gilt auch für Häuser der *begrenzten* Grund- und Regelversorgung.

Wenn die Ist-Situation eines beispielhaften Krankenhauses der Grund- und Regelversorgung einem Benchmarking hinsichtlich Substitution und Verweildauer unterzogen wird, außerdem die Schwerpunktleistungen an Schwerpunkt-Krankenhäuser verwiesen werden, verbleiben für die Innere noch knapp 80 % und für die Chirurgie und Gynäkologie noch 2/3 der Leistungen (vgl. Beispiel 11).

Unter Berücksichtigung des kurzzeitstationären Potentials entsteht nach jetzigem Benchmarkstand für die Gynäkologie und Chirurgie ein Potential an zu behandelnden Fällen, das möglicherweise aus anderen Kliniken rekrutiert werden könnte (vgl. Beispiel 11; vorletzte Spalte).

Das Vertrags-Konzept, das aktuell zwischen den Beteiligten im Gesundheitswesen zur Umwandlung eines Krankenhauses in eine Praxisklinik verhandelt wurde[211], empfiehlt 750 Fälle in der Inneren Medizin mit einer durchschnittlichen Verweildauer von 8,5 Tagen und 1.300 operative Fälle mit einer Verweildauer bis 4,5 Tagen. Völlig unabhängig von Verhandlungen, nur auf reiner Datenbasis errechnet das „objektive Benchmarking" eine sehr ähnliche Konstellation: in der Inneren Medizin 625 Fälle bei 8,35 Tagen Verweildauer und zwischen 914 bis 1.465 Fällen kurzzeitchirurgische Eingriffe.

8.1.3 Fallzahlentwicklungen

Medizinisch bedingte Fallzahlentwicklungen und künstliche Fallzahlsteigerung

Der Leistungsbedarf für die Versorgung der Bevölkerung mit Krankenhausleistungen orientiert sich an der Fallzahl jetziger Versorgung, die im Verlauf der letzten Jahre (seit 1991) erheblich gestiegen ist[212]. In den einzelnen Fachgebieten ergibt sich eine unterschiedliche Steigerung der Fallzahlen (vgl. Beispiel 12)[213], die auch die Altersentwicklung (z. B. Geriatrie) und die medizinisch-technische Entwicklung (z. B. Radiologie und Nuklearmedizin) wiedergeben. Nun ist es auch nicht auszuschließen, daß Krankenhausabteilungen durch Entlassungen und Wiederaufnahmen „Krankenhausfälle" auch künstlich erzeugen. Diese „Fallzahlsteigerung" – wenn keine medizinische Begründung und indikationsbezogene Regelmäßigkeit wie beispielsweise in der Chemotherapie vorliegt - darf nicht dem zukünftigen Bedarf zugrundegelegt werden.

Bei Fallpauschalfällen (vgl. Beispiel 13) hat sich gezeigt, daß Patienten am häufigsten vor der Grenzverweildauer wieder in ein Krankenhaus aufgenommen werden – hier können finanzielle Erwägungen nur eine untergeordnete Rolle spielen, da der Fall nicht neu vergütet wird. Hier findet kaum künstliche Fallzahlvermehrung statt.

Andererseits zeigt eine andere Analyse der Fallzahlen in den Abteilungen in Verbindung mit allgemeinen Wiederaufnahmen eine deutliche Tendenz: Auf geringere Fallzahlen pro Quartal (Belegung) in einer Abteilung folgen nach einem Quartal vermehrte Wiederaufnahmen. Die Fallzahlentwicklung kann um diesen Trend der wiederaufnahmebedingten Fallzahlsteigerungen über alle Fachabteilungen bereinigt werden.

---

211 Vgl. Kapitel 3.2.2.1.2 „Praxisklinische Konzepte"; vgl. auch Kapitel 10.4.3

212 Vgl. 3.2.3 „Analyse von Fallzahlsteigerungen"

213 Vgl. hierzu auch grundsätzlich Buch C: Gutachtenergebnisse, hier C 2.1, C 3.1

Beispiel 12: Morbiditätsentwicklung: Erweiterungskoeffizent von 1998 für das Jahr 2000

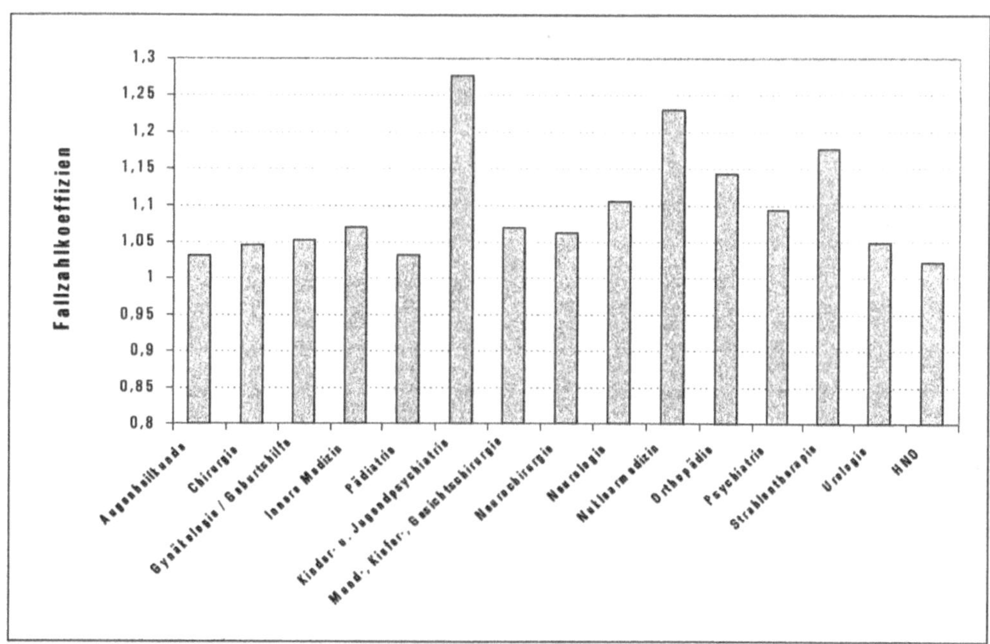

Quelle: Statistisches Landesamt Schleswig-Holstein, Regressionsanalysen auf der Grundlage der Werte von 1991 bis 1996; nicht um Wiederaufnahmen korrigierte Werte.

Fallzahlsteigerungen in der Orthopädie teilweise durch Übernahme von chirurgischen Leistungen bedingt. In der Akut-Geriatrie wird wegen bisher nicht flächendeckender Versorgung die Morbiditätsanalyse über Screening nach BARTHEL/LACHS durchgeführt (vgl. GSbG 1998a).

Beispiel 13: Zeitpunkt der Wiederaufnahme von Fallpauschalfällen

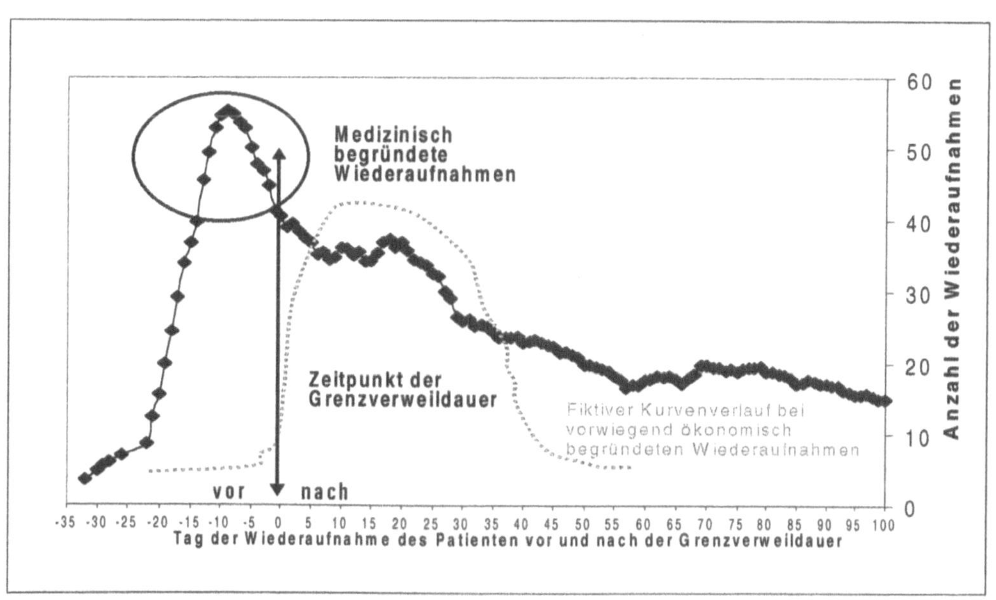

Zeitpunkt der Wiederaufnahme von Fallpauschalfällen ohne Fallpauschalen 3.xx, 11.xx, 13.xx und 16.xx; zur Darstellung einer Kurve ist der 12-Tages-Durchschnitt gewählt;

Quelle: Ausgewählte Daten zur Krankenhaus-Rahmenplanung Schleswig-Holstein, Ergebnisse nicht landesweit übertragbar, Stand Nov. 1999

Beispiel 14: Auslastungsgrad in der Inneren Medizin und Anteil an „Substitutionsfällen"

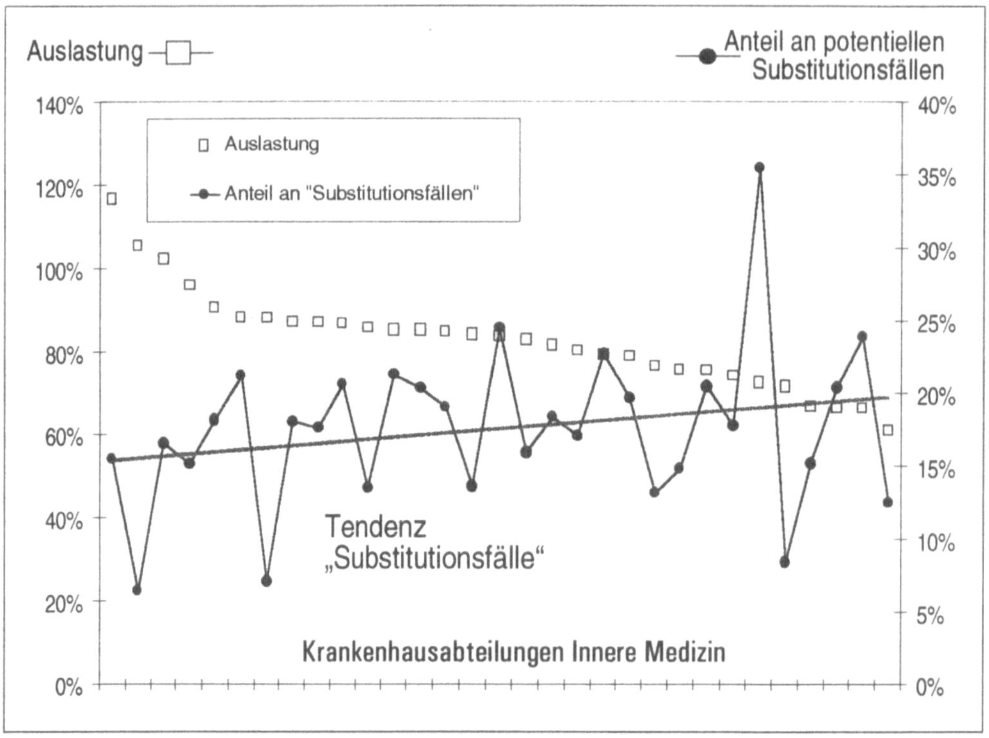

Ohne Fachkliniken für Lungenheilkunde und Spezialklinik; Quelle: Ausgewählte Daten zur Krankenhaus-Rahmenplanung Schleswig-Holstein; nicht landesweit übertragbar, Stand Nov. 1999

Interessant ist die Beziehung zwischen Auslastungsgrad einer Abteilung, beispielsweise der Inneren Medizin, und dem Anteil an Krankenhausfällen mit Diagnosen, die zum sogenannten „Substitutionskatalog" gehören (vgl. Kapitel 3). Wie in Beispiel 14 gezeigt, wächst der Anteil an Patienten, die auch teilweise ambulant behandelt werden könnten, wenn der Auslastungsgrad einer Abteilung geringer ist. Dieses Verhältnis ist ein weiterer Hinweis dafür, daß in der Inneren Medizin ein Potential für ambulant (z. B. am Krankenhaus) zu behandelnde Patienten besteht.

8.2 Übergangsphase: Verweildauer-Änderungen

Benchmark-Analysen in der Übergangsphase der Krankenhaus-Rahmenplanung berücksichtigen Neustrukturierungen von Behandlungspfaden und die Substitution akutstationärer Leistungen, bewerten darüber hinaus jedoch auch die Verweildauer von Patienten[214] im Krankenhaus[215]. Die dargestellten Analysen verdeutlichen

[214] Schweregrad-Fälle und Spezialleistungen sind von Benchmark-Analysen ausgenommen und werden ohne Änderungen in die neue Planungsempfehlung übertragen.

[215] Vgl. hierzu auch Kapitel 7, vgl. auch grundsätzlich Buch C: Gutachtenergebnisse, hier C 2.2 und C 3.2 wie C 5

plausibel das Potential an Verweildauerverkürzungen[216], das in ein Gutachten für eine Krankenhaus-Rahmenplanung[217] eingehen kann.

Berücksichtigung der Verweildauer im Benchmarking aufgrund vielfältiger Anreize zur Verweildauerr-Verlängerung

Die Verweildauer wird aus mehreren Gründen berücksichtigt[218]: (1) In der Übergangsphase müssen zusätzlich Kapazitäten in der Krankenhaus-Rahmenplanung ausgewiesen werden, die den geplanten Krankenhausleistungen entsprechen. Pflegetage sind der stärkste Indikator für Krankenhauskapazitäten. (2) Die bisherige Krankenhausplanung hat Kapazitäten fortgeschrieben, so daß für die Krankenhäuser ein Anreiz zur Bettenauslastung und damit Verweildauer-Verlängerung bestand. Demzufolge bestehen Potentiale zur Verringerung der Pflegetage. (3) Das derzeitige Finanzierungssystem bietet mit der Kombination Fallpauschalen/Restbudget/Erlösabzug ebenfalls immer noch Anreize, Patienten länger als medizinisch nötig im Krankenhaus zu behandeln. Die Krankenhäuser verhalten sich in diesem Anreizsystem ökonomisch vernünftig, so daß die jetzigen Benchmark-Analysen zur Substitution bzw. Neustrukturierung nur erste Orientierungswerte geben können: Beispielsweise vor- und nachstationäre Behandlung haben sich kaum durchgesetzt, ebenso wenig kurzzeitstationäre Aufenthalte.

Beispiel 15: Krankenhäuser mit über- und unterdurchschnittlichen Verweildauern

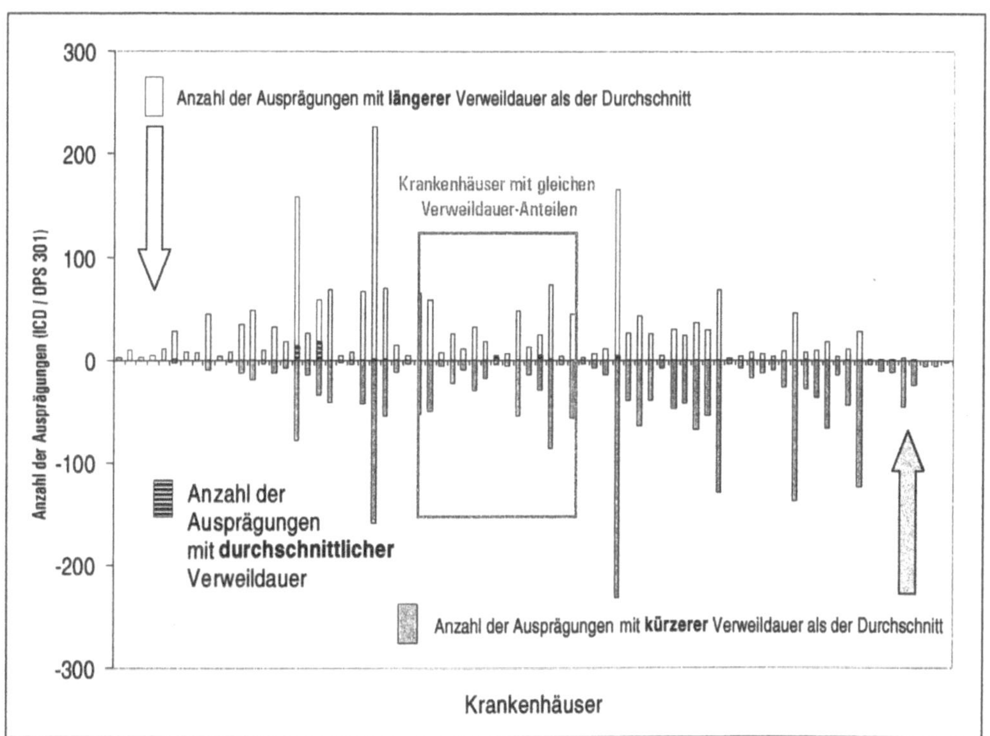

---

216 Die verschiedenen Analysen dienen der Plausibilität und Illustration und gehen nicht in das objektive Benchmarking im Gutachten ein.

217 Vgl. hierzu auch Buch C: Gutachtenergebnisse

218 Vgl. auch Kapitel 6 „Leistungsmodule für Fachgebiete mit nicht-fallpauschalierten Leistungen" und Kapitel 7 „Korrespondenz von Krankenhaus-Leistungen und –Kapazitäten: Anpassung der Verweildauer" und Anhang

Erläuterungen zur Abbildung: Für diese Abbildung sind zunächst für jede Ausprägung, d. h. entweder ICD- oder OPS 301, durchschnittliche Verweildauern pro Abteilung ausgerechnet. Dann wird bewertet, ob eine Abteilung über- oder unterdurchschnittliche Verweildauern im Vergleich zum schleswig-holsteinischen Durchschnitt aufweist. Dieses Verfahren ist für alle Leistungen eines Krankenhauses durchgeführt, so daß eine grundsätzliche Aussage über ein Krankenhaus hinsichtlich der Patienten-Verweildauer möglich ist.

Auffällig ist, daß es Krankenhäuser mit einer geringeren Leistungsvielfalt gibt, die grundsätzlich über-durchschnittliche Verweildauern oder die grundsätzlich unter-durchschnittliche Verweildauern aufweisen. Hier muß die Krankenhaus-Organisation eine wesentliche Rolle für die „Planung" der Verweildauer spielen.

Quelle: Ausgewählte Daten zur Krankenhaus-Rahmenplanung Schleswig-Holstein, Ergebnisse nicht landesweit übertragbar, Stand Nov. 1999

Diese zu beobachtenden Unterschiede in den Verweildauern lassen sich also – insbesondere bei Beachtung der hohen Fallzahlen – kaum durch ein außergewöhnliches Patientenklientel erklären (vgl. Beispiel 15), zumal es Krankenhäuser mit ausschließlich über- oder unterdurchschnittlichen Verweildauern gibt oder Krankenhäuser der Zentral- und Schwerpunktversorgung geringe durchschnittliche Verweildauer aufweisen (vgl. Beispiel 16). Außerdem sind Schweregradpatienten (und Spezialleistungen)[219] ohnehin von den Benchmarkanalysen ausgenommen.

Beispiel 16: Durchschnittliche Verweildauer von Patienten mit Herzinsuffizienz (ICD 428.1)

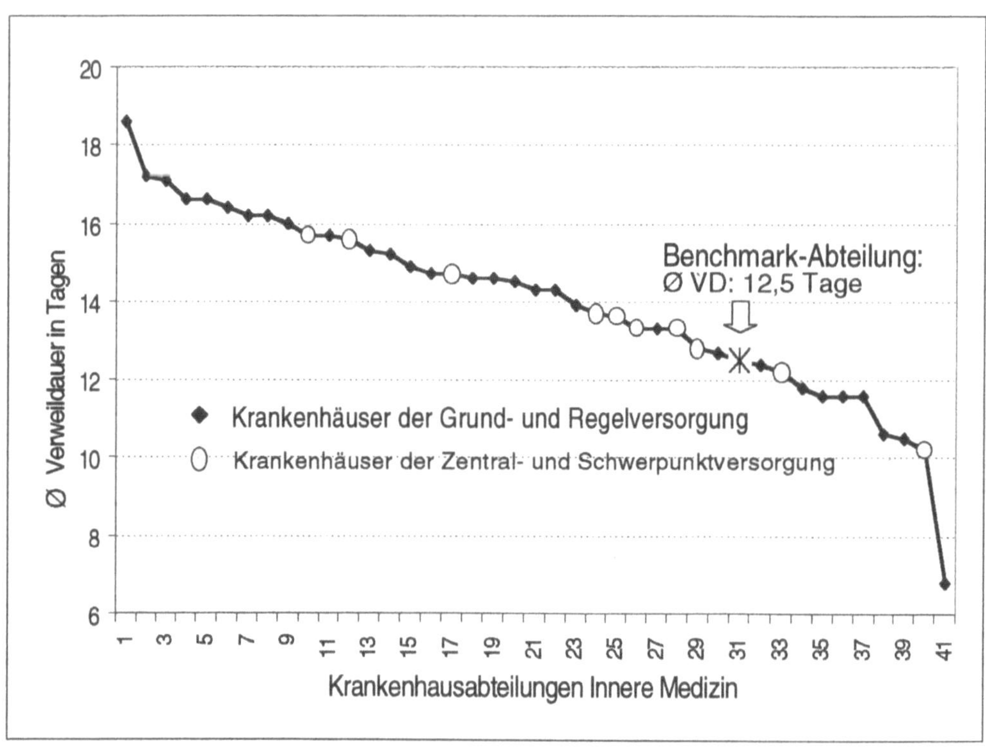

Krankenhaus Nr. 31 bildet den Benchmark-Wert für die durchschnittliche Verweildauer der Inneren Abteilungen. Datensatz ausgewählt, Ergebnisse noch nicht landesweit, Stand vom November 1999.

219 Vgl. hierzu auch Kapitel 3.1 „Benchmarking"

Beispielsweise liegen die höchsten durchschnittlichen Verweildauern zur Behandlung der Herzinsuffizienz (ICD 428.1; vgl. Beispiel 16) in Inneren Abteilungen der Grund- und Regelversorgung (maximale Verweildauer: 18,6 Tage). Die Verweildauer von 12,5 Tagen bildet den Benchmark-Wert (unteres Quartil).

Normalverteilung der Schweregrade in den unterschiedlichen Abteilungen eines Fachgebietes

Wenn die durchschnittlichen Verweildauern der Krankenhäuser des oberen Quartils im Vergleich zu den Benchmark-Krankenhäusern (unteres Quartil) aufgetragen werden (vgl. Beispiel 17), wird eine Normalverteilung für beide Krankenhaus-Gruppen deutlich, wobei der Mittelwert „nach rechts" zu längeren Verweildauern verschoben ist, ohne besondere Schweregrade abzubilden.

Beispiel 17: Normalverteilung der Verweildauern

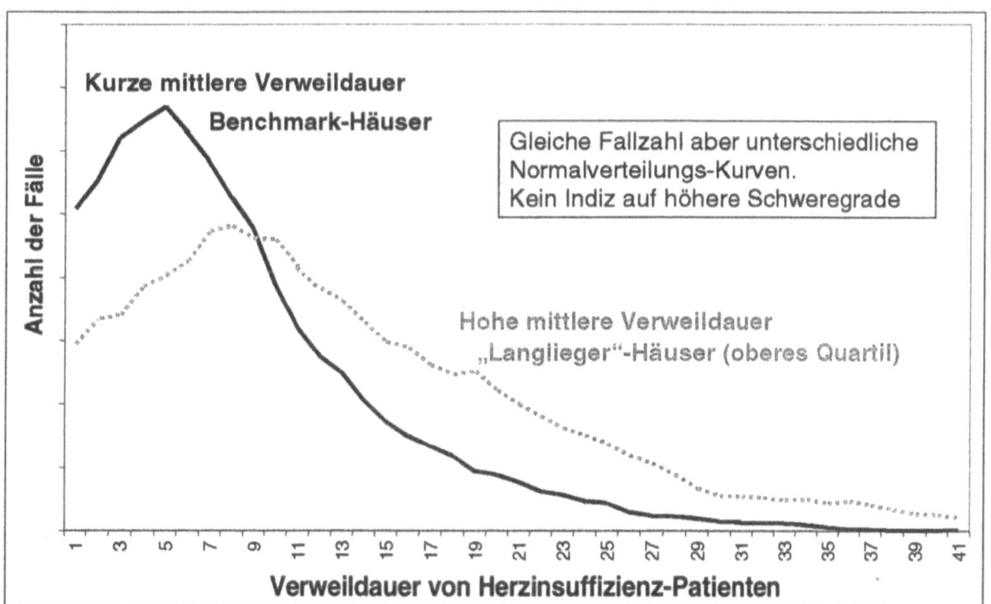

Vgl. Beispiel 16; Quelle: Vorläufige Daten zur Krankenhaus-Rahmenplanung.

Ein weiterer Hinweis, daß die Liegezeiten nicht nur medizinisch begründet sind, findet sich in dem Verhältnis von Verweildauer in Abhängigkeit von der Belegung: Je höher die Fallzahl je Bett, desto geringer sind die Verweildauern (vice versa, vgl. Beispiel 18 bis Beispiel 20)[220]. Dieser Grundsatz gilt fachübergreifend. Indikationsbezogen zeigen sich interessante Ausnahmen: So ist in den Schwerpunktleistungen der Chirurgie der Trend zu längeren Liegezeiten bei geringer Belegung nur schwach ausgeprägt (vgl Beispiel 20).

220 Insbesondere bei nicht voll ausgelasteten Krankenhausabteilungen/Krankenhäusern.

Beispiel 18: Basisleistungen Innere Medizin: Verweildauer in Abhängigkeit von der Belegung

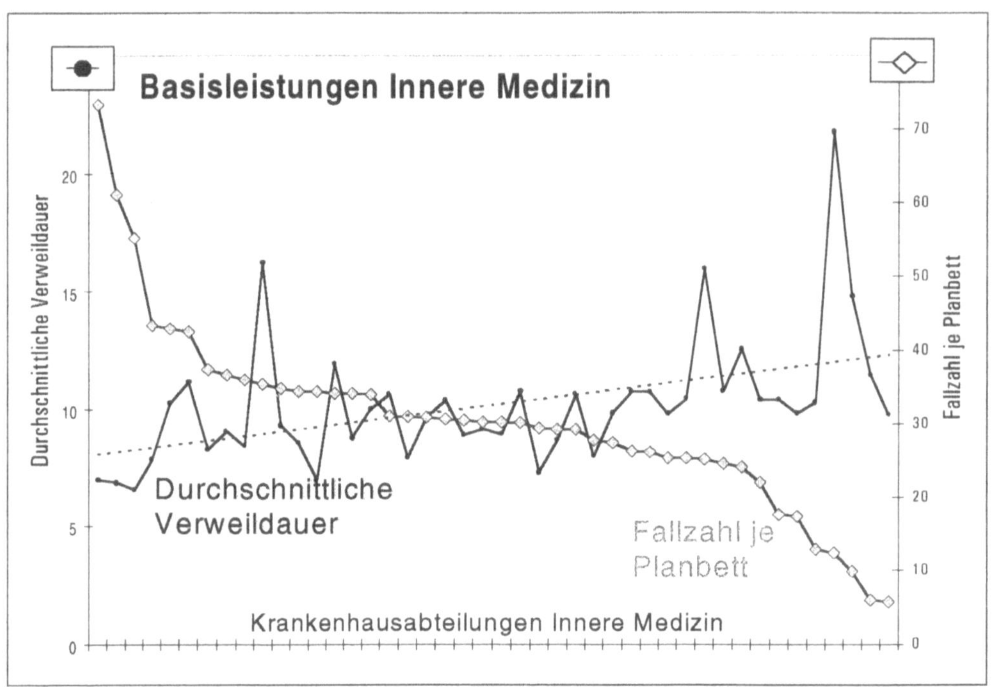

Quelle: Ausgewählter Datensatz; Ergebnisse noch nicht landesweit; Stand vom November 1999

Beispiel 19: Basisleistungen Orthopädie: Verweildauer in Abhängigkeit von der Belegung

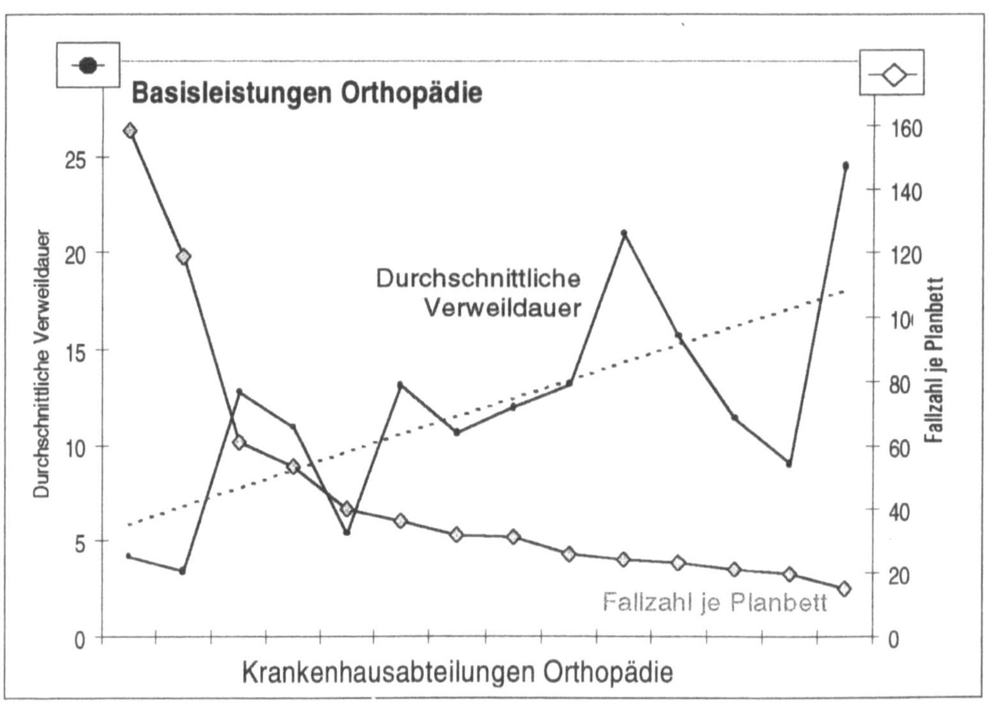

Quelle: Ausgewählter Datensatz; Ergebnisse noch nicht landesweit; Stand vom November 1999

Beispiel 20: Schwerpunktleistungen Chirurgie: Verweildauer in Abhängigkeit von der Belegung

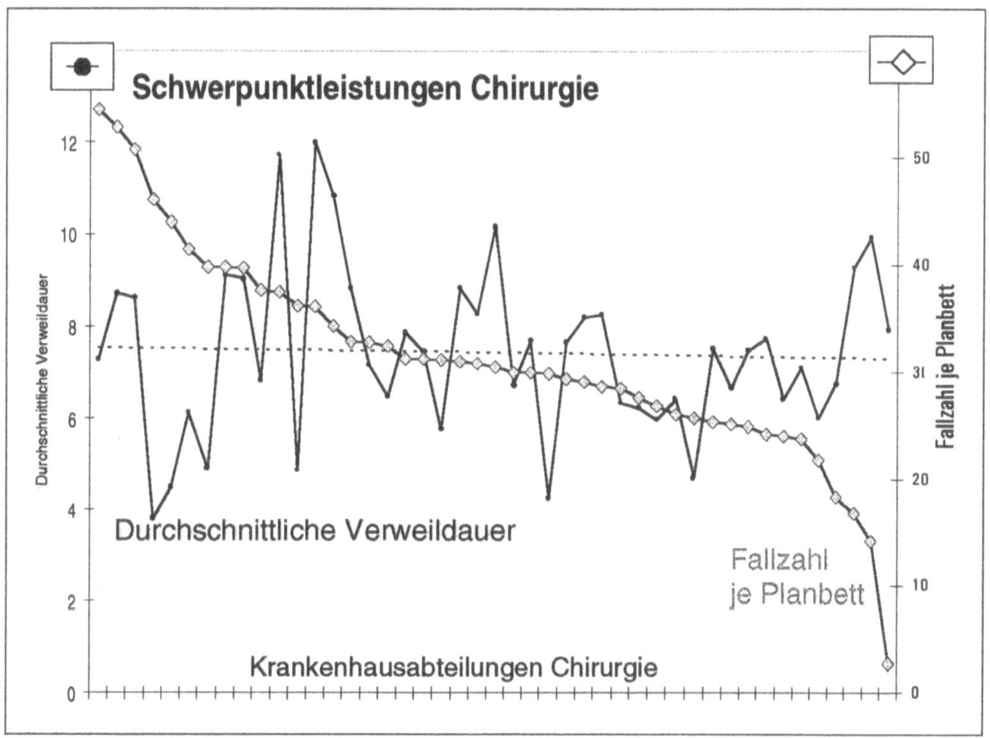

Quelle: Ausgewählter Datensatz; Ergebnisse noch nicht landesweit; Stand vom November 1999

Anreize zur Verringerung der Verweildauern bei Fallpauschalen durch Budgetierung, Erlösabzug und Kapazitätenplanung verwässert

Fallpauschalen honorieren die Behandlung eines Patienten unabhängig von der Liegezeit – daher liegt hier für die Krankenhäuser der Anreiz, die Liegezeiten zu optimieren und ggf. zu verringern. Grundsätzlich sind die Verweildauern bei Fallpauschalen daher auch geringer als im Budgetbereich; dies mag zum Teil an den klar abgrenzbaren medizinischen Strukturen im Fallpauschalbereich liegen. Aber auch die Schwankungen der durchschnittlichen Verweildauern der Abteilungen sind im Fallpauschalbereich geringer (vgl Beispiel 21 und Beispiel 22) – sicherlich sind die Potentiale zur Pflegetagereduktion aufgrund der Budgetierung mit Erlösabzugverfahren und der Kapazitätsplanung noch nicht voll ausgeschöpft.

▶ **Über das Benchmarking-Verfahren ergibt sich bei dem ausgewählten Datensatz aus Schleswig-Holstein für den in die Analyse eingegangenen Fallpauschalbereich eine Pflegetagereduktion von 17 %, dagegen im Restbudgetbereich von 29,5 %[221].**

221 Schweregradfälle und Spezialleistungen sowohl im Fallpauschalbereich als auch im Restbudgetbereich sind nicht in die Benchmarkanalysen einbezogen.

Beispiel 21: Varianz der Verweildauer bei operativen Nicht-Fallpauschalen

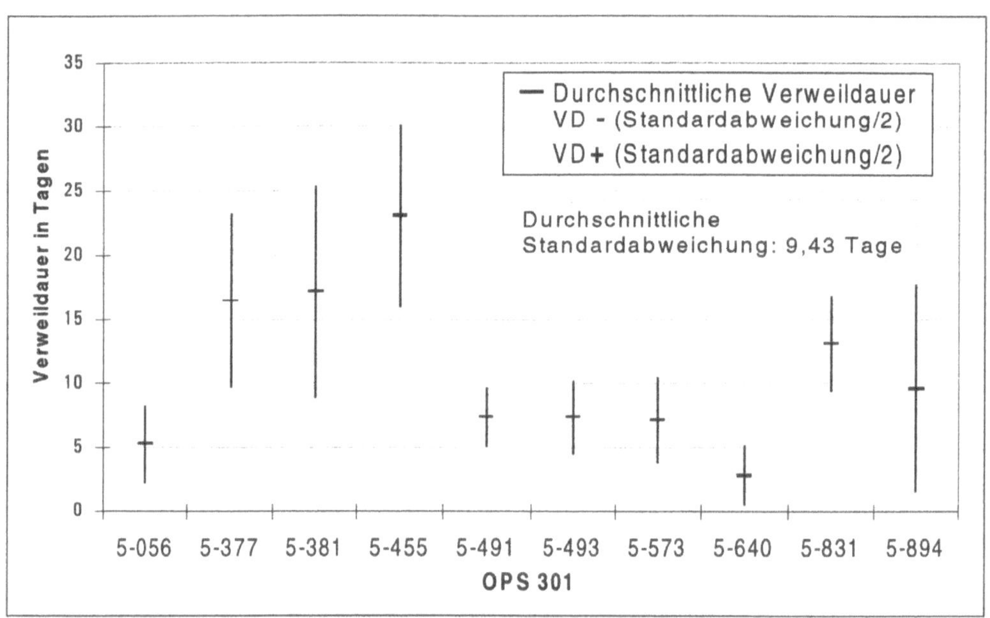

Quelle: Ausgewählter Datensatz; Ergebnisse noch nicht landesweit; Stand vom November 1999

Beispiel 22: Varianz der Verweildauer bei Fallpauschalen (Operationen)

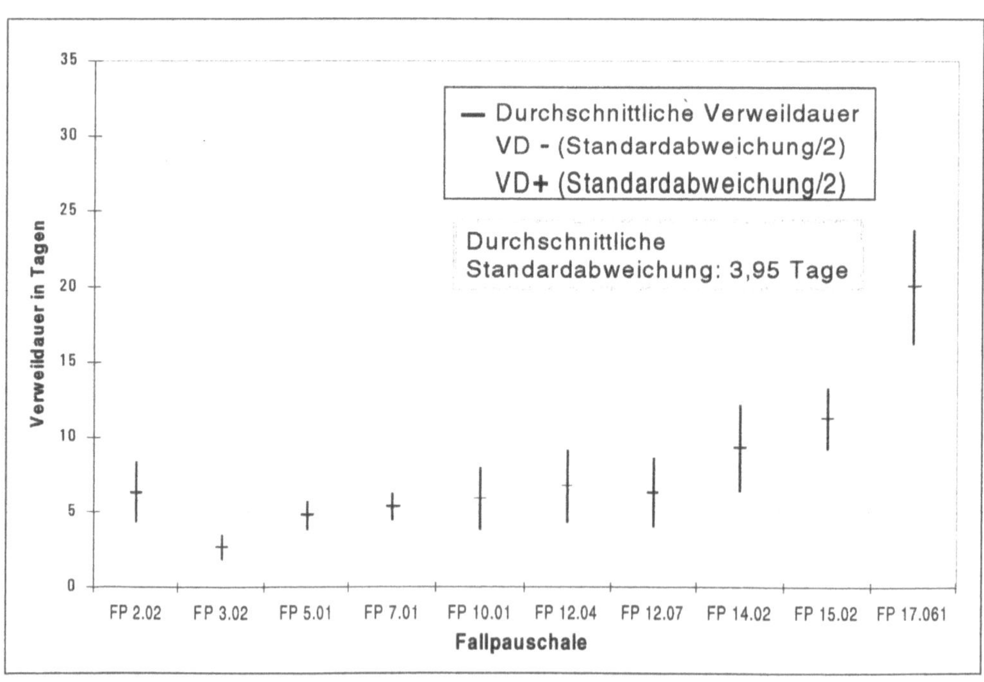

Fallpauschalen sind zunächst für klar definier- und abgrenzbare Operationen kalkuliert und eingeführt, so daß hier ein Anteil in der geringeren Variabilität der Verweildauern liegt.

Quelle: Ausgewählter Datensatz; Ergebnisse noch nicht landesweit; Stand vom November 1999

Einen weiteren Hinweis darauf, daß die Verweildauer der Patienten nicht nur medizinisch begründet ist, wird in der Analyse der durchschnittlichen Verweildauern in den Abteilungen der **Krankenhäuser nach Rechtsformen der Trägerschaft** deutlich (vgl. Beispiel 23): Im Fallpauschalbereich sind die Liegezeiten bei allen Rechtsformen sehr ähnlich. Bei konservativen Behandlungen sind die Liegezeiten in freigemeinnützigen Häusern am längsten, in privaten Krankenhäusern tendentiell am kürzesten.

Beispiel 23: Verweildauer in Abhängigkeit des Krankenhausträgers (häufige Diagnosen/Therapien)

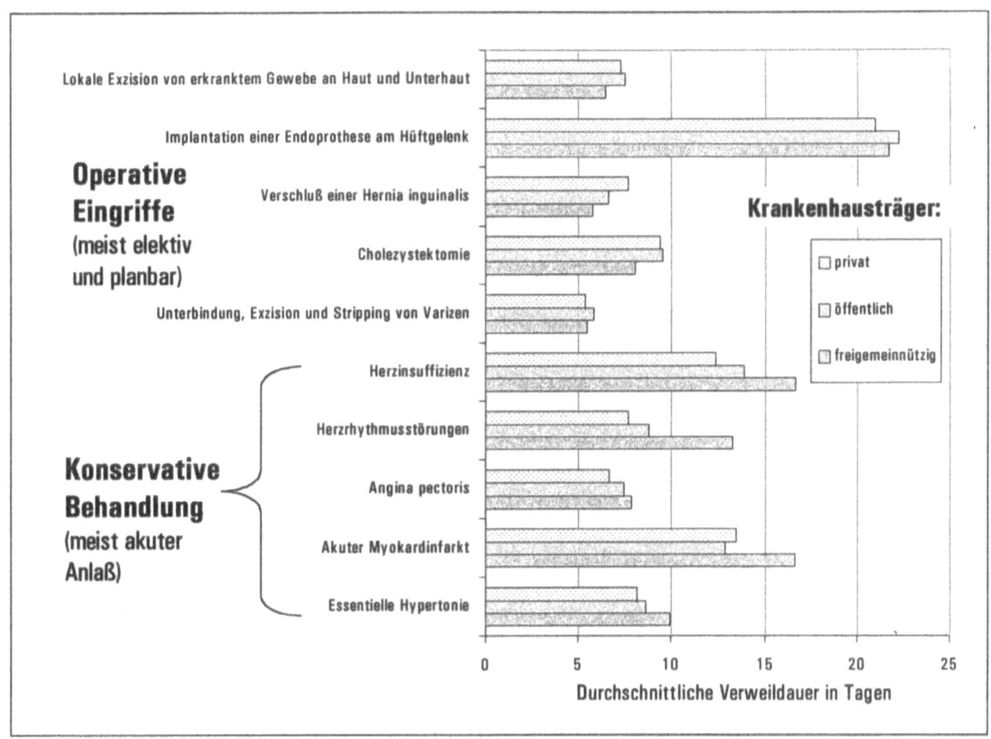

Die **Möglichkeiten der prä- und poststationären Behandlung**[222] sollen den eigentlichen Krankenhausaufenthalt verkürzen helfen. De facto wird diese Behandlungs- bzw. Abrechnungsform von den Krankenhäusern (in Schleswig-Holstein) kaum wahrgenommen, so daß es nur für zwei Indikationen vier Krankenhäuser mit mehr als zehn Fällen gibt (vgl. Beispiel 24). Für die Indikation „Bösartige Neubildungen der weiblichen Brustdrüse“ und „Knöchelfraktur“ verkürzen die prä- und poststationären Behandlungen die Gesamt-Verweildauer.

---

222 Vgl. hierzu auch Kapitel 3.2.2.1.1

Beispiel 24: Prä- und poststationäre Behandlung beeinflussen Verweildauer

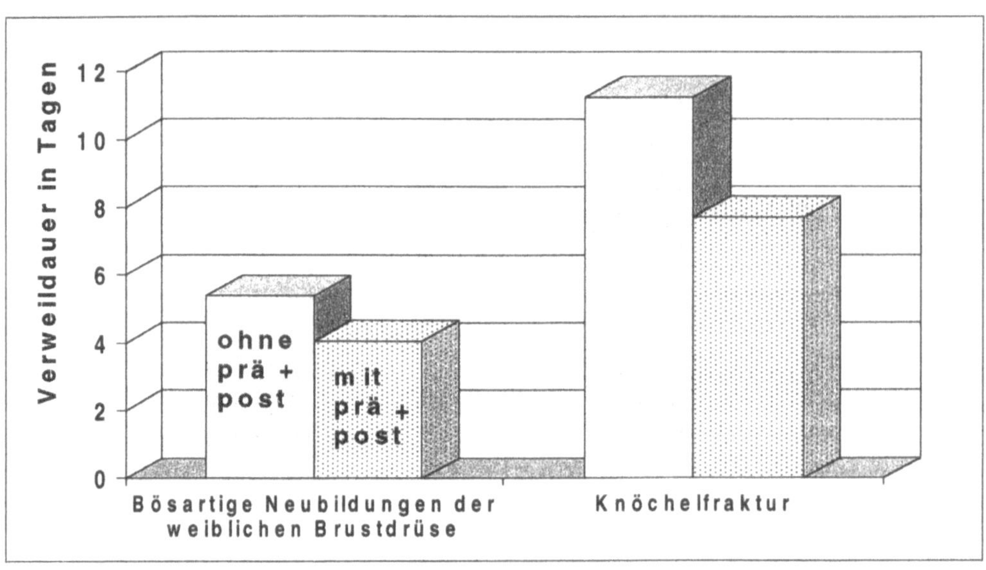

Prä- und postoperative Verweildauer sind nicht nur medizinisch bedingt

Die **präoperative Verweildauer** unterscheidet sich nach dem Wochentag der Aufnahme (vgl. Beispiel 25): Von Sonntag bis Donnerstag wird der Patient rund 2,5 Tage lang diagnostiziert und therapiert, ehe er operiert wird. Aufnahmen über das Wochenende (Freitag und Samstag), die allerdings insgesamt nur gut 10 % der Fälle ausmachen, bedeuten eine Wartezeit von rund 4 Tagen auf die Operation.

Beispiel 25: Präoperative Verweildauer nach Wochentagen

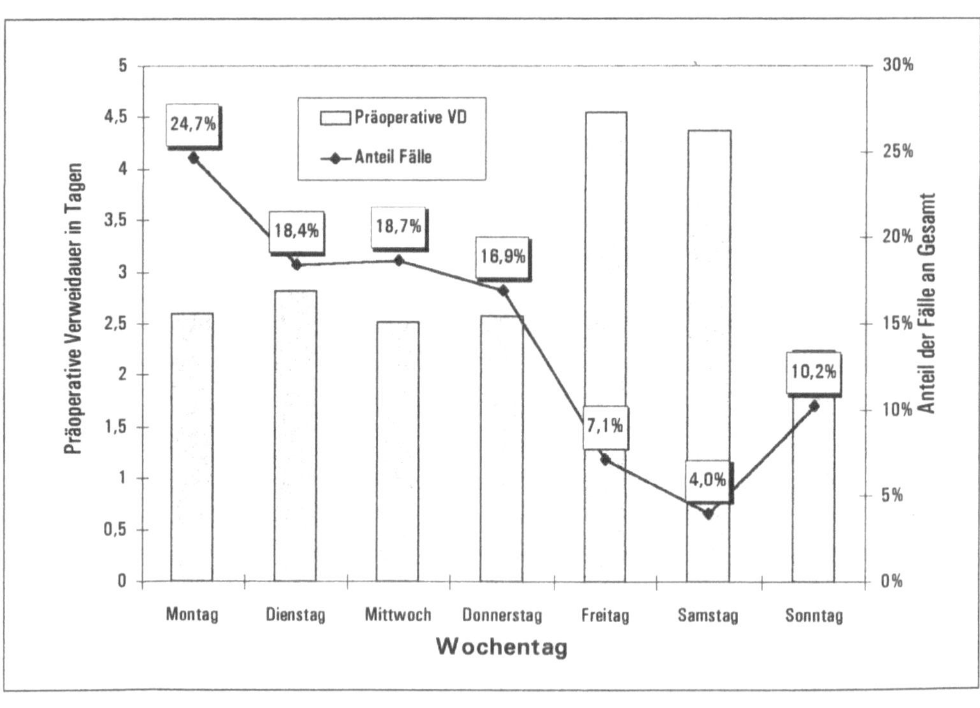

Quelle: Ausgewählter Datensatz; Ergebnisse noch nicht landesweit; Stand vom November 1999

Die Liegezeit nach der Operation verringert sich im Trend grundsätzlich (vgl. Beispiel 26): Im Fallpauschalbereich um 0,2 Tage pro Quartal, im Restbudgetbereich um 0,6 Tage pro Quartal – hier allerdings von einem höheren Niveau von etwa zwei Tagen. Der Analyse zufolge nähern sich die postoperativen Liegezeiten der Operationen aus den beiden Abrechnungsarten aneinander an.

Grundsätzlich gibt es einen Zusammenhang zwischen der prä- und postoperativen Verweildauer (vgl. Beispiel 27), die möglicherweise einen Hinweis auf den Schweregrad der behandelten Patienten gibt.

Wenn die Benchmarking-Analysen zur Verweildauer zusammengefaßt werden, ergibt sich für die Basis- und Schwerpunktleistungsmodule der Fachgebiete ein unterschiedliches Potential zur Reduktion von Pflegetagen (vgl. Beispiel 28).

Beispiel 26: Entwicklung der postoperativen Verweildauer

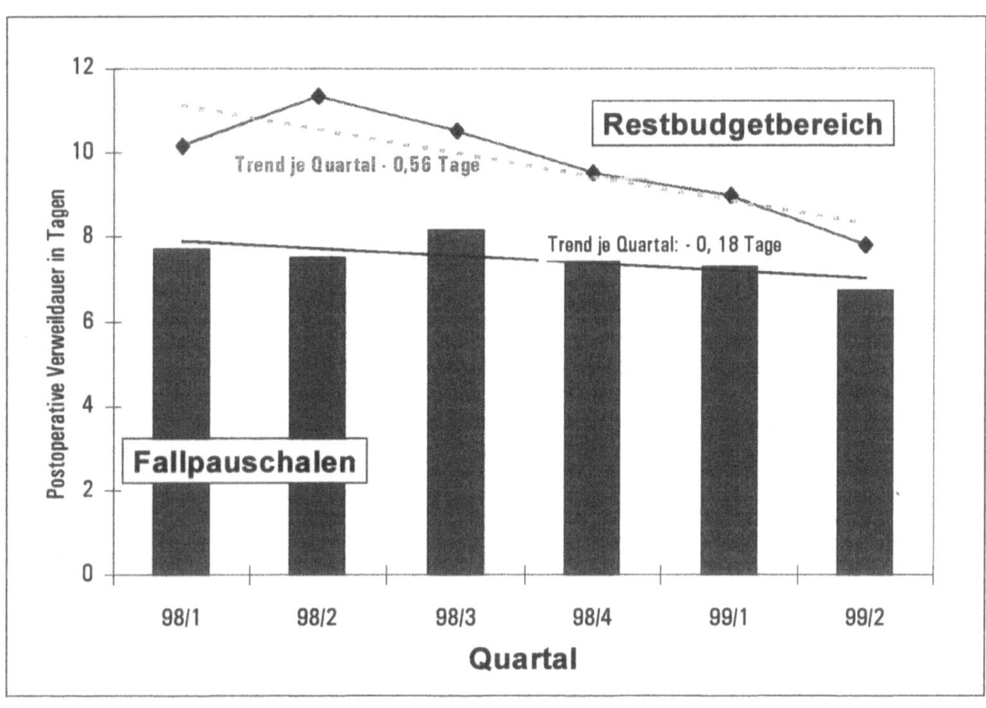

Beispiel 27: Zusammenhang zwischen prä- und postoperativer Verweildauer in der Chirurgie

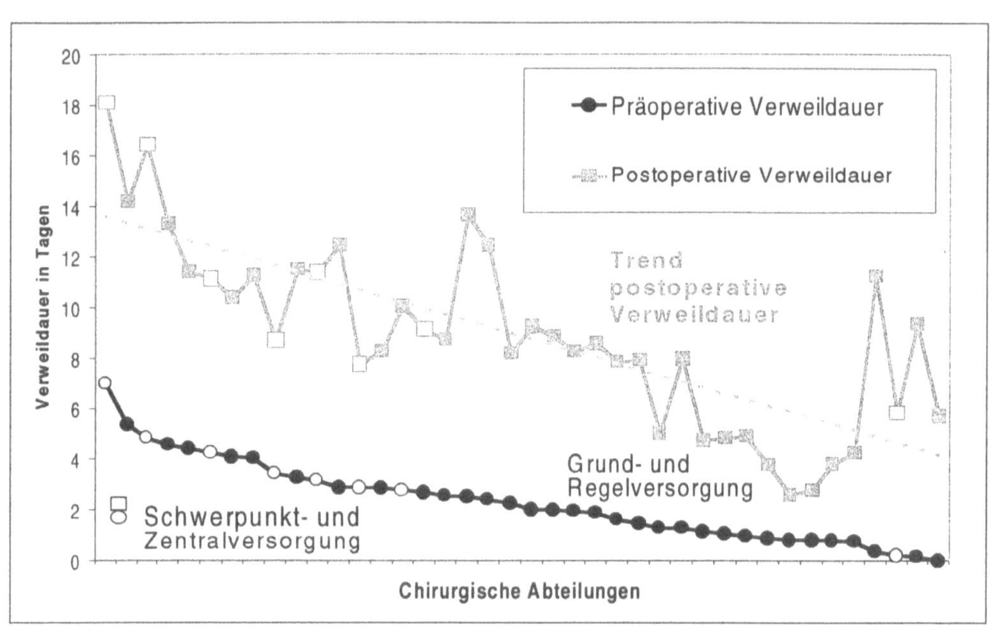

Quelle: Ausgewählter Datensatz; Ergebnisse noch nicht landesweit; Stand vom November 1999

Zusammenfassung der Verweildauer-Benchmarks

Beispiel 28: Verweildauer-Benchmarking: Reduktion der Pflegetage in den Leistungsmodulen

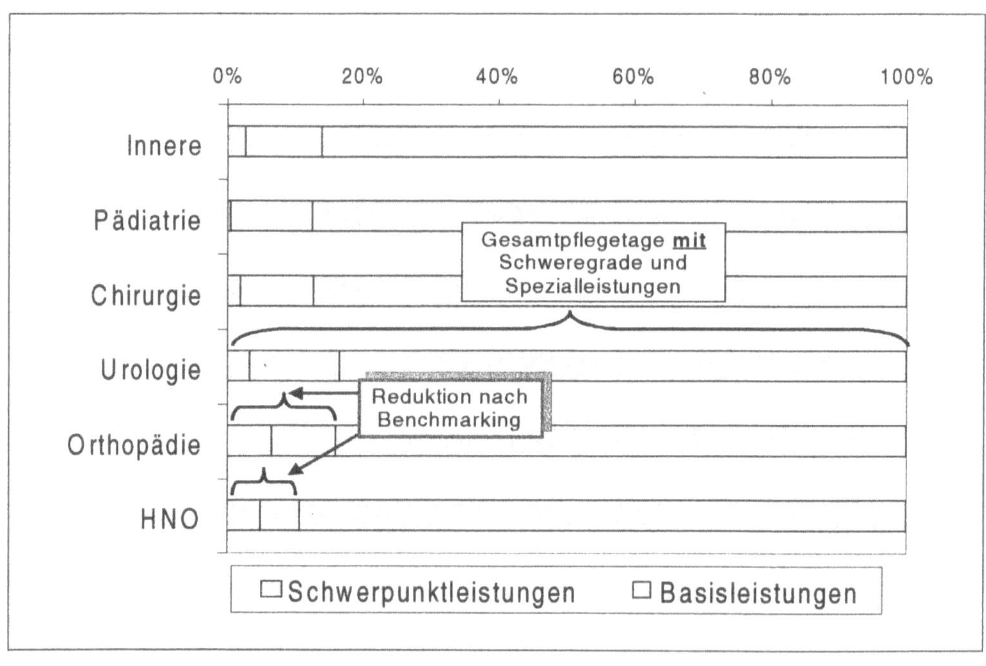

Erläuterungen zur Abbildung: Dargestellt ist der Anteil an Pflegetagen in den Leistungsmodulen „Basis“ und „Schwerpunkt“, der über das derzeitige Benchmarking reduziert wird. Zur Verdeutlichung ist hier für die Darstellung die Gesamtzahl an Pflegetagen inclusive Pflegetage von Schweregradfällen und Spezialleistungen aufgeführt (die aber nicht dem Benchmarking unterliegen).

Quelle: Ausgewählter Datensatz; Ergebnisse noch nicht landesweit; Stand vom November 1999

8.3 Beispiele für die Regionalisierung des Leistungsbedarfs

Mit der Regionalisierung des neuen Leistungsbedarfs endet der Auftrag einer Krankenhaus-Rahmenplanung

Die mit Hilfe des objektiven Benchmarkings und statistischer Analysen abgeleiteten SOLL-Leistungsmodule stellen die Basis für den Krankenhaus-Rahmenplan eines Landes dar (vgl. Abbildung 82)[223]. Die fachgebietsbezogenen Leistungen werden über die Herkunft des Patienten (Postleitzahlen) einzelnen Regionen zugeordnet[224]. Die schrittweise Näherung des regionalen Leistungsbedarfs ist exemplarisch auf der Grundlage eines ausgewählten Datensatzes in dem Beispiel 29 bis Beispiel 31 dargestellt. Die Benchmarks wirken sich unterschiedlich auf die Regionen aus, sowohl der erste Schritt des Benchmarks „Substitution" (vgl. Beispiel 29) als auch der in der Übergangsphase durchgeführte Schritt des „Verweildauer-Benchmarks" (vgl. Beispiel 30). Das Benchmarking wird relativiert durch die prospektiv steigende Morbidität (vgl. Beispiel 31).

Abbildung 82: Objektives Benchmarking und statistische Analysen

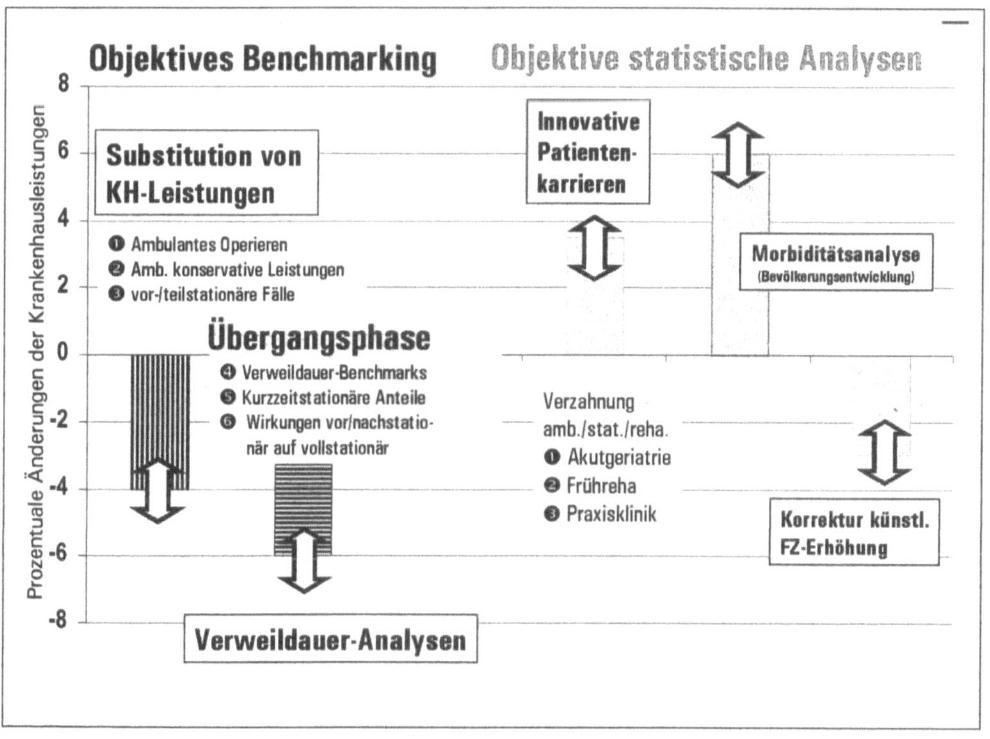

223 Vgl. hier grundsätzlich Buch C: Gutachtenergebnisse, hier C 3

224 Vgl. insbesondere Kapitel 3.4 „Regionalisierung des Leistungsbedarfs"

Beispiel 29: Regionalisierung unter Berücksichtigung der Substitutionsfälle

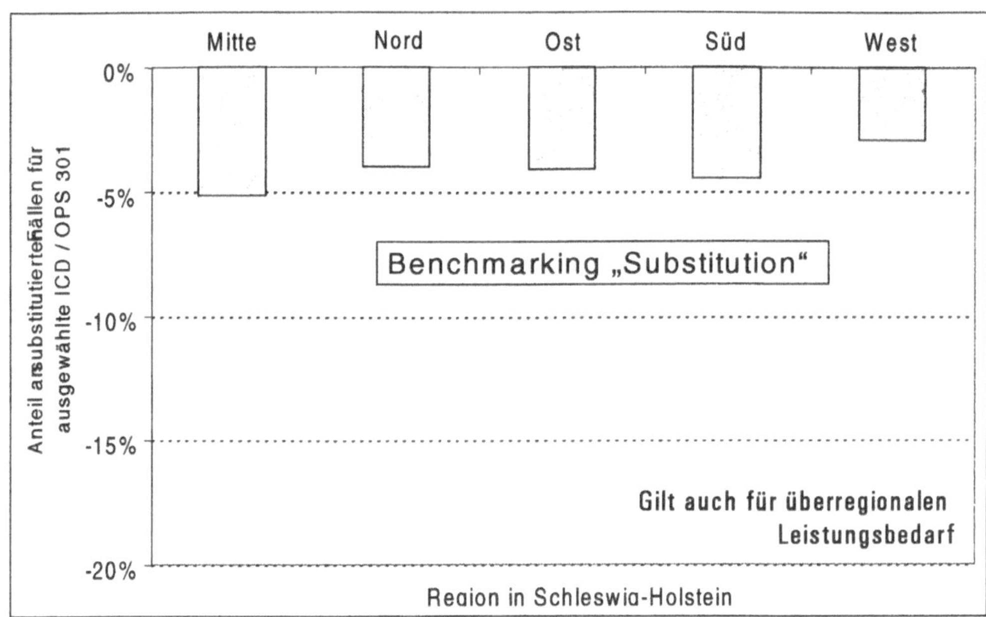

Regionalisierung der Fallzahlveränderungen durch Substitution - ohne „überregional“; ausgewählter Datensatz zur Krankenhaus-Rahmenplanung, daher Ergebnisse nicht landesweit übertragbar; Stand November 1999

Beispiel 30: Regionalisierung unter Berücksichtigung der Verweildauerreduktion

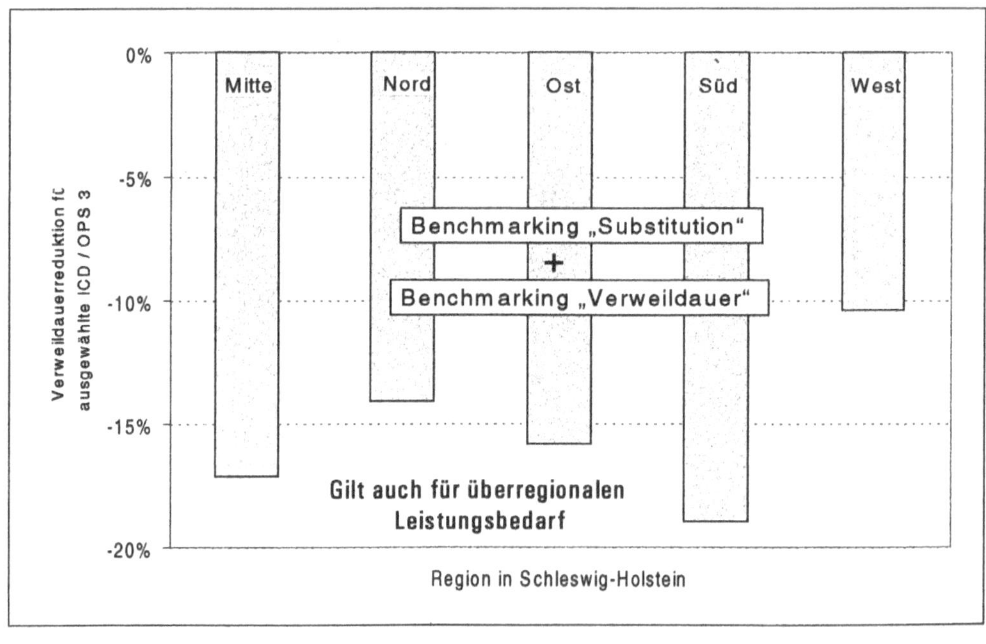

Regionalisierung der Verweildauerveränderungen ohne „überregional“; ausgewählter Datensatz zur Krankenhaus-Rahmenplanung, daher Ergebnisse nicht landesweit übertragbar; Stand November 1999

Beispiel 31: Regionalisierung unter Berücksichtigung der regionalen Morbidität

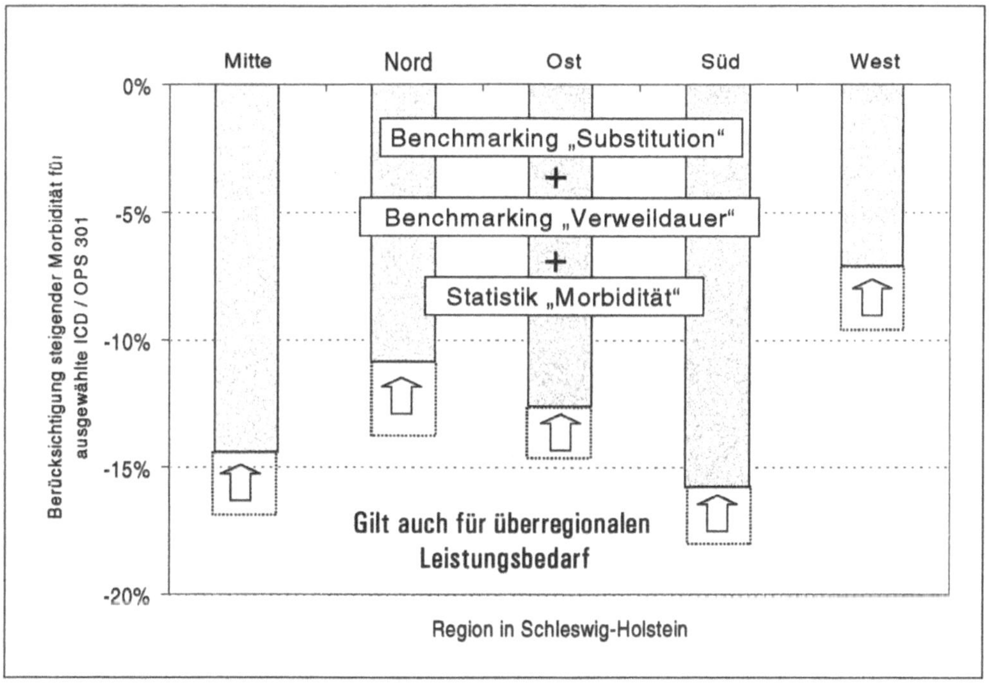

Regionalisierung der Morbiditätsanalyse - ohne „überregional“;, Relativierung der Benchmark-Analysen; ausgewählter Datensatz zur Krankenhaus-Rahmenplanung, daher Ergebnisse nicht landesweit übertragbar; Stand November 1999

Die Regionalisierung des Leistungsbedarfs ist ein planerischer Akt auf der Grundlage des Wohnortes der behandelten Patienten. Der regionale Leistungsbedarf gibt keine Auskunft darüber, wo sich die Patienten tatsächlich behandeln lassen bzw. wie sich die Einzugsgebiete der Krankenhäuser gestalten.

Wie das Beispiel 32 zum Ausdruck bringt, sind die Patienten zum Großteil regional in ihrem Kreis bzw. ihren schleswig-holsteinischen Regionen Nord, Nordwest, Ost, Süd und West versorgt. Beispielsweise werden 96 % der Patienten aus dem Kreis Nr. 4 auch im Norden versorgt, lediglich 4 % außerhalb. Auch Patienten aus entlegenen Küstenregionen suchen eine ortsnahe Versorgung und fahren kaum in die Großstädte des Landes.

Anders ist die Situation im Hamburger Randgebiet (vgl. Beispiel 32 bis Beispiel 33): Bis zu knapp 30 % der gesamten internistischen Krankenhausfälle von Patienten der südlichen Kreise Schleswig-Holsteins werden in Hamburg versorgt[225]. Betrachtet man alle schleswig-holsteinischen Krankenhausfälle, so lassen sich 11 % (53.571 vollstationäre Krankenhausfälle) in Hamburg behandeln. Dagegen sind nur 6 % der Hamburger (16.033 Fälle) in Krankenhäusern Schleswig-Holsteins[226]. Damit bilden die schleswig-holsteinischen Patienten den größten Anteil an „fremden“ Hamburger Krankenhausfällen – ein Problem einerseits für die

[225] Hamburger Patienten lassen sich – wenn überhaupt – ebenfalls in der Region Süd behandeln (gilt für die Innere Medizin, vgl. Beispiel 32).

[226] Daten des Statistischen Bundesamtes für 1997.

Stadt Hamburg, die Leistungen für Schleswig-Holstein vorhalten, andererseits für schleswig-holsteinische Krankenkassen, die „teure Hamburger Krankenhausversorgung" bezahlen müssen.

Beispiel 32: Patientenströme kreisübergreifend (am Beispiel der Inneren Medizin)

Patient aus: / Versorgung in:	Nord	Nordwest	Ost	Süd	West
Kreis 1	4,6%	1,3%	0,4%	1,6%	**92,1%**
Kreis 2	2,7%	**94,4%**	0,5%	2,4%	0,1%
Kreis 3	0,5%	0,1%	5,4%	**93,9%**	0,1%
Kreis 4	**96,3%**	0,3%	1,7%	1,5%	0,1%
Kreis 5	0,2%	0,2%	**96,6%**	3,0%	0,1%
Kreis 6	**95,2%**	0,3%	0,4%	3,6%	0,4%
Kreis 7	4,9%	**90,5%**	0,2%	1,1%	3,4%
Kreis 8	5,0%	0,1%	**91,0%**	3,8%	0,1%
Kreis 9	0,9%	0,3%	0,8%	**92,8%**	5,2%
Kreis 10	**80,4%**	0,7%	16,9%	1,9%	0,1%
Kreis 11	**94,1%**	1,8%	1,0%	2,0%	1,2%
Kreis 12	14,6%	**82,7%**	0,3%	2,2%	0,3%
Kreis 13	24,6%	0,2%	4,0%	**70,3%**	0,9%
Kreis 14	8,2%	0,4%	0,1%	8,7%	**82,5%**
Kreis 15	0,6%	0,0%	6,9%	**92,2%**	0,3%
HAMBURG	5,4%	3,6%	5,0%	**82,9%**	3,2%

Patientenströme in der Inneren Medizin: Patienten aus den Kreisen 1 bis 15 bzw. aus Hamburg lassen sich in Krankenhäusern der fünf Regionen versorgen. Hier eine Stichprobe von 1/3 aller internistischen Fälle aus dem ausgewählter Datensatz; daher Ergebnisse noch nicht landesweit; Stand vom November 1999

Die Krankenhaus-Rahmenplanung muß in der Übergangsphase die Patientenströme berücksichtigen. Die Krankenhäuser im Großstadt-Randgebiet verlieren viele Patienten nach Hamburg, obwohl insbesondere die akutstationäre Basisversorgung (u. a. Innere Medizin und Chirurgie) in Krankenhäusern der Grund- und Regelversorgung, auch in Praxiskliniken vor Ort kostengünstiger geleistet werden könnte. Hier haben möglicherweise die betroffenen Krankenhäuser über Verhandlungen mit den Krankenkassen die Chancen, ihr Leistungskontingent zu erhöhen, wenn es ihnen gelingt, die Bevölkerung über die Qualität der medizinischen Versorgung an ihre Wohnort-Region zu binden.

Beispiel 33: Patientenströme in eine Großstadt

Quelle: Daten von 1996 auf der Grundlage der Daten des Statistischen Landesamtes Hamburg.

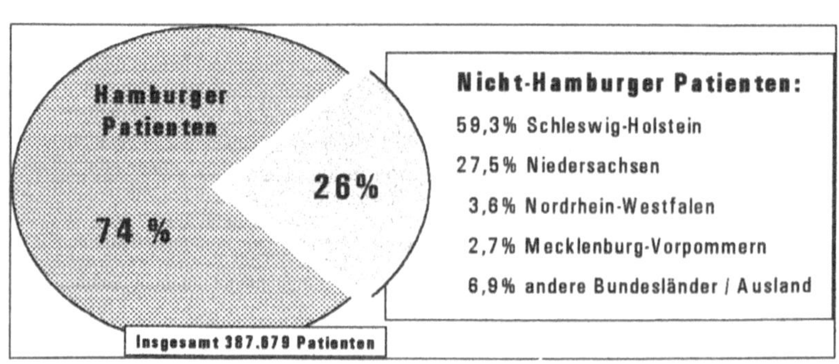

Beispiel 34: Patientenströme von Schleswig-Holstein nach Hamburg (Innere Medizin)

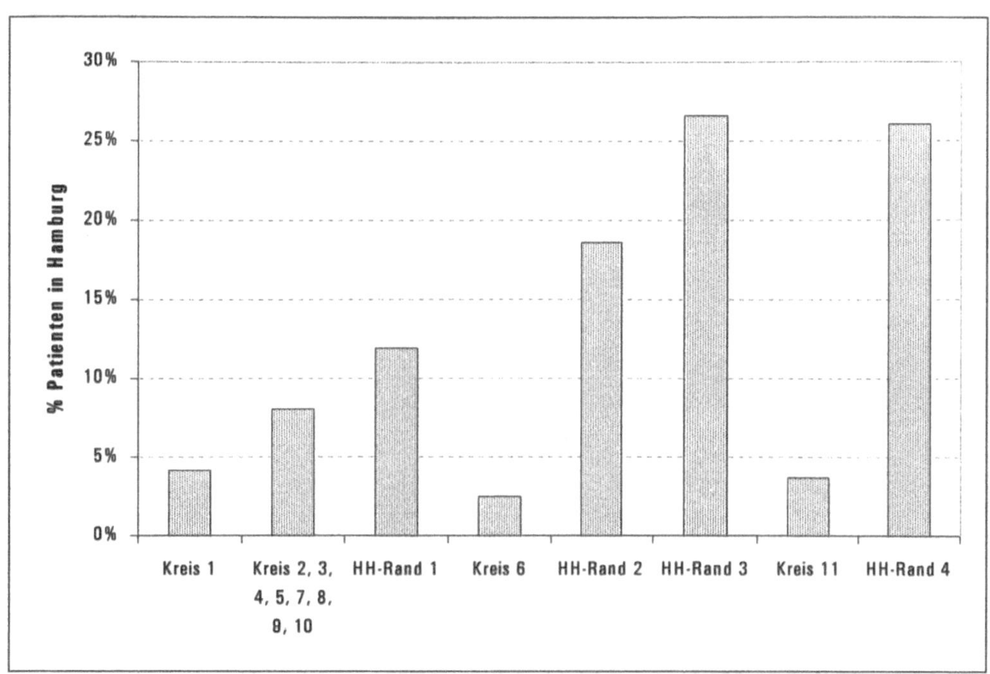

Am Beispiel der Inneren Medizin: Patienten mit Wohnort in Schleswig-Holstein und Behandlung in Hamburger Krankenhäusern. Kostenträger-Daten [nicht Grundlage der Planung].

8.4 Normative Benchmarks

Eckpunkte der gesundheitspolitischen Diskussion sind nicht Gegenstand der Krankenhaus-Rahmenplanung

Die normativen Benchmarks bilden Eckpunkte einer möglichen, zukünftigen Entwicklung im Krankenhausbereich ab, sind aber nicht Teil der abgeleiteten Krankenhaus-Rahmenplanung, obgleich sie das auf der Grundlage der Versorgungsrealität eines Landes durchgeführte Benchmarking relativieren. Sie können allerdings bei der Diskussion der Beteiligten zur Umsetzung des Rahmenplans mit zielführend sein. Beispiele sollen verdeutlichen, daß „Expertenmeinungen" oder Auslandserfahrungen auf die gesamte Krankenhausversorgung eines Bundeslandes übertragen, umstürzende Wirkungen zeigen. Andererseits zeigen Modelle auch beispielhafte Versorgungslösungen für den Patienten im Vergleich zum Landesüblichen – hier könnten Ziele für die flächendeckende Weiterentwicklung gesteckt werden. **Über die normativen Beispiele wird auch vorgeführt, daß die Methodik des Benchmarking in der Krankenhausplanung erst am Anfang steht und ein kontinuierlich lernendes System darstellt.**

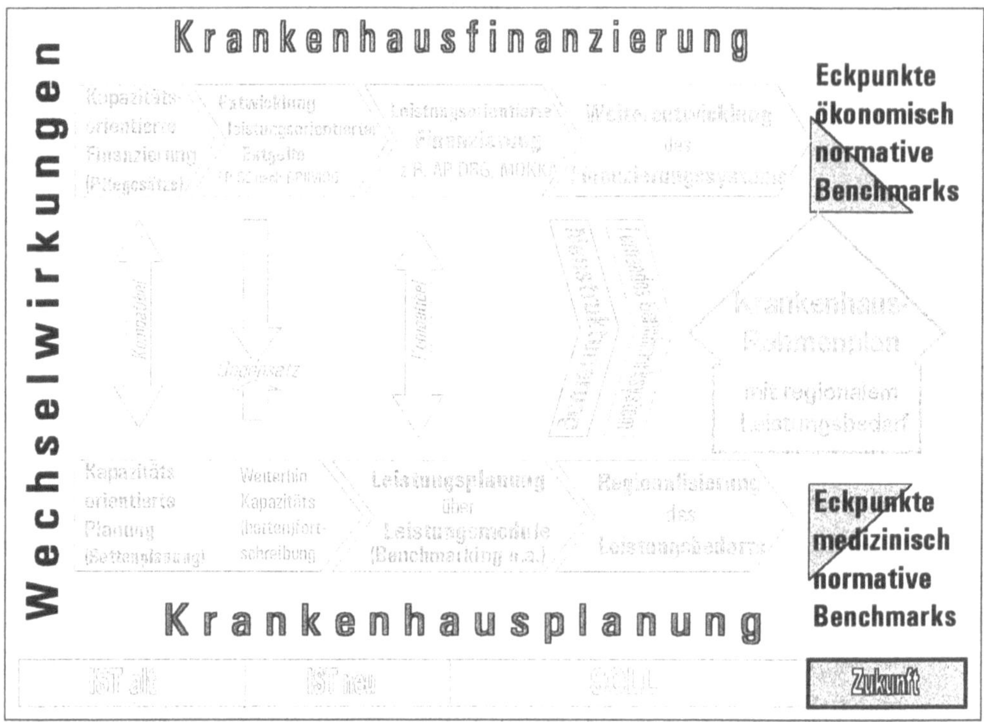

Lese-hinweis

Medizinische Fachverbände und ihre Experten schlagen qualitätsorientierte Behandlungswege für Patienten vor – diese Expertensicht dient zur Reflektion der aktuellen Versorgungsrealität. Über den sogenannten „medizinisch normativen Benchmark" sind die Empfehlungen beispielhaft auf der aktuellen Krankenhaus-Datenbasis für ein Bundesland durchgespielt – eine zukünftige Situation wird konkret vorgeführt.

Auch Modellprojekte mit medizinischem, organisatorischem oder finanziellem Charakter bilden Eckpunkte für die Diskussion um die Krankenhaus-Rahmenplanung. Wiederum sind die Wirkungen der Modellprojekte als „normative Benchmarks" für ein Beispielland umgesetzt, um die Veränderungen in der Fläche bewerten zu können.

Erfahrungen aus den U.S.A. über *Managed Care* und *AP-DRG* bieten ebenfalls Diskussionsstoff für das deutsche Krankenhauswesen, da ein flächendeckendes Fallpauschalsystem voraussichtlich über AP-DRG entwickelt werden soll. Diese „ökonomisch normativen Benchmarks" zeigen sehr deutlich eine Verdichtung der Leistungserbringung bei Verringerung der Liegezeiten.

Abbildung 83: Normatives Benchmarking für „Eckpunkte"

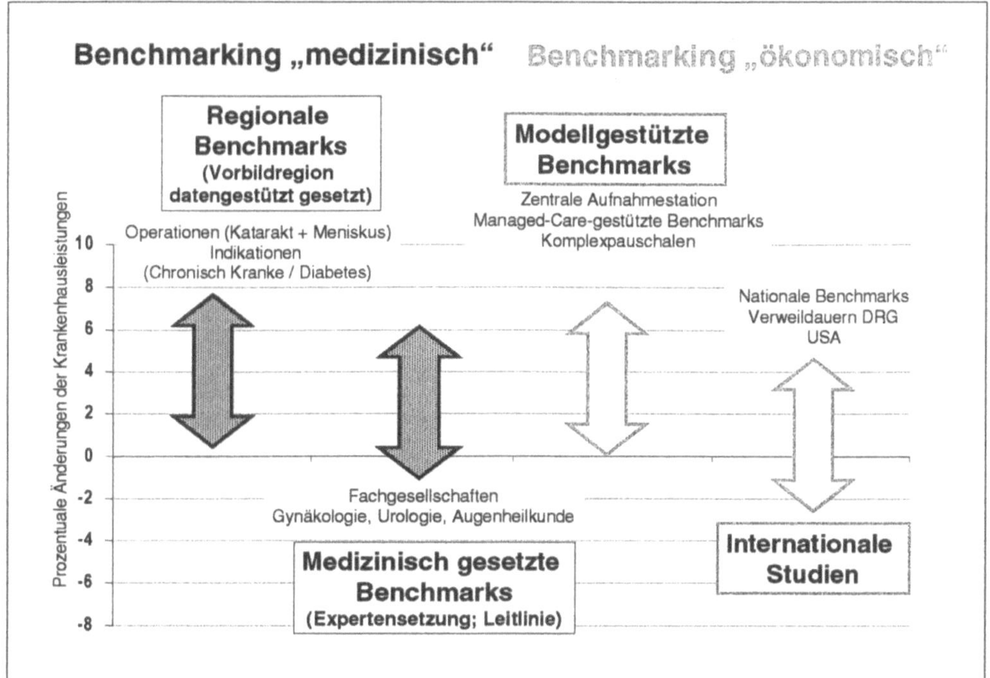

8.4.1 Medizinisch normative Benchmarks

Anteil ambulanter Operationen: Augenheilkunde

Die Anpassung des Benchmark-Systems an die tatsächlichen Gegebenheiten wird am Beispiel der ambulanten Katarakt-Operation in Schleswig-Holstein deutlich (vgl. Beispiel 35): In 1998 lag der empirisch gerechnete Benchmark für den Anteil ambulanter Katarakt-Operationen bei 2,6 %; nach Hinzunahme einer Abteilung für Augenheilkunde stieg der Benchmark auf 32,7 %. In einer Beispiel-Region des Landes mit einem großen Ambulatorium ist die gesamte medizinische Versorgung auf ambulante Operationen eingestellt, so daß der „regionale Benchmark" bei 62,2 % ambulanter Katarakt-Operationen liegt.

Beispiel 35: Entwicklung des Benchmarks über die Zeit

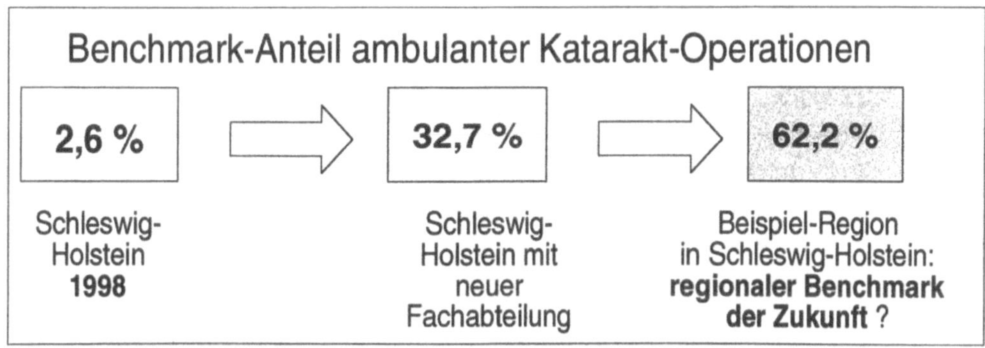

Quelle: Ausgewählter Datensatz für die Krankenhaus-Rahmenplanung; Ergebnisse noch nicht landesweit, da Stand vom November 1999. Zusätzlich sind vertragsärztliche Operationen berücksichtigt (RÜSCHMANN, Roth, Krauss 2000).

Anteil ambulanter Operationen: Gynäkologie und Geburtshilfe

In der Gynäkologie und Geburtshilfe ist unter Federführung des Fachverbandes die Entwicklung von Fallpauschalen für das gesamte Fachgebiet entstanden[227], die modellhaft erprobt werden. Aus Expertensicht sind Anteile für ambulante und kurzzeitstationäre operative Eingriffe diskutiert und für Fallpauschalen nach dem MOKKA-System[228] auch kalkuliert. Aufgrund der Expertensicht sind für kurzzeitstationäre Eingriffe auch Anteile ambulant möglich – hier ergäbe sich aus medizinischer Expertensicht (normativer Benchmark) eine Fallzahlsenkung in der stationären Gynäkologie und Geburtshilfe von knapp 30 % (vgl. Beispiel 36).

Beispiel 36: Benchmarking über kurzzeitstationäre Fallpauschalen in der Gynäkologie und Geburtshilfe

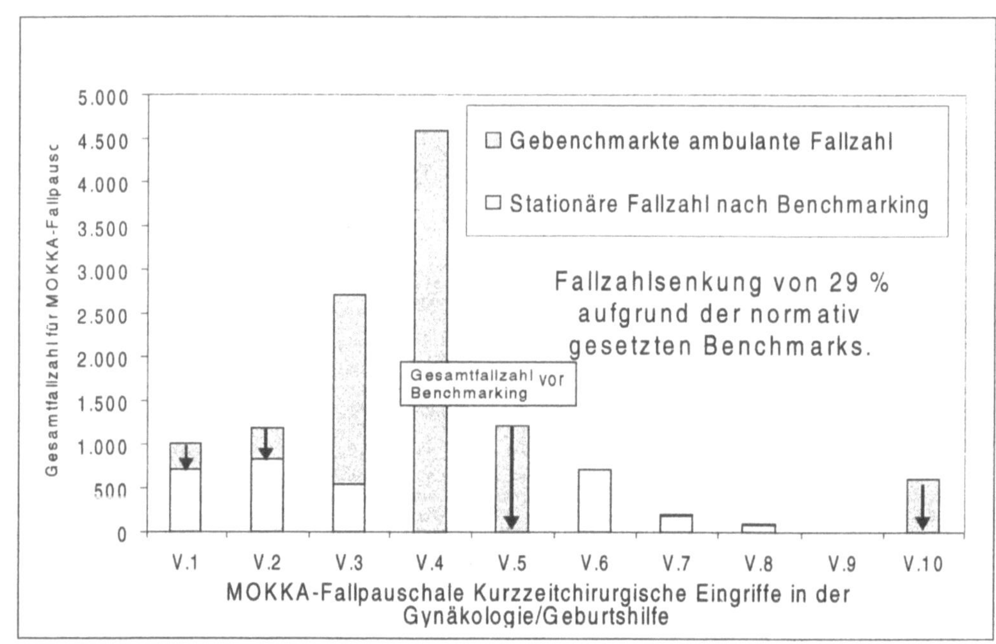

Quelle: Ausgewählter Datensatz für die Krankenhaus-Rahmenplanung; Ergebnisse noch nicht landesweit, Stand vom November 1999.

V.1 Verdacht auf entzündlichen oder tumorösen Adnexprozeß/ Verwachsungen (Laparoskopie ggf. in Verbindung mit: Adhäsiolyse, PE, Zystenexstirpation, Chromopertubation)

V.2 Medizinische Indikation zur Sterilisation (Laparoskopie und Tubensterilisation)

V.3 Blutungsstörungen, Verdacht auf Fehlbildungen/ Neubildungen des Uterus (Fraktionierte Abrasio ggf. mit Hysteroskopie)

V.4 Spontanabort (Abortcurettage)

V.5 Schwangerschaftsabbruch (Curettage zum Schwangerschaftsabbruch)

V.6 Suspekter/ koloposkopischer zytologischer Befund der Zervix (Konisation inkl. fraktionierte Abrasio)

V.7 Bartholin-Zyste; Bartholin-Abszeß (Marsupialisation, Abszeßspaltung oder Excision)

V.8 Zervixinsuffizienz (Cerclage)

V.9 Zervixriß (Naht eines Zervixrisses, Emmetplastik)

V.10 Verdacht auf tumorösen Prozeß an den weiblichen Geschlechtsorganen (Gewebsentnahme anderer Art)

---

227 Vgl. Kapitel 2.4.2 „Entwicklung von Leistungsmodulen – Beispiel Gynäkologie und Geburtshilfe"

228 ROTERING und GSbG (1998)

Die folgende Grafik (Beispiel 37) verdeutlicht, daß ein Teil der Abteilungen für Gynäkologie und Geburtshilfe mit einer Fallzahl um die 1.000 zukünftig auf kurzzeitstationäre Eingriffe spezialisiert wären, wenn das neue Vergütungssystem etabliert werden würde.

Beispiel 37: Anteil an kurzzeitstationären Fallpauschalen an der Gesamtfallzahl

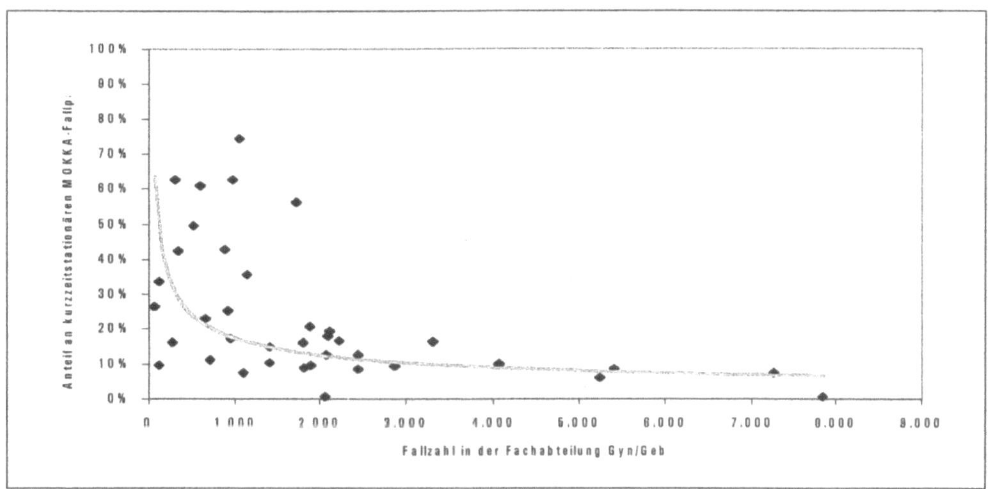

Quelle: Ausgewählter Datensatz für die Krankenhaus-Rahmenplanung; Ergebnisse noch nicht landesweit, Stand vom November 1999.

Chronisch Kranke benötigen regelmäßig akut-stationäre Versorgung, insbesondere Patienten mit Asthma bronchiale/Bronchitis, bösartigen Neubildungen, Diabetes mellitus, ischämischen Herzkrankheiten sowie chronischen Rücken- und Kopfschmerzen. Offensichtlich müssen Patienten je nach Region unterschiedlich lange im Krankenhaus liegen – hier spielt sicherlich auch die intensive vertragsärztliche Betreuung und die Kooperation mit dem Krankenhaus eine Rolle[229]. Eine Beispielregion dient als regionaler Benchmark für die Verweildauer chronisch Kranker (vgl. Beispiel 38).

Sektorenübergreifende Versorgung chronisch Kranker

Den zitierten Analysen[230] zu chronisch Kranken liegt eine patientenbezogene Verknüpfung aller Daten[231] aus dem Krankenhausbereich wie sämtlicher ADT-Datensätze der Kassenärztlichen Vereinigung Schleswig-Holstein für den vertragsärztlichen Bereich (für eine Kassenart) zugrunde.

Die Ergebnisse dieser Studien werden rechnerisch über alle landesweiten Krankenhausdaten (unabhängig von der Kassenart) gelegt, um landesweite Auswirkungen auf die Krankenhausversorgung abzuschätzen.

229 Vgl. hierzu insbesondere auch Kapitel 3.2.2 „Einfluß innovativer Patientenkarrieren"

230 Vgl. RÜSCHMANN, ROTH, KRAUSS (2000), vgl. ROTH und RÜSCHMANN (2000)

231 Alle Patientendaten und Leistungserberingerdaten sind anonymisiert und codiert.

Wenn alle Patienten Schleswig-Holsteins so versorgt werden würden wie in der Beispielregion, dann würden sich die Pflegetage für drei Diagnosegruppen in den regionalen Krankenhäusern insgesamt um 35.500 Pflegetage reduzieren.

Die stationäre Versorgung von chronisch Kranken ist offensichtlich abhängig von der ambulanten Betreuung dieser Patienten. Es deutet sich ein Trend an, daß bei regelmäßiger ambulanter Betreuung der Anteil an Versicherten mit stationärem Aufenthalt (an der Gesamtversichertenzahl der Region) geringer ist. Hierbei spielt auch eine Rolle, daß sich dann im stationären Bereich Strukturen zur Betreuung nicht ausbilden.

Beispiel 38: Verweildauern für chronisch Kranke in einer Benchmark-Region

Erkrankung	Verweildauer Schleswig-Holstein	Verweildauer Benchmark-Region	Potential Einsparungen Pflegetage
Asthma bronchiale	9,92	8,50	-7.710
Bösartige Neubildungen	6,27	Keine Benchmark-Region	
Diabetes mellitus	12,08		
Ischämische Herzkrankheit	10,27	9,24	-29.827
Rücken- u. Kopfschmerzen	14,57	14,21	-5.702
Summen			**-35.529**

Quelle: Benchmark-Regionen beschrieben in ROTH und RÜSCHMANN (2000); Ausgewählter Datensatz für die Krankenhaus-Rahmenplanung; Ergebnisse noch nicht landesweit, Stand vom November 1999.

Wenn die Patienten mit Diabetes und ischämischen Herzerkrankungen in Schleswig-Holstein so versorgt werden würden wie in der Beispielregion, dann würden im Krankenhaus rund 6.400 Patienten weniger versorgt werden müssen[232].

Beispiel 39: Anteil der chronisch erkrankten Bevölkerung mit Krankenhausaufenthalt in einer Benchmark-Region

Erkrankung	Fallzahl Schleswig-Holstein	Anteil an Bevölkerung mit KH-Versorgung in Benchmark-Region	Fallzahl in S.H. mit Benchmark	Fälle ohne KH-Versorgung
Asthma bronchiale	5.419	Keine Benchmark-Region		
Bösartige Neubildungen	41.166			
Diabetes mellitus	6.042	0,2596%	3.579	2.463
Ischämische Herzkrankheit	28.848	1,8042%	24.871	3.977
Rücken- und Kopfschmerzen	15.779	Keine Benchmark-Region		
Summen	97.254			6.441

232 Diese Beobachtungen sind erste Analysen zu regionalen Versorgungsunterschieden mit unterschiedlichen Krankenhausfallzahlen. Diese regionalen Unterschiede mit ihren Bedingungen können für eine weiterführende Diskussion der Entwicklung des Gesundheitswesens nützlich sein. Die wissenschaftlichen Untersuchungen stehen hier am Anfang.

Quellen: Einwohner in Schleswig-Holstein mit Stand vom 31.12.1997: 2.757.000; Benchmark-Region aufgrund des Versichertenanteils der AOK-Schleswig-Holstein mit Krankenhausversorgung in den Diagnosegruppen für die Jahre 1997 und 1998 ermittelt, hier für ein Jahr 1998 ausgegeben (vgl. ROTH und RÜSCHMANN, 2000)

Eine intensive ambulante Betreuung von Diabetikern führt offensichtlich dazu, daß die Betreuung im Krankenhaus im geringeren Maße nötig wird. Diese Vermutung liegt nahe aufgrund beispielhafter Daten für die Behandlung von Diabetikern (Krankenhausaufenthalt z. B. unter der Diagnose ICD 250) und auch für die Behandlung von Spätfolgen bzw. Komplikationen des Diabetes mellitus (ICD 250.x ohne 250.0[233]).

Wenn in ganz Schleswig-Holstein die (ambulante) Betreuung von Diabetikern so intensiv betrieben würde wie in zwei Beispielregionen[234], dann würde absolut und in Bezug auf die Einwohnerzahl eine geringere Fallzahl im Krankenhaus entstehen. Wenn die Betreuung von Diabetikern intensiviert würde wie in den Beispielregionen, könnte die Anzahl stationärer Fälle mit Komplikationen des Diabetes im ganzen Land erheblich verringert werden (vgl. Beispiel 40).[235]

Beispiel 40: Komplikationen des Diabetes bei guter regionaler Versorgung

Diabetes-Komplikationsfälle im Krankenhaus	Verhältnis für Schleswig-Holstein	Verhältnis in der Benchmark-Region	Weniger Komplikationsfälle bei Benchmarking
Anteil an Diabetes-Fällen insgesamt	65 %	32 %	1.472 (→ -51 %)
Anteil an Bevölkerung	0,105 %	0,018 %	2.413 (→ 83 %)

Die ermittelten Fallzahlen beziehen sich auf die 4stellige ICD-Codierung für das Jahr 1998; Krankenhäuser mit ausschließlich 3stelliger Codierung sind nicht in diese Analyse eingegangen. Die Benchmark-Region ist aufgrund der Versorgung von AOK-Versicherten ermittelt – es werden zwei Regionen als Benchmark-Region ausgewiesen, die entweder in der ambulanten oder stationären Diabetikerbetreuung engagiert sind.

Zentrale Aufnahmestation für die ambulante Notfallbehandlung

Patienten, die als **Notfälle** in ein Krankenhaus eingewiesen werden, müssen häufig stationär aufgenommen werden, wenn keine ambulanten Behandlungsmöglichkeiten bestehen. In einem Beispielkrankenhaus gibt es eine **zentrale, fachübergreifende Aufnahmestation**, deren Fachärzte die Notwendigkeit einer stationären

[233] Für diese Analyse sind die Krankenhausfälle unter der Codierung „Diabetes“ untersucht (für zwei Regionen im Vergleich zu Schleswig-Holstein). Die Aussage wird relativiert durch Codierungsgewohnheiten von Krankenhäusern außerhalb der Beispielregionen, die die Grunderkrankung Diabetes nicht berücksichtigen.

[234] Diesen Beispielrechnungen liegen zwei Regionen zugrunde: eine Region mit intensiver vertragsärztlicher Betreuung und eine Region mit intensiver Diabetiker-Versorgung in einem Krankenhaus.

[235] Diese Beobachtungen stützen die medizinischen Forderungen nach intensivierter Basisbetreuung von Diabetikern (mit ggfs. früher Einstellung auf Insulin). Gesundheitspolitiker können diese Zahlen zum Anlaß nehmen, um die flächendeckende Versorgung von Diabeteskranken vertiefter zu analysieren und – sollten sich die Analysen im beschriebenen Ausmaß bestätigen – die angebotenen Leistungen von Vertragsärzten und Krankenhäusern im Sinne der Diabeteskranken zu steuern.

Aufnahme sowohl bei Einweisungen als auch bei Notfall-Patienten oder sogenannten Selbsteinweisern prüfen.

Beispiel 41: Zentrale Aufnahmestation in der regionalen Versorgung

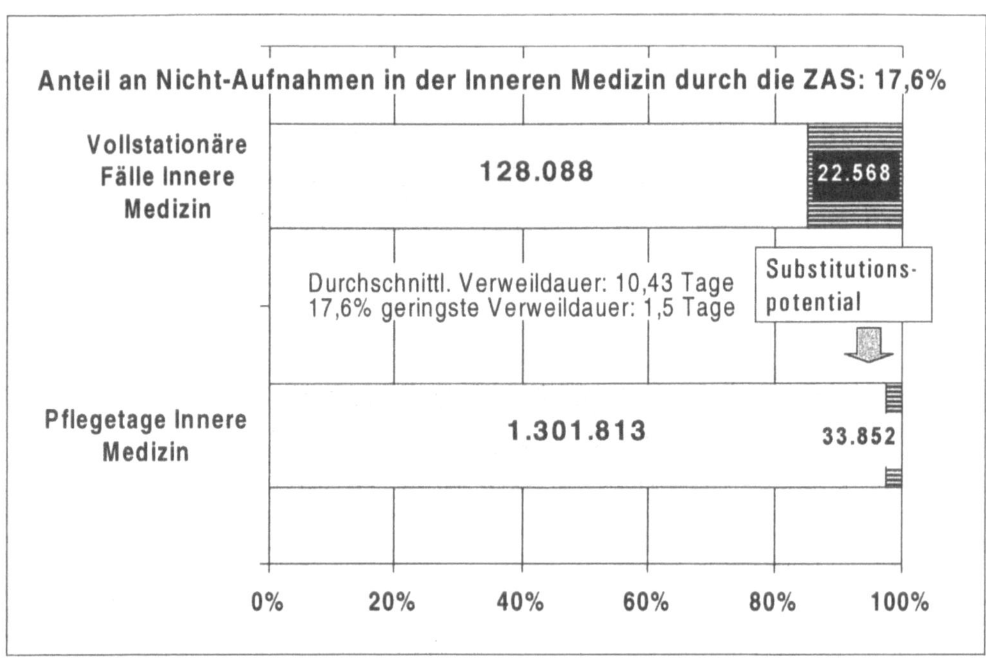

Für das Potential an Pflegetagereduktion aufgrund der Zentralen Aufnahmestation wurden die 17,6 % Fälle mit geringster Verweildauer identifiziert. Ausgewählter Datensatz für die Krankenhaus-Rahmenplanung; Ergebnisse noch nicht landesweit, Stand vom November 1999.

Wenn die allgemeinen Krankenhäuser Schleswig-Holsteins eine Zentrale Aufnahmestation einrichten würden, die primär internistische Notfälle ambulant versorgt, dann würden rund 22.600 Patienten weniger stationär aufgenommen. In den Krankenhäusern würden knapp 34.000 Pflegetage entfallen (vgl. Beispiel 41)[236].

8.4.2 Ökonomisch normative Benchmarks

Kompatibilität von Krankenhaus-Rahmenplanung und Finanzierungssystem eminent wichtig

Die Finanzierung einer medizinischen Leistung hat Einfluß auf die Anzahl und Güte der Leistung[237] – Änderungen in der Finanzierung haben Auswirkungen auf die Leistungserbringung in der Fläche eines Landes. Krankenhaus-Rahmenplanung und Finanzierung von Krankenhausleistungen müssen daher kompatibel gestaltet werden, um Über- oder Unterversorgungen zu vermeiden[238].

---

236 Dieser Untersuchung liegt das Verhältnis von stationären Fällen zu ambulanten Fällen vor und nach Eröffnung der Zentralen Aufnahmestation zugrunde. Allein die Fallbetrachtung gibt keine Aussage z. B. darüber, ob die Versorgung der Bevölkerung in dieser Region tatsächlich kostengünstiger geworden ist oder ob sich der Notfallbereitschaftsdienst der niedergelassenen Ärzte verändert hat.

237 Vgl. BREYER und ZWEIFEL, 1997

238 Vgl. auch Kapitel 2.3 und 2.4

Problematisch sind teilweise die unterschiedlichen Finanzierungssysteme und -anreize im stationären und ambulant-vertragsärztlichen Bereich (sowie im Arznei-, Heil- und Hilfsmittelbereich). Erste Ansätze suchen nach einer finanziellen Gesamtverantwortung eines zentralen Leistungserbringers für eine gesamte Patientenkarriere (über einen definierten Zeitraum) – beispielhaft ist diese sogenannte **Komplexpauschale** für die „Kreuzbandplastik" kalkuliert[239].

Die jetzige Fallpauschale 17.13 vergütet die Operation Kreuzbandplastik – die durchschnittliche Verweildauer liegt bei 5,8 Tagen. Wenn die gesamte ambulante, stationäre und rehabilitative Versorgung eines Patienten mit Kreuzbandruptur mit einer Komplexpauschale vergütet werden würde, könnte sich die Verweildauer verringern (vgl. Beispiel 42). Die zugrundeliegende Benchmark-Verweildauer liegt bei 3,25 Tagen[240].

Beispiel 42: Komplexpauschale: Benchmark-Hintergrund

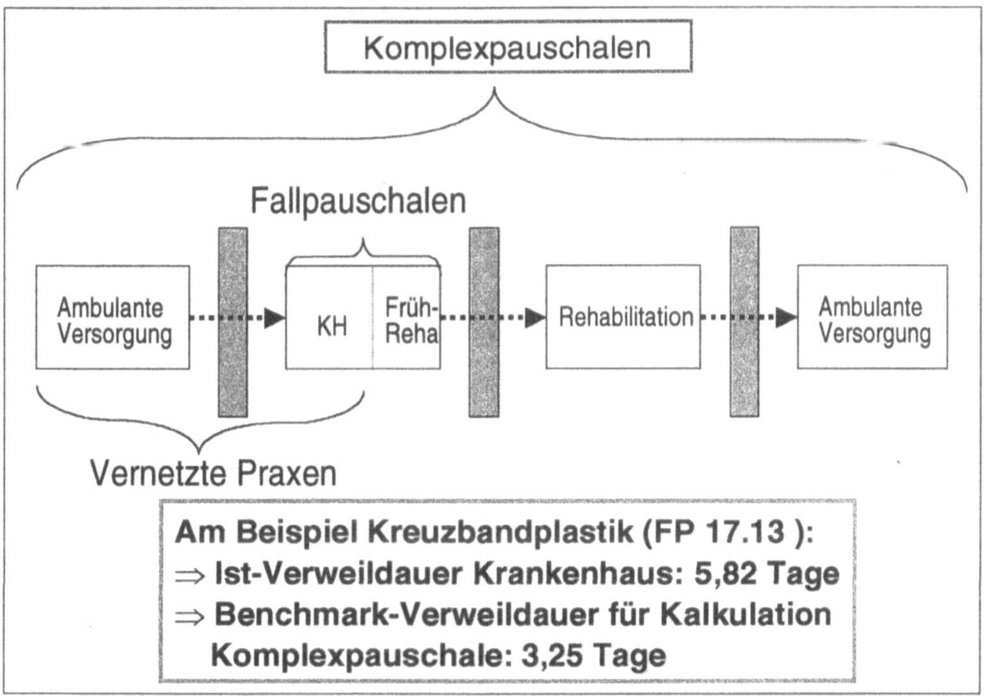

Benchmark-Verweildauer auf der Grundlage von AOK-Patienten in Schleswig-Holstein ermittelt (Quelle: RÜSCHMANN B, 1999); Ist-Verweildauer aufgrund von ausgewählten Datensätzen für die Krankenhaus-Rahmenplanung ermittelt; Ergebnisse noch nicht landesweit, Stand vom November 1999.

239 Vgl. RÜSCHMANN B (1999)

240 Auch dieses Beispiel soll die Diskussion um die Vergütungssysteme bereichern. Selbstverständlich können auch Komplexpauschalen die Versorgungsrealität nur langsam verändern. Begleitend sind z. B. Qualitätssicherungs-Maßnahmen sinnvoll, die die Behandlungsleitlinien der Komplexpauschalen auf ihre Effektivität hin prüfen.

In den **U.S.A. ist das AP-DRG-System** (*all patient diagnosis related groups*) als Klassifikationssystem entwickelt, in dem sämtliche Behandlungsfälle nach Ressourcenverbrauch, Klinikabrechnung (exklusive Arztkosten) und medizinischer Zusammengehörigkeit zunächst in 25 Hauptgruppen (*major diagnostic categories*) und dann weiter in insgesamt 641 DRGs zusammengefaßt werden. Jede DRG ist mit einem Relativgewicht (*relative values*) versehen. Der mittlere Fall einer Region wird auf 1,0 festgesetzt. Der mittlere Fallpreis (*base rate*) ergibt sich aus der Division von Gesamtbudget und Summe der Relativgewichte aller Fälle. Der Einzelpreis einer Diagnose läßt sich dann aus der Multiplikation von mittlerem Fallpreis und speziellem Relativgewicht der Diagnose errechnen.

Da über das AP-DRG-System Fallpauschalen und nicht Pflegetage bezahlt werden, ist ein völlig anderes Profil von Verweildauern entstanden, insbesondere bei internistischen Indikationen (vgl. Beispiel 43). Z. B. verbleiben Patienten mit Diabetes durchschnittlich 11,8 Tage im Krankenhaus, während unter DRG-Bedingungen 4,7 Tage die Regel sind. Über die fünf genannten Indikationen würden die Pflegetage um 58 % reduziert (d. h. rund 150.000 Pflegetage in Schleswig-Holstein).

Die verstärkte Ambulantisierung, die das amerikanische Krankenhauswesen durchläuft, hat allerdings nicht zu einer (erhofften) Verringerung der Fallkosten bzw. Versorgungskosten insgesamt geführt. Eine Vielzahl von professionellen Diensten außerhalb des Krankenhauses muß die Patienten häufig versorgen – es entsteht eine Hospitalisierung außerhalb des Krankenhauses.

Beispiel 43: Vergleich von DRG, Benchmarking und IST-Situation

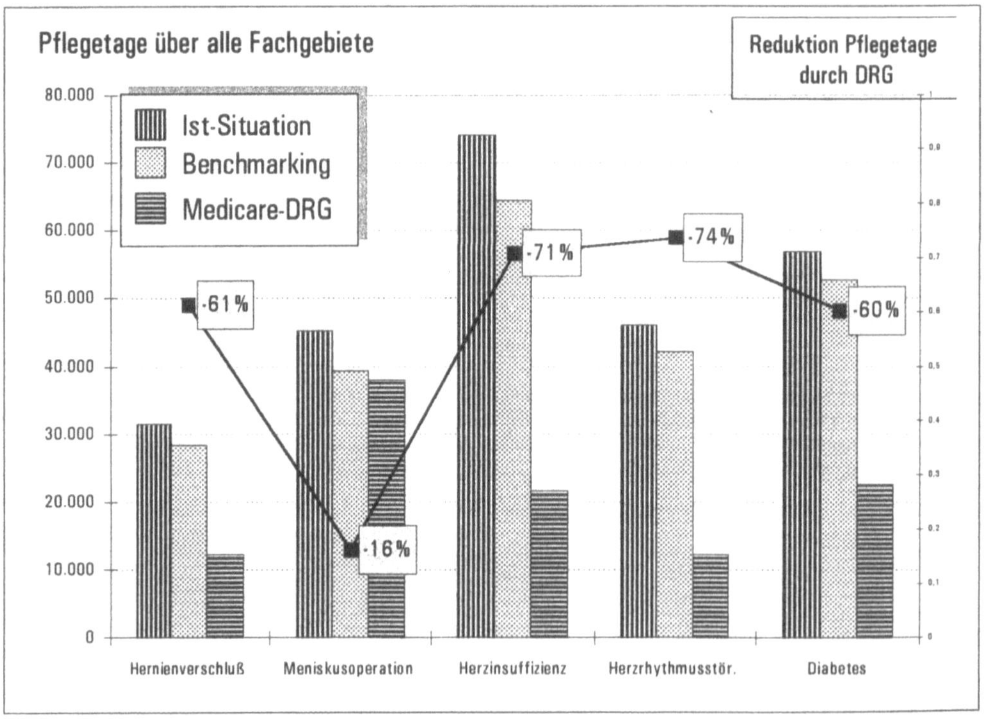

Quelle: DRG-Verweildauern von Medicare DRGs Effective unter http://www.irpsys.com/drgtlw00.htm; IST- und Benchmark-Verweildauern aufgrund eines ausgewählten Datensatzes für die Krankenhaus-Rahmenplanung ohne Schweregradfälle ermittelt; der Vergleich soll nur einen Trend angeben, da die Indikations- und Therapiedefinition von DRG (ICD-ICM) und ICD/OPS-301 nur annäherungsweise übereinstimmen.

In den **U.S.A.** werden 1996 insgesamt 31,5 Mio chirurgische Operationen durchgeführt, davon 20,8 Mio **ambulante Operationen**; d. h. 66 % (davon 5,3 Mio Augen-Operationen, 6,9 Mio Operationen am gastro-intestinalen System und 4,2 Mio Operationen am Muskel-Skelett-System). Von den ambulanten Operationen werden 84 % (17,5 Mio) am Krankenhaus durchgeführt und 16 % (3,3 Mio) in „Freestanding Surgical Centers“[241]. Patienten nach sogenannten „ambulanten Operationen“ werden teilweise außerhalb der Krankenhäuser in „Recovery Inns“ hospitalisiert.

Ambulante Operationen in den U.S.A

In Deutschland ist das Verhältnis von stationären und ambulanten Operationen umgekehrt: 68 % stationäre und 32 % ambulante Operationen, wobei von den ambulanten Operationen rund 80 % im vertragsärztlichen und 20 % am Krankenhaus durchgeführt werden[242] (vgl. Beispiel 44).

Beispiel 44: Deutschland und USA im Vergleich: ambulante und stationäre Chirurgie

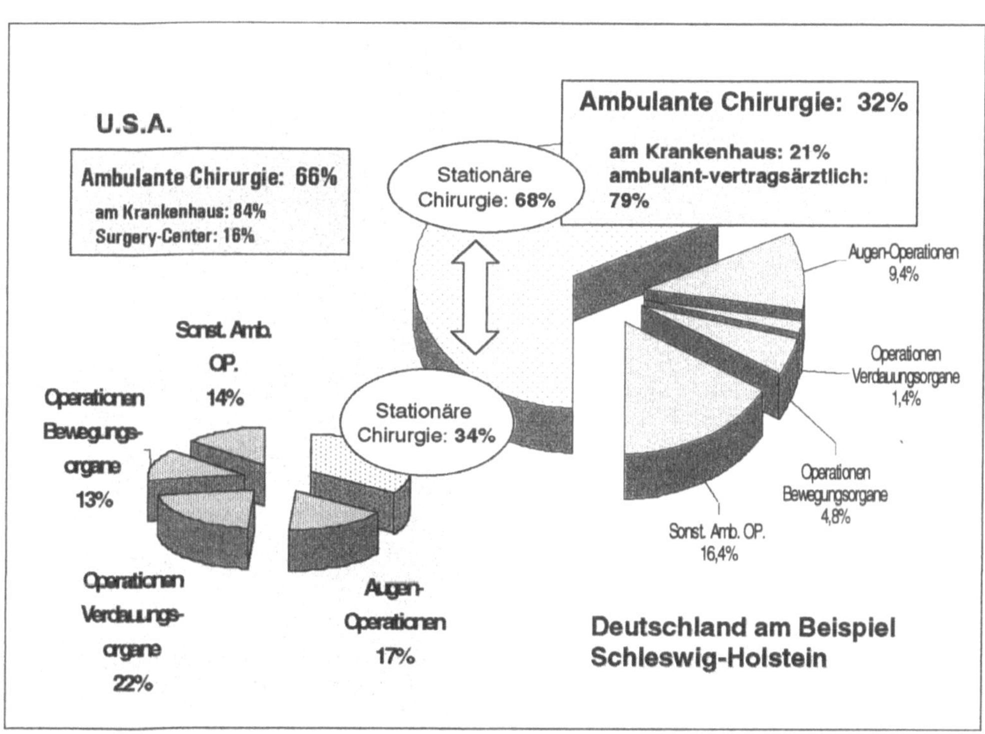

Quellen: Stationäre Operationen und ambulant am Krankenhaus durchgeführte Operationen über die vorläufigen Daten zur Krankenhausplanung in Schleswig-Holstein; vertragsärztlich-ambulante Operationen hochgerechnet aufgrund der in 1998 abgerechneten ambulanten Operationen der AOK/VdAK (vgl. RÜSCHMANN et al., 1999); Verzerrungen im Vergleich durch unterschiedliche Definition ambulanter Operationen in den U.S.A. und in Deutschland sowie im Krankenhausbereich und im vertragsärztlichen Bereich.

[241] HALL und LAWRENCE (1998)

[242] Dieser Vergleich dient der groben Orientierung, im Detail liegen sowohl den ambulanten wie stationären Operationen unterschiedliche Definitionen zugrunde. Die Ambulantisierung hat die Behandlungskosten in den U.S.A. insgesamt (gemessen am Bruttoinlandsprodukt) nicht verringern können, so daß die in Deutschland geführte Diskussion zur ambulanten Substitution aktustationärer Leistungen relativiert werden sollte.

Regional deutlich unterschiedliche Inanspruchnahme von Krankenhausleistungen

Die **Krankenhaus-Inanspruchnahme der Patienten in den verschiedenen Regionen** Schleswig-Holsteins scheint unterschiedlich ausgeprägt, da in den Regionen – unabhängig von der Altersstruktur der Versicherten/Einwohner – das Einweisungsverhalten der Ärzte und das Selbsteinweisungs-Potential der Patienten unterschiedlich gewachsen ist. Die Schwankungen der in Anspruch genommenen Krankenhaustage pro 1.000 Einwohner (gesamt) sind beträchtlich: zwischen 1.500 und 2.500 Tagen (vgl. Beispiel 45), die sich in diesem Ausmaß nicht durch eine unterschiedliche Altersstruktur begründen lassen, wie die Differenzierung nach Altersgruppen – jeweils pro 1.000 Einwohner – beweist (vgl. Beispiel 46). Deutlich wird, daß insbesondere die Anzahl der Pflegetage für ältere Menschen ab 65 Jahren differiert – dies kann nicht mit einer unterschiedlichen Morbidität begründet werden, sondern eher mit unterschiedlichem Einweisungsverhalten der niedergelassenen Ärzte und einem Behandlungskonzept mit längerer Verweildauer (vgl. auch Beispiel 16, Beispiel 17, Beispiel 18 oder Beispiel 25).

Beispiel 45: Krankenhaustage je 1.000 Einwohner in den Kreisen eines Bundeslandes

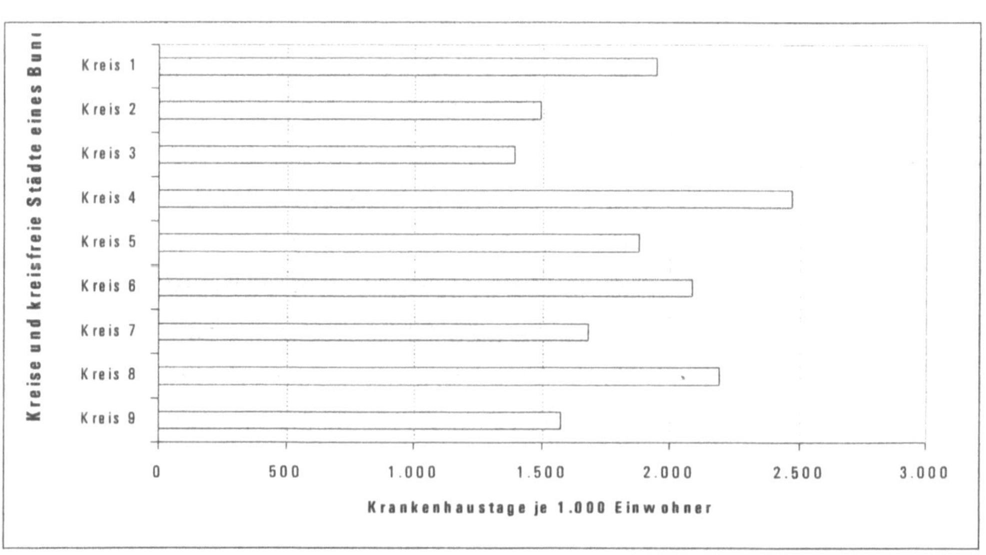

Quellen für Beispiel 45 und Beispiel 46: Daten für die Krankenhaus-Rahmenplanung mit Stand November 1999; zusätzlich für den Bevölkerungsbezug Daten des Statistischen Landesamtes Schleswig-Holstein mit Stand 31.12.1997; Verzerrungen möglich aufgrund der Angaben des Statistischen Landesamtes (Schätzungen auf der Basis von 1994) und der Postleitzahlen-Zuordnung zu Kreisen aus den Krankenhausdaten (für einen Kreis noch nicht möglich). Nur Krankenhausaufenthalte in Schleswig-Holstein, ohne Hamburger Krankenhausaufenthalte der Patienten bzw. anderer Bundesländer; ohne Kreise des Hamburger Randgebietes. Der GSbG liegen auch die Daten der Leistungsinanspruchnahme in Hamburger Krankenhäusern, zu weiten Teilen ebfs. personenbezogen, vor. Aus datenschutzrechtlichen Gründen dürfen sie nicht verknüpft werden. Patientenbezogene Analyse.

Beispiel 46: Krankenhaustage je 1.000 Einwohner und Altersklassen

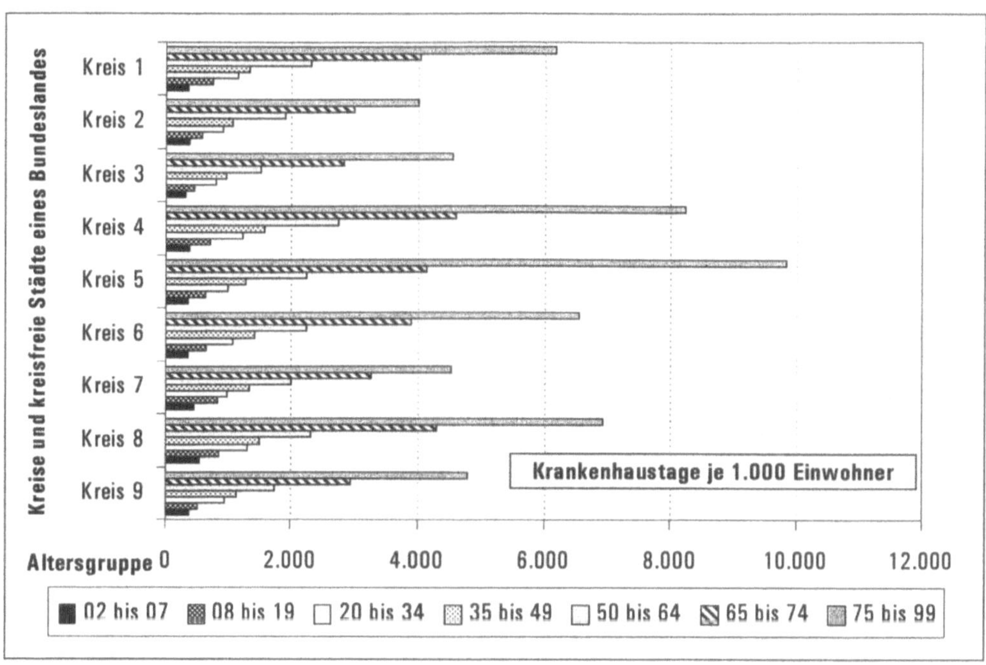

Beispiel für Schleswig-Holstein ohne Kreise aus dem Hamburger Randgebiet, vgl. Erklärungen zu Beispiel 45.

Beispiel 47: Utilization Review in Managed Care

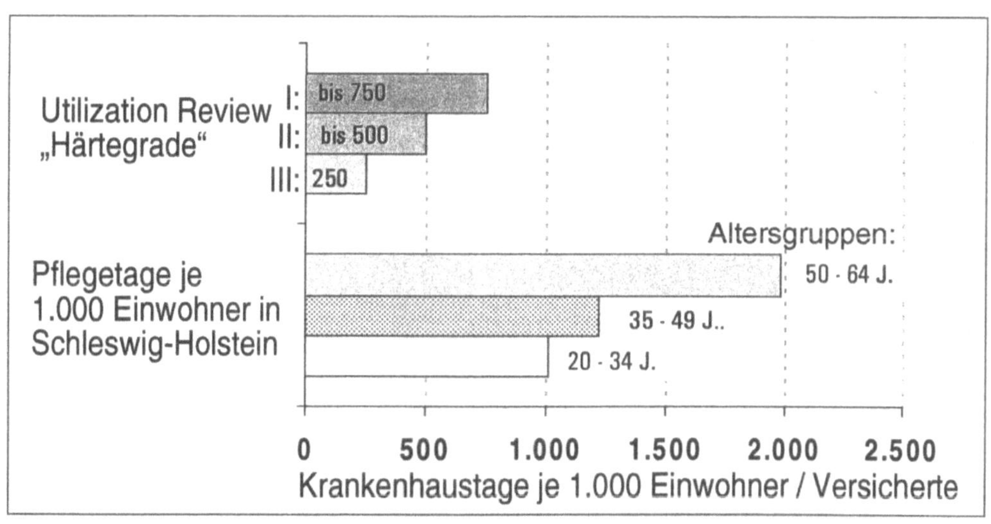

Quellen: Ausgewählte Daten der Krankenhaus-Rahmenplanung; Utilization Review bei ERDMANN (1995)

Managed-Care-Versicherungen kalkulieren die Kosten der Versicherungsprämie anhand der durchschnittlichen Krankenhaustage pro 1.000 Versicherte (überwiegend Arbeitnehmer)[243]. Die Krankenhaustage der Versicherten werden über Kran-

243 Vgl. auch Kapitel 3.2.2.1.3

kenhaus-Prüfungen (Utilization-Review) gesteuert. Die Härte der Prüfung kann in drei Grade eingeteilt werden: I: ab 700 Tage/1.000 Versicherte; II: ab 450 bis 700 Tage/1.000 Versicherte; ab 250 bis 450 Tage/1.000 Versicherte[244]. Im Vergleich zu deutschen Verhältnissen der erwerbstätigen Altersgruppen (zwischen 20 Jahren und 64 Jahren)[245] würden mehr als zwei Drittel der jetzigen Krankenhaustage entfallen.

Dieser Trend verdeutlicht die sozialen Errungenschaften der Gesetzlichen Krankenversicherung in Deutschland, die eine flächendeckende Krankenhausversorgung für nahezu die gesamte Bevölkerung ermöglicht.

---

244 ERDMANN (1995)

245 Der Vergleich ist verzerrt, da die Bevölkerungszahlen alle Personen umfassen, während in Managed-Care-Organisationen meist nur arbeitnehmende Personen versichert sind. Der Vergleich dient dazu, den amerikanischen Trend zu verdeutlichen.

9 Krankenhausstandort: Lokalisierung des Leistungsbedarfs

Eine „neue“ Krankenhausplanung kann das herkömmliche Verfahren nicht sofort und ohne Zeitverzug ablösen (vgl. Kapitel 10.3). Dies ist in Anbetracht der geforderten Veränderungen auch nicht wünschenswert, da ein *geordneter und stufenweiser Übergang* die erfolgreiche Einführung der Krankenhaus-Rahmenplanung wahrscheinlicher werden läßt.

Die Krankenhaus-Rahmenplanung umfaßt daher - zumindest in der Übergangsphase - auch die Lokalisierung des Leistungsbedarfs auf die Ebene der einzelnen Krankenhäuser bzw. Fachabteilungen im Versorgungsgebiet. Mit dieser Aufgabe wird ein *Ausgangspunkt* für die Verteilung von Leistungsbedarfen auf die Anbieter von Gesundheitsleistungen bestimmt. Eine „quasi dirigistische“ Verteilung der Leistungen auf einzelne Krankenhäuser ist in der Zukunft zwar nicht mehr notwendig und entspricht auch nicht der Philosophie dieser Studie, ist aber in der *Umstellungsphase der Krankenhausplanung* zunächst politisch gewollt.

Im folgenden Kapitel werden die Methodik sowie das Vorgehen zur Ermittlung eines rechnerischen und krankenhausbezogenen Leistungsbedarfs beschrieben

Lese-hinweis

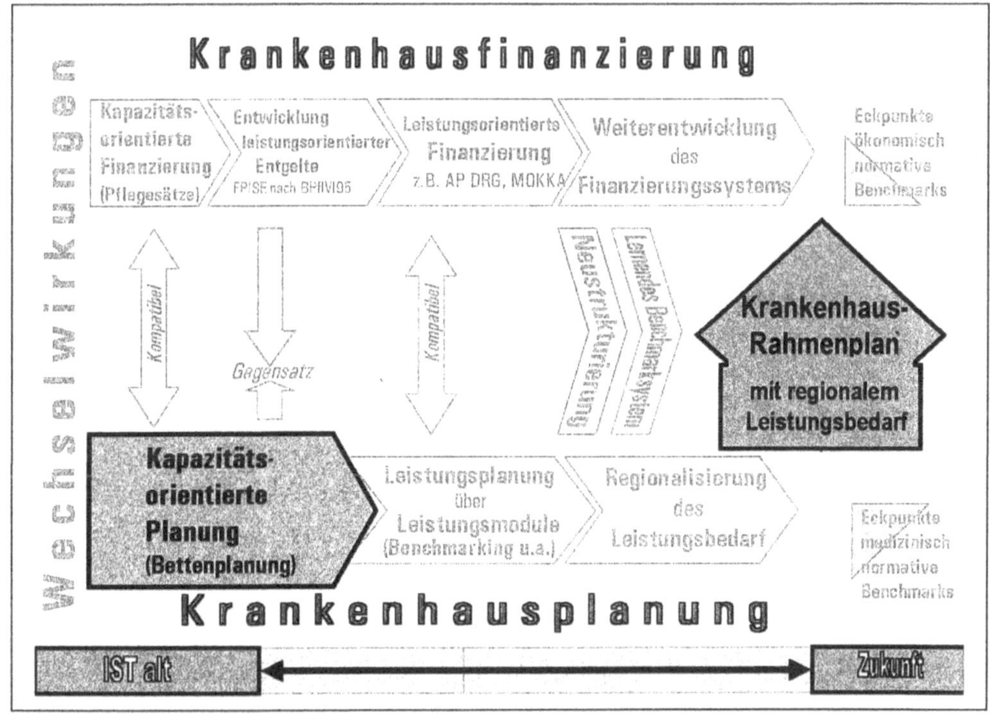

Eindringlich ist jedoch nochmals darauf hinzuweisen, daß die Ermittlung von Krankenhauskapazitäten *keine originäre Aufgabe der Krankenhausplanung* darstellt. Vielmehr sind entsprechend der Philosophie der Krankenhaus-Rahmenplanung die zur Leistungserstellung benötigten Kapazitäten durch die Entgelte für die Behandlung im Krankenhaus zu finanzieren. Da sich diese Entgelte in kurzfristiger Perspektive - und mit stetig abnehmendem Anteil - jedoch an den Bettenkapazitäten eines Krankenhauses orientieren, wird die Ermittlung der Bettenkapazität als temporäre Aufgabe verstanden. Sie ist insbesondere mit der Zielsetzung zur Bestimmung des Status quo als Ausgangspunkt für ein flexibles Angebot an Krankenhausleistungen (vgl. Kapitel 7).

9.1 Politischer Einfluß auf die Krankenhaus-Rahmenplanung

Der Gegensatz zwischen der starren, dirigistischen Kapazitätsplanung und dem Wettbewerbssystem in der Krankenhausfinanzierung wird durch die Einführung einer Krankenhaus-Rahmenplanung aufgelöst. Veränderungen, die aus dem Qualitäts- und Leistungswettbewerb der Krankenhäuser erwachsen, sollen in einem *ordnungspolitischen Rahmen* kontrollierbar gehalten werden, so daß die öffentliche Aufgabe „Krankenhausversorgung“ in der gestalterischen Letztverantwortung der Länder und Kommunen verbleiben kann.

Mit dieser Forderung wird z. Zt. noch die Aufgabe der Lokalisierung von Leistungsbedarfen auf konkrete Krankenhäuser angesprochen, deren Bewältigung neben einer normativen Komponente die Verfahren zur Bestimmung des Krankenhausangebots und die Mechanismen zur Gewährleistung einer bedarfsgerechten Versorgung der Bevölkerung mit Krankenhausleistungen umfaßt.

9.1.1 Normative Bewertungen als Bestandteil der Krankenhaus-Rahmenplanung

In das Prozedere zur Festlegung der krankenhausindividuellen Leistungsangebote gehen auch normative Vorgaben der Planungsbeteiligten ein

Bei der Lokalisierung von Leistungsbedarfen auf konkrete Anbieter von Gesundheitsleistungen sind Entscheidungen zu treffen, die normativen Charakter besitzen. Das Verfahren zur Verteilung von regionalen Leistungsbedarfen auf einzelne Krankenhäuser orientiert sich an bestimmten *Zielkriterien* (vgl. Kapitel 2.1), die zum Zwecke einer bedarfsorientierten Versorgung mit stationären Gesundheitsleistungen erfüllt sein müssen. Diese Zielkriterien, wie z.B. Dezentralisierung des Leistungsangebots und Wirtschaftlichkeit der Leistungserbringung, stehen teilweise in einem deutlichen Zielkonflikt. Darüber hinaus sind infrastrukturelle Fragen, arbeitsmarktpolitische Überlegungen sowie die, ggf. länderübergreifende, Abgrenzung von *Krankenhauseinzugsgebieten* zu berücksichtigen. Zur Ableitung einer intersubjektiv nachvollziehbaren Entscheidung zur Leistungsbedarfsverteilung ist daher eine Gewichtung der Zielkriterien notwendig. Diese Gewichtung kann wissenschaftlich nicht abgeleitet werden - sie ist als normative Bewertung durch die Beteiligten an der Krankenhausplanung[246] vorzugeben.

Verlagerung der Entscheidungskompetenz zur Selbstverwaltung

Die Krankenhaus-Rahmenplanung geht im Unterschied zur herkömmlichen Krankenhausplanung von einer *Verlagerung der Entscheidungskompetenz* auf die Ebene der Selbstverwaltung aus. Grundsätzlich wird nur die Aufnahme eines Krankenhauses in den Krankenhausplan sowie die Zuweisung von Fachdisziplinen (medizinische Fachabteilungen) über den Krankenhaus-Rahmenplan geregelt. Alle weitergehenden Entscheidungen zur inhaltlichen Konkretisierung bzw. zum quantitati-

---

246 Vgl. hierfür auch Tabelle 28

ven Leistungsangebot eines Krankenhauses werden in Verhandlungen zwischen Krankenhausträger und Landesverbänden der Krankenkassen getroffen.

Allerdings ist vorgesehen, daß die Ergebnisse der Verhandlungen durch die zuständige Planungsbehörde genehmigt werden (vgl. Kapitel 4 und 10.2)[247]. Diese Forderung ergibt sich zum einen aus dem Charakter der Gesundheitsversorgung als quasi „öffentliches" Gut (Sicherstellungsauftrag) und zum anderen aus der gegenwärtig noch existierenden Finanzierungsverpflichtung des Landes („duale" Finanzierung). Daher sind normative Vorgaben auch weiterhin bei der Krankenhaus-Rahmenplanung zu berücksichtigen.

9.1.2 Flexibilisierung des Krankenhausangebots

Die Krankenhäuser können innerhalb eines Krankenhaus-Rahmenplanes ihre Kapazitäten eigenverantwortlich und flexibel gestalten. Den Ausgangspunkt stellt hierbei die erstmalige Lokalisierung von Leistungsbedarfen als Ergebnis der Krankenhaus-Rahmenplanung dar.

Innerhalb des Qualitäts- und Leistungswettbewerbs sind die Krankenhäuser durch den Versorgungsvertrag gebunden, der nur bei unvorhergesehenen Ereignissen veränderbar ist

Alle weiteren Entwicklungen des Leistungsangebots eines Krankenhauses werden im wesentlichen durch den Qualitäts- und Leistungswettbewerb determiniert[248]. Dabei kann das Krankenhaus durch eine Vielzahl von Gestaltungsparametern die Attraktivität seines Leistungsangebots erhöhen und in der Folge Marktanteile (der Nachbarkrankenhäuser bzw. überregionale Attraktivität) gewinnen und/oder Subspezialisierung innerhalb der Leistungsstrukturvereinbarung aufbauen.

Allerdings ist das Krankenhaus bei der Entwicklung des Leistungsangebots durch die Vorgaben im Krankenhaus-Rahmenplan sowie die ergänzenden Versorgungsverträge auch gebunden. Entsprechende *Verstöße bzw. Unregelmäßigkeiten* müßten durch die Vertragspartner auf Selbstverwaltungsebene aufgedeckt und einvernehmlich geklärt werden[249].

Nachfolgende und ergänzende Leistungsstrukturverträge zwischen Krankenhausträgern und den Landesverbänden der Krankenkassen/Verbänden der Ersatzkassen gemäß § 109 Abs. 1 S. 5 SGB V erhält die Aufsichtsbehörde zwecks Genehmigung vorgelegt.

Unter Berücksichtigung der raschen Entwicklung eines flächendeckenden Entgeltsystems auf der Basis von Fallpauschalen können die Versorgungsverträge auf die Festlegung der Leistungsstruktur beschränkt werden. Die *Steuerung der Mengen-*

---

247 Normative Vorgaben durch das Land können dazu führen, daß der von den Krankenkassen veranschlagte Finanzbedarf zur Versorgung einer Region überschritten wird. Daher ist für die Umsetzung der Krankenhaus-Rahmenplanung eine zwischen Land und Landesverbänden der Krankenkassen einvernehmliche Verabschiedung des Krankenhausplans, insbesondere im Hinblick auf die Aufnahme von Krankenhäusern notwendig (vgl. Kapitel 10.2.2.1).

248 Auch die DKG spricht sich in ihrem veröffentlichen Positionspapier vom 19.03.1998 für einen Leistungs- und Qualitätswettbewerb der Krankenhäuser aus, vgl. DKG (1998a), S. 28f.

249 In diesem Zusammenhang wird auch ein „Trust-Center" diskutiert, der die Einhaltung der landesweiten Leistungsbedarfe betreut (vgl. Abbildung 93). Ein solches Trust-Center müßte ausgewählte Daten nach § 301 SGB V erhalten und letztlich ein kassenartenübergreifendes Controlling der erbrachten Leistungen aufbauen.

komponente kann dann ergänzend über die Preise der Fallpauschalen marktgerecht erfolgen. Dabei ist im Interesse der Krankenhäuser wie auch der Krankenkassen zu empfehlen, bei der Preisgestaltung eine Dynamisierungskomponente zu berücksichtigen (vgl. Kapitel 1; Kapitel 2). Bei Berücksichtigung dieser Mechanismen ist auch die Aufhebung jeglicher Budgetdeckelung möglich, da das Risiko eines ungebremsten Mengenwachstums und damit die Gefährdung der Beitragssatzstabilität vermieden werden könnte[250] (vgl. Abbildung 84).

Abbildung 84: Flexibilisierung des Krankenhausangebots

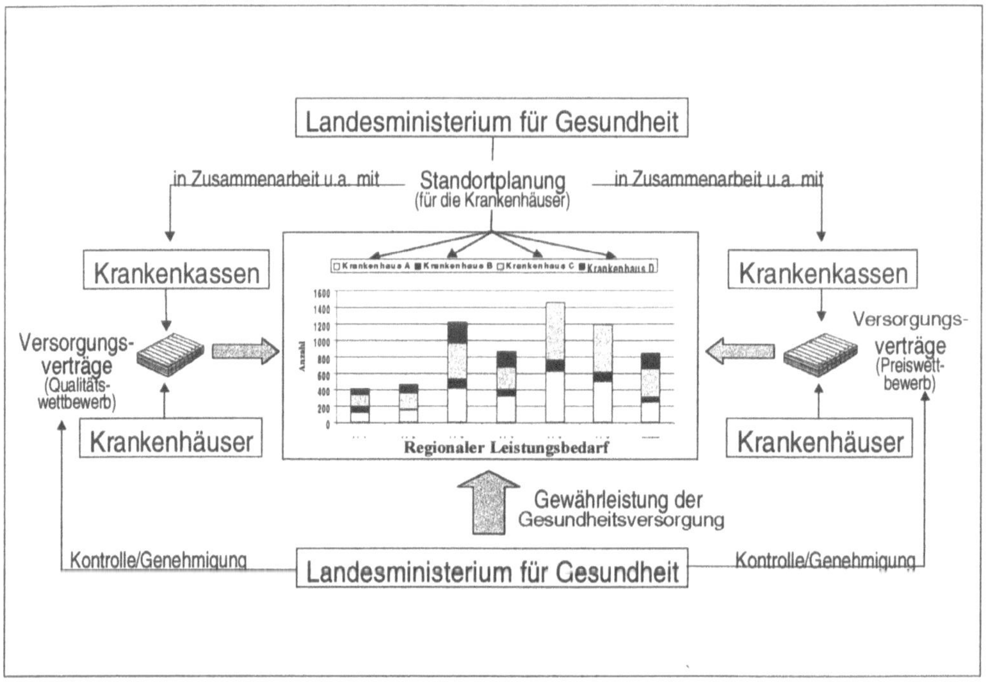

Neben dem Versorgungsvertrag werden auch andere Verfahren diskutiert, mit denen eine Verteilung von Leistungsbedarfen auf Krankenhäuser vorgenommen werden kann

Die *Verhandlung von Leistungspaketen* ist auf der Bundesverordnungsebene unter dem Stichwort der „Leistungsstrukturvereinbarung" bei der Diskussion zur BPflV'95 bereits behandelt worden. Allerdings hat der Bundesrat eine im Referentenentwurf enthaltene Regelung zur Vereinbarung von Leistungen zwischen den Vertragspartnern mit der Begründung zurückgewiesen, daß eine weitere Planungsebene zur Aushöhlung der staatlichen Krankenhausplanung führen würde. Diese Argumentation gilt aber nur solange, wie das jeweilige Bundesland die Krankenhausplanung als Aufgabe zur dirigistischen Festlegung von Angebotskapazitäten je Krankenhaus versteht.

Während das vorgeschlagene Verfahren mit den gegenwärtig geltenden gesetzlichen Bestimmungen im Einklang steht, werden in der Politik und Praxis noch weitere Verfahren diskutiert, die zur Modifizierung der Verteilung der Leistungsmodulanteile einer Region herangezogen werden können:

[250] Die Morbiditäts- und Bevölkerungsentwicklung ist über Regressionsanalysen prospektiv berücksichtigt und damit Bestandteil der ausgewiesenen Leistungsbedarfe. Das sogenannte „Morbiditätsrisiko" liegt damit nicht auf Seiten der Leistungserbringer.

- *Regionalkonferenzen*

In einigen Bundesländern werden schon heute Regionalkonferenzen durchgeführt, bei denen die Vertreter aller Krankenhäuser Leistungsstrukturen und -abläufe diskutieren und auf dieser Basis eine abgestimmte Verteilung von Leistungsmodulanteilen vornehmen. Da jedoch die *Interessen der einzelnen Krankenhäuser* aufgrund der Wettbewerbssituation stark divergieren, haben die Regionalkonferenzen bislang nur partiell erfolgsversprechende Ergebnisse hervorgebracht.

- *Lizenzverfahren*

Bei dem Lizenzverfahren werden die Leistungsmodule von den Landesverbänden der Krankenkassen in Form von Lizenzen ausgeschrieben. Die Krankenhäuser können sich im weiteren um Anteile an den Leistungsmodulen bewerben, d.h. schriftlich ein Angebot abgeben, und bekommen diese, ggf. als *zeitlich beschränkte Lizenz* zugewiesen. Die Zuweisung kann sich dabei am Kriterium der Leistungsfähigkeit oder auch an der Höhe der Vergütung für die Erbringung der Leistungen orientieren.

- *Einkaufsmodelle*

In der Grundkonzeption eines Einkaufsmodells garantieren einzelne Krankenkassen einem Krankenhaus, daß für einen zukünftigen Zeitraum bestimmte Leistungen für ihre Versicherten an diesem Krankenhaus erbracht werden. Dabei sind Art und ggf. Anzahl der Leistungen exakt zu bestimmen. Die Leistungserbringung im Rahmen eines Einkaufsmodells setzt voraus, daß die Krankenkasse über eine *Steuerung der Patientenströme* dem Krankenhaus eine Belegungssicherheit bieten kann.

Zur Umsetzung der genannten Vorschläge ist die *Mitwirkung des Gesetzgebers* zwingend notwendig, da entweder die Planungskompetenzen verlagert, die Prinzipien der solidarischen Gesundheitsversorgung tangiert sind oder ein Ungleichgewicht hinsichtlich der Machtverhältnisse entsteht. Leistungsstrukturvereinbarungen über regionalbezogene Versorgungsverträge zwischen Krankenhäusern und Kostenträgern basieren auf dem Know How der Selbstverwaltungspartner und sind mit dem durch das Finanzierungssystem induzierten Leistungs- sowie Preiswettbewerb kompatibel[251]. Hieraus entstehen Markteintrittschancen, aber auch Marktaustrittsrisiken für die Krankenhäuser.

Über die Kontrolle und Genehmigung der Versorgungsverträge kann das Land seine Steuerungsfunktion wahrnehmen; Kriterien sind u.a. die Leistungsmenge und -struktur innerhalb der regionalen Bedarfe

9.1.3 Verantwortung des Landes (Sicherstellung)

Der Sicherstellungsauftrag der kommunalen Gebietskörperschaften und die Planungskompetenz der Länder gehen auf den Verfassungsgrundsatz der Sozialstaatlichkeit zurück und sind Ausdruck der Daseinsvorsorge des Staates für seine Bürger. Hieraus leitet sich die *gesundheitspolitische Letztverantwortung der Länder* ab.

---

[251] Grundsätzlich ist davon auszugehen, daß Leistungsstrukturvereinbarungen als öffentlich-rechtliche Versorgungsverträge in vollem Umfang der gerichtlichen Überprüfung unterliegen. Damit werden einseitige, willkürliche Entscheidungen der Vertragspartner verhindert bzw. sind durch ein gerichtliches Verfahren revidierbar.

Die wichtige Steuerungsfunktion innerhalb des ordnungspolitischen Rahmens ist somit durch das Land wahrzunehmen. Die zuständige Behörde hat demnach sicherzustellen, daß der gesamte ermittelte Leistungsbedarf für die Versorgung der Bevölkerung durch die Krankenhäuser befriedigt wird. Die Sicherstellung innerhalb der Krankenhaus-Rahmenplanung erfolgt über *die Genehmigung der Versorgungsverträge*, die zwischen den Krankenhausträgern und den (Landesverbänden der) Krankenkassen gemäß § 109 Abs. 1 S. 5 SGB V ausgehandelt werden. Die Summe aller vereinbarten Krankenhausleistungen muß dem landesweit ausgewiesenen Leistungsbedarf entsprechen.

Auf der Selbstverwaltungsebene prüfen die Vertragspartner gegenseitig, inwieweit die Verträge eingehalten werden[252] - insoweit muß die Landesbehörde nicht selber prüfend tätig werden. Sollte es zu Abweichungen kommen, können sich die Vertragspartner einigen, möglicherweise ergänzende Versorgungsverträge abschließen oder die gemeinsame Schlichtungsstelle anrufen. Verwaltungs- oder sozialgerichtliche Auseinandersetzungen sind in der Praxis sicherlich nicht zu vermeiden.

Die Landesbehörde erhält die ergänzenden Versorgungsverträge zur Prüfung vorgelegt bzw. ist in das Schiedsamtsverfahren eingebunden. Dieses ist ein institutionalisierter Rückmeldeprozeß, der dem Sicherstellungsauftrag angemessen ist.

Tabelle 28: Ausgewählte Beteiligte an der Krankenhausplanung

Beteiligte	*Interessen bzw. Zielkriterien*
Sozialministerium:	• Eigene Trägerschaft • Arbeitsplätze • ......
Krankenkassen:	• Budgetentlastung • Zufriedenheit Versicherte • Wirtschaftl. Rahmenbedingungen • ......
Landeskrankenhausgesellschaft:	• Interessenvertretung aller KH • Flächendeckende Versorgung • Freiraum für Wettbewerb • ......
Ärztekammern	• Weiterbildung / Qualitätssicherung • Substitutionseffekte Vergütung • ......
Landkreistag:	• Kreisautonomie • Eigene Trägerschaft • ......

[252] Zusätzlich wird diskutiert, ein unabhängiges Trust-Center auf Selbstverwaltungsebene einzurichten, der die Sicherstellung einer bedarfsorientierten regionalen Versorgung mit Gesundheitsleistungen kontinuierlich und zeitnah prüft. Für ein kontinuierliches Controlling ist sicherlich der gesetzlich vorgegebene Datenkranz nach § 301 SGB V heranzuziehen, wobei datenschutzrechtliche Anforderungen (z.B. Anonymisierung der patientenbezogenen Daten) zu beachten sind. Die Entwicklung der Morbidität sowie die Analyse der Bevölkerungsstruktur kann sich auf die durch die Statistischen Landesämter erhobenen Daten beschränken. Zwecks Beurteilung der medizinisch-technischen Entwicklung sind die Ärztekammern zu konsultieren.

9.2 Leistungsbedarf auf Krankenhausebene

Die Ableitung eines krankenhausspezifischen Leistungsbedarfs kann anhand einer Vielzahl von Kriterien erfolgen. In den folgenden Abschnitten werden häufige, bei Krankenhausplanungsüberlegungen zitierte Kriterien diskutiert.

Unabhängig von diesen Kriterien ist aber insbesondere den situativen Gegebenheiten große Aufmerksamkeit zu widmen. Krankenhäuser haben fast immer einen historischen Hintergrund, sie sind in die städtische oder ländliche Infrastruktur der Versorgungsregion eingebunden und werden auch aufgrund einer teilweise jahrzehnte-langen Tradition von Patienten über die Generationen hinweg aufgesucht. Diese Patientenströme, die nicht immer innerhalb von regionalen Grenzen verlaufen, lassen sich *nicht* kurzfristig durch eine Bedarfsplanung umlenken. Dieser Aspekt ist genauso wie die zukünftigen Planungen von einzelnen Krankenhäusern zum Versorgungsangebot bei der Lokalisierung des Leistungsbedarfs auf der Krankenhausebene zu berücksichtigen.

9.2.1 Kriterien für die Krankenhäuser

Bei Entscheidung zur Standortwahl stehen aus Sicht der Krankenhäuser die Qualität bzw. Nachfrage von bzw. an Krankenhausleistungen, die Erreichbarkeit des Krankenhauses, die Wirtschaftlichkeit der Leistungserstellung sowie weitere, teilweise individuelle Besonderheiten zur Diskussion.

Abbildung 85: Kriterien zur Beurteilung der Standortwahl

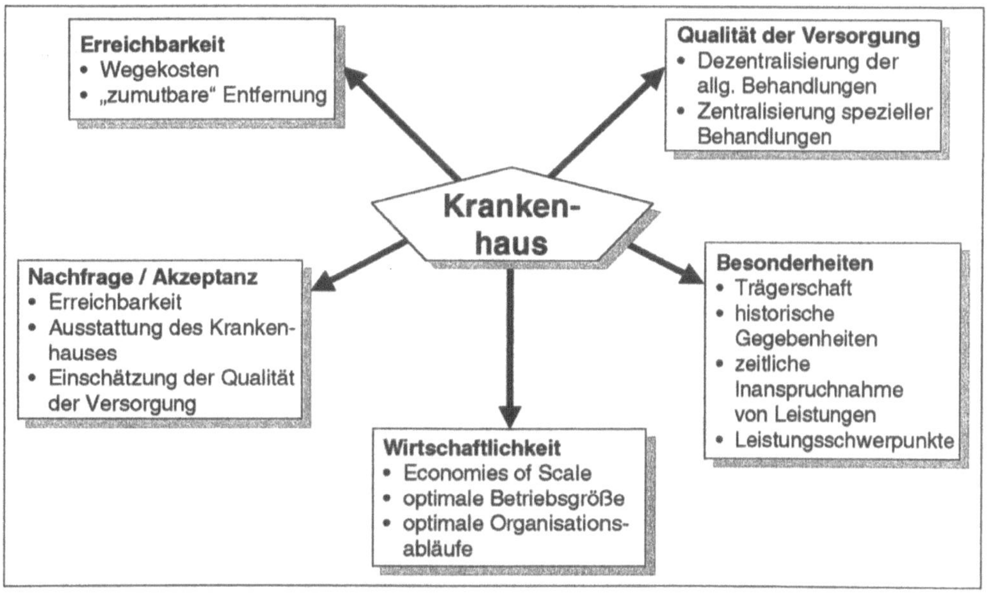

9.2.1.1 Qualität und Nachfrage

Die Aspekte der Qualität von Krankenhausleistungen werden in der Literatur sehr häufig mit dem *medizinischen Strukturierungsprinzip* in Verbindung gebracht. Demnach ist eine Zentralisierung von speziellen Behandlungen und eine Dezentralisierung der allgemeinen Behandlungen anzustreben. Damit wird dem Umstand Rechnung getragen, daß auch in der Medizin die aus der Betriebswirtschaftslehre bekannten Prinzipien der „learning curve“ bzw. der „economies of scale“ gelten. Vereinfacht ausgedrückt besagen diese Prinzipien, daß mit steigender Fallzahl innerhalb einer Subdisziplin eine Erhöhung der Qualität und auch der Wirtschaftlichkeit einhergeht. Die Prinzipien haben mittlerweile auch ihre empirische Bestätigung erfahren[253] und werden allgemein akzeptiert.

Somit sind allgemeine Behandlungen möglichst zu dezentralisieren, da nur somit eine über die gesamte Region flächendeckende Versorgung gewährleistet werden kann. Insbesondere sind die Anforderungen bei allgemeinen, häufigen Leistungen hoch anzusetzen; spezifischere, seltenere Leistungen sollten dort erbracht werden, wo entsprechende Erfahrungen aufgrund hoher Fallzahlen vorliegen.

Unabhängig von dem medizinischen Strukturierungsprinzip fehlt es bei der vollstationären Versorgung an *allgemein akzeptierten Meßgrößen* zur Definition von Qualität. Die häufig diskutierten Merkmale von Qualität, die Struktur-, Prozeß- und Ergebnisqualität, strukturieren zwar den Qualitätsbegriff in der Medizin; sie entziehen sich aber einer einheitlichen Quantifizierung durch operationale Größen. Mithin werden Hilfsgrößen zur Operationalisierung von medizinischer Qualität verwendet.

Eine Hilfsgröße ist die *Nachfrage bzw. Akzeptanz* nach bzw. von Krankenhausleistungen. Dieses Kriterium subsumiert andere nicht-medizinische Kriterien für die Wahl eines bestimmten Krankenhauses, wie bspw. Erreichbarkeit, Ausstattung der Unterbringungs- und Versorgungseinrichtungen oder Wirtschaftlichkeit der Leistungserbringung. Die Nachfrage bzw. Akzeptanz umfaßt gleichermaßen die Präferenzen des Patienten und des einweisenden niedergelassenen Arztes. Sie werden ein bestimmtes Krankenhaus genau dann auswählen, wenn dieses das für die Behandlung eines bestimmten Krankheitsbildes unter Abwägung aller sonstigen Kriterien bestmögliche Krankenhaus darstellt.

Die Nachfrage nach Krankenhausleistungen läßt sich einfach über die Einweisungsstatistiken bzw. Herkunftsstatistiken der Krankenhäuser bzw. seiner Fachabteilungen messen. Die Operationalisierung erfolgt anhand der Anzahl der Fälle.

9.2.1.2 Erreichbarkeit des Krankenhauses

Mit dem Erreichbarkeitskriterium wird das *soziale Strukturierungsprinzip*, d.h. der Erhalt einer bürgernahen Krankenhausversorgung angesprochen. Das Erreichbarkeitskriterium kann anhand von unterschiedlichen Indikatoren beurteilt werden. Als häufigste Kriterien werden die Wegekosten und die zumutbare Entfernung genannt.

Aus volkswirtschaftlicher Sicht ist über die Ermittlung der Wegekosten eine unter Kostengesichtspunkten optimierte Lokalisierung der Krankenhäuser innerhalb eines Versorgungsgebietes möglich. Wegekosten setzen sich aus den Fahrtkosten, den Zeitkosten sowie den Kosten unerwünschter Nebeneffekte wie Luftverschmut-

---

253 Vgl. bspw. Kapitel 1.3.1.

zung, Lärmbelästigung und Unfallgefahren (intangible costs) zusammen. Sie entstehen im wesentlichen bei den Patienten des Krankenhauses, dem Personal des Krankenhauses und den Besuchern der Patienten.

Die Ermittlung von Wegekosten stellt eine vor allem in empirischer Hinsicht ausgesprochen komplexe Aufgabe dar. Beispielhaft können die Zeitkosten angeführt werden, deren Ermittlung eine Differenzierung nach Erwerbstätigen und Nichterwerbstätigen sowie eine Unterscheidung der Besuchertage nach Werktagen und Sonn- und Feiertagen erfordert. Aufgrund der mangelnden Operationalität dieses Kriteriums kann der Aspekt der Wegekosten allenfalls qualitativ bei der Lokalisierung der Krankenhäuser Beachtung finden.

Der Indikator „zumutbare Entfernung" zielt auf die regionale Versorgungssicherheit und die *Verteilungsgerechtigkeit* ab. Die Operationalisierung dieses Indikators ist jedoch mit erheblichen Problemen behaftet, da weder Konsens über die Methode zur Messung von Entfernungen noch über die Definition von „Zumutbarkeit" besteht.

Weitgehende Übereinstimmung besteht jedoch hinsichtlich der Zurückweisung der räumlichen Distanz zum Krankenhaus als geeigneter Erreichbarkeitsindikator. Infolge der unterschiedlich ausgeprägten Infrastruktur können dieselben Wegstrekken, gemessen in Kilometer, verschiedene Zeitentfernungen bzw. Erreichdauern bedeuten. Da diese Größen aber als für die Inspruchnahme entscheidendes Kriterium gelten, wird in der vorliegenden Planungskonzeption die Zeitentfernung als problemadäquater Erreichbarkeitsindikator herangezogen. Dabei wird für die Entfernung zu einem Krankenhaus, welches allgemeine Behandlungen in den Fachdisziplinen der Allgemeinen Chirurgie, der Inneren Medizin sowie der Gynäkologie anbietet, eine Zeitdauer von etwa 30 Minuten angesetzt[254].

Als Grund für ein enges Netz an Krankenhäusern wird insbesondere die Versorgung von *Unfallverletzten* angeführt. Kurze Entfernungen zum Krankenhaus stehen im Falle des Unfalls dem Begehren nach höchstmöglicher Qualität der Krankenhausleistungen entgegen. Heute herrscht der Grundsatz vor, daß die Versorgung von Unfallverletzten in einem leistungsfähigen und jederzeit operationsbereiten Krankenhaus vorzuziehen ist. Voraussetzung ist allerdings ein effektiver Unfallrettungsdienst bzw. Krankentransport mit gut ausgebildetem Personal[255], so daß neben einer ausreichenden Erstversorgung am Unfallort auch während des Transportes zum Krankenhaus Maßnahmen zur Stabilisierung der Gesundheit des Patienten durchgeführt werden.

---

254 Aufgrund des hohen privaten Motorisierungsgrads der Bevölkerung wird dabei eine Anreise im PKW unterstellt. Für die Bevölkerung in geographisch abgegrenzten Regionen (z. B. Inseln, vgl. Kapitel 3.4.1.3) sind wegen der spezifischen Anfahrtswege besondere Erreichdauernormen festzulegen. Generell ist zu fordern, daß durch die neue räumliche Struktur der Krankenhäuser infolge der Krankenhausplanung bestehende Erreichdauern nicht gravierend, d.h. um mehr als 10% der bisherigen Dauer, überschritten werden.

255 Das Rettungswesen stellt in diesem Zusammenhang ein organisatorisch eigenständiges System dar.

9.2.1.3 Wirtschaftlichkeit der Leistungserbringung

Nach § 6 Abs. 1 KHG sind bei der Krankenhausplanung die Folgekosten bzw. die Auswirkungen auf die Pflegesätze zu berücksichtigen. Hieraus leitet sich das Wirtschaftlichkeitskriterium ab, welches auf die *Kostengünstigkeit* der Krankenhausversorgung abzielt.

Zur Beurteilung dieses Kriteriums sind bei der Lokalisierung der Krankenhausbedarfe nicht nur ex-post, sondern auch ex-ante Bewertungen anzustellen. Diese Forderung ergibt sich zwangsläufig aus der Notwendigkeit zur Gegenüberstellung der Kosten für die gegenwärtige Krankenhausstruktur mit der durch die Krankenhausplanung sich ändernden Versorgungsstruktur. Denn es ist unmittelbar einsichtig, daß bspw. durch Zusammenlegungen von Abteilungen bzw. Einführung neuer medizinischer Fachabteilungen (z. B. Frührehabilitation) neue Kostenstrukturen sowie geänderte Kosten für die Versorgung entstehen. Die Kosten der Versorgung bestehen dabei zum einen in den *direkten Kosten* für die Leistungserbringung, die primär den Aufwand für ärztliches und pflegerisches Personal sowie des medizinischen Bedarfs umfassen. Zum anderen werden aber auch Änderungen der *indirekten Kosten* induziert, da aus einem modifizierten Leistungsbedarf gleichzeitig eine veränderte Inanspruchnahme krankenhauszentraler Serviceeinrichtungen (z. B. Labor, Funktionsstellen) sowie der Unterbringungs- und Verpflegungseinrichtungen resultiert.

Eine Veränderung der Leistungsbedarfe für die einzelnen Fachdisziplinen eines Krankenhauses hat aufgrund der interdependenten Verflechtung der unterschiedlichen Kostenstellen im Produktionsbetrieb Krankenhaus mithin Auswirkungen auf die Gesamtwirtschaftlichkeit des Krankenhauses. Dies hat Konsequenzen auf den Aufwand zur Beurteilung der Wirtschaftlichkeit sowie die Exaktheit der errechneten Ergebnisse. Während die ex-post Ermittlung der Wirtschaftlichkeit mit sehr hohem personellen und sächlichen Aufwand noch relativ exakt bestimmbar ist, muß sich eine ex-ante Beurteilung der Wirtschaftlichkeit primär an den betriebswirtschaftlichen Erkenntnissen (z. B. „Economies of Scale", Optimale Betriebsgrößen) sowie an empirisch fundierten Untersuchungen (z. B. Prozessorganisation, „Make-or-Buy"-Problematik) aus der Vergangenheit orientieren.

Im Rahmen eines Projektes zur Krankenhausplanung ist eine über alle Krankenhäuser des Versorgungsgebietes durchzuführende Wirtschaftlichkeitsanalyse aufgrund begrenzter finanzieller, aber vor allem adäquater personeller Ressourcen nicht durchführbar. Damit verbleibt gegenwärtig als praktikable Möglichkeit die *Einschätzung der Beteiligten an den Budgetverhandlungen*, d.h. der Krankenkassen und der Krankenhäuser selbst, ggf. ergänzt durch die Planungsbehörde und die landesweiten Vertretungen der Selbstverwaltung. Aufgrund der divergierenden Interessen wird diesem Vorgehen allerdings keine hohe Validität zugemessen.

Grundsätzlich anders wird sich die Situation in der Zukunft darstellen, wenn über einen Betriebsvergleich, bspw. nach § 5 Abs. 1 BPflV, oder über die flächendeckende Einführung von Fallpauschalen Informationen zur Wirtschaftlichkeit der Krankenhäuser eines Versorgungsgebietes vorliegen. In diesem Falle werden auch quantitative Analysen zur Wirtschaftlichkeit als Folge einer geänderten Zuweisung von Leistungsbedarfen auf Fachabteilungen möglich.

9.2.1.4 Krankenhausindividuelle Besonderheiten

Die Krankenhausplanung ist rechtlich im KHG sowie in den landesbezogenen Krankenhausgesetzen verankert. Die entsprechenden Regelungen sind zu beachten. So wird in § 1 Abs. 2 KHG die *Vielfalt der Krankenhausträger* gefordert. Insbesondere sind die Selbständigkeit und Unabhängigkeit von Krankenhäusern in freigemeinnütziger und privater Trägerschaft soweit wie möglich zu erhalten. Als freigemeinnützig werden kirchliche und karitative Krankenhausträger (Ordensgenossenschaften, Wohlfahrtsverbände) bezeichnet; private Krankenhausträger sind Privatpersonen oder im Privatbesitz befindliche juristische Gesellschaften. „Dabei ist nach Maßgabe des Landesrechts insbesondere die wirtschaftliche Sicherung freigemeinnütziger und privater Krankenhausträger zu gewährleisten.“[256]

Die öffentlichen Träger, d.h. überwiegend die Kreise und Kommunen, verfolgen mit dem Betrieb von Krankenhäusern auch über die gesundheitliche Versorgung hinausgehende Interessen. Besondere Bedeutung hat vor dem aktuellen Hintergrund die *Sicherung von Arbeitsplätzen* in der Region. Die Zuweisung von Leistungsbedarfen auf Krankenhäuser hat über die daraus folgenden Kapazitätsanforderungen hinsichtlich des Personals in erheblichen Maße beschäftigungswirksame Folgen. Demzufolge wird von Krankenhäusern öffentlicher Träger das Argument der Arbeitsplatzsicherung im Kontext der Krankenhausplanung angeführt. Dabei ist zu beachten, daß sich der Gegenstand der Krankenhausplanung auf den vollstationären Bereich beschränkt. Der gesamte Markt des Gesundheitswesens gilt jedoch als einer der wenigen Branchen in Deutschland, der aufgrund des Wachstums positive Beschäftigungsimpulse geben kann. Eine geänderte Zuweisung von Leistungsbedarfen auf einzelne Krankenhäuser ist somit gleichfalls als Chance zu begreifen, indem durch infrastrukturelle Maßnahmen neue Gesundheitsangebote mit Wachstumspotential angesiedelt werden.

Die Zuweisung von Leistungsbedarfen auf Krankenhäuser darf - wie schon angedeutet - von dem historisch gewachsenen Hintergrund nicht abstrahieren. Dies gilt zum einen für das gegenwärtige bzw. das bereits abgestimmt geplante Leistungsspektrum und zum anderen für die in Kapitel 3.4.1 dargestellten Besonderheiten. Zu letztgenanntem Punkt werden insbesondere *Vorhaltefaktoren* für die Krankenhäuser mit im Zeitablauf stark schwankender Inanspruchnahme (z. B. „touristisch“ geprägte Versorgungseinrichtungen) oder für regional abgegrenzte (z. B. Insellage) Regionen diskutiert. Allerdings gilt auch in diesen Fällen, daß alternative Konzepte, wie bspw. die saisonale, temporäre Verstärkung der personellen Kapazität oder die Versorgung über andere Transportwege, gegenüber der Vorhaltung von Produktionsfaktoren (Personal, Sachmittel) abgewogen werden.

Eine Krankenhausplanung muß darüber hinaus berücksichtigten, daß sich in der Vergangenheit in einzelnen Regionen eines jeden Versorgungsgebietes bestimmte *medizinische Leistungsschwerpunkte* gebildet haben, die weitgehend unabhängig von der Region und ggf. dem gesamten Land Patienten adäquat versorgen. Dabei handelt es sich häufig um hochspezialisierte Leistungsangebote (z. B. Transplantationszentren), die in Abstimmung mit dem Sozialministerium, ggf. dem Wissen-

256 § 1 Abs. 2 S. 2 KHG.

schaftsministerium und den Kostenträgern gezielt angesiedelt werden. Mit solchen Einrichtungen wird das Ziel verfolgt, bestimmte Erkrankungen von Patienten, für die bereits Wartelisten existierten, durch Konzentration der Versorgungseinrichtung an einem Standort effizient und qualitativ hochwertig zu behandeln.

Diesbezügliche Abstimmungen, auch zwischen schon existierenden Leistungserbringern und der Planungsbehörde sowie den Kostenträgern lassen sich nicht auf bestimmte Planungszeitpunkte beschränken. Die Implementierung der Versorgungsangebote erfolgt bedarfsbezogen; geplante, ggf. in der Konzeption befindliche Überlegungen sind bei der Lokalisierung der Leistungsbedarfe im Rahmen der Krankenhausplanung zu berücksichtigen.

9.2.2 Lokalisierung der Leistungsbedarfe

9.2.2.1 Überlegungen zur Wahl des Verfahrens

Als Verfahren zur Lokalisierung der landesweit ermittelten Leistungsbedarfe auf der Ebene der Krankenhäuser unter Berücksichtigung der oben diskutierten Kriterien bietet sich die Nutzwertanalyse an[257]. Ziel der Nutzwertanalyse ist der weitgehend objektivierte Vergleich von Handlungsalternativen mit Hilfe von Nutzwerten. Dabei wird für jede Alternative gemessen, inwieweit die vorgegebenen Zielkriterien erreicht werden. Um die unterschiedliche Bewertung der Ziele zu berücksichtigen, bedarf es einer Zielgewichtung. Diese Zielgewichtung entzieht sich einer wissenschaftlichen Begründung; es sind mithin normative Entscheidungen hinsichtlich der Bedeutung einzelner Ziele von seiten der Beteiligten notwendig. Dies bedeutet, daß ein Ergebnis zur Krankenhausplanung durch die normativen Entscheidungen determiniert wird.

Grundsätzlich ist somit zu empfehlen, daß die verantwortliche Planungsbehörde in Abstimmung mit den Beteiligten an der Krankenhausplanung, insbesondere den Krankenhäusern und den Krankenkassen, eine Gewichtung der Zielkriterien vornimmt. Zum Zwecke der allgemeinen Darstellung der Planungskonzeption wird im folgenden von einer Zielkriteriengewichtung abstrahiert und als primäres und übergeordnetes Lokalisierungskriterium die Qualität bzw. Nachfrage von bzw. nach Krankenhausleistungen gewählt[258]. Bei der Wahl dieses Kriteriums ist zunächst vorteilhaft, daß eine Operationalisierung in allen Bundesländern Deutschlands möglich ist.

---

[257] Vgl. ZANGEMEISTER (1976)

[258] Damit wird zudem der in jüngster Zeit getroffenen gerichtlichen Entscheidung Rechnung getragen, nach der sich die Krankenhausplanung am tatsächlichen Leistungsbedarf in der Region zu orientieren hat und nicht an von der Politik Vorgegebenem: „Nach der Rechtssprechung des Bundesverwaltungsgerichts (vgl. Urteil vom 14.11.1985, BVerwG 3 C 41.84) ist unter Bedarf im Sinne des KHG der in einem Einzugsbereich des Krankenhauses tatsächlich vorhandene und zu versorgende Bedarf und nicht ein mit diesem tatsächlichem Bedarf nicht übereinstimmender durchschnittlicher oder erwünschter Bedarf zu verstehen.“ „Auch das BVerwG hat betont, daß sich die Krankenhausplanung an den örtlichen Gegebenheiten und regionalen Bedarfsstrukturen zu orientieren habe. Patientenwanderungen sind deshalb als bedarfsmindernd bzw. bedarfserhöhend zu berücksichtigen.“ Urteil der OVG Lüneburg vom 15.12.1998 zum Bedarfsbegriff.

Darüber hinaus erfaßt das *Nachfragekriterium* zumindest teilweise auch die Effekte der anderen Kriterien. Eine hohe Nachfrage bzw. Akzeptanz bedeutet für die jeweilige Fachabteilung gleichzeitig auch eine hohe Fallzahl, welche eine Voraussetzung für die Wirtschaftlichkeit der Leistungserbringung darstellt. Damit läßt sich tendenziell auch feststellen, daß das Kriterium der Erreichbarkeit nicht verletzt ist. Dennoch sind die Ergebnisse, die sich nach Anwendung der Nachfrage/Akzeptanz als übergeordnetes Kriterium zur Ableitung von krankenhausindividuellen Leistungsbedarfen ergeben, nicht unreflektiert als Rahmenvorgabe vorzuschlagen. Vielmehr müssen die errechneten Ergebnisse im Rahmen einer qualitativen Analyse auf schwerwiegende Verstöße gegen die oben dargestellten übrigen Kriterien (vgl. Kapitel 9.2.1) geprüft und ggf. modifiziert werden.

Als Instrument für die Zuordnung der regionalen Leistungsbedarfe zu einzelnen Krankenhäusern kommt die Nachfrageanalyse zur Anwendung. *Mit Hilfe der Nachfrageanalyse wird für jede Fachabteilung der Krankenhäuser in der Versorgungsregion mathematisch exakt errechnet, welcher fachdisziplinbezogene Leistungsbedarf nach Art und Anzahl befriedigt wird.*

9.2.2.2 Durchführung der Nachfrageanalyse

Bei der Durchführung der Nachfrageanalyse wird der landesweite Leistungsbedarf auf die einzelnen Krankenhäuser der Regionen im Versorgungsgebiet heruntergebrochen. Die Verteilung erfolgt fachgebietsbezogen, d.h. für jede im Datenbestand identifizierte Fachabteilung.

Zunächst werden die fachgebietsbezogenen Leistungen der Krankenhäuser in die Leistungsmodule transformiert. Dazu sind zum einen Kenntnisse hinsichtlich der Struktur der jeweiligen fachgebietsbezogenen Leistungsmodule auf der Ebene des Landes und zum anderen die beschreibenden (klassifizierenden) Daten der stationären Fälle auf der Ebene der Krankenhäuser erforderlich. Die Struktur der Leistungsmodule, d.h. die über den ICD-9 und ggf. OPS 301 definierten Leistungen innerhalb eines Leistungsmoduls, liegt als Ergebnis des Vorgehens zur Kategorisierung vor (vgl. Kapitel 2). Über die Identifikationsnummer des Krankenhauses sowie die Kennzeichnung der jeweiligen Fachabteilung sind die einem Patienten zugeordneten Einzeldaten verfügbar. Damit ist unter Rückgriff der einzelfallbezogenen ICD-9 und ggf. OPS 301 eine Abbildung der vollstationären Fälle der Krankenhäuser im fachgebietsbezogenen System der Leistungsmodule möglich (vgl. Abbildung 86).

Darüber hinaus müssen bei der Zuordnung der landesweiten Leistungsbedarfe auf die einzelnen Regionen die Veränderungen aus der Neustrukturierung der Behandlungspfade berücksichtigt werden. Dies kann auf zwei unterschiedliche Arten erfolgen: Anhand von leistungsmodul- bzw. diagnose-/therapiebezogenen Anpassungsfaktoren oder durch einzelfallbezogene Neustrukturierung[259]. Der erste Weg stellt sich wie folgt dar:

---

[259] Einzelfallbezogene Neustrukturierung bedeutet, daß die neuen Strukturen physisch am Behandlungsfall in den Datensätzen umgesetzt werden.

Abbildung 86: Abbildung der Leistungen von Fachabteilungen im System der Leistungsmodule

Innere Medizin
Augenheilkunde
Allgemeine Chirurgie
Gynäkologie und Geburtshilfe
Hals-, Nasen-, Ohren

§ 301 SGB V - Datensatz

Krankenhaus-Nr.	ID	PLZ	Aufnahmetag	Entlassungstag	Aufnahme-Diagnose	Entgeltschlüssel	Operationsschlüssel 1	Operationsschlüssel 2	Entlassungs-Diagnose
260 100 025	190209015420	2355	02-Feb-98	16-Feb-98	414.9	01040100			414.9
260 100 025	190308235715	2355	11-Jan-98	03-Feb-98	466.0	01040100			466.0
260 100 025	190405020816	2355	08-Jan-98	13-Jan-98	575.3	00000002	58468	1-552.1	575.3
260 100 025	190408118201	2275	27-Dez-97	09-Jan-98	401.0	01040100			466.0
260 100 281	190510151925	2596	30-Dez-97	06-Jan-98	427.6	00000001			414.0
260 100 281	190702284620	2357	26-Jan-98	29-Jan-98	569.9	01040100			569.9
260 100 281	190703041716	2356	29-Jan-98	16-Feb-98	843.1	01041500			840.6
260 101 378	190806017920	2842	11-Jan-98	14-Jan-98	824.2	01041500	5-787.3		824.2
261 101 378	190902225235	2836	19-Feb-98	09-Mrz-98	437.0	00000002			428.0
262 101 378	190902235235	2236	21-Jan-98	02-Feb-98	435.0	00000001			428.0
263 101 378	190911246120	2836	16-Feb-98	19-Feb-98	569.9	01040100			569.9

Zuordnung über: OPS 301, ICD ...

Basisleistungen | **Schwerpunktleistungen** | **Spezialleistungen**

Abbildung 87: Ermittlung landesweiter Anpassungsfaktoren

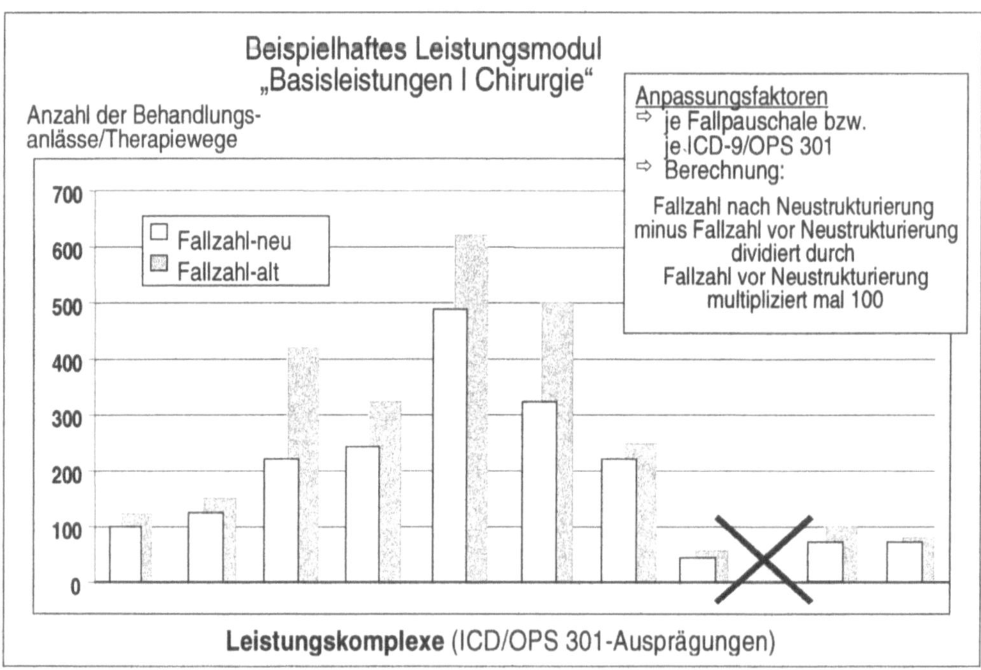

In einem ersten Schritt muß zunächst die Berechnung von leistungsmodul- bzw. diagnose-/therapiebezogenen Anpassungsfaktoren durchgeführt werden. Dazu werden die Leistungsmodule der IST-Situation (vgl. Kapitel 2) in Struktur und Anzahl mit den Leistungsmodulen der SOLL-Situation verglichen. Die Anpassungsfaktoren ergeben sich dabei durch Gegenüberstellung der absoluten Anzahlen je Leistungsmodul. Die Anpassungsfaktoren umfassen somit die im Rahmen der

Neustrukturierung des Leistungsbedarfs vorgenommen Änderungen (vgl. Kapitel 3.1) der fachgebietsbezogenen Leistungsmodule hinsichtlich deren Struktur und Anzahl.

Der letzte Schritt umfaßt nunmehr die Adjustierung der fachgebietsbezogenen Leistungsmodule auf der Ebene der Krankenhäuser durch Anwendung der landesweiten Anpassungsfaktoren, korrigiert um die bereits umgesetzten Werte. Damit ist gewährleistet, daß keine, für die einzelnen Fachabteilungen unterschiedliche Anpassung erfolgt[260]. Bei Anwendung der diagnose-/therapiebezogenen Anpassungsfaktoren wird eine exakte Übereinstimmung[261] zwischen den Ergebnissen zur Neustrukturierung des Leistungsbedarfs und den Planungszielen erreicht.

Die so durchgeführte Nachfrageanalyse ist ausschließlich für die Übergangsphase auf dem Wege zur Umstellung der Krankenhausplanung heranzuziehen. Demgegenüber sind die regionalen Bedarfswerte dauerhaft als Grundlage einer Krankenhaus-Rahmenplanung von Bedeutung.

9.2.2.3 Ableitung einer Planungsempfehlung

9.2.2.3.1 Berücksichtigung objektiver und subjektiver Komponenten

Die oben aufgezeigte Notwendigkeit, die krankenhaus- und abteilungsbezogenen Ergebnisse der Nachfrageanalyse als übergeordnetes Lokalisierungsverfahren auf schwerwiegende Verstöße hinsichtlich der weiteren Kriterien auf der Krankenhausebene zu prüfen, wirft vom Verfahren her zentrale Probleme auf. Diese knüpfen unmittelbar an das Grundverständnis einer Krankenhausplanung an, nach der eine Integration von normativen (politischen) Bewertungen und wissenschaftlich objektivierbaren Grundlagen zur Entscheidungsfindung gefordert wird. Diese Forderung resultiert aus der Tatsache, daß zwischen den Lokalisierungskriterien deutliche Zielkonflikte bestehen.

Ein *Zielkonflikt* liegt bspw. bei den Kriterien der Dezentralisierung und Wirtschaftlichkeit vor. Die Zusammenführung schlecht ausgelasteter Krankenhäuser oder Fachabteilungen einer Region könnte einerseits die Wirtschaftlichkeit deutlich erhöhen; andererseits bedeutet jedoch die Zentralisierung eine geringere örtliche Nähe in der Krankenhausversorgung. Dieser Zielkonflikt läßt sich grundsätzlich nur durch Vorgabe einer Priorität, d.h. der Vorgabe von Bewertungsfaktoren lösen. Es wird deutlich, daß eine solche normative Bewertung zur wissenschaftlich fundierten Lokalisierung von Krankenhausbedarfen unbedingt notwendig ist. Diese Bewertung ist - wie in Kapitel 9.2.2.1 dargestellt - durch die Verantwortlichen der Krankenhausplanung vorzugeben und bspw. im Rahmen einer Nutzwertanalyse einzubinden.

---

260 Eine fachabteilungsspezifische Anpassung ist bei der Ermittlung der rechnerischen Leistungsbedarfe unter Berücksichtigung des Kriterium der Nachfrage/Akzeptanz nicht zulässig.

261 Rundungsfehler

Die Krankenhausplanung enthält damit immer eine objektive und eine subjektive Komponente. Der Ablauf zur Lokalisierung und Ableitung einer konkreten Planungsempfehlung wird in Abbildung 88 dargestellt.

Abbildung 88: Ablaufplan zur Lokalisierung von Leistungsbedarfen auf der Krankenhausebene

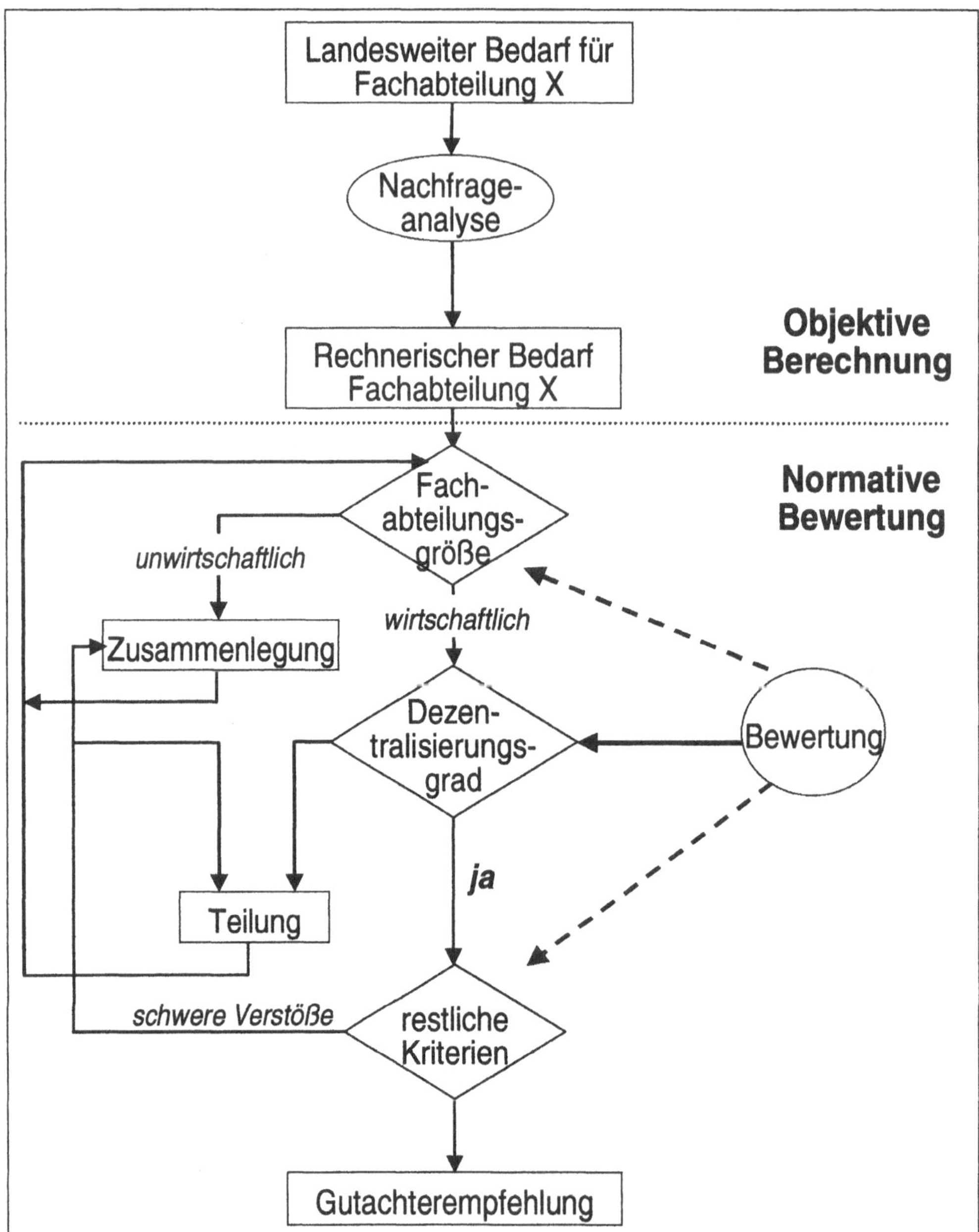

Ausgangspunkt für die Lokalisierung des Leistungsbedarfs auf Krankenhausebene ist der ermittelte landesweite Bedarf. Aus der Nachfrageanalyse ergibt sich ein objektiv ermittelbarer und nachprüfbarer *rechnerischer Bedarf* an Leistungen für die Fachabteilungen der einzelnen Krankenhäuser im Versorgungsgebiet. Dieser rechnerische Bedarf wird im Hinblick auf sinnvolle Fachabteilungs- und Krankenhausgrößen und Erreichung eines Dezentralisierungsgrads (landesweit und regional nach Einzugsgebieten) und unter Beachtung der weiteren Kriterien (z. B. Vielfalt der Trägerschaft, Infrastruktur) auf Sinnhaftigkeit geprüft. Nur an dieser Stelle gehen *subjektive Einschätzungen* der Planungsverantwortlichen ein. Gegebenenfalls führt diese Prüfung zur Zusammenlegung oder Teilung einzelner Fachabteilungen bzw. Krankenhäuser. Im Ergebnis ergibt sich vor dem Hintergrund regionaler Leistungsbedarfe für die Krankenhäuser des Versorgungsgebiets auf der Grundlage einer objektiven Nachfrageanalyse eine konkrete Gutachterempfehlung, die sich als *subjektive* Einschätzung des Gutachters[262] darstellt.

9.2.2.3.2 Hilfsmittel zur Entscheidungsunterstützung

Basis der Emfehlungen sind die ermittelten regionalen Leistungsbedarfe sowie die Ergebnisse der Nachfrageanalyse auf der Krankenhausebene. Diese objektiven Informationen werden durch eine Vielzahl von Einschätzungen, Analysen und Bewertungen seitens der Gutachter ergänzt. Dabei sind folgende Aktivitäten durchzuführen:

- *Empirische Erhebungen in den Krankenhäusern*

  Die Krankenhäuser können ihre Vorstellungen bzw. Erwartungen zur Krankenhausplanung im Rahmen einer *Fragebogenaktion* äußern. Im Mittelpunkt der Erhebung stehen die Validierung der aus den tatsächlichen Leistungen im Krankenhaus abgeleiteten Leistungsbedarfe sowie zukünftige Leistungsstrukturveränderungen.

- *Vor-Ort Besuche*

  Die individuellen Darlegungen der Krankenhäuser (Fragebogen) sowie die erhobenen Leistungsdaten nach § 301 SGB V werden im Rahmen eines Vor-Ort Besuches validiert. Darüber hinaus werden in persönlichen Gesprächen perspektivische Überlegungen zur Strategie der Krankenhäuser diskutiert, die bei der Formulierung der Planungsempfehlung berücksichtigt werden.

- *Berücksichtigung von krankenhausbezogenen Interdependenzen*

  Krankenhäuser umfassen als komplexe Versorgungseinrichtung mehrere Fachgebiete, die z.T. hochgradig miteinander verflochten sind. Dies betrifft nicht nur ein evtl. abgestimmtes Leistungsangebot (z. B. mehrere operative Disziplinen), sondern gleichermaßen die Nutzung von medizinischen Großgeräten (z. B. MNR). Aus den isolierten Ergebnissen der Nachfrageanalyse zu einzelnen Fachabteilungen eines Krankenhauses könnten diese Interdependenzen so nachhaltig gestört werden, daß nicht nur weitere Fachabteilungen, bspw. wegen einer zu erwartenden sinkenden Nachfrage, sondern auch das gesamte Krankenhaus zur Disposition gestellt werden müßten. Diese Konsequenzen müssen bei einer Empfehlung zur bedarfsgerechten Versorgung der Bevölkerung berücksichtigt werden.

- *Überprüfung der regionalen Leistungsbedarfe*

  Mit der Krankenhausplanung wird u.a. eine regional abgestimmte Versorgung der Bevölkerung mit Krankenhausleistungen beabsichtigt. Aus diesem Grund

262 „Es geht immer auch anders." von Thomas MANN.

ist zu empfehlen, eine Gegenüberstellung der Ergebnisse zur regionalen Bedarfsanalyse mit den Ergebnissen der Nachfrageanalyse vorzunehmen. Die strukturierte Darstellung kann insbesondere auch schwerwiegende Verstöße gegenüber dem Erreichbarkeitskriterium sichtbar machen[263].

- *Versorgungsgebietspezifische Analysen*

  Im Bundesland Schleswig-Holstein hat das Hamburger Randgebiet für die Krankenhausversorgung eine besondere Bedeutung. Patienten aus Schleswig-Holstein, die sich in Hamburger Krankenhäusern behandeln lassen, werden über die regionalen Bedarfsanalysen zunächst nicht erfaßt. Zur Analyse dieser Problematik und zur *Quantifizierung des Potentials zur wohnortnahen Versorgung* dieser Patienten (vgl. Kapitel 0) sind daher weitere Datenbestände zu nutzen[264]. Aufbauend auf den Ergebnissen der Analysen lassen sich den betroffenden Krankenhäusern genaue Informationen hinsichtlich der Diagnosen geben, für die eine potentielle Behandlungsmöglichkeit besteht.

Aus der Durchführung der o.g. Aktivitäten resultieren weitere Informationen, die bei der Ableitung der konkreten Planungsempfehlung durch den Gutachter berücksichtigt werden. In Abhängigkeit der spezifischen Planungssituation, d.h. der verfügbaren Daten sowie dem Grad der Überversorgung, kommt diesen Informationen eine ggf. entscheidende Bedeutung zu.

9.2.2.3.3 Verbindlichkeit der Planungsempfehlung

Aus dem Verfahren zur Ableitung einer Planungsempfehlung wird deutlich, daß auch Einschätzungen und Normen die konkreten Planungsempfehlungen durch einen individuellen Gutachter determinieren. Die vielfältigen Einschätzungen und Normen gehen dabei mit unterschiedlicher Gewichtung in den individuellen Prozeß zur Ableitung einer Planungsempfehlung ein. Damit erhalten die Empfehlungen – *ganz anders als bei den ermittelten regionalen Leistungsbedarfen oder den Ergebnissen der Nachfrageanalyse zur Lokalisierung* – einen primär *subjektiven Charakter*; sie können durch andere Beteiligte nicht zwangsläufig intersubjektiv nachvollzogen werden.

Dies bedeutet konkret, daß ein anderer Gutachter mit seinen individuellen Einschätzungen sowie der Priorisierung anderer Normen eine weitgehend andere Planungsempfehlung abgeben würde. Aufgrund dieser Tatsache kann mit der Abgabe einer Planungsempfehlung kein Entscheidungsautomatismus verbunden sein.

Vielmehr ist und bleibt die Krankenhausplanung eine Aufgabe des Staates, d.h. der Bundesländer. So versteht sich eine konkrete Empfehlung für ein einzelnes Krankenhaus in einer Studie zur Krankenhausplanung als entscheidungsunterstützendes Werk im Sinne einer Expertenmeinung. Dies gilt in besonderem Maße, wenn - wie in der Vergangenheit - eine dirigistische Planung bis auf die Ebene der einzelnen

---

263 Vgl. zum Verfahren Kapitel 9.3.

264 Hierzu ist insbesondere die Diagnosestatistik des Statistischen Landesamtes Hamburg heranzuziehen.

Krankenhäuser im Versorgungsgebiet gefordert wird. *Dagegen wird bei der Krankenhaus-Rahmenplanung - wie hier vorgeschlagen - der Eingriff des Staats zum Zwecke einer bedarfsgerechten Versorgung zwar möglich, aber zumeist nicht notwendig.*

9.3 Sonderfall: Universitätsklinika

Unter den Krankenhäusern nehmen die Universitätsklinika eine besondere Stellung ein. Sie sind der höchsten Versorgungsstufe (Zentral- oder Maximalversorgung) zuzurechnen und haben durch die Aktivitäten im Bereich der Forschung und Lehre ein *erweitertes Aufgabenspektrum*. Auch bei den „allgemeinen" Krankenhausleistungen sind Besonderheiten zu berücksichtigen. In Universitätsklinika werden ärztliche Spezialisten beschäftigt, und die Aufgaben der Erarbeitung diagnostischer und therapeutischer Standards, der Aus-, Weiter- und Fortbildung von Ärzten sowie der Aus- und Weiterbildung in nicht ärztlichen medizinischen Berufen sind überdurchschnittlich vertreten.

Die unterschiedliche Aufgabenstellung ist auch bei der Krankenhausplanung zu berücksichtigen. Universitätsklinika unterliegen nicht in vollem Umfang der Krankenhausplanung, sie sind aber in die Planung einzubeziehen[265]. Darüber hinaus gelten für sie die besonderen *Planungskriterien des Wissenschaftsrates*.

Auf der Basis der Planungsempfehlungen des Wissenschaftsrates wird nach den Vorgaben des Hochschulbauförderungsgesetzes (HBFG) durch einen Verhandlungsausschuß, bestehend aus dem Bundesminister für Bildung, Wissenschaft, Forschung und Technologie, dem Bundesminister für Finanzen und den zuständigen Ministern der Bundesländer, jährlich ein *Rahmenplan* vorgestellt. Dieser enthält Angaben zu den einzelnen Universitätsklinika in Deutschland, z. B.:

- Die dem Rahmenplan zugrunde liegenden Zielvorstellungen
- Ausbaustand, Bauvorhaben und Beschaffungsvorhaben
- Bereitzustellende und für die folgenden Jahre des Planungszeitraums jeweils vorzusehende finanzielle Mittel, die durch den Bund und das jeweiligen Land zur Erfüllung der Gemeinschaftsaufgaben getragen werden (§ 6 HBFG)

Für das Jahr 1999 liegt der *28. Rahmenplan* vor. Beispielhaft werden für die beiden Universitätsklinika Schleswig-Holsteins in Kiel und in Lübeck folgende ausgewählte Angaben gemacht:

- *Forschung*

  Eine Stärkung der wissenschaftlichen Leistungsfähigkeit soll durch Einrichtung bzw. Aufstockung eines Fonds für Forschung gewährleistet werden. Die Fakultäten werden verpflichtet, in regelmäßigen Abständen einen *Leistungsbericht* anzufertigen, der eine Analyse der Qualität von Forschung und Lehre

---

[265] § 3 Abs. 3 AG-KHG

zum Gegenstand hat. Bei HBFG-Anträgen ist der Entwicklung von Forschungsflächen erste Priorität einzuräumen.

- *Lehre*

  Wichtig ist die regelmäßige Überprüfung der Lehrqualität, die zum Zwecke der Motivation der Hochschullehrer transparent gestaltet werden muß. Hinsichtlich des Umfangs an Studien- und Lehrangeboten ist festzustellen, daß Schleswig-Holstein mit 168 Studienanfängern pro 1 Mio. Einwohner (Durchschnitt in Deutschland: 145 pro Mio.) eine Überkapazität aufweist, die im Hinblick auf die finanzielle Situation zurückgefahren werden muß.

- *Krankenversorgung*

  Die beiden Universitätsklinika sind die einzigen Einrichtungen der klinischen Maximalversorgung in Schleswig-Holstein. Dadurch ist der für die Verbesserung der Forschung/Lehre entwickelte Grundsatz zur Ausrichtung des quantitativen Umfangs an Krankenversorgung an dem Bedarf für Forschung und Lehre nicht zu realisieren[266]; *die Kapazitäten sind höher, als dies aufgrund der Forschungs- bzw. Lehrverpflichtungen notwendig ist*[267].

- *Finanzierung*

  Die Möglichkeiten einer privaten oder gemischt staatlich-privaten Finanzierung einzelner universitärer Einrichtungen bei Absicherung der Bedingungen für Forschung und Lehre sind dringend zu prüfen. Die daraus resultierenden Einsparungen dürfen jedoch vom Land keinesfalls zur Verminderung des Zuschusses oder von den Krankenkassen zur Absenkung der Pflegesätze vereinnahmt werden.

Neben diesen dezidierten Empfehlungen sind u.a. von Mitgliedern des Wissenschaftsrats Überlegungen zur weiteren *strukturellen Entwicklung von Universitätsklinika* angestellt[268]. Grundprämissen sind dabei die Aussagen,

---

266 Im Zusammenhang mit der Aufgabe der Krankenversorgung werden vom Wissenschaftsrat folgende Vorschläge diskutiert:

- *Verzicht auf einen Lehrstuhl der Orthopädie.* Die Krankenversorgung in Kiel oder in Lübeck könnte durch eine Außenstelle des verantwortlichen Lehrstuhls in Kooperation mit orthopädischen Krankenhäusern der Region sichergestellt werden.
- Kooperationsvereinbarungen im Bereich der Psychiatrie, wobei der Lehrstuhlinhaber in Personalunion als Chefarzt der Kommunalen bzw. Landeskrankenhäuser agieren könnte.
- Abbau der Überkapazitäten im Bereich der Zahnmedizin um mindestens 25%.
- Abdeckung des Leistungsbedarfs der Kiefer- und Gesichtschirurgie sowie der Kinderchirurgie in Lübeck durch Eingliederung dieser Abteilungen in die Chirurgische Klinik. Diese Fachbereiche sollten durch eine C3-Professur vertreten werden.

Generell sind Überlegungen zur Bettenreduktion aufgrund des Übergangs zur teilstationären und ambulanten Versorgung anzustellen. Freiwerdende Kapazitäten sind zur Erweiterung der Forschungsflächen zu nutzen (Stand 1999).

267 Aus Sicht der Krankenhausplanung bedeutet dies jedoch auch, daß bei der Bemessung des Leistungsbedarfs der Universitätsklinika zunächst nur bedingt Minimalanforderungen durch Forschung und Lehre beachtet werden müssen.

268 Vgl. Ministerium für Bildung, Wissenschaft, Forschung und Kultur (1997), 45ff.

1. daß nicht jedes klinische, klinisch-theoretische oder vorklinische Fach an jeder Medizinischen Falkultät in voller Selbständigkeit und Ausstattung vertreten sein muß[269] und

2. daß auch im universitären Bereich die Bettenzahl ihre Bedeutung als Indikator für die Leistungsfähigkeit einer Klinik verloren hat und daß die Krankenversorgung - wie in nicht-universitären Krankenhäusern - zunehmend teil- bzw. nicht-vollstationäre Behandlungsangebote gewährleisten muß.

Aufbauend auf diesen grundlegenden Empfehlungen ist der Leistungsbedarf der universitären Einrichtungen zu ermitteln. Grundsätzlich gliedert sich der Leistungsbedarf von Universitätsklinika wie folgt auf:

- Bedarf für die allgemeine Krankenhausversorgung
- Bedarf für Forschung und Lehre
- Ggf. zusätzlicher Bedarf für die Wahl mehrerer Universitätsstandorte in Verbindung mit insbesondere auch für Forschung und Lehre erforderlichen Fachabteilungsmindestgrößen

Gegenstand der Krankenhausplanung ist die Planung der Krankenhausversorgung des Landes. Nicht Gegenstand der Planung sind dezidierte Aussagen zu Leistungsanforderungen für Forschung und Lehre. Diese werden vom Wissenschaftsrat dargelegt und können Mindestanforderungen für die notwendigen Kapazitäten im Bereich der Krankenhausversorgung haben. Allerdings ist dies in Schleswig-Holstein nicht der Fall. Damit finden für Universitätsklinika *grundsätzlich dieselben Analyseschritte* zur Ableitung des Leistungsbedarfs Anwendung, wie bei nicht-universitären Einrichtungen.

Allerdings wird von Experten die Vermutung geäußert, daß die führende Rolle der Universitätsklinika bei medizinischen Innovationen (Diagnose- und Therapiemethoden) im Vergleich zu nicht-universitären Krankenhäusern der Zentralversorgung zu anderen Patientenstrukturen und zu anderen Untersuchungen und Behandlungen führt. Diese Behandlungsanlässe und Therapien sind nach Meinung der Experten für die Aufgaben im Bereich der Forschung und Lehre nur bedingt geeignet und stellen somit eine über den Zentralversorgungsbedarf *hinausgehende Leistungsanforderung* dar.

Im Rahmen einer Krankenhausplanung ist somit zu untersuchen, ob sich der Spezialleistungsbedarf von Universitätsklinika hinsichtlich seines Inhalts bzw. seiner Struktur von den durch nicht-universitäre Einrichtungen erbrachten Leistungen unterscheidet. Als Basis hierfür sind die fachdisziplinbezogenen Leistungsmodule

---

[269] Explizit heißt es in den Ausführungen des Wissenschaftsrates: „Nach Ansicht des Wissenschaftsrates ist es nicht erforderlich, künftig an beiden universitären Standorten in Schleswig-Holstein eine voll ausgestattete orthopädische Abteilung vorzuhalten. Vielmehr wird eine Konzentration der universitären Orthopädie in Lübeck empfohlen, von wo aus auch die Belange von Forschung, Lehre und Weiterbildung der Kieler Universität wahrgenommen werden. Die orthopädische Krankenversorgung kann von vorhandenen orthopädischen Kliniken/Abteilungen in Kiel und Umgebung geleistet werden." Wissenschaftsrat (1999), S. 21

der höchsten Anforderungskategorie[270] sowie die Ergebnisse zu der Nachfrageanalyse heranzuziehen. Gegenstand der Untersuchung sind die drei folgenden Aspekte:

1. Umfang des Spezialleistungsanteils an den gesamten Leistungen
2. Struktur des Spezialleistungsanteils
3. Herkunftsstruktur der Patienten

Zur Analyse der 1. Fragestellung werden die Ergebnisse der Nachfrageanalyse genutzt. Bei diesen werden krankenhausindividuell die absoluten Fallzahlen der fachdisziplinbezogenen Leistungsmodule ausgewiesen. Für den Vergleich hinsichtlich des Umfangs ist eine Berechnung der relativen Fallzahlen im Verhältnis zu den Gesamtfällen der fachdisziplinbezogenen Leistungsmodule erforderlich. Im weiteren werden die relativen Fallzahlen der Leistungsmodule von Universitätsklinika, die der Zentralversorgung zugerechnet werden, den relativen Fallzahlen der nicht-universitären Einrichtungen gegenüber gestellt. Als vergleichbare nicht-universitäre Einrichtungen sind Krankenhäuser ausgewählt worden, die der Versorgungsstufe der Schwerpunktversorgung zuzuordnen sind[271]. Aus der Analyse ergeben sich für die wichtigen Fachdisziplinen der Allgemeinen Chirurgie, der Inneren Medizin sowie der Gynäkologie die in Tabelle 29 dargestellten Ergebnisse.

Tabelle 29: Umfang des Spezialleistungsanteils in ausgewählten Fachdisziplinen

Leistungsmodul Spezialleistungen	Universitätskliniken	Nicht universitäre Einrichtungen
Allgemeine Chirurgie	17,29 %	2,98 %
Innere Medizin	2,37 %	1,95 %
Gynäkologie	3,15 %	2,18 %

Bei der Interpretation der Daten aus Tabelle 29 fallen zunächst die geringen Anteile an den Gesamtfällen einer Fachdisziplin in den Leistungsmodulen auf, die den Spezialleistungen zuzurechnen sind. In der Allgemeinen Chirurgie ist nicht einmal *jeder 5. Patient dem Spezialleistungsmodul* zuzuordnen; in der Inneren Medizin beträgt der entsprechende Anteil dagegen nur gut 2%.

Allerdings muß deutlich herausgestellt werden, daß die Anteile an der Gesamtfallzahl je Fachdisziplin in den Universitätskliniken generell höher sind als in den nicht universitären Einrichtungen. Besonders deutlich wird dies in der Allgemeinen Chirurgie. Insgesamt ist aber festzuhalten, daß in Universitätskliniken ver-

---

[270] Mit Bezug auf die in dieser Planungsstudie dargestellten Beispiele wird demnach das Leistungsmodul „Spezialleistung" gewählt.

[271] An dieser Stelle ist bereits darauf hinzuweisen, daß bei den folgenden Analysen grundsätzlich Universitätskliniken mit nicht universitären Einrichtungen verglichen werden sollten. Dies ist im betrachteten Bundesland nicht möglich, da einzig die zwei Universitätskrankenhäuser entsprechend dem Versorgungsstufenkonzept die Maximalversorgung übernehmen sowie größere Krankenhäuser mit Fallzahlen größer 25.000 bzw. mit mehr als 800 Betten nicht existieren.

hältnismäßig mehr Patienten den Spezialleistungsmodulen zugerechnet werden können.

Die 2. Fragestellung hat die *Struktur des Spezialleistungsanteils* zum Gegenstand. Untersucht werden soll die Bandbreite bzw. Heterogenität des Leistungsspektrums im Spezialleistungsbereich von Universitätsklinika und nicht-universitären Einrichtungen. Dazu werden wiederum die Ergebnisse der Nachfrageanalyse herangezogen. Sie weisen krankenhausindividuell für jedes relevante Leistungsmodul die Anzahl der unterschiedlichen Diagnosen und Therapien (ICD-9/OPS 301) aus. Diese sollen als Indikator für die strukturelle Ausprägung des Leistungsspektrums herangezogen werden (vgl. Tabelle 30).

Tabelle 30: Struktur des Spezialleistungsanteils in ausgewählten Fachdisziplinen

Leistungsmodul Spezialleistungen	Universitätskliniken		Nicht universitäre Einrichtungen	
	durchschnittl. Anzahl ICD/OPS 301-Ausprägungen	Standardabweichung	durchschnittl. Anzahl ICD/OPS 301-Ausprägungen	Standardabweichung
Allgemeine Chirurgie	143,5	0,70	28,3	18,97
Innere Medizin	40,5	12,02	20,1	14,97
Gynäkologie	76,5	14,85	15,5	12,96

Ähnlich wie bei den Ergebnissen zum Spezialleistungsumfang zeigen sich auch bei dieser Analyse deutliche Unterschiede zwischen Universitätskliniken und nicht universitären Einrichtungen. Die Patienten in Universitätskliniken, die dem Leistungsmodul der Spezialleistungen zugeordnet werden, weisen heterogene Ausprägungen von ICD-9 bzw. OPS 301 auf, während die durchschnittliche Anzahl der Ausprägungen in nicht universitären Einrichtungen mit 15,5 bis 28,3 je Fachdisziplin geringer einzustufen ist. Somit ist davon auszugehen, daß die hohe Anzahl der Ausprägungen in den Leistungsmodulen der Spezialleistungen, die bei der Zuweisung der landesweiten Leistungsbedarfe auf Leistungsmodule zu beobachten ist, sich - mit Ausnahme der Universitätsklinken - *nicht in einzelnen Krankenhäusern* wiederfindet.

Bei der Analyse der Spezialleistungsstruktur zeigt sich auch, daß zwischen den einzelnen Fachdisziplinen große Unterschiede existieren. Die Allgemeine Chirurgie weist ein sehr umfangreiches, durch ICD-9 bzw. OPS 301-Kodes zu operationalisierendes Leistungsspektrum auf, während in der Inneren Medizin vergleichsweise geringe Anzahlen von Diagnose/Therapieausprägungen gefunden werden. Damit wird nochmals die Anregung einer weiteren Aufgliederung des Leistungsspektrums im Krankenhausplan, die bereits in der Praxis vollzogen worden ist, unterstrichen.

Insgesamt zeigen die Ergebnisse zum Vergleich der Universitätsklinika mit nicht-universitären Einrichtungen unter Bezugnahme auf die drei vorgestellten Analysen wesentliche Unterschiede zwischen den beiden Krankenhaustypen auf[272]. Sie bestätigen die Notwendigkeit zur differenzierten Analyse der Bedeutung von Universitätsklinika *hinsichtlich einer bedarfsgerechten Krankenhausversorgung*. Bei der praktischen Durchführung wird jedoch auch eine tiefergehende Beurteilung, bspw. auf der Ebene von Fachdisziplinen und dazugehörigen Leistungsmodulen vorgenommen. Vor dem Hintergrund dieser Erkenntnisse ist dann auch die differenzierte Lokalisierung des Krankenhausbedarfs vorzunehmen.

Dabei ist grundsätzlich denkbar, daß eine *Verschiebung von Leistungsbedarfen* in beiderlei Richtung zwischen dem universitären und nicht-universitären Bereich vorgenommen wird. So existieren in jedem Land bestimmte nicht universitäre Leistungsanbieter, die ausgesprochene Versorgungsschwerpunkte abdecken. Diese Leistungsanbieter besitzen, unabhängig von den Anforderungen an ihre Leistungsfähigkeit, naturgemäß einen überregionalen Einzugsbereich. Hier ist unter Rückgriff auf weitere Kriterien zur Lokalisierung der Leistungsbedarfe (insbesondere Wirtschaftlichkeit der Leistungserbringung) zu entscheiden, inwieweit diesbezüglich Versorgungsschwerpunkte regional angeboten werden sollen.

Schließlich ist darauf hinzuweisen, daß zukünftig *Kooperationen bzw. Leistungsabstimmung* zwischen den Krankenhäusern eine hohe Bedeutung zukommt. So ist einerseits denkbar, daß Kliniken mit speziellen Subdisziplinen als Lehrkrankenhäuser mit insbesondere Aufgaben der klinischen Versorgung praktischen Weiterbildung von Ärzten mit Universitätskliniken zusammenarbeiten. Zum anderen wird der Kooperation zwischen Universitätskliniken ein hoher Stellenwert zugemessen werden. Dabei ist sowohl die Bildung von Versorgungsschwerpunkten innerhalb eines Fachgebietes sinnvoll[273], als auch die Zusammenarbeit bei wissenschaftlichen Aufgaben im Sinne eines *abgestimmten Forschungsmanagements* zu empfehlen.

272 Diese Aussage ist vor dem Hintergrund der spezifischen Versorgungssituation in Schleswig-Holsten zu relativieren. In diesem Bundesland übernehmen ausschließlich die zwei Universitätskliniken die Zentralversorgung; eine vergleichbare Gruppe nicht universitärer Einrichtungen existiert daher nicht.

273 So existieren zwischen den Frauenkliniken der Universität Kiel und der Universität Lübeck schriftlich fixierte Abstimmungen zu Schwerpunkten bei der Leistungserbringung.

10 Praktische Umsetzung eines Krankenhaus-Rahmenplanes

Der Krankenhausplan wird durch den Krankenhaus-Rahmenplan ersetzt.

Die Entwicklung der Krankenhausplanung hin zu einer Krankenhaus-Rahmenplanung bewirkt eine radikale Veränderung: Die Übergangsphase zu konzeptionieren und die Beteiligten mit ihren divergierenden Interessen zu einen, ist die eigentliche Herausforderung einer Krankenhaus-Rahmenplanung, insbesondere für die Landesregierung. Wichtigstes Kennzeichen der Übergangsphase ist, daß sowohl Krankenhausleistungen als auch korrespondierend Krankenhauskapazitäten (beschränkt auf Bettenzahlen) ausgewiesen werden.

Die Forderungen nach einer Krankenhaus-Rahmenplanung sind in den Bundesländern verschieden ausgeprägt und umgesetzt. Aus den schleswig-holsteinischen Erfahrungen wird deutlich, daß die Krankenhaus-Rahmenplanung mit einer Validierung der Krankenhausdaten beginnt. In Übereinstimmung mit den formalen, verwaltungstechnischen Anforderungen müssen die „Bescheide" für die Krankenhaus-Rahmenplanung redaktionell bearbeitet werden.

Lese-hinweis

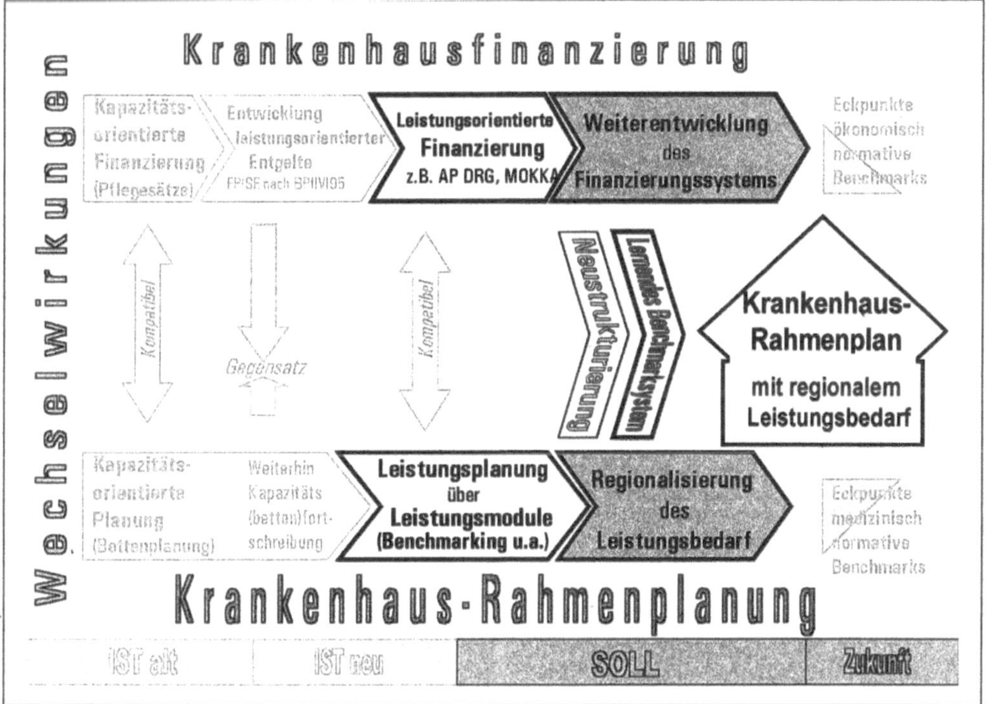

Eine der Kernfragen der bisherigen Krankenhausplanung lautet: *Wer* erbringt zukünftig die Krankenhausleistungen? – die planerische Standortwahl ist ein politischer Balanceakt, insbesondere in der Übergangsphase (vgl. Kapitel 9). Über Leistungsstrukturverträge vereinbaren Krankenhäuser und Krankenkassen das zu erbringende Leistungsvolumen. Die sukzessive Umstellung von „Kapazitäten" auf „Leistungen" ermöglicht parallele Strukturentwicklungen, auf die der Krankenhausbereich auch angewiesen ist. Ambulante Leistungen beispielsweise müssen sowohl vom Krankenhaus als auch von den Vertragsärzten tatsächlich erbracht, d. h. auch gesetzlich geregelt bezahlt werden. Die Umsetzung einer Krankenhaus-

Rahmenplanung bedeutet weiter, daß sich jegliche Finanz- und Förderregelungen von der „Maßzahl" Bett lösen müssen. Letztendliches Ziel bleibt die Kompatibilität zwischen Krankenhaus-Rahmenplanung und –Finanzierung – unter Einschluß der Investitionsfinanzierung.

10.1 Zum Stand der Krankenhaus-Rahmenplanung in Deutschland[274]

Die Rahmenplanung ist bereits in mehreren Bundesländern erklärtes Ziel der Planungsverantwortlichen

Schleswig-Holstein hat sich als erstes Bundesland in Deutschland schon 1996 zur Krankenhaus-Rahmenplanung verpflichtet. So ist in der Beteiligtenrunde zur Krankenhausplanung ein Beschluß ergangen, nach dem ausschließlich Rahmendaten zur Krankenhausplanung festzulegen sind. Grundlage dieses Beschlusses stellt die GS_bG-Methodik zur Krankenhausplanung dar. Während des Projektes zur Krankenhausplanung haben sich die Kostenträger und auch die Ministerin für Arbeit, Gesundheit und Soziales mehrfach öffentlich zur Umsetzung der Krankenhaus-Rahmenplanung bekannt[275].

Nordrhein-Westfalen will eine Krankenhaus-Rahmenplanung umsetzen.

Nach Schleswig-Holstein will sich nun auch **Nordrhein-Westfalen** (NRW) auf eine Krankenhaus-Rahmenplanung „beschränken". Dazu wurde im Mai 1998 die Novellierung des Krankenhausfinanzierungsgesetzes NRW durch das Kabinett gebilligt; mittlerweile ist das Gesetzvorhaben abgeschlossen worden. Das Gesetz sieht zur Krankenhausplanung vor, daß Rahmen- und Eckdaten vorgegeben werden. Kernpunkt der Krankenhaus-Rahmenplanung sind:

- *Festlegung von regionalen Leistungsbedarfen*[276]

  Die einzelnen Regionen des Landes werden durch die zu versorgende Bevölkerungszahl beschrieben. Korrespondierend werden medizinische Disziplinen, aber auch Bettenzahlen festgelegt.

- *Vorgaben zur medizinischen Spezialversorgung*

  Überregionale Spezialangebote, wie bspw. die Standorte für die Herzchirurgie, Transplantationsmedizin oder Perinatalzentren, werden durch das Land vorgegeben.

---

[274] Stand vom November 1999

[275] Dank gilt hier insbesondere den Mitarbeitern im Ministerium für Arbeit, Gesundheit und Sozialem des Landes Schleswig-Holstein, Herrn Bernd Schloer, Frau Dr. Cordelia Andreßen und Herrn Volker Maaß, die zur inhaltlichen Diskussion, insbesondere auch zur verwaltungstechnischen Umsetzung einer Krankenhaus-Rahmenplanung, viel beigetragen haben.

[276] Die Initiative des Landes NRW zur Festlegung von *regionalen Leistungsbedarfen* korrespondiert mit dem GS_bG-Ansatz. Allerdings werden für die einzelnen Regionen zusätzlich Kapazitäten in Form von Betten festgeschrieben, deren Verteilung auf einzelne Krankenhäuser durch die Selbstverwaltungsorgane vorzunehmen ist. Offenbar wird davon ausgegangen, daß mit der Bereitstellung von Betten der Letztverantwortung des Landes zur Sicherstellung einer bedarfsgerechten Versorgung Rechnung getragen werden kann. Eine Orientierung an den konkreten Leistungen der Krankenhäuser, die mit Behandlungsanlässen (ICD-9) und Therapiewegen (OPS 301) beschrieben werden, erfolgt dagegen nicht.

- *Übertragung der Verantwortung auf die Selbstverwaltung*

  Innerhalb der regionalen Vorgaben zu medizinischen Fachgebieten und Bettenzahlen sind die Landesverbände der Krankenhäuser und der Krankenkassen aufgefordert, einzelne Verträge für die Krankenhäuser der jeweiligen Region auszuhandeln. Ist auf regionaler Ebene kein Konsens zwischen den Beteiligten möglich, muß das Landesministerium korrigierend eingreifen.

- *Umstellung der landesbezogenen Finanzierung*

  Die bisherige Regelung, nach der die pauschalen Fördermittel nach der Zahl der Betten vergeben wurden, wird modifiziert. Zukünftig sollen sich die Fördermittel zwar noch zu 25% nach der Anzahl der Betten richten; die verbleibenden 75% werden über andere Schlüssel den Krankenhäusern zugewiesen.

Das Land NRW erhofft sich durch diese Maßnahmen eine effizientere Leistungserbringung in den Krankenhäusern, die primär durch veränderte Leistungsstrukturen, d.h. den Abbau von Betten bzw. die Schließung von Abteilungen erreicht werden soll. Das Land geht gleichwohl von einem gleichbleibendem Finanzierungsrahmen für Investitionen aus.

NRW hat bereits die Eckpunkte der Rahmenplanung gesetzlich fixiert

Als ein weiteres Beispiel für die länderbezogene Krankenhaus-Rahmenplanung ist das Bundesland **Niedersachsen** anzuführen. Zwar ist im Gegensatz zu NRW eine Verankerung in dem landesbezogenen Krankenhaus-Finanzierungsgesetz nicht erfolgt, doch wird unter Moderation und Anleitung eines Vertreters des zuständigen Ministeriums die Krankenhaus-Rahmenplanung in die Praxis umgesetzt. Die Ergebnisse der Verhandlungsprozesse zwischen den Vertretern des Krankenhauses und der Krankenkassen werden laufend in den Krankenhausplan eingefügt, der jedoch weiterhin für jedes einzelne Krankenhaus im Land die entsprechenden Kapazitäten (in Betten) ausweist.

Niedersachsen berücksichtigt Verhandlungsergebnisse für einen Krankenhaus-Rahmenplan.

Die **fünf neuen Bundesländer** befinden sich im Entscheidungsprozeß für die Umsetzung einer landesbezogenen Krankenhaus-Rahmenplanung. Entschieden haben sich bereits die Kostenträger dieser Länder, die GSbG-Methodik der Krankenhaus-Rahmenplanung – insbesondere die Neustrukturierung der Leistungsmodule - anzuwenden. Eine gleiche Entscheidung haben Land und Beteiligte im **Saarland** getroffen.

Die neuen Bundesländer sind in der Entscheidungsphase für die GSbG-Methodik zur Krankenhaus-Rahmenplanung.

Die Initiativen der GSbG mit dem Land Schleswig-Holstein und die Aktivitäten Nordrhein-Westfalens und Niedersachsens zeigen, daß das Konzept der Krankenhaus-Rahmenplanung in die praktische Umsetzung gelangt. In diesem Kontext sind auch die Forderungen an die Politik zu verstehen, die im Rahmen der ersten **Konstanzer Gespräche**[277] 1998 erarbeitet wurden: unter Beteiligung der gesundheitspolitischen Sprecher der Regierungsparteien des Bundes, der Spitzenverbände der Krankenkassen, Vertretern von Krankenhäusern und des BMG sowie der GSbG ist nochmals die Bedeutung der Krankenhaus-Rahmenplanung für die flächendeckende, qualitativ hochwertige stationäre Versorgung Deutschlands herausgehoben und eine Forderung zur Berücksichtigung dieses Konzeptes bei den weiteren Arbeiten zur *Strukturreform im Gesundheitswesen* abgeleitet worden.

---

277 Veranstalter: AOK Bundesverband und AOK Baden-Württemberg

10.2 Formale Elemente des Krankenhaus-Rahmenplanes

Eine in der Praxis funktionierende Krankenhaus-Rahmenplanung erfordert weitreichende Veränderungen. Trotz des häufigen Gebrauchs des Begriffs „Krankenhaus-Rahmenplan" existieren in der Praxis nur sehr vage Vorstellungen über die formale Gestalt bzw. den Inhalt eines Rahmenplans[278]. Entsprechend der in dieser Studie vorgestellten Methodik konstituieren die aus der tatsächlichen Inanspruchnahme von Krankenhausleistungen abgeleiteten Leistungsmodule den Krankenhaus-Rahmenplan (vgl. Kapitel 7.3.1)[279]. Im Unterschied zu dem bisherigen Krankenhausplan sind darüber hinaus weitere Elemente zu berücksichtigen, die Bestandteil des Krankenhaus-Rahmenplans sind und damit gleichzeitig Auswirkungen auf die konkrete Einzelvereinbarung mit dem individuellen Krankenhaus entfalten (vgl. Kapitel B 7.3.2 und B 7.3.3).

Der Krankenhaus-Rahmenplan eines Landes steckt für die Krankenhäuser den flexiblen Handlungsrahmen ab und ist damit Orientierung im Veränderungsprozeß. Bei dem Prozeß zur Ausgestaltung des Krankenhausplans müssen selbstverständlich die durch die Gesetze des Bundes und des Landes verpflichteten Institutionen und Personen eingebunden werden.

10.2.1 Leistungsmodule als Zielgröße der Krankenhaus-Rahmenplanung

In jedem Leistungsmodul werden zahlreiche Leistungsarten (ICD/OPS) beschrieben

Mit der Zielsetzung zur Differenzierung des regionalen Leistungsbedarfs wird in einem ersten Schritt der Krankenhaus-Rahmenplanung eine Strukturierung der im Versorgungsgebiet beobachteten stationären Fälle vorgenommen. Eine erste grobe Strukturierung erfolgt hierbei anhand der versorgenden Fachabteilung. Im weiteren werden die Behandlungsanlässe (ICD-9) und ggf. die Therapiewege (OPS 301) der behandelten Patienten zugrundegelegt. Auf der Grundlage der Analyse der Anzahlen von Krankenhäusern, bei denen eine bestimmte ICD-9, OPS 301 oder ICD-9/OPS 301-Kombination beobachtet wurde und deren relative Häufigkeiten an den insgesamt behandelten Patienten, wird eine *Einteilung der Behandlungsfälle* in Gruppen bzw. Leistungsmodule erreicht (vgl. auch Kapitel 2). Innerhalb dieser Leistungsmodule wird mit Hilfe des Benchmarking/der Neustrukturierung geprüft, welche Leistungen zukunftsorientiert sind.

Leistungsmodule als Zielgrößen der Krankenhaus-Rahmenplanung spezifieren den Bedarf an Krankenhausleistungen

Die Leistungsmodule sind somit im Sinne von Soll-Leistungsmodulen als Ergebnis der Bedarfsanalysen folgendermaßen zu charakterisieren (vgl. Kapitel 2):

- Für jedes Fachgebiet bzw. jede Fachabteilung existiert mindestens ein Leistungsmodul, meist sind es jedoch mehrere Leistungsmodule.
- Jedes Leistungsmodul weist mehrere, durch den Behandlungsanlaß und ggf. den Therapieweg eindeutig abgegrenzte voll- und teilstationär zu versorgende Leistungen auf.

---

[278] Vgl. zum Grundsatz der Krankenhaus-Rahmenplanung Kapitel 4 – die GSbG-Konzeption

[279] Vgl. auch Kapitel 2 „Abbildung der Krankenhausleistungen in Leistungsmodulen"

- Für jede durch Behandlungsanlaß und/oder Therapieweg eindeutig gekennzeichnete Leistung existiert ein Versorgungsbedarf, der in Anzahl der Fälle ausgedrückt wird.

Die Leistungsmodule stellen somit die wichtigsten *Zielgrößen* der Krankenhaus-Rahmenplanung dar. Sie berücksichtigen die Art der Fachabteilung und beschreiben eine *Struktur an Leistungen mit den entsprechenden Fallzahlen.* Leistungsmodule bilden den zukünftigen Bedarf an akutstationären Leistungen ab und korrespondieren somit mit dem jüngst in einem Urteil des Oberverwaltungsgerichts Lüneburg definierten Begriff „Bedarf" im Sinne des KHG[280].

▶ Die Krankenhäuser erhalten über den Feststellungsbescheid den landesweiten und regionalen Leistungsbedarf in abteilungsbezogenen Leistungsmodulen mitgeteilt.[281]

10.2.2 Ausgestaltung des Rahmenplanes

Der alte Krankenhausplan weist strukturelle Informationen zu einzelnen Krankenhäusern auf

Mit der Neuorientierung der Krankenhausplanung wird der bisher durch die Planungsbehörde entwickelte Krankenhausplan obsolet. Grundsätzlich weisen die **„alten" Krankenhauspläne** der Länder für jedes nach § 108 Abs. 2 SGB V zugelassene Krankenhaus im Versorgungsgebiet folgende Informationen aus (vgl. Abbildung 89)[282]:

- Name und Anschrift des Krankenhauses
- Träger bzw. Art der Trägerschaft (öffentlich, freigemeinnützig, privat)
- Versorgungsstufe entsprechend der länderspezifischen Alternativen (z.B. Begrenzte Regelversorgung, Regelversorgung, Schwerpunktversorgung, Fachkrankenhaus)
- Vorgehaltene Ausbildungsstätten im Sinne von § 2 Nr. 1a KHG
- Medizinisch-technische Großgeräte
- Betten je Fachdisziplin

Die Krankenhäuser haben nicht eine zwangsläufig bedarfsorientierte Ausgestaltung ihres Leistungsspektrums vorgenommen

Der „alte" Krankenhausplan gibt für das einzelne Krankenhaus den wesentlichen Rahmen für das vorzuhaltende Kapazitätsangebot sowie mittelbar für die *Bemessung des Finanzbudgets* vor. Eine für die Finanzierung des Krankenhauses wichtige Größe stellt die fachgebietsbezogene Bettenanzahl dar. Die absolute Höhe der Zahl der Betten determiniert zum einen die Bemessung der laufenden Betriebsausgaben und zum anderen die Höhe der Investitionszuwendungen durch das Land[283].

---

280 Vgl. Urteil des OVG Lüneburg vom 15.12.1998 - 11 L 6820/96.

281 Vgl. Abbildung 92; vgl. außerdem Buch C: Gutachtenergebnisse.

282 Art und Detaillierungsgrad der Informationen, die in den Krankenhausplänen der Länder publik gemacht werden, variieren von Bundesland zu Bundesland und im Zeitverlauf. Hier wird beispielhaft der Krankenhausplan des Landes Schleswig-Holstein vorgestellt.

283 In einigen Bundesländern hat mittlerweile eine Umorientierung hinsichtlich der Bemessung der pauschalen Investitionsmittel stattgefunden. So werden zunehmend – wie auch in Schleswig-

Abbildung 89: Beispielhafter Auszug aus einem „alten“ Krankenhausplan[284]

Krankenhaus-Einzelblatt Nr. 1234

Name des Krankenhauses: Musterkrankenhaus
Anschrift: Krankenhausstr. 25
23451 A-Stadt
Träger (Art der Trägeschaft): ABC GmbH (privat)
Ausbildungsstätten: Schule für Krankenpflege

Versorgungsstufe: Schwerpunktversorgung
Med.-techn. Großgeräte: 1 LIN, 1 CT, 1 MRT geplant

Fachrichtung	Planmäßige Betten/Plätze IST "alter Plan"	IST "Basis-Jahr"	SOLL "neuer Plan"
Augenheilkunde	3	3	3
Chirurgie	119 [5]	119 [8]	119 [6]
Frauenheilkunde u. Geburtshilfe	38	40	35
Geriatrie		40	40
HNO-Heilkunde	8	6	6
Haut- u. Geschlechtskrankheiten			
Innere Medizin	157 [5]	111 [5]	117 [5]
Kinderheilkunde			
Kinder- und Jugendpsychiatrie			
Mund-Kiefer-Gesichtschirurgie	9	6	6
Neurochirurgie			
Neurologie			
Nuklearmedizin			
Orthopädie	40	40	60
Psychiatrie			
Strahlentherapie			
Urologie			
Vollstationär zusammen	374 [10]	365 [11]	386 [11]
Dialyse			
Tagesklinik Geriatrie		20	20
Tagesklinik Kinder- und Jugendpsychiatrie			
Tagesklinik Psychiatrie			
Teilstationär zusammen	0	20	20
INSGESAMT	374 [10]	385 [11]	406 [11]

[ ] davon Intensivbetten

Zur Festlegung der Angebots- bzw. Leistungsstruktur des Krankenhauses wird neben der Bettenanzahl die *Art der vorzuhaltenden Fachabteilungen* herangezogen. Durch § 109 Abs. 1 S. 4 SGB V wird den Krankenhäusern und Krankenkassen die Möglichkeit eingeräumt, ergänzende Vereinbarungen zur Ausgestaltung der Krankenhauspläne zu treffen. Mit dieser Regelung ist jedoch nur eine Einschränkung hinsichtlich der Anzahl der Betten möglich, die unter der Maßgabe erfolgen muß,

Holstein - die Anzahl der Fälle sowie die Versorgungsstufe des Krankenhauses als Kriterien für die Höhe der pauschalen Investitionsmittel herangezogen.

284 Vgl. auch Kapitel 1.1.2, Abbildung 4

daß die Leistungsstruktur des Krankenhauses nicht verändert wird. Diese Regelung läßt somit ausschließlich Kapazitätsreduktionen ohne Veränderung des Leistungsangebots (z.B. Subspezialisierung) zu und ist aus des Sicht des Krankenhauses negativ zu beurteilen.

In der Praxis trifft das Krankenhausmanagement daher auf der Grundlage der finanziellen Mittel des Krankenhauses und unter Berücksichtigung von sonstigen Faktoren (externe Bedingungen, z.B. Konkurrenzsituation; interne Bedingungen, z.B. Personalkompetenz) *einseitig* Entscheidungen zu Art und Umfang der angebotenen Krankenhausleistungen. Eine Orientierung an dem konkreten regionalen Leistungsbedarf muß daher nicht zwangsläufig erfolgen.

Der **wesentliche Charakter des neuen** Krankenhaus-Rahmenplans besteht in seiner Orientierung an den akutstationären Leistungen im Versorgungsgebiet. Der Ausweis von Leistungen, d.h. die Leistungsstruktur ist somit zentraler Bestandteil des Krankenhausplans und löst damit die bisher dominierende Kapazitätsgröße „Bettenanzahl" ab.

Eine weitere grundlegende Änderung bei der Festlegung bzw. Konkretisierung der Krankenhausplanung betrifft die *Beteiligung der Selbstverwaltung*. Die konkrete Ausgestaltung der Krankenhauspläne durch die Krankenkassen und Krankenhäuser ist durch § 109 Abs. 1 S. 5 SGB V bereits gegenwärtig schon legitimiert[285]. Demnach können - analog einem Versorgungsvertrag nach § 108 Nr. 3 SGB V (keine Plankrankenhäuser) - die Landesverbände der Krankenkassen mit den Krankenhausträgern der einzelnen Krankenhäuser schriftliche Vereinbarungen „... im Benehmen mit der für die Krankenhausplanung zuständigen Landesbehörde ergänzend ..."[286] vereinbaren. Voraussetzung hierfür stellt der *Verzicht* zur Festlegung bzw. zum Ausweis von Bettenzahl oder der Leistungsstruktur eines Krankenhauses in den Krankenhausplänen der Länder dar.

Entsprechend der gesetzlichen Vorgaben kann in einem zweistufigen Verfahren schon heute das bedarfsorientierte Leistungsangebot zwischen Krankenhaus und Krankenkasse ausgehandelt werden

Die Krankenhausplanung kann sich somit in einem *zweistufigen Verfahren* entwikkeln, wobei im 1. Schritt die Benennung des Krankenhauses als Plankrankenhaus des Landes durch die Planungsbehörde erfolgt. Der 2. Schritt dient dagegen der Konkretisierung der Leistungsstruktur des Plankrankenhauses und wird durch die Krankenkassen und Krankenhäuser vollzogen.

10.2.2.1 Aufnahme des Krankenhauses in den Krankenhaus-Rahmenplan durch das Land

In einem ersten Schritt sind die Ergebnisse der Krankenhaus-Rahmenplanung heranzuziehen. Diese Ergebnisse weisen für jede Region des Versorgungsgebietes den nach einzelnen Fachabteilungen differenzierten konkreten Leistungsbedarf aus, der durch die stationären Leistungserbringer zu befriedigen ist. Der fachabteilungsbezogene Leistungsbedarf ist weiter in einzelne Leistungsmodule aufgegliedert wor-

In regionalen Leistungsmodulen wird der Leistungsbedarf spezifiziert, der durch die Krankenhäuser zu decken ist

---

285 In Niedersachsen wird seit mehreren Jahren die standortbezogene, kapazitätsorientierte Krankenhausrahmenplanung durch Leistungsstrukturvereinbarungen der Vertragspartner nach § 109 Abs. 1 S. 5 SGB V ergänzt.

286 § 109 Abs. 1 S. 5 SGB V.

den, die unter Berücksichtigung der Aufgaben der Neustrukturierung (vgl. Kapitel 3) sowie der Regionalisierung des Leistungsbedarfs (vgl. Kapitel 3.4) mit einem exakten Mengengerüst beschrieben werden. Diese Informationen determinieren die *Vorgaben an die Krankenhäuser* hinsichtlich der Leistungsstruktur (vgl. Abbildung 90).

▶ Aus dem regionalen Leistungsbedarf können sowohl Krankenhaus-Standorte als auch Anzahlen von Fachabteilungen für einen Krankenhaus-Rahmenplan abgeleitet werden.

Entsprechend der gegenwärtig geltenden gesetzlichen Bestimmungen muß der so definierte Krankenhaus-Rahmenplan durch die mit der Krankenhausplanung beauftragte Landesbehörde erstellt werden. Diese ist auch für die Weiterentwicklung bzw. Fortschreibung verantwortlich. In Übereinstimmung mit der gegenwärtigen Praxis sind die *Standorte der Krankenhäuser* im Versorgungsgebiet als Grunddaten festzulegen, zumal die Kündigung eines Versorgungsvertrages in Kombination mit einer Aufhebung des Feststellungsbescheids nach § 8 Abs. 1 KHG erfolgen muß, welche durch die zuständige Landesbehörde ausgesprochen wird.

Abbildung 90: Vorgaben zur Leistungsstruktur im Krankenhaus-Rahmenplan[287]

Fachabteilung: Gynäkologie und Geburtshilfe (Anzahl Behandlungsfälle)

A. Geburtshilfe

	Basisleistungen	Schwerpunkt-leistungen	Spezialleistungen	Anzahl Fachabteilungen
Region 1	3.680	850	50	6
Region 2	5.550	1.500	70	9
...	...	...	...	
Region n	2.850	750	40	4
Summe	31.500	9.800	480	*45*

B. Gynäkologie

	Basisleistungen	Schwerpunkt-leistungen	Spezialleistungen	Anzahl Fachabteilungen
Region 1	4.870	1.400	80	6
Region 2	7.500	1.900	100	9
...	...	...	...	
Region n	3.500	1.150	50	4
Summe	41.130	12.250	800	*45*

[287] Vgl. hierzu auch die umfangreiche Ergebnisdarstellung in Buch C.

Neben der Leistungsstruktur müssen im Rahmen des ersten Schrittes zur Entwicklung des Krankenhaus-Rahmenplans weitere Informationen erarbeitet werden, die aus der Verpflichtung des Landes zur Aufstellung von Investitionsplänen erwachsen (vgl. § 6 Abs. 1 KHG). Diese beziehen sich auf die Planung von Neu-, Ersatz- und Erweiterungsinvestitionen sowie Umbauten. Da sich die langfristigen Anlagegüter als Kapazitätsgrößen aus dem gegenwärtigen und zukünftigen Leistungsangebot der einzelnen Krankenhäuser einer Region ableiten, ist eine *Abstimmung der Investitionsplanung* mit den im zweiten Schritt konkretisierten Leistungsstrukturen der Krankenhäuser notwendig (vgl. Kapitel 1.1.2 und 10.2.2.2).

10.2.2.2 Konkretisierung der Leistungsstruktur des Krankenhauses

Ergänzend zur Standortentscheidung wird das Leistungsspektrum eines Krankenhauses in Abstimmung mit den Krankenkassen determiniert

Die Leistungsbedarfe können über Leistungsstrukturverträge nach § 109 Abs. 1 S. 5 SGB V zwischen den Landesverbänden der Krankenkassen gemeinsam mit den Krankenhausträgern konkretisiert werden. Dazu gehören *Vereinbarungen zu Leistungsstruktur* und *-mengen* des einzelnen Krankenhauses. Das konkrete Leistungsangebot eines Krankenhauses stellt sich formal als Anteil an dem durch das Land festgelegten, regionalen und überregionalen Leistungsbedarf dar (vgl. Abbildung 91). Korrespondierend zur Krankenhaus-Rahmenplanung werden die Anteile entsprechend der Fachabteilung sowie der dieser zugeordneten Leistungsmodule unterschieden. Dies bedeutet, daß folgende inhaltliche Aussagen zum Leistungsangebot eines Krankenhauses getroffen werden:

Krankenhäuser verhandeln Anteile an den Leistungsmodulen innerhalb des regionalen Leistungsbedarfs

- Art und Anzahl der im Rahmenplan aufgeführten Fachabteilungen
- Fachabteilungsspezifisches Leistungsangebot entsprechend der Aufgliederung nach Leistungsmodulen
- Zu erwartende Fallzahl je Leistungsmodul (ggf. mit Anteil an *teilstationären* Leistungen)[288]

Die fachgebietsbezogenen Leistungsmodule mit den ICD-9/OPS 301-Ausprägungen müssen als Grundlage zur Ermittlung bzw. Verhandlung von Finanzbedarfen dienen (z.B. Krankenhausbudgets oder „Regionalbudgets"), die sich im wesentlichen als monetäre Bewertung der Operations-, Funktionsleistungs- und Hotelkapazitäten ergeben.

Finanzielle Verknüpfungen mit der „Bettenzahl" müssen umgestellt werden.

Die aus den Leistungsangeboten sowie den situativen Gegebenheiten der Krankenhäuser resultierenden Anforderungen an langfristige Anlagegüter sollten im weiteren in *Abstimmung zwischen der für die Investitionsplanung zuständigen Landesbehörde und den Kostenträgern* einvernehmlich quantifiziert werden[289].

▶ In diesem Zusammenhang muß darauf hingewiesen werden, daß die Bemessung des finanziellen Budgets eines einzelnen Krankenhauses, insbesondere der finanziellen Mittel zur Deckung der Betriebskosten, nicht Aufgabe der Krankenhausplanung, sondern vielmehr in die umfassende Ent-

[288] Dies gilt insbesondere für die Psychiatrie; vgl. hierzu Kapitel 3.2.2.3 sowie die Darstellung der Ergebnisse in Buch C.

[289] Dies gilt für eine Übergangsphase bis hin zur monistischen Krankenhausfinanzierung.

wicklung eines bundesweiten Vergütungssystems von Krankenhausleistungen einzubinden ist. Die Krankenhausplanung hat aber sehr wohl die Aufgabe, den Rahmen für eine effiziente Versorgung vorzugeben[290].

Abbildung 91: Konkretisierung der Krankenhaus-Rahmenplanung

Krankenhaus-Rahmenplan

Region NORD | Region SÜD | Region OST | Region WEST

Region MITTE

Fallzahlen in den Leistungsmodulen

Fachabteilungen	Allg. Chirurgie	Gefäß-chirurgie	Neuro-chirurgie	Geburts-hilfe	Gynä-kologie	...
Basisleistungen ***BL***	12.890	2.540	1.200	5.400	6.750	...
Schwerpunktleist. ***SL***	4.250	1.280	350	1.500	1.900	...
Spezialleistungen ***ZL***	1.250	280	-	650	890	...

Standortbestimmung in der Übergangsphase

Rechnerische Zuordnung ⟷ **Politische Prioritäten**

- Leistungsfähigkeit
- Nachfrageanalyse
- Wirtschaftlichkeit
- Flächenversorgung
- Trägervielfalt

Krankenhaus **A**

	BL	*SL*	*ZL*
Chirurgie	25%	35%	50%
Innere	30%	25%	15%
Geb.	50%	50%	20%
Gyn.	**30%**	**50%**	**50%**

Krankenhaus **B**

	BL	*SL*	*ZL*
Chirurgie	25%	35%	45%
Innere	20%	30%	40%
Geriatrie	60%	80%	100%
Geb.	50%	50%	80%
Gyn.	**35%**	**35%**	**50%**

Krankenhaus **C**

	BL	*SL*	*ZL*
Chirurgie	30%	15%	-
Neurochirurgie	**45%**	**30%**	-
Innere Medizin	20%	10%	-
Gynäkologie	**35%**	**15%**	-

Krankenhaus **n**

	BL	*SL*	*ZL*
Allg. Chirurgie	20%	15%	5%
Neurochirurgie	**55%**	**70%**	**100%**
Gefäßchirurgie	40%	40%	60%
Innere Medizin	30%	35%	45%
Kardiologie	40%	50%	65%
Onkologie	20%	45%	60%
Geriatrie	40%	20%	-

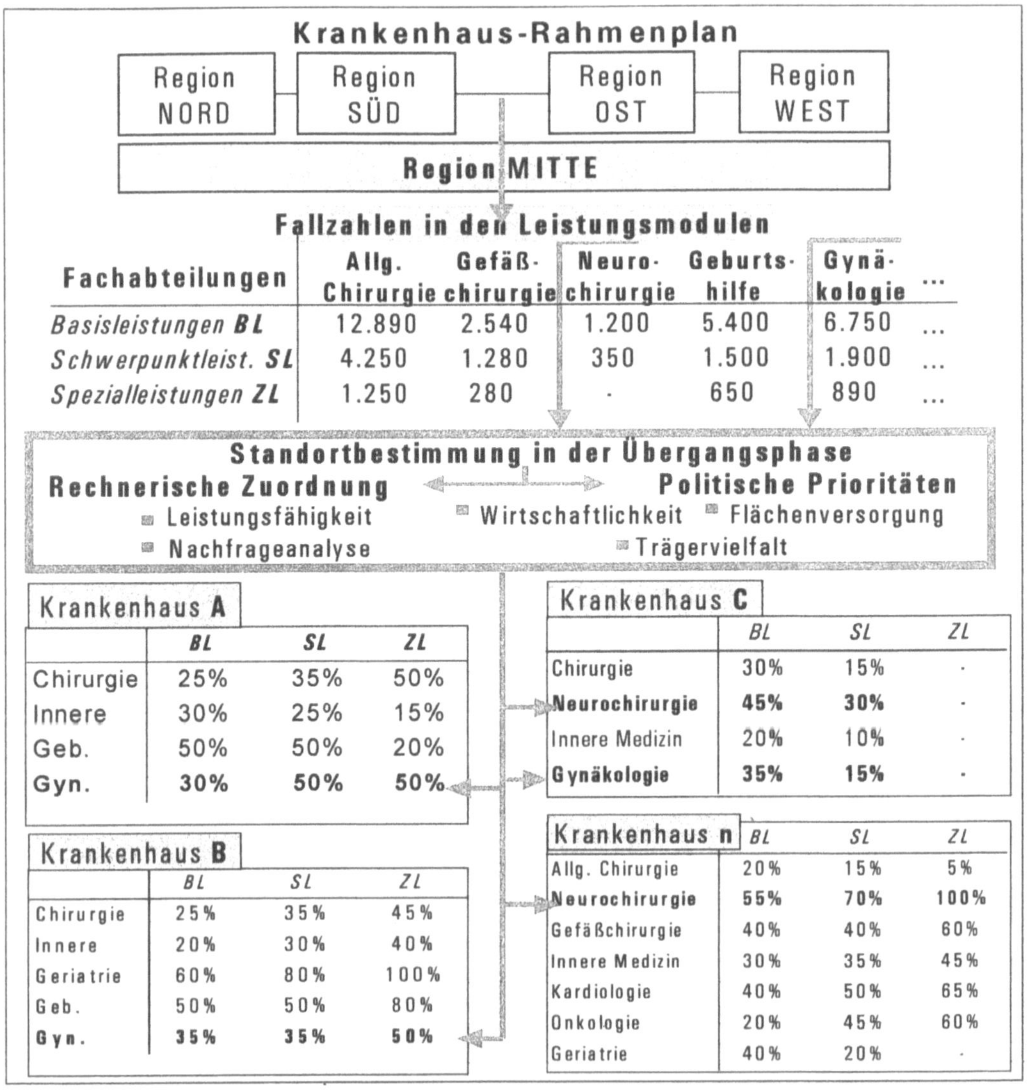

Fachabteilungen hier entsprechend der BPflV und der Weiterbildungsordnung aufgeführt. In dieser Abbildung sind überregionale Leistungsbedarfe nicht berücksichtigt.

Die Anteile an Leistungsmodulen geben Orientierung für die Bemessung des Finanzbedarfs

10.2.3 Vereinbarung mit dem einzelnen Krankenhaus

Die Basis für das Handeln eines Krankenhauses bildet der Feststellungbescheid der zuständigen Planungsbehörde. Bei der Krankenhaus-Rahmenplanung wird jedoch der Selbstverwaltung ein wesentlich größeres Gestaltungsrecht eingeräumt, das sich über Versorgungsverträge dokumentiert.

290 Vgl. hierzu auch Kapitel 3 „Neustrukturierung des Leistungsbedarfs" und Kapitel 8.3.2 „Ökonomische Benchmarks".

10.2.4 Feststellungsbescheid der Planungsbehörde

Die Konkretisierung des Leistungsbedarfs durch Darstellung (über)regionaler, fachgebietsbezogener Leistungsmodule erfordert eine hierauf angepaßte Leistungs- und Angebotsplanung auf seiten der Krankenhäuser. Grundlage hierfür bildet der Feststellungsbescheid des zuständigen Landesministeriums in Kombination mit dem Leistungsstrukturvertrag nach § 109 Abs. 1 S. 5 SGB V.

Mit dem Feststellungsbescheid werden die regionale Zuordnung des Krankenhauses sowie die zugeordneten Fachdisziplinen geregelt

Abbildung 92: Ausschnitt aus dem zukünftigen Feststellungsbescheid

Ministerium für Arbeit, Gesundheit und Soziales eines Landes

Ministerium für Arbeit, Gesundheit und Soziales
Postfach 4321 – 5678 Landeshauptstadt

Musterkrankenhaus
Krankenhausstr. 25
12345 A-Stadt

Beteiligte an der Krankenhausversorgung Nach § 19 AG-KHG

Ihr Zeichen / vom *Mein Zeichen / vom* *Telefon/Fax* *Datum*

Feststellung der Aufnahme in den Krankenhaus-Rahmenplan für das Land

Sehr geehrte Damen und Herren,

nach § 8 Abs. 1 des Krankenhausfinanzierungsgesetzes (KHG) i.d.F. der Bekanntmachung vom 10. April 1991 (BGBl. I S. 886), zuletzt geändert durch Artikel 8 des ...

A. Leistungsstruktur des Krankenhauses*

Fachrichtung	Betten-IST am 31.12.98 Vollstationär	Betten-IST am 31.12.98 Tagesklinisch	Beteiligte Fachabteilungen ab 2001 Vollstationär	Beteiligte Fachabteilungen ab 2001 Tagesklinisch
Allg. Chirurgie	80		x	x
Gefäßchirurgie	30		x	x
Neurochirurgie	20		x	
Unfallchirurgie	20		x	x
Plastische Chirurgie				
Thoraxchirurgie				
HNO	15			
Augenheilkunde	20			
...				
Geburtshilfe	35		x	x
Gynäkologie	35		x	x
...				
Innere Medizin	90	20	x	x
Geriatrie	30	15	x	x
Kardiologie	15		x	
Nephrologie				
Hämatologie/intern. Onkologie				
Orthopädie	25		x	x
...				

* *Die Leistungsstruktur ist durch Leistungsstrukturverträge nach § 109 Abs. 1 S. 5 SGB V in Verhandlungen zwischen Krankenhausträger und [Landesverbänden der] Krankenkassen zu konkretisieren.*

Anlage: Landesweiter und regionaler Leistungsbedarf

Der Feststellungsbescheid wird durch die für die Krankenhausplanung zuständige Landesbehörde ausgestellt. Ein formaler Festellungsbescheid informiert in einem generellen ersten Teil über die Aufnahme eines Krankenhauses in den landesweiten

Krankenhausplan entsprechend der gesetzlichen Vorgaben[291]. Damit wird gleichzeitig auch eine Zuweisung des Krankenhauses zu einer Region vorgenommen, da der Betrieb eines Krankenhauses ortsgebunden ist. Dies bedeutet jedoch nicht, daß gleichzeitig ein Bestandsschutz garantiert wird.

Nach dem ersten generellen Teil weist der Feststellungsbescheid in den nachfolgenden Teilen eine generelle Erklärung zum Leistungsspektrum des Krankenhauses auf. In Übereinstimmung mit den Aussagen des Krankenhaus-Rahmenplans ist es zunächst ausreichend, die einem Krankenhaus zugeordneten *Fachdisziplinen bzw. Fachabteilungen* auszuweisen. Weitere konkretisierende Informationen zum Leistungsspektrum des Krankenhauses, wie bspw. die jeweils zugeordneten Leistungsmodule, werden durch den Versorgungsvertrag zwischen Krankenhaus und Krankenkasse bestimmt. Im Feststellungsbescheid muß daher zwingend ein Verweis auf diesen Leistungsstrukturvertrag erfolgen (vgl. Abbildung 92). Zur Orientierung erhalten die Krankenhäuser den gesamten landesweiten wie regionalen Leistungsbedarf in abteilungsbezogenen Modulen[292].

Der Feststellungsbescheid des Landes enthält schließlich neben den krankenhausbezogenen Teilen noch Rechtsbehelfsbelehrungen, die für alle Krankenhäuser des Versorgungsgebietes gelten.

10.2.5 Leistungsstrukturvertrag nach § 109 Abs. 1 S. 5 SGB V

Im Gegensatz zum Feststellungsbescheid des Landes ist der Leistungsstrukturvertrag zwischen den *Landesverbänden der Krankenkassen und den Krankenhausträgern* nach § 109 Abs. 1 S. 5 SGB V an keine formalen Bestimmungen gebunden. Entsprechend den gesetzlichen Regelungen ist der Leistungsstrukturvertrag durch die Planungsbehörde des Landes zu genehmigen. Diese Regelung gewinnt im Krankenhaus-Rahmenplan stark an Bedeutung.

Der zwischen Krankenhaus und Krankenkasse verhandelte Versorgungsvertrag konkretisiert das Leistungsspektrum des Krankenhauses nach Art und Menge

Der Versorgungsvertrag enthält die für die Leistungsstruktur des Krankenhauses konkretisierenden Informationen. Auf der Grundlage der durch den Feststellungsbescheid vorgegebenen Fachdisziplinen bzw. Fachabteilungen werden zunächst die jeweils zugeordneten Leistungsmodule dargelegt (vgl. Abbildung 93). Das *quantitative Leistungsangebot* des Krankenhauses ist im weiteren durch die Zuweisungen von Anteilen an den Leistungsmodulen bestimmt. Dabei sind im Hinblick auf die Notwendigkeit zur Gewährleistung der akutstationären Versorgung in einer Region grundsätzlich relative Anteile und absolute Fallzahlen denkbar. Daneben ist hinsichtlich des Differenzierungsgrads zwischen der Festlegung von quantitativen Angaben zu einzelnen Leistungsmodulen oder zu ICD-9/OPS 301-Ausprägungen bzw. zu in Fallpauschalen aggregierten Gruppen zu unterscheiden.

Mit dem Leistungsstrukturvertrag als Element der Krankenhaus-Rahmenplanung muß der Zielsetzung zur Gewährleistung eines flexiblen Krankenhausangebots Rechnung getragen werden. Das einzelne Krankenhaus soll im Rahmen der regio-

---

291 Vgl. § 8 Abs. 1 KHG i.V. mit den jeweiligen landesbezogenen Gesetzen zur Ausführung des Krankenhausfinanzierungsgesetzes.

292 Vgl. hierzu die umfangreiche Ergebnisdarstellung in Buch C.

nalen Bedarfsanforderungen über einen Qualitäts- und Leistungswettbewerb sein *Leistungsangebot optimieren* können. Voraussetzung für diese Gestaltungsmöglichkeiten ist ein hinsichtlich des Detaillierungsgrades angepaßter Versorgungsvertrag. Es wird empfohlen, daß sich der Leistungsstrukturvertrag eines einzelnen Krankenhauses auf den Ausweis der Leistungsmodule beschränkt; Festlegungen zu ICD-9/OPS 301-Ausprägungen bzw. Fallpauschalen sind nicht zu treffen[293].

Die Flexibilität innerhalb des Versorgungsvertrags ist durch die Verhandlung von Anteilen an Leistungsmodulen gewährleistet

Abbildung 93: Konkretisierung des Leistungsspektrums durch einen Leistungsstrukturvertrag

Name des Krankenhauses:	Musterkrankenhaus	**Zugeordnete Region:**
Anschrift:	Krankenhausstr.25 12345 A-Stadt	Nord
Träger (Art der Trägeschaft):	ABC GmbH (privat)	

A. Vereinbarte Leistungen gesamt

Fachabteilungen	*Basisleistungen* Leistungsbedarf Landesweit (inkl. überregional) in %	Regional in %	ungefähre Anzahl (gesamt)	*Schwerpunktleistungen* Leistungsbedarf Landesweit (inkl. überregional) in %	Regional in %	ungefähre Anzahl (gesamt)	*Spezialleistungen* Leistungsbedarf Landesweit (inkl. überregional) in %	Regional in %	ungefähre Anzahl (gesamt)
Allg. Chirurgie	5 %	20%	1.600	7 %	35%	520	11 %	55%	180
Gefäßchirurgie	6 %	30%	300	9 %	45%	160	15 %	75%	40
Neurochirurgie	8 %	40%	150	13 %	65%	40	0 %	0%	-
Unfallchirurgie	3 %	30%	450	10 %	50%	220	25 %	100%	50
Thoraxchirurgie	8 %	40%	400	8 %	40%	180	10 %	50%	20
Geburtshilfe	7 %	35%	900	7 %	45%	300	25 %	100%	70
Gynäkologie	5 %	25%	600	7 %	35%	280	7 %	35%	120
Innere Medizin	4 %	20%	1.800	6 %	30%	540	9 %	45%	200
Geriatrie	7 %	35%	450	7 %	35%	180	10 %	50%	80
Kardiologie	8 %	40%	700	8 %	40%	240	16 %	80%	60
Orthopädie	5 %	25%	600	5 %	25%	180	0 %	0%	-
...									

* Zwecks Controlling der Leistungsvereinbarung wird das Krankenhaus verpflichtet, die Daten nach § 301 SGB V jeweils einen Monat nach Jahresende an das zuständige Trust-Center zu liefern.

Das quantitative Leistungsangebot eines Krankenhauses muß korrespondierend zu den Festlegungen der Leistungsstruktur als *Anteil des landesweiten regionalen und überregionalen Leistungsbedarfs* im Versorgungsvertrag verhandelt werden.

Unabhängig von der Ausgestaltung der Versorgungsverträge sind weitere Charakterisierung der Leistungen des Krankenhauses vertraglich zu vereinbaren; in der Praxis werden diese zusätzlichen Leistungen z.T. auch in den Krankenhausplänen der Länder aufgeführt, obwohl sie streng genommen nicht zur Krankenhausplanung gehören; sie umfassen zum Beispiel:

Neben dem Leistungsspektrum sind qualitative Anforderungen sowie Aus- und Weiterbildungskapazitäten zu bedenken

- Ermächtigungen zur Weiterbildung von Ärzten
- Ausweis von Funktionseinheiten
- Angabe von Ausbildungsstätten

293 Natürlich sind die Anforderungen zur qualitativ hochwertigen Leistungserbringung zu gewährleisten, die in zunehmendem Maße auch durch die medizinischen Fachgesellschaften und die Bundesärztekammer verbindlich vorgegeben werden.

Diese Informationen kennzeichnen Anforderungen an die Leistungen des Krankenhauses oder *Aufgabenverpflichtungen außerhalb der akutstationären Versorgung* und sind daher bspw. bei der Verhandlung von finanziellen Budgets (nicht nur der Krankenkassen oder des Gesundheitsministeriums) zu berücksichtigen. Gleichzeitig müssen diese Aspekte bei der umfassenden Gestaltung des Gesundheitswesens beachtet und bewertet werden. Sie sind somit Beispiele für Rahmenbedingungen, die für die Umsetzung, nicht aber für die inhaltliche Konzeption der Krankenhaus-Rahmenplanung relevant sind (vgl. Kapitel 10.3).

10.3 Notwendige Maßnahmen zur Umsetzung

Aufgrund des Wegfalls der Bezugsgröße „Bett" müssen andere Bemessungsgrundlagen für Finanzierung und Weiterbildung gefunden werden

Mit der Krankenhaus-Rahmenplanung und ihrer Zielsetzung der zu erbringenden Leistungsbedarfe erfolgt eine Abkehr von der bisher vorherrschenden Bestimmung der Kapazitäten einzelner Krankenhäuser im Versorgungsgebiet. Die Krankenhaus-Rahmenplanung schließt daher eine krankenhausindividuelle Zuweisung von Leistungskapazitäten, wie z.B. OP-Kapazitäten, Funktionseinheiten oder Hotelkapazitäten (Betten) aus. Vielmehr sind diese Kapazitäten aus den konkreten Leistungsmodulen abzuleiten. „Betten" als zentrale Bezugsgröße der „alten" Krankenhausplanung werden im Krankenhaus-Rahmenplan der GS$_b$G-Konzeption demzufolge nicht mehr ausgewiesen[294].

Lese-hinweis

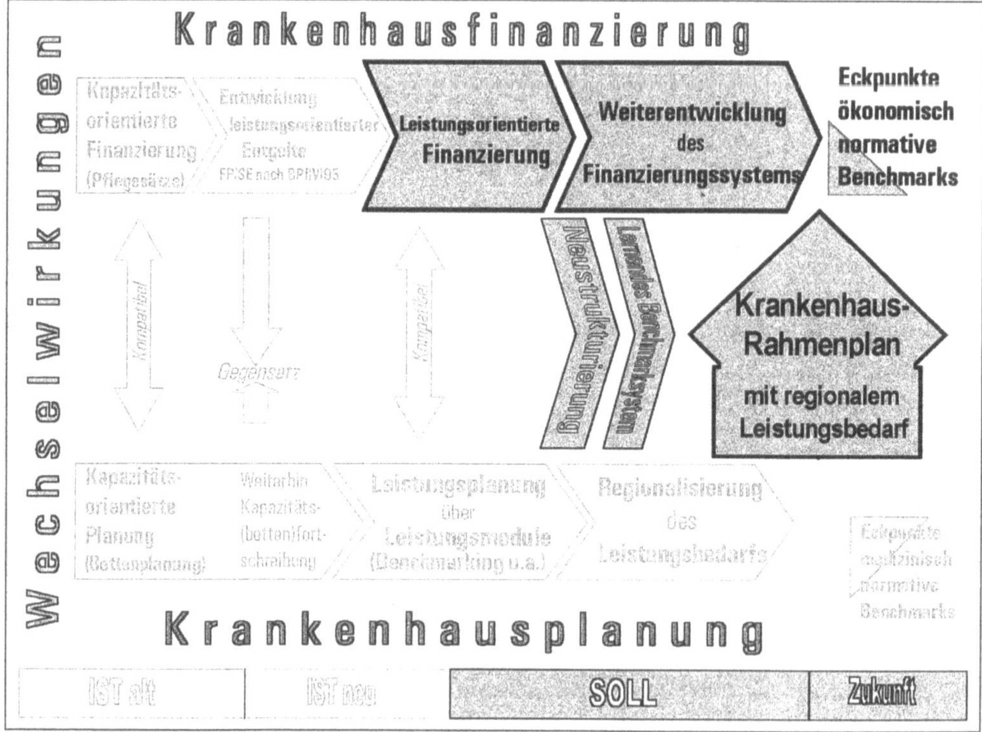

Daraus folgt zwingend, daß an („Betten")-Kapazitäten im Krankenhaus gebundene Regelungen eine *andere Bemessungsgrundlage* erfahren müssen. Dies gilt unmit-

[294] In der Übergangsphase werden sicherlich Betten und Leistungsbedarfe ausgewiesen.

telbar für die Verteilung von pauschalen Förderungen und Investitionsmitteln durch das Land, aber auch für die Bemessung der Krankenhausbudgets durch die Krankenkassen sowie die Weiterbildungsordnung für Ärzte.

10.3.1 Differenzierung des Krankenhausplans bei Subspezialisierungen

Eine Differenzierung des medizinischen Leistungsangebots des Krankenhauses und dessen organisatorische Abbildung in eigenständigen Fachabteilungen war in der Vergangenheit primär ein Kennzeichen von Universitätsklinika. Seit Mitte der 70er Jahre hat diese Entwicklung auch in Krankenhäusern der Maximal- und Schwerpunktversorgung Einzug gehalten. Diese Krankenhäuser weisen nicht selten 10 - 15 unterschiedliche, jeweils durch einen Chefarzt als organisatorisch selbständige Einheit geführte Fachabteilungen aus. Begründet wird diese Entwicklung durch die stetigen medizinisch-technischen Innovationen und den pharmakologischen Fortschritt, wodurch neue Diagnostik- und Therapiefelder eröffnet werden.

Die Transparenz der medizinischen Leistungserbringung wird durch den Ausweis von medizinischen (Sub-) Disziplinen erhöht

Auch der Gesetzgeber hat diese Situation erkannt und mit der Neuorientierung der Finanzierungsgesetzgebung für Krankenhäuser einen Katalog mit 36 medizinischen Fachabteilungen definiert. Für diese Fachabteilungen können bei Vorliegen der entsprechenden Voraussetzungen (vgl. § 13 Abs. 2 BPflV '95) den Krankenkassen tagesgleiche Pflegesätze in Rechnung gestellt werden. Damit soll dem Umstand Rechnung getragen werden, daß die Leistungen und Ressourceneinsätze der Fachabteilungen weitgehend differieren. Demgegenüber zeigen die Krankenhauspläne der Länder ein wesentlich gröberes Raster (z.B. noch 18 Fachabteilungstypen in Schleswig-Holstein).

Bei der vorgestellten Krankenhaus-Rahmenplanung werden die Leistungen der Krankenhäuser mit Hilfe von Leistungsmodulen spezifiziert. Dabei werden die in der BPflV '95 dargestellten 36 Fachabteilungstypen unterstützend herangezogen. Diesem Vorgehen sind jedoch durch gesetzgeberische Vorgaben sowie die von der Finanzierungsgesetzgebung *abweichende Struktur der Krankenhauspläne* Grenzen gesetzt:

So steht es im Ermessen der Krankenhäuser, ob sie eine vorhandene Intensivpflegeabteilung als eigenständige Fachabteilung ausweisen und für diese Abteilung Pflegesätze in Rechnung stellen. Es besteht somit die Möglichkeit, daß intensivpflichtige Leistungen aus der Analyse der Abrechnungsdaten nach § 301 SGB V nicht erkannt werden.

Eine Fachabteilung darf nach § 13 Abs. 2 BPflV '95 nur dann ausgewiesen werden, wenn diese von einem organisatorisch weisungsungebundenen Arzt geleitet wird. Unabhängig von dieser Vorgabe haben sich in der Krankenhauspraxis Spezialisierungen herausgebildet, die ggf. nicht über den Fachabteilungstyp identifizierbar sind. Eine allgemeinchirurgische Fachabteilung eines Krankenhauses kann demnach dasselbe Leistungsspektrum aufweisen wie zwei Fachabteilungen eines anderen Krankenhauses (z.B. Allgemeine Chirurgie und Gefäßchirurgie).

Die im Rahmen der Krankenhaus-Rahmenplanung entwickelten Leistungsmodule müssen mit dem Krankenhausplan des betreffenden Landes kompatibel sein. Daher ist es möglich, daß dieselbe Leistung in zwei unterschiedlichen fachgebietsspezifischen Basisleistungsmodulen (z.B. Allgemeine Chirurgie und Gefäßchirurgie) vermerkt werden muß[295].

Zwecks Vereinheitlichung der Versorgungsverträge zwischen Krankenhaus und Krankenkasse ist im Krankenhaus-Rahmenplan eine der Datendefinition von Abrechnungsdaten korrespondierende Differenzierung von medizinischen Fachdisziplinen anzustreben

Der Krankenhaus-Rahmenplan soll sich - entsprechend der Krankenhaus-Rahmenplanung - auf den Ausweis der Krankenhäuser und ihrer Fachabteilungen beschränken. Die oben genannten Einschränkungen führen jedoch zu einer *unsystematischen Abbildung des Leistungsbedarfs im Krankenhausplan*, da der Ausweis der Fachabteilungen in Abhängigkeit von der Tiefe der Fachabteilungsgliederung der Krankenhäuser bestimmt wird. Dieser Umstand hat zudem Auswirkungen auf die Vereinbarung der Krankenhausleistungen im Versorgungsvertrag, der zwischen Krankenhaus und Krankenkassen verhandelt wird. So ist im Fall einer sehr groben Fachabteilungsgliederung in einem Krankenhaus der Verhandlungsumfang größer, da Schwerpunktbildungen über die Leistungsmodule und deren Untergliederungen fixiert werden können.

Zu empfehlen ist daher die Strukturierung der Fachabteilungstypen im Krankenhausplan analog der durch die Finanzierungsgesetzgebung vorgegebenen Gliederung. Darüber hinaus muß sichergestellt werden, daß die organisatorische Strukturierung in den Krankenhäusern und deren Ausweis entsprechend der angebotenen Leistungen erfolgt. Diese Maßnahmen tragen dazu bei, daß die zwischen Krankenhaus und Krankenkasse vereinbarten *Versorgungsverträge einheitlich gestaltet* werden können und daß aus der Analyse der Abrechnungsdaten die Gewährleistung des Sicherstellungsauftrags zeitnah erfolgen kann.

10.3.2 Modifikation der Weiterbildungsordnung

Auch bei der Ermächtigung zur Weiterbildung wird zur Zeit noch die „Bettenzahl" als Bemessungsgrundlage verwendet

Die Weiterbildungsordnung für Ärzte ist mit den medizinisch-technischen Innovationen und dem pharmakologischen Fortschritt fortwährend verändert worden. Da diese Entwicklung ihren Niederschlag in der Auffächerung der Fachabteilungen im Krankenhausplan fand, konnte die Ermächtigung zur Weiterbildung für ein konkretes Krankenhaus über die Orientierung an Fachabteilungsarten erfolgen. Der Umfang der Weiterbildungsermächtigung basierte in der Phase der starren Krankenhausplanung u.a. auf der Meßgröße „Bettenkapazität", die als Synonym für die Leistungsfähigkeit einer medizinischen Fachabteilung verwendet wurde.

Neben den Fachdisziplinen sind zukünftig die aus den Versorgungsverträgen abgeleiteten medizinischen Leistungen Grundlagen für die Ausgestaltung von Weiterbildungsordnungen

Mit der Abkehr von der kapazitätsorientierten Planung hin zu einer leistungsorientierten Krankenhaus-Rahmenplanung muß daher eine Modifikation der Weiterbildungsordnung für Ärzte erfolgen. Grundsätzlich kann jedoch die *Orientierung an den Fachdisziplinen* beibehalten werden; wie in Kapitel 10.3.1 erläutert, wird sogar eine gegenüber den „alten" Krankenhausplänen tiefergehende Differenzierung erfolgen. Damit läßt sich die Weiterbildung der Ärzte noch trennschärfer gewährleisten.

Allerdings fällt hinsichtlich des Umfangs der Weiterbildungsermächtigung die Bezugsgröße „Bettenkapazität" weg. Diese Bezugsgröße war jedoch auch wenig geeignet, die Weiterbildungsermächtigung eines Krankenhauses zu spezifizieren. Die

[295] Vgl. hierzu auch Kapitel 2.4.5.2 „Medizinische Validierung von Leistungsmodulen"

Krankenhaus-Rahmenplanung stellt dagegen in Form der Versorgungsverträge nach § 109 Abs. 1 S. 5 SGB V ein Instrument bereit, mit dem die Leistungsfähigkeit einer Fachabteilung dargestellt werden kann. Dabei wird über Art und Inhalt der fachgebietsbezogenen Leistungsmodule das Leistungsspektrum konkretisiert. Hieraus lassen sich somit die *Anforderungen an die ärztlichen Aufgaben und Qualifikationen* als Grundlage für die Weiterbildungsordnung ableiten.

Zusammenfassend ist daher zu empfehlen, daß sich die Weiterbildungsordnung - wie bisher - an den Fachabteilungsarten orientieren soll. Der Umfang der Weiterbildungsermächtigung könnte dagegen an die Versorgungsverträge bzw. an die Leistungsmodule gekoppelt werden. Das konkrete Verfahren hierzu ist durch die entsprechenden Aufgabenträger, d.h. die Bundes- und Landesärztekammern, sowie den Gesetzgeber festzulegen.

10.3.3 Umstellung der Pauschalen Förderung seitens des Landes

Aufgrund der in Deutschland existierenden dualen Finanzierung im Gesundheitswesen übernimmt der Staat, d.h. die einzelnen Bundesländer, einen Teil der Finanzierung der Krankenhäuser. Dabei wird zwischen Einzelförderung auf Antrag der Krankenhäuser und pauschaler Investitionsförderung unterschieden. Grundsätzlich dürfen sich zukünftig Entscheidungen zur Vergabe von Investitionsmitteln sowie zur Höhe der Zuwendungsbeträge nicht am Indikator „Krankenhausbett“ orientieren. Bei der Investitionsförderung über Einzelanträge ist diese Forderung zumindest formal weitgehend erfüllt. Allerdings besteht die Möglichkeit, daß bei Mitarbeitern im Landesministerium sowie der Beteiligtenrunde bei der *Einschätzung der Leistungsfähigkeit* eines konkreten Krankenhauses die Anzahl der Betten als ein Kriterium herangezogen wird und in die Entscheidung über eine Einzelförderung einfließt.

Die Beurteilung von Einzelförderungsinvestitionsmaßnahmen muß losgelöst von der Bettengröße eines Krankenhauses durchgeführt werden

Dieses subjektive „Generationsproblem“ besteht bei der pauschalen Investitionsförderung nicht. Die jährlichen Zuwendungen von Landesmitteln an die Krankenhäuser zur Unterstützung von Ersatz- und Ergänzungsinvestitionen bemessen sich an in den *landesspezifischen Krankenhausfinanzierungsgesetzen festgelegten Kriterien*. In vielen Bundesländern wird hierzu u.a. die Bettenzahl des Krankenhauses herangezogen. Neben der Bettenzahl werden in einigen Bundesländern die Anzahl der Fälle sowie die Versorgungsstufe des Krankenhauses als leistungsorientierte Kriterien genutzt. Mit dem zukünftig fehlenden Ausweis der Bettenkapazität im Krankenhausplan muß eine Orientierung an anderen Merkmalen der Krankenhausversorgung erfolgen.

Die pauschale Investitionsförderung muß sich an leistungsorientierten Größen, bspw. Leistungsmodulen, bemessen

Die Bemessung der pauschalen Investitionsförderung basiert auf dem Grundgedanken, daß leistungsfähige Krankenhäuser einen entsprechend höheren Finanzierungsbedarf an Investitionsmitteln haben. Insofern ist bei der Krankenhaus-Rahmenplanung eine Orientierung an den Leistungsmerkmalen der Krankenhausversorgung angezeigt. Diese wird durch die Art und Struktur der für jede Fachabteilung im Rahmen des Versorgungsvertrags vereinbarten Leistungsmodule abgebildet. Es besteht somit analog der Ableitung sämtlicher Kapazitäten die Aufgabe zur Quantifizierung eines *pauschalen Investitionsförderungsbedarfs je Leistungs-*

modul. Die Höhe der pauschalen Investitionsförderung sollte dabei in Übereinstimmung mit dem in dieser Planungsstudie verfolgten Ansatz als Benchmarkgröße definiert werden[296].

10.3.4 Leistungsgerechte Verhandlung der Krankenhausbudgets

Analog der Umstellung der pauschalen Förderung seitens des Landes gilt für die Bemessung des Finanzbudgets des Krankenhauses, daß eine wesentliche Bezugsgröße, die Anzahl der Betten je Fachabteilung bzw. Krankenhaus, nicht mehr als offizielles Datum im Krankenhausplan ausgewiesen wird. Zwar ist die Bettenanzahl kein Indikator für die Leistungsfähigkeit eines Krankenhauses, doch konnten in der Zeit des Selbstkostendeckungsprinzips unabhängig von der Leistung Forderungen des Krankenhauses an die Größe „Bett" gebunden werden (z.B. Pflegepersonal).

Auch nach Einführung der BPflV '95 und der in § 3 BPflV '95 verankerten Vorgabe zur Bemessung „medizinsch leistungsgerechter" Budgets werden in den Pflegesatzverhandlungen und teilweise auch in den *Schiedsstellen* an der Bettenkapazität orientierte Kostenarten diskutiert und den Budgets zugrundegelegt. Darüber hinaus sind auf der Anzahl der Betten basierende Kennzahlen schon seit vielen Jahren Ausdruck für die Wirtschaftlichkeit der Leistungserbringung im Krankenhaus. Selbst nicht mit ökonomischen Aufgaben betraute Mitarbeiter kennen den Auslastungsgrad der Fachabteilungen im Krankenhaus; die Krankenkassen argumentieren in den Budgetverhandlungen mit der Kenngröße „*Kosten je Bett*".

Selbst nach Aufhebung des Selbstkostendeckungsprinzips wird die Höhe der Krankenhausbudgets über die Größe „Bettenzahl" bestimmt

Die Beispiele machen die große Bedeutung der Kapazitätsangabe „Bettenanzahl" für die finanzielle Situation des Krankenhauses deutlich, obwohl eine begründende rechtliche Vorgabe mittlerweile fehlt. Es müssen daher auch subjektive, emotionale Gründe zur Erklärung dieses Aspektes herangezogen werden. Dennoch kann das Fehlen der Bettenanzahl im Krankenhausplan als ein Signal interpretiert werden, daß auch von seiten des Staates eine vom Umfang her bekannte Bestandsgarantie für Krankenhäuser mit entsprechender Finanzmittelausstattung nicht mehr gegeben wird.

Zukünftig sind zur Bemessung der Krankenhausbudgets die Anteile der Krankenhäuser am regionalen Leistungsbedarf heranzuziehen

Statt dessen wird mit der Krankenhaus-Rahmenplanung eine Basis für den Qualitäts- und Leistungswettbewerb geschaffen, der eine Finanzierung entsprechend der erbrachten Leistungen eines Krankenhauses garantiert („Geld folgt der Leistung"). Dies bedeutet, daß die *Finanzbudgets der Krankenhäuser* durch die Anteile eines Leistungserbringers an dem landesweiten und überregionalen Leistungsbedarf, ausgedrückt in Leistungsmodulen, bestimmt werden. Notwendig ist daher die

[296] Langfristig ist mit einem Übergang der Finanzierungsaufgaben des Landes auf die Kostenträger zu rechnen (sog. monistische Finanzierung). In diesem Fall müßten die Kostenträger im Kontext des Leistungsangebots des Krankenhauses die Investitionsbeträge vereinbaren. Unter der Voraussetzung der Einführung eines Entgeltsystems mit flächendeckenden Fallpauschalen erübrigt sich die Definition von Kriterien zur Bemessung der pauschalen Einzelförderung. Statt dessen ist dann eine Berücksichtigung dieser Kostenbestandteile bei der Kalkulation der Fallpauschalen notwendig.

Quantifizierung des Finanzbedarfs eines Leistungsmoduls als Orientierungsgröße für die Pflegesatzverhandlungen zwischen Krankenhaus und Krankenkasse.

Das „Bett" als Bemessungsgrundlage für die Krankenhausbudgets wird entgültig mit der Einführung von Fallpauschalen abgelöst

Zur leistungsorientierten Vergütung eines Krankenhauses ist darüber hinaus der durch die BPflV '95 geforderte ***Betriebsvergleich*** zu nutzen (vgl. § 5 BPflV '95). Dazu sind in einem ersten Schritt für jede Fachabteilungsart homogene Gruppen von Fachabteilungen zu bilden (vgl. Abbildung 94). Einziges Kriterium für die Gruppenbildung ist die Struktur des Leistungsangebots, welches durch die Art und den Umfang der entsprechenden Leistungsmodule quantifiziert werden kann[297]. Im zweiten Schritt sind für die einzelnen Gruppen Referenzkosten abzuleiten, die sich in Übereinstimmung mit dem in dieser Planungsstudie verwendeten Ansatz als Benchmarks verstehen.

Abbildung 94: Beispiel für die Gruppenbildung als Ergebnis eines Betriebsvergleichs (§ 5 BPflV '95)[298]

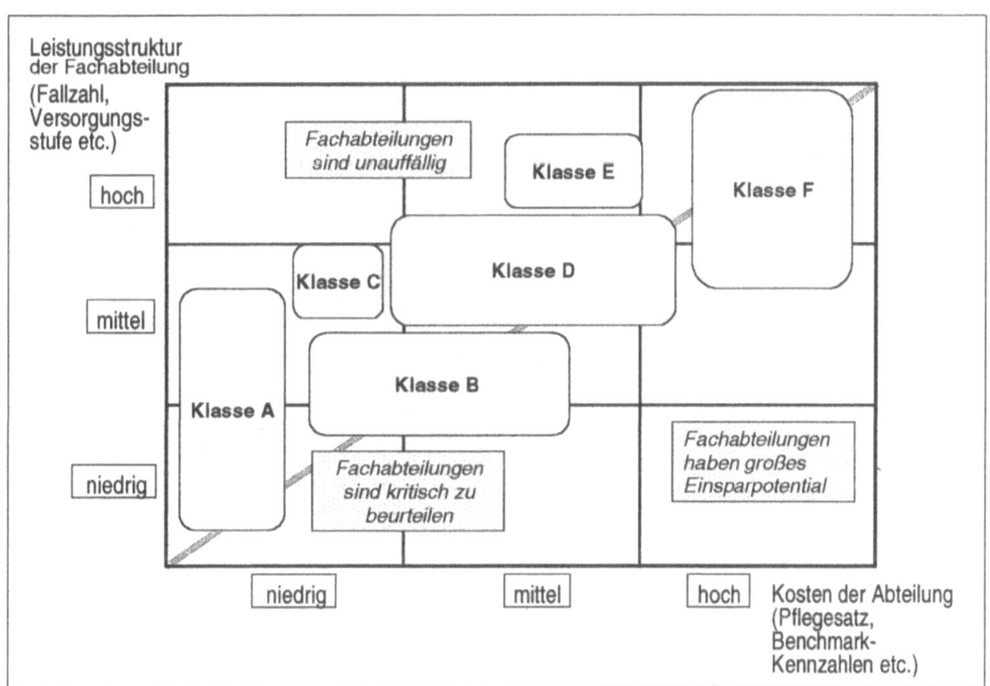

Mittelfristig ist für die Finanzierung der Krankenhausbudgets zu erwarten, daß das gegenwärtige Mischsystem aus Fallpauschalen, Sonderentgelten und tagesgleichen Pflegesätzen durch ein flächendeckendes Fallpauschalen-System abgelöst. Für diese Fallpauschalen werden mit Hilfe von Kalkulationsverfahren bundes- bzw. lan-

---

297 Vgl. hierzu Buch C, Kapitel C 4: „Leistungsorientierung für Krankenhäuser in einem Bundesland". Aufgrund der Anteile von Basis-, Schwerpunkt- und Spezialleistungen werden für die großen Fachgebiete typische Abteilungsgruppen dargestellt. Für jede typische Leistungsstruktur werden die häufigen Leistungen aufgeführt (OPS-301/ICD-9). Für jede Leistung wird der prozentuale Anteil an dem gesamten Leistungsmodul ermittelt. Dann werden die leistungsbezogenen Benchmark-Werte aufgeführt: für Neustrukturierung und Verweildauer.

⇨ **Jedes Krankenhaus kann seine Abteilungen einer Gruppe zuordnen und sich aufgrund der Benchmarkwerte für seine eigene Leistungserbringung orientieren.**

298 Vgl. für einen Leistungsstrukturvergleich auch Buch C: Gutachtenergebnisse

desweite Preise ermittelt, die unabhängig von der individuellen Situation eines Krankenhauses für die Erbringung von Leistungen - möglicherweise aber nach Leistungsmengen degressiv gestaffelt - gezahlt werden. Spätestens zu diesem Zeitpunkt wird die Kapazitätsgröße „Bettenanzahl" *bedeutungslos* werden und auch nicht mehr bei der Verhandlung strittiger Punkte in den Schiedsstellen Verwendung finden.

10.3.5 Beteiligung der Krankenkassen an der Krankenhausplanung

Die Krankenkassen leiten aus den durch die Planungshoheit des Landes bedingten Auswirkungen ihre Forderung zur Beteiligung an der Krankenhausplanung ab

Schon seit langer Zeit wird von den Krankenkassen eine direkte Beteiligung ihrer Landesverbände bei der Krankenhausplanung gefordert, die über ihre Position in der Beteiligtenrunde[299] hinaus reicht[300]. Die Forderung wird im wesentlichen mit drei Aspekten begründet:

- *Kontrahierungszwang*

Mit der Aufnahme eines Krankenhauses in den Krankenhausplan werden die Krankenkassen verpflichtet, ein *leistungsgerechtes Budget mit dem Krankenhausträger* zu vereinbaren (§ 109 Abs. 1 SGB V i.V.m. § 4 KHG). Die Höhe des Budgets bemißt sich dabei nach der Art der vorgehaltenen Fachdisziplinen sowie der Anzahl und Verweildauer der Behandlungsfälle. Da die Art der Fachdisziplinen mit der Aufnahme in den Krankenhausplan festgelegt wird, wird so ein direkter Einfluß auf die Höhe des Budgets begründet. Und obwohl die Budgethöhe in Verhandlung mit den Kostenträgern ermittelt wird, steht die Genehmigung der Pflegesatzvereinbarung unter dem Vorbehalt der zuständigen öffentlichen Behörde.

- *Vetorecht der Planungsbehörde*

Obgleich der Kontrahierungszwang zwischen Krankenkassen und Krankenhausträger besteht, muß die Planungsbehörde ihren zweiseitigen Verträgen zustimmen. Auch bedarf ein von den Kostenträgern angestrebter Abschluß von Versorgungsverträgen mit Krankenhäusern bzw. Leistungen, die nicht im Krankenhaus-Rahmenplan aufgenommen sind, der Genehmigung der Behörde.

Krankenhaus-Rahmenplanung sowie die zukünftige monistische Finanzierung verstärken die Einflußnahme der Krankenkassen bei der Gestaltung der Gesundheitsversorgung

- *Auswirkungen von Investitionsentscheidungen*

Mit dem Grundsatz der dualen Finanzierung wird die Verpflichtung des Landes zur Übernahme der investiven Kosten der Krankenhäuser dargelegt. Krankenhäuser beantragen demnach ihren Investitionsbedarf durch einen Antrag auf Einzelförderung bei der zuständigen Behörde. Die Länder stellen Investitionspläne auf; „... Folgekosten, insbesondere die Auswirkungen auf die Pflegesätze, sind zu berücksichtigen."[301]. Außerdem ist Einvernehmen zwischen den Beteiligten an der Krankenhausplanung anzustreben (vgl. § 7 Abs. 1 KHG). Die Krankenkassen müssen

---

299 Die Krankenkassen sind nach § 7 KHG zu beteiligen; dies ist beispielsweise für Schleswig-Holstein im AG-KHG in § 19 geregelt. Die Krankenkassen sind unmittelbar Beteiligte an der Krankenhausplanung.

300 Vgl. hierzu auch Kapitel 4 „Krankenhaus-Rahmenplan – die GSbG-Konzeption"

301 § 6 Abs. 1 KHG.

jedoch unabhängig von ihrer Meinung zur Zweckmäßigkeit des Investitionsvorhabens die operativen Folgekosten der Investition im Rahmen der Budgetverhandlungen behandeln.

Das Konzept der Krankenhaus-Rahmenplanung basiert auf der Lokalisierung des Leistungsbedarfs auf Krankenhäuser durch zwei Entscheidungsebenen (vgl. Kapitel 10.2.3): Der zuständigen Planungsbehörde des Landes obliegt die Aufnahme eines Krankenhauses im Krankenhaus-Rahmenplan sowie die Festlegung der Leistungsschwerpunkte, d.h. der Fachabteilungen. Das Leistungsspektrum eines einzelnen Krankenhauses wird in Verhandlungen zwischen Krankenhausträger sowie Krankenkassen durch die Zuweisung von Leistungsmodulen und deren Anteile am regionalen Versorgungsbedarf bestimmt.

Darüber hinaus wird seit geraumer Zeit auf der bundespolitischen Ebene eine Übertragung der Investitionsfinanzierung auf die Krankenkassen diskutiert, die bislang jedoch am Vetorecht des Bundesrates scheiterte. Unabhängig davon haben sich bereits die Krankenhausverbände des Bundes und der Länder für eine - zumindest - teilmonistische Finanzierung ausgesprochen. In der Zukunft ist daher mit einer Ausweitung der Finanzierungsverantwortung der Kostenträger zu rechnen.

Unter Berücksichtigung dieser Aspekte muß daher den Kostenträgern eine *verantwortliche Beteiligung* bei der Gestaltung der Gesundheitsversorgung der Bevölkerung zugemessen werden. Zum Zwecke der dargestellten Krankenhaus-Rahmenplanung ist allerdings eine gesetzliche Änderung nicht notwendig; eine Beschränkung des Landes auf den Ausweis der Krankenhäuser und ihrer Fachabteilungen ohne kapazitätsorientierte Angaben ist ausreichend.

10.4 Ausgewählter struktureller Veränderungsbedarf im Gesundheitswesen

Die Struktur und der Umfang aller Leistungsmodule wird durch die Neustrukturierung des Leistungsbedarfs bestimmt. Die Ergebnisse zur Substitution akutstationärer Behandlungen sowie zum Einfluß innovativer Patientenkarrieren setzen im Sinne des prospektiven Charakters der Krankenhausplanung jedoch bestimmten *Veränderungsbedarf* voraus, die zum gegenwärtigen Zeitpunkt nicht unbedingt erfüllt sein müssen. Im folgenden werden daher ausgewählte Rahmenbedingungen diskutiert.

Die Neustrukturierung der Behandlungspfade ist nur dann möglich, wenn sektorenübergreifende Bedingungen gewährleistet sind

10.4.1 Gestaltung des ambulanten Leistungsangebots

Die Struktur der Gesundheitsversorgung in Deutschland ist durch eine *starre Trennung* der einzelnen Versorgungssektoren gekennzeichnet. Für die einzelnen Sektoren gelten unterschiedliche Regelungen zur Finanzierung, die Vertretung gegenüber der Politik wird durch eigene Selbstverwaltungsorgane wahrgenommen, und das Verfahren zur Planung der Gesundheitsversorgung unterscheidet sich grundlegend.

Besondere Herausforderungen existieren bei der sektorstufendurchgängigen Behandlung von Patienten, die eine Voraussetzung für die Substitution akutstationärer Behandlungsfälle darstellt

Es ist daher verständlich, daß eine Abstimmung der Leistungserbringung im Sinne einer versorgungsstufendurchgängigen Bereitstellung von Gesundheitsleistungen sehr selten stattfindet. Unter Berücksichtigung der Forderung von seiten der Politik sowie der durch die Selbstverwaltungsorgane angestoßenen Projekte ist bei der Errechnung der Leistungsbedarfe davon ausgegangen worden, daß die sektorale Trennung partiell überwunden werden kann. Daraus ergeben sich Potentiale für die Entlastung des akutstationären Bereichs in Form einer verbesserten Kooperation mit den niedergelassenen Ärzten und einer Substitution konservativer Behandlungsfälle durch Anbieter des ambulanten Sektors.

Zur Realisierung des Substitutionspotentials müssen für die relevanten Leistungsarten (ICD/OPS) qualitative und quantitative Voraussetzungen im ambulanten Bereich geschaffen werden

Die Potentiale können jedoch nur dann realisiert werden, wenn im ambulanten Bereich *adäquate Leistungsanbieter* vorhanden sind. Eine diesbezügliche Prüfung muß für jede relevante ICD-9/OPS 301-Ausprägung bzw. Fallpauschale separat vorgenommen werden. In qualitativer Hinsicht muß gewährleistet sein, daß der niedergelassene Arzt eine der stationären Behandlung vergleichbare Leistung erbringt. Dies bedeutet, daß der niedergelassene Arzt über eine ähnliche Qualifikation und Erfahrung wie sein Kollege im Krankenhaus verfügt (z.B. Onkologische Spezialambulanz). Darüber hinaus ist der enge persönliche Kontakt zwischen dem ambulanten und stationären Bereich zur *Realisierung eines Fallmanagements* zu fordern. Nur dann wird eine Kooperation mit dem Krankenhaus und die umfassende Versorgung des Patienten in der niedergelassenen Praxis durchführbar sein.

Der quantitative Aspekt umfaßt die Möglichkeit und Bereitschaft seitens der niedergelassenen Praxis zur Erbringung der potentiell substituierbaren bzw. in Kooperation zu erbringenden Leistungen. Derzeit führen die Budgetierungen in der Arztpraxis (Praxis- und Zusatzbudgets) dazu, daß die Arztpraxis Mehrleistungen selbst finanzieren muß. In der extremen Ausprägungsform resultiert aus der strikten Budgetierung im ambulanten Sektor sogar eine bewußt vorgenommene Einweisung in das Krankenhaus, d.h. eine Verlagerung der Patienten vom ambulanten in den stationären Bereich.

Der Krankenhaus-Rahmenplan ist deshalb als Orientierung für die zukünftige - insbesondere zwischen den Sektoren abgestimmte - Versorgung heranzuziehen

Bei der Umsetzung der Krankenhaus-Rahmenplanung sind daher auch die Beteiligten am Verfahren aufgefordert, die entsprechenden ambulanten Behandlungsmöglichkeiten zu gewährleisten. Die KVen sowie die Krankenkassen müssen den Krankenhausplan als Zielperspektive begreifen, dessen Umsetzung flankiert durch Veränderungen in den angrenzenden Bereichen erfolgen muß. Zur Gewährleistung einer *versorgungsstufendurchgängigen Behandlung* könnten daher – ähnlich wie für das Ambulante Operieren – sektorenübergreifende Budgets geschaffen werden, aus der die ambulante Behandlung, unabhängig vom Ort ihrer Erbringung, leistungsgerecht vergütet werden kann.

10.4.2 Finanzierbarkeit von ambulanten OPs

Ambulante Leistungen können sowohl von Krankenhäusern (ambulante Operation am Krankenhaus) als auch von niedergelassenen Vertragsärzten erbracht werden. Im niedergelassenen Bereich haben sich aufgrund der finanziellen Restriktionen bislang noch *keine adäquaten Versorgungsstrukturen* bilden können, mit denen die qualitativ hochwertige[302] Durchführung von ambulanten Operationen flächendekkend zu gewährleisten ist.

Die Akzeptanz im stationären wie im vertragsärztlichen Bereich ist gegenüber dem Ambulanten Operieren in der Vergangenheit als sehr gering einzustufen, da Ambulante Operationen offensichtlich von vielen potentiellen Anbietern nicht kostendeckend erbracht werden können.

Ambulante Operationen können von dem überwiegenden Teil der Leistungsanbieter nicht kostendeckend erbracht werden; die Verbreitung ist demzufolge gering

Zur Lösung dieser Problematik ist die Durchführung folgender Aufgaben zu empfehlen[303]:

- Ergänzende Festlegung von Behandlungsfällen über die ICD-9/OPS 301-Kombinationen hinaus, für die nach medizinischen Kriterien ein Potential zur ambulanten Operation besteht und die gegenwärtig vorwiegend stationär erbracht werden.
- Einführung von sektorübergreifenden Fallpauschalen für das Ambulante Operieren, die sowohl im vertragsärztlichen wie stationären Bereich abgerechnet werden können. Diese Fallpauschalen müssen auf einer betriebswirtschaftlichen Kostenkalkulation basieren, die den Erfordernissen von Wirtschaftlichkeit und Qualitätssicherung entspricht (vgl. Tabelle 31).
- Entwicklung eines Finanzierungs- und Anreizsystems für ambulante Operationen in Einheiten mit hoher Operationsfrequenz (Qualitätsaspekt).

Sektorenübergreifende Pauschalentgelte mit mengendegressivem Charakter wirken sich auf die Anzahl der ambulanten operativen Leistungen positiv aus

Zur Finanzierung der ambulanten Operationen ist die Einführung eines eigenen, *separaten Budgets* denkbar. Dieses Budget speist sich aus den vorhandenen Mitteln für das ambulante Operieren im KV-Bereich sowie aus Anteilen der Finanzierungsmittel für stationäre Leistungen. Mit dem Budget werden *unabhängig von der Organisationsform* des jeweiligen Leistungserbringers die Fallpauschalen für „Ambulante Operationen" vergütet. Damit ist gewährleistet, daß die gegenwärtig behindernde sektorale Trennung zwischen ambulantem und stationärem Bereich überwunden wird.

---

302 Qualität ist u.a. definiert durch Infrastruktur, Hintergrundversorgung bei Komplikationen, Hygiene, Qualifikation des OP-Personals, Fallzahlen etc., vgl. dazu die Basisdokumentation nach § 6 Abs. 1 der Vereinbarung von Qualitätssicherungsmaßnahmen bei ambulanten Operationen gemäß § 14 des Vertrages nach § 115b Abs. 1 SGB V zwischen den Spitzenverbänden der Krankenkassen, der DKG und der KBV.

303 Vgl. BUSCHMANN et al. (1998), S. 77f.

Tabelle 31: Beispielhafter Katalog ambulanter Fallpauschalen

EBM	OPS - 301	EBM - Text	Preis (DM) (Stand: 1998)
1330	5-101.0, .4; 5-102.0, .2; 5-104.0; 5-105.1; 5-106.1; 5-107.0	Verländerung, Verkürzung oder Verlagerung eines geraden Augenmuskels	1.183,66
1353	5-134.0, .1, .x, .y; 5-144.2; 5-149.0	Phakoemulsifikation, ggf. einschließlich Iridektomie, ggf. mit Implantation einer intraokularen Linse	1.692,37
1741	5-640.0 bis .3, .x, .y	Plastische Operation der Vorhaut und / oder des Frenulums	850,71
2275	5-056.3, .4, .9; 5-057.3, .4	Operation des Karpal- oder Tarsaltunnelsyndroms mit Dekompression von Nerven oder Spaltung der Loge de Gyon, ggf. einschließl. Neurolyse und / oder Tendosynovektomie und / oder Entfernung benigner Neubildungen	1.228,67
2361	5-787	Entfernung von Stellschrauben, tastbaren Einzelschrauben oder von Kirschnerdrähten aus einem Knochen nach Aufsuchen durch Schnitt oder Entfernung eines Fixateurs extern	1.287,55
2362	5-787.35 bis .37, .3c, .3d	Entfernung von Osteosynthesematerial (z.B. Platten) aus kleinen Knochen	1.268,62
2363	5-787.31 bis .34, .38, .39, .3a, .3b	Entfernung von Osteosynthesematerial (z.B. Platten) aus großen Knochen	1.442,50
2382	5-788.6	Operation des Hallux valgus mit Gelenkkopfresektion und anschließender Gelenkplastik und / oder Mittelfußosteotomie, ggf. einschl. der Leistungen nach den Nrn. 2370 oder 2381	1.470,97

Diese Fallpauschalen basieren auf einer Kostenträgerrechnung in einzelnen niedergelassenen Arztpraxen, die in Anlehnung an die Methodik der Kalkulation von Fallpauschalen für den stationären Bereich durchgeführt wurde – die dargestellten Preise sind keine Summation von EBM-Punkten mit durchschnittlicher Punktbewertung; vgl. BUSCHMANN et al. 1998.

Bei der Umsetzung der dargestellten Lösungskonzeption ist zu erwarten, daß die Leistungserbringer verstärkt ambulant operieren werden. Die Substitutionspotentiale, die in dieser Studie bei der Ermittlung der ambulant zu operierenden Fälle als Benchmarks gesetzt worden sind, können dann den realen Daten gegenübergestellt werden. Auf der Grundlage dieser Analyse sind die von ambulanten Operationen berührten Leistungsmodule hinsichtlich ihrer Struktur und ihres Umfangs zu verifizieren und ggf. zu modifizieren.

10.4.3 Umwidmung von Krankenhäusern in Praxiskliniken[304]

Bei der Lokalisierung eines modifizierten Leistungsbedarfs auf der Ebene der Krankenhäuser sind ggf. Entscheidungen zur Auflösung von Fachabteilungen bzw. zur *Schließung von Krankenhäusern* zu treffen. Ein wichtiges Motiv für diese Entscheidungen ist eine zu geringe Anzahl an Patientenfällen, so daß die Wirtschaftlichkeit der Leistungserbringung als ungenügend eingestuft und/oder Qualitätskriterien als nicht ausreichend erfüllt beurteilt werden müssen. Dennoch ist für die betroffene Fachabteilung ein Leistungsbedarf zu konstatieren, der befriedigt werden muß. Zur Lösung dieser Problematik bieten sich zwei grundlegende Alternativen an:

---

[304] Vgl. hierzu auch Kapitel 3.2.2.1 „Verzahnung ambulanter und stationärer Versorgung“

- Die Leistungen der betroffenen Fachabteilung werden von anderen Krankenhäusern übernommen
- Die betroffene Fachabteilung ergänzt ihr akutstationäres Angebot um andere Leistungen mit der Zielsetzung einer Wirtschaftlichkeitserhöhung

Aus der Substitution von akutstationären Behandlungen resultiert bei einzelnen Krankenhäusern eine existentielle Gefährdung, woraus zwei Handlungsalternativen erwachsen

Mit dem letztgenannten Aspekt ist das Konzept der Praxisklinik angesprochen, das als *Alternative eines Krankenhauses der Grund- bzw. Regelversorgung* diskutiert wird. Die akutstationären Leistungen einer Praxisklinik werden insbesondere zur flächendeckenden Versorgung in ländlichen Regionen benötigt. Darüber hinaus besteht ein wesentliches Merkmal in der integrativen Behandlung von Patienten zwischen dem ambulanten und dem stationären Sektor. Die enge Verzahnung wird durch die Kooperation mit den niedergelassenen Praxen der Versorgungsregion in einem Netzwerk bzw. durch die Bereitstellung von Behandlungskapazitäten für die niedergelassenen Ärzte erreicht.

Mit der Umwandlung eines Krankenhauses in eine Praxisklinik wird eine flächendekkende integrative Versorgung von Patienten möglich

In der Grundkonzeption der Praxisklinik (vgl. auch Kapitel 3.2.2.1.2 und 8.4) wird somit davon ausgegangen, daß der Patient entsprechend medizinischer Kriterien der für ihn optimalen Versorgungsstufe zugeführt wird. Allerdings ist diese Zielsetzung aus mehreren Gründen gefährdet:

Die Umsetzung eines praxisklinischen Konzeptes erfordert die Mitwirkung der KV

- Die starre, sektorale Trennung der Versorgungsbereiche manifestiert sich auch in den unterschiedlichen Organen der Selbstverwaltung. Die Niederlassungsfreiheit von Ärzten ist gesetzlich eingeschränkt, so daß im allgemeinen auch der *Betrieb einer Praxisklinik über den Zulassungsausschuß* der KV und Krankenkassen genehmigt werden muß.
- Die Wirtschaftlichkeit einer Praxisklinik ist nur dann gegeben, wenn weitere Leistungsangebote aus dem teilstationären und ambulanten Bereich möglich sind. Wie in Kapitel 10.4.1 dargelegt, ist das Angebot durch die Höhe der Vergütung determiniert. Die Honorare für ambulante oder belegärztlich durchgeführte Operationen werden über die Honorarverteilungsmaßstäbe und den EBM durch die KV gesteuert.
- Ein weiteres für die Praxisklinik typisches Leistungsangebot umfaßt die kurzzeitstationären Behandlungsfälle. Zwar ist dieses Leistungsangebot durch die DKG konkretisiert worden, doch existiert bislang noch *kein Einvernehmen* mit den Krankenkassen bzw. der Kassenärztlichen Bundesvereinigung.
- Schließlich wird bis zur vollen Entfaltung des Wettbewerbs die Umwandlung eines Krankenhauses der Grund- bzw. Regelversorgung in eine Praxisklinik von seiten der benachbarten Krankenhäuser kritisch gesehen. Gegenwärtig herrscht in der Krankenhauslandschaft ein „Verteilungskampf" vor, so daß mit dem Ausscheiden eines Anbieters die Möglichkeit zur Sicherung des eigenen Budgets gesehen wird.

Unbeschadet der oben genannten Gründe ist das praxisklinische Konzept unter der Prämisse, daß ein zukünftiges Gesundheitswesen durch eine ortsnahe Versorgung unter Ausnutzung aller Technologien (Telemedizin) gekennzeichnet ist, zu empfehlen. Die Verantwortlichen aus Politik, der Selbstverwaltung und die Krankenhäuser sind daher aufgerufen, die notwendigen Voraussetzungen zur breiteren Umsetzung des praxisklinischen Konzepts zu schaffen.

10.4.4 Flächendeckende Implementierung der Geriatrie[305]

Am Beispiel der Geriatrie wird die Notwendigkeit zur Verzahnung der akutstationären und rehabilitativen/ambulanten Leistungsanbieter deutlich; aus dem akutstationären Bereich kommen dabei wichtige Vorgaben für die weitere Behandlung

Vor dem Hintergrund der sich ändernden Bevölkerungsstruktur in Deutschland ist der geriatrischen Versorgung eine hohe Bedeutung zuzumessen. Auch für den Bereich der Geriatrie gilt analog den obigen Ausführungen das Primat eines nicht nur auf die akutstationäre Behandlung im Krankenhaus begrenzten Versorgungskonzepts. Die flächendeckende Implementierung der Geriatrie umfaßt demzufolge auch andere vollstationäre Versorgungseinrichtungen sowie den teilstationären/tagesklinischen und ambulanten Bereich im Sinne eines integrierten Versorgungssystems (vgl. Abbildung 95). Ein *Behandlungsplan*, den die Abteilung Akutgeriatrie für einen zu entlassenden Patienten erstellt, ist dabei das zentrale Steuerungsmittel für die nachfolgenden Behandlungsschritte.

Die Verzahnung und teilweise auch Verlagerung der Leistungen werden durch die Budgetierung (Entgeltbemessung) ambulant ärztlicher sowie Entgeltbemessung stationärer und pflegerischer Honorierung erschwert. Finanzierungsanreize sollten in Richtung einer geriatrischen Versorgung und einer Verzahnung der Sektoren gesetzt werden; die Honorierung ist *unabhängig vom Ort der Versorgung* festzulegen. Die tagesgleichen Pflegesätze insbesondere in den internistischen Abteilungen bieten trotz Krankenhausbudget Anreize zur Ausdehnung der Verweildauer; die Vergütung muß unabhängig von der Liegezeit geregelt werden. Des weiteren steht auch die Praxisbudgetierung der niedergelassenen (Allgemein-)Ärzte der intensiven Betreuung älterer Menschen entgegen[306].

Abbildung 95: Integriertes Konzept eines abgestuften Versorgungssystems zur Behandlung älterer Menschen

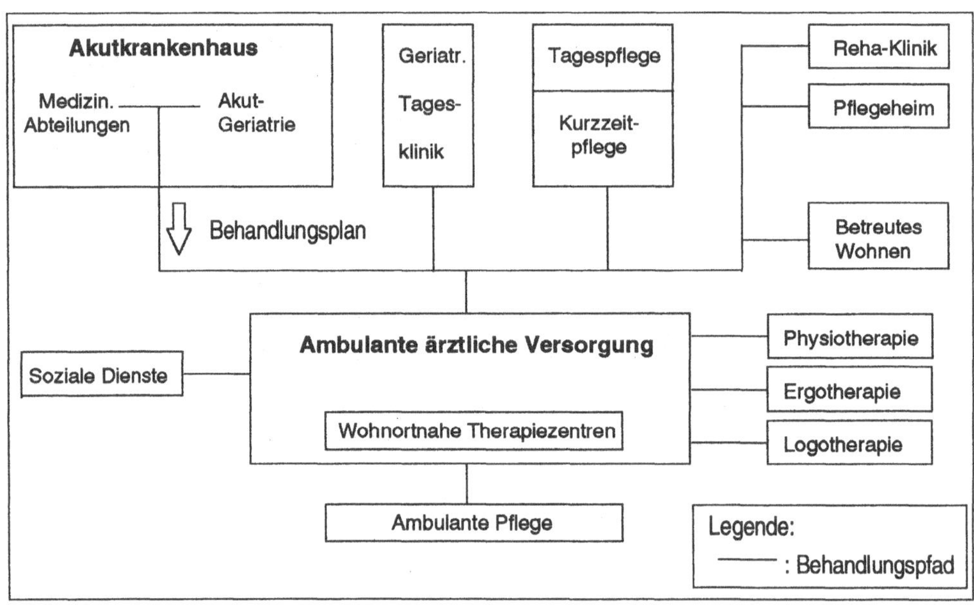

305 Vgl. hierzu auch Kapitel 3.2.2.2 „Verzahnung von akutstationärer und rehabilitativer Versorgung"

306 Vgl. BREYER und ZWEIFEL (1997), vgl. RÜSCHMANN (2000).

Um die Grenzen zwischen den Sektoren zu überwinden und eine integrierte, abgestufte Versorgung geriatrischer Patienten zu ermöglichen, ist danach ein *sektorenübergreifendes Finanzierungssystem* in Form fester Leistungsentgelte zu konzipieren. Für die Kalkulation solcher Komplexpauschalen müssen zusätzlich die Kosten im ambulanten und rehabilitativen Bereich unter Berücksichtigung des Selbsthilfestatus therapie- und diagnosebezogen ermittelt werden. Denn Komplexpauschalen ermöglichen als Finanzierungsinstrument eine Leistungssteuerung im Sinne der o. g. Verzahnung über die verschiedenen Versorgungsbereiche und Leistungsträger hinweg. Komplexpauschalen setzen damit Anreize für eine versorgungsgerechte Inanspruchnahme geriatrischer Therapien unabhängig von der Organisationsform der Leistungserbringung.

Eine Grundvoraussetzung für die Verzahnung ist die Implementierung von sektorenübergreifenden Vergütungselementen

Zur Umsetzung dieses Konzeptes können sich die verantwortlichen Leistungserbringer (Krankenhäuser, Kassenärztliche Vereinigungen, andere ambulante Leistungserbringer, u.a. ambulante Pflegedienste sowie Therapeuten) und Kostenträger eines Landes (Landesverbände der Krankenkassen unter Beteiligung des Medizinischen Dienstes) in einem geriatrischen Netzwerk[307] mit folgenden Zielen zusammenschließen:

Darüber hinaus sind Grundsätze der Versorgung zwischen allen Krankenkassen und Leistungserbringern festzulegen

- Einführung einer diagnose-/therapieabhängigen Schnittstelle bei der Verlegung aus der stationären Primärversorgung in geriatrische Abteilungen und Kliniken auf der Grundlage eines geriatrischen Screenings oder Konsils
- Festlegung von Kriterien für *Direkteinweisungen* in geriatrische Abteilungen, Kliniken bzw. Tageskliniken
- Einheitliche Leistungsbeschreibung aller voll- und teilstationären geriatrischen Systeme mit verbindlicher Struktur-, Prozeß- und Ergebnisqualität einschließlich einer Bewertung des medizinischen Fortschritts
- Einführung eines verbindlichen Behandlungsplans, welcher die Rahmendaten für die Überleitungsphase in den ambulanten Bereich bildet
- Detaillierung der teilstationären und ambulanten Behandlungskonzepte

Unter Beteiligung der Ministerien werden die Verantwortlichen neue Versorgungsabläufe regeln und sich wegen der nicht unerheblichen Einsparungen bereiterklären, die Kosten für die Übergangstherapien in den ambulanten Bereich außerhalb der Budgetierung zu finanzieren.

Aufgrund der Reaktionsgeschwindigkeit im Gesundheitswesen bei staatlicher (Teil-)Regulierung ist die Umsetzung ein *langwieriger Prozeß* (vgl. Abbildung 96). Würden in Zukunft alle Möglichkeiten in diese Richtung weiter verfolgt, so wird sich der Gesundheitszustand und die Lebensqualität für die größere Zahl der älteren Menschen so stabilisieren lassen, daß Kranken- und Pflegekosten trotz der demographischen Entwicklung überschaubar und finanzierbar bleiben könnten.

---

[307] Vgl. GSbG (1998), S. 341ff.

Abbildung 96: Stufen zur Umsetzung einer flächendeckenden geriatrischen Versorgung

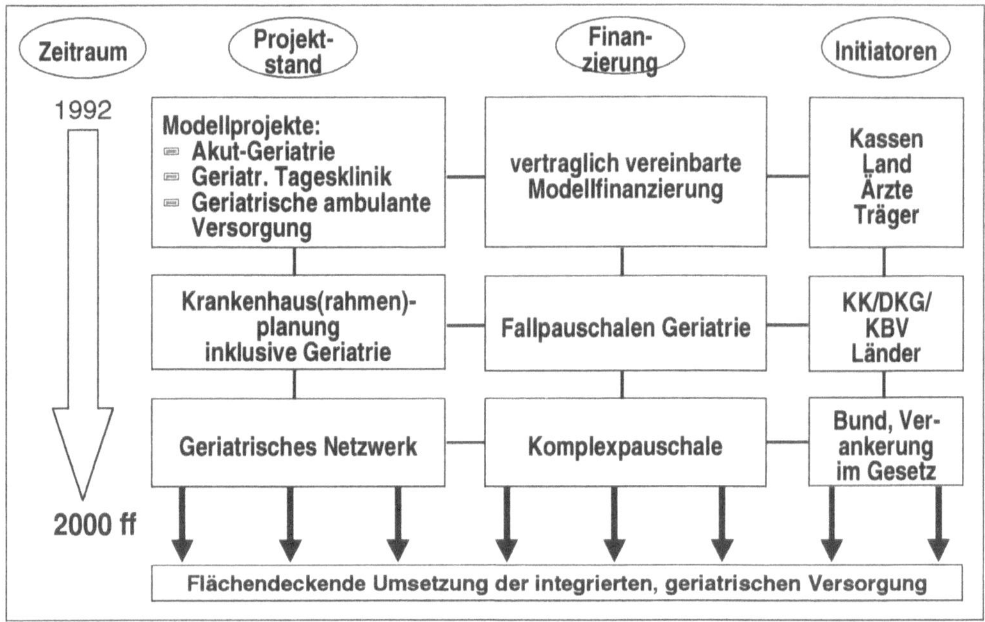

11 Ausblick: Krankenhaus-Finanzierung und Krankenhaus-Rahmenplanung

Mit der Krankenhaus-Rahmenplanung und ihrer Zielsetzung zur Darlegung von Leistungsmodulen als Ausdruck eines durch akutstationäre Einrichtungen zu versorgenden Leistungsbedarfs erfolgt eine Abkehr von der bisher vorherrschenden Bestimmung der Kapazitäten einzelner Krankenhäuser im Versorgungsgebiet. Das Leistungsspektrum jedes einzelnen Krankenhauses soll sich nach den *Regeln des Qualitäts- und Leistungswettbewerbs* herausbilden. Die Krankenhaus-Rahmenplanung stellt den ordnungspolitischen Rahmen dar, in dem dieser Wettbewerb stattfindet.

Abbildung 97: Wechelwirkungen zwischen Krankenhaus-Finanzierung und Krankenhaus-Rahmenplanung

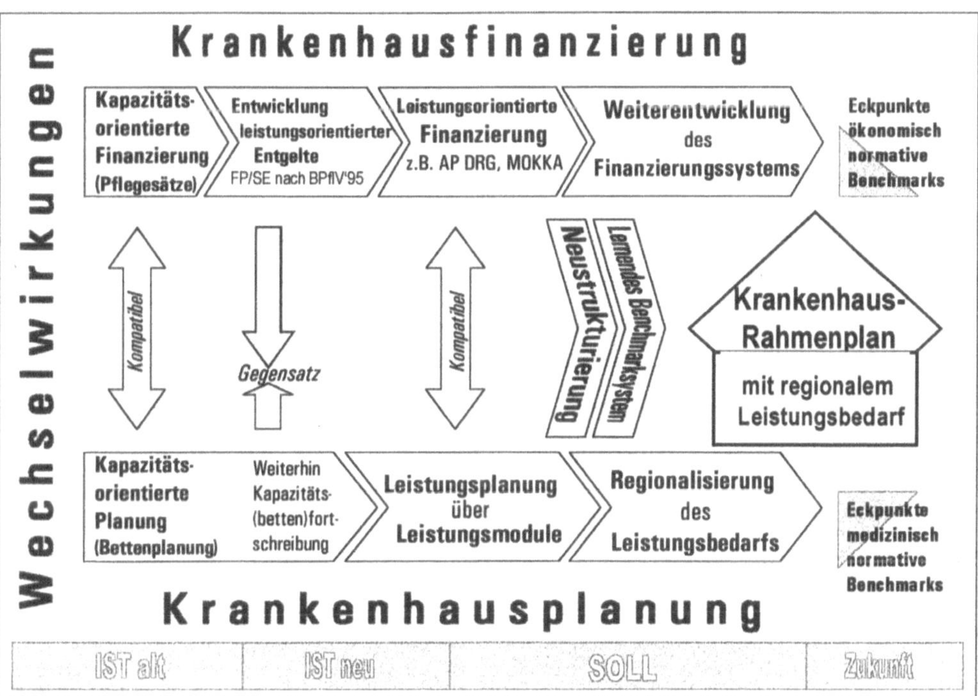

Die Methodik der neuen Krankenhaus-Rahmenplanung ist aus der Motivation entstanden, den Konflikt zwischen Finanzierung und Planung aufzulösen. Die Fortschritte bei der Entwicklung der Planungsmethodik mit korrespondierender Umsetzung in sieben Bundesländern verstärkt den Handlungsbedarf zur Konzeption eines neuen, modifizierten Krankenhaus-Finanzierungssystems.

Die Finanzierung von einzelnen Krankenhäusern über Budgets muß daher in Übereinstimmung mit der Leistungsbedarfszumessung erfolgen - die Gestaltung der Krankenhaus-Finanzierung ist jedoch nicht Aufgabe einer Krankenhaus-Rahmenplanung. Sie wird im Rahmen der Gesetzesvorhaben zum Gesundheitssystem 2000 ff. intensiv diskutiert. Unabhängig von der konkreten Ausgestaltung ist eine Kompatibilität zwischen Krankenhaus-Rahmenplanung und Krankenhaus-

Finanzierung (und damit der Auflösung des zentralen Konflikts) dann zu erwarten, wenn folgende Grundannahmen erfüllt sind:

- *Flächendeckende leistungsorientierte Vergütung der Krankenhausleistungen*

Bei einer *leistungsorientierten Vergütung* ist sichergestellt, daß die Kapazitätsanforderungen bei wirtschaftlich agierenden Krankenhäusern aus der Vergütung für den Patienten finanziert werden können. Die Abdeckung aller Leistungen einer Fachdisziplin ist gleichfalls zu fordern, da ansonsten Gestaltungsspielräume verbleiben, die zu Kapazitätsverschiebungen zwischen Bereichen mit leistungsorientierten Vergütungen und Bereichen ohne Leistungsbezug genutzt werden[308].

Ein flächendeckendes System, welches die akutstationären Leistungen definitorisch abgrenzt bzw. aggregiert, wie z.B. ein Fallpauschalen-System, ist für eine *leistungsorientierte Krankenhaus-Rahmenplanung* von herausragender Bedeutung:

1. Durch die Zusammenfassung vieler ICD-9/OPS 301-Kombinationen in einem Leistungspaket oder einer Fallpauschale wird die Übersichtlichkeit bzw. Transparenz des Krankenhaus-Rahmenplans erhöht
2. Für die Verhandlungen zwischen den Krankenhäusern und den Krankenkassen um die Leistungen einer Versorgungsregion existiert eine adäquate Planungsebene, die Vereinbarungen zwischen den Verhandlungspartnern erst ermöglicht
3. Der Sicherstellungsauftrag des Landes auf der Grundlage von Versorgungsverträgen, die abgrenzbare und klar umschriebene Leistungspakete umfassen, ist einfach und effektiv zu gewährleisten.

- *Einführung einer monistischen Finanzierung*

In Wettbewerbssystemen gilt grundsätzlich das Prinzip, daß ein Anbieter nur dann langfristig im Markt bestehen kann, wenn der Preis für die von ihm angebotene Leistung *neben den Betriebskosten auch* die Kosten für langfristige Anlagengüter deckt. Im Krankenhauswesen gilt dies zur Zeit aufgrund der dualen Finanzierung nur eingeschränkt[309]. Damit müssen die Kapazitätsanforderungen einer Leistung hinsichtlich der benötigten Anlagegüter unter der Prämisse der dualen Finanzierung in bestimmten Zeitabständen neu quantifiziert werden.

Bei Einführung der Monistik bzw. der Teilmonistik ist für die Neuermittlung der Kapazitäten von Anlagengütern entscheidend, ob die Kosten für Investitionen als Bestandteil der leistungsorientierten Vergütung oder unabhängig von dieser erstattet werden. Im letztgenannten Fall wird auf der Ebene der Selbstverwaltung eine krankenhausindividuelle Vergütung auf der Basis des Gesamtbudgets diskutiert. Dies impliziert eine Anpassung des Investitionsbudgets, wenn sich das Leistungs-

---

308 Diese Situation kennzeichnet das gegenwärtige Finanzierungssystem, bei dem sich das Gesamtbudget eines Krankenhauses aus Fallpauschalen-Entgelten sowie Abteilungs- und Basispflegesätzen zusammensetzt. Eine Aussage über die Angemessenheit des Gesamtbudgets hinsichtlich der Kapazitätsanforderungen für ein konkretes Krankenhaus ist daher nicht möglich.

309 Auch heute schon übernehmen Krankenhausträger aufgrund der begrenzten Finanzierungsmöglichkeiten der Länder anteilig Investitionskosten, die über die Vergütung durch die Krankenkassen gedeckt werden.

spektrum als Folge des Qualitäts- und Leistungswettbewerbs verändert. Falls die Anpassung nicht leistungsorientiert erfolgt, stimmt die Investitionsvergütung nicht mehr mit den Kapazitätsanforderungen überein. Zu präferieren ist daher die *Integration der anteiligen Kosten* für Anlagen in eine leistungsgerechte Fallpauschale.

Es bleibt zu hoffen, daß eine rasche Entscheidung zur Weiterentwicklung des Finanzierungssystems und deren konsequente Umsetzung durch die Selbstverwaltung nicht nur öffentlichkeitswirksam angekündigt, sondern auch durchgeführt wird. *Alternativ müssen die Verantwortlichen* für die Sicherstellung der Bevölkerung mit Krankenhausleistungen zumindest die definitorische Strukturierung der vielen medizinischen Leistungen in Fallgruppen vornehmen. Die Kalkulation dieser Fallgruppen kann zu einem späteren Zeitpunkt erfolgen.

Buch C
Gutachtenergebnisse zur Krankenhaus-Rahmenplanung eines Bundeslandes

1 Leistungsmodule: Basis-, Schwerpunkt- und Spezialleistungen

Für alle Fachgebiete:

(1) *Abbildungen der Analysen zur Leistungsmodulbidlung*[310]

(2) *Tabellen der Leistungen in den Leistungsmodulen*

Tabelle 32: Basisleistungen Chirurgie[311] (25 häufigste Diagnosen/Indikationen mit zugehöriger Therapie[312])

	OPS-301 / ICD	Text		OPS-301 / ICD	Text
1.			14.		
2			15.		
3.			16.		
4.			17.		
5.			18.		
6.			19.		
7.			20.		
8.			21.		
9.			22.		
10.			23.		
11.			24.		
12.			25.		
13.					

310 Vgl. Kapitel 2 und 6

311 Vgl. auch Kapitel 2.4.3

312 Eine vollständige Liste aller Leistungen in den Leistungsmodulen hat das MAGS (inklusive der Zuordnungen von Fehlkodierungen)

Tabelle 33: Schwerpunktleistungen Chirurgie (10 häufigste Diagnosen/Indikationen mit zugehöriger Therapie[313])

	OPS-301 / ICD	Text		OPS-301 / ICD	Text
1.			6.		
2.			7.		
3,			8.		
4,			9.		
5.			10.		

Tabelle 34: Spezialleistungen Chirurgie (5 häufigste Diagnosen/Indikationen mit zugehöriger Therapie)

	OPS-301 / ICD	Text
1.		
2.		
3.		
4.		
5.		

313 Eine vollständige Liste aller Leistungen in den Leistungsmodulen hat das MAGS (inklusive der Zuordnungen von Fehlkodierungen)

2 Leistungsbedarf Krankenhausversorgung für ein Bundesland

2.1 Fallzahlen akutstationärer Versorgung für ein Bundesland

Tabelle 35: Gesamte Fallzahlen

Fachgebiet (Haupt-abteilungen)	IST-Fallzahlen 1998*	Benchmarking Substitution/ Neue Patien-tenkarrieren[314]	Morbiditätsent-wicklung[315]	SOLL-Fallzahlen für zukünftige KH-Versorgung#	Diffe-renz in %
Augenheilk.					
Chirurgie					
Gyn./Geb.					
HNO					
Innere Med.					
Neurochir.					
Neurologie					
Orthopädie					
Pädiatrie					
Psychiatrie					
....					
ZMK					
Gesamt					

*: in der Hauptfachabteilung

#: Anteile „ambulant", „vor- und nachstationär" oder „teilstationär/tagesklinisch" liegen innerhalb der Gutachtenerstellung vor.

Tabelle Land 2: Fallzahlen in den Basisleistungen für das Bundesland

Tabelle Land 3: Fallzahlen in den Schwerpunktleistungen für das Bundesland

Tabelle Land 4: Fallzahlen in den Spezialleistungen für das Bundesland

---

314 Vgl. Kapitel 3.2; vgl. Kapitel 8.1

315 Vgl. Kapitel 3.3

2.2 Pflegetage für die akutstationäre Versorgung in einem Bundesland

Tabelle 36: Gesamte Pflegetage in einem Bundesland

Fachgebiete (Haupt-abteilungen)	Anzahl IST-Pflegetage*	Benchmarking Substitution / Neue Patientenkarrieren[316]	Benchmarking Verweildauer[317]	Morbiditätsanalyse[318]	Anzahl SOLL-Pflegetage	**Differenz in %**
Augenheilk.						
Chirurgie						
Gyn./Geb.						
HNO						
Innere Med.						
Neurochir.						
Neurologie						
Orthopädie						
Pädiatrie						
Psychiatrie#						
Urologie						
....						
ZMK						
Gesamt						

* von Fällen in der Hauptfachabteilung

#: Ausweis von tagesklinischen Plätzen bzw. Tagen

Tabelle Land 6: Pflegetage in den Basisleistungen in einem Bundesland

Tabelle Land 7: Pflegetage in den Schwerpunktleistungen in einem Bundesland

Tabelle Land 8: Pflegetage in den Spezialleistungen in einem Bundesland

---

316 Vgl. Kapitel 3

317 Vgl. Kapitel 7.2 und 8.2

318 Vgl. Kapitel 3.3.2 und 7.2.4

2.3 Indikatoren der akutstationären Versorgung in einem Bundesland

Tabelle 37: Indikatoren der Krankenhäuser

Fachgebiete	**OP-Quote**[319]	**Schweregradfälle**[320]	**Ø Verweildauer**[321]	Anteil ambulant am KH#	**Einzugsgebiete**[322]			
					Versorgung auf Kreisebene in % des Bedarfs	Versorgung in der Region in % des Bedarfs	**Überregionale Versorgung**	
							im Bundesland	außerhalb Bundesland
Augenh.								
Chirurgie								
Gyn./Geb.								
HNO								
Innnere M.								
Neurochir.								
Neurologie								
Orthopädie								
Pädiatrie								
Psychiatrie								
Urologie								
....								
ZMK								
Gesamt								

#: Anteile „vor- und nachstationär" oder „teilstationär/tagesklinisch" liegen innerhalb der Gutachtenerstellung vor.

319 Vgl. Kapitel 3.2.3.2

320 Vgl. Kapitel 3.1

321 Vgl. Kapitel 7 und Anhang

322 Vgl. Kapitel 8.3

2.4 Korrespondenz zu Betten-Kapazitäten

Tabelle 38: Kapazitäten mit Kapazitätsveränderungen[323]

Fach-gebiet	Plan-betten bis 31.12.98*	Belegte Betten 1998	Aus-lastung	Plan-betten ab 1.1.99*	Kapazitätsänderungen zu Planbetten ab 1.1.99*			Vorhalte-kapazität	Gesamt
					Fallzahländerungen		Pflegeta-geverän-derung		
					Substitution/ Neue Patien-tenkarrieren	Morbidität			
Augenheilk.									
Chirurgie									
Gyn./Geb.									
HNO									
Innere Med.									
Neurochir.									
Neurologie									
Orthopädie									
Pädiatrie									
Psychiatrie									
Urologie									
....									
ZMK									
GESAMT									

Differenz: ± x

*: Situation in Schleswig-Holstein, auf das betreffende Bundesland anzupassen.

[323] Vgl. Kapitel 7 und Anhang

3 Leistungsbedarf Krankenhausversorgung für die Regionen des Bundeslandes

Abbildung Regionen 1: Landkarte mit den Regionen des Bundeslandes

Tabelle Regionen 1: Krankenhäuser in den Regionen des Bundeslandes

Tabelle Regionen 2: Patientenströme zwischen den Regionen des Bundeslandes

Tabelle 39: Bedarf der Krankenhausversorgung in den Regionen des Bundeslandes[324]

Fachgebiet	Regionen des Bundeslandes				Außerhalb Bundesland#	Gesamt
	z.B. Nord	z.B. West	z.B. Ost	z.B. Süd		
Augenheilk.	%	%	%	%	%	100 %
Chirurgie	%					
Gyn./Geb.	%					
HNO						
Innere Med.						
Neurochir.						
Neurologie						
Orthopädie						
Pädiatrie						
Psychiatrie						
Urologie						
....						
ZMK						
Gesamt						

Patientenbezogene Analyse

#: Patienten mit Wohnort außerhalb des betreffenden Bundeslandes, die sich in diesem Bundesland behandeln lassen. Dieser Anteil entspricht nicht der Anzahl von Patienten mit Wohnort in einem Bundesland, die sich außerhalb des Bundeslandes behandeln lassen.

Im Leistungswettbewerb sind überregionale Versorgungsstrukturen selbstverständlich.

---

324 Vgl. Kapitel 3.4, 4, 8.3, Kapitel 9

3.1 Fallzahlen der Regionen

Region Nord

Tabelle 40: Gesamte Fallzahlen für die Region Nord

Fachgebiet (Haupt-abteilungen)	IST-Fallzahlen 1998*	Benchmarking Substitution/ Neue Patien-tenkarrieren	Morbiditätsent-wicklung	SOLL-Fallzahlen für zukünftige KH-Versorgung#	Diffe-renz in %
Augenheilk.					
Chirurgie					
Gyn./Geb.					
HNO					
Innere Med.					
Neurochir.					
Neurologie					
Orthopädie					
Pädiatrie					
Psychiatrie					
Urologie					
....					
ZMK					
Gesamt					

*: in der Hauptfachabteilung

#: Anteile „ambulant", „vor- und nachstationär" oder „teilstationär/tagesklinisch" liegen innerhalb der Gutachtenerstellung vor.

Tabelle Region 5: *Fallzahlen in den Basisleistungen der Region Nord*

Tabelle Region 6: *Fallzahlen in den Schwerpunktleistungen der Region Nord*

Tabelle Region 7: *Fallzahlen in den Spezialleistungen der Region Nord*

Weitere Regionen des Bundeslandes

3.2 Pflegetage in den Regionen

Region Nord

Tabelle 41: Gesamte Pflegetage für die Region Nord

Fachgebiete (Haupt-abteilungen)	Anzahl IST-Pflegetage*	Benchmarking Substitution / Neue Patientenkarrieren	Benchmarking Verweildauer	Morbiditätsanalyse	Anzahl SOLL-Pflegetage	**Differenz in %**
Augenheilk.						
Chirurgie						
Gyn./Geb.						
HNO						
Innere Med.						
Neurochir.						
Neurologie						
Orthopädie						
Pädiatrie						
Psychiatrie						
Urologie						
....						
ZMK						
Gesamt						

* von Fällen in der Hauptfachabteilung

Tabelle Region 9: *Pflegetage in den Basisleistungen der Region Nord*

Tabelle Region 10: *Pflegetage in den Schwerpunktleistungen der Region Nord*

Tabelle Region 11: *Pflegetage in den Spezialleistungen der Region Nord*

Weitere Regionen des Bundeslandes

3.3 Indikatoren der akutstationären Versorgung in den Regionen

Region Nord

Tabelle 42: Indikatoren der Krankenhäuser in der Region Nord

Fachgebiete	OP-Quote	Schweregradfälle	Ø Verweildauer	Anteil ambulant am KH#	Einzugsgebiete			
					Versorgung auf Kreisebene in % des Bedarfs	Versorgung in der Region in % des Bedarfs	Überregionale Versorgung	
							im Bundesland	außerhalb Bundesland
Augenh.								
Chirurgie								
Gyn./Geb.								
HNO								
Innnere M.								
Neurochir.								
Neurologie								
Orthopädie								
Pädiatrie								
Psychiatrie								
Urologie								
....								
ZMK								
Gesamt								

#: Anteile „vor- und nachstationär“ oder „teilstationär/tagesklinisch“ liegen innerhalb der Gutachtenerstellung vor.

Weitere Regionen des Bundeslandes

3.4 Korrespondenz zu Betten-Kapazitäten in den Regionen

Region Nord

Tabelle 43: Kapazitäten mit Kapazitätsveränderungen für die Region Nord

Fach-gebiet	Plan-betten bis 31.12.98*	Belegte Betten 1998	Aus-lastung	Plan-betten ab 1.1.99*	Kapazitätsänderungen zu Planbetten ab 1.1.99*				Gesamt
					Fallzahländerungen		Pflegetageveränderung	Vorhalte-kapazität	
					Substitution/ Neue Patien-tenkarrieren	Morbidität			
Augenheilk.									
Chirurgie									
Gyn./Geb.									
HNO									
Innere Med.									
Neurochir.									
Neurologie									
Orthopädie									
Pädiatrie									
Psychiatrie									
Urologie									
....									
ZMK									
GESAMT									

Differenz: ± x

*: Situation in Schleswig-Holstein, auf das betreffende Bundesland anzupassen.

Weitere Regionen des Bundeslandes

4 Leistungsorientierung für Krankenhäuser in einem Bundesland

- Zur internen Leistungssteuerung für die Krankenhäuser eines Bundeslandes

4.1 Leistungserbringung typischer Krankenhausgruppen

- Prozentualer Anteil an Basis-, Schwerpunkt- und Spezialleistungen in den großen Fachgebieten (Gruppenbildung für typische Gruppen A, B, C)

Abbildung 98: Leistungserbringung typischer Krankenhausgruppen in der Inneren Medizin

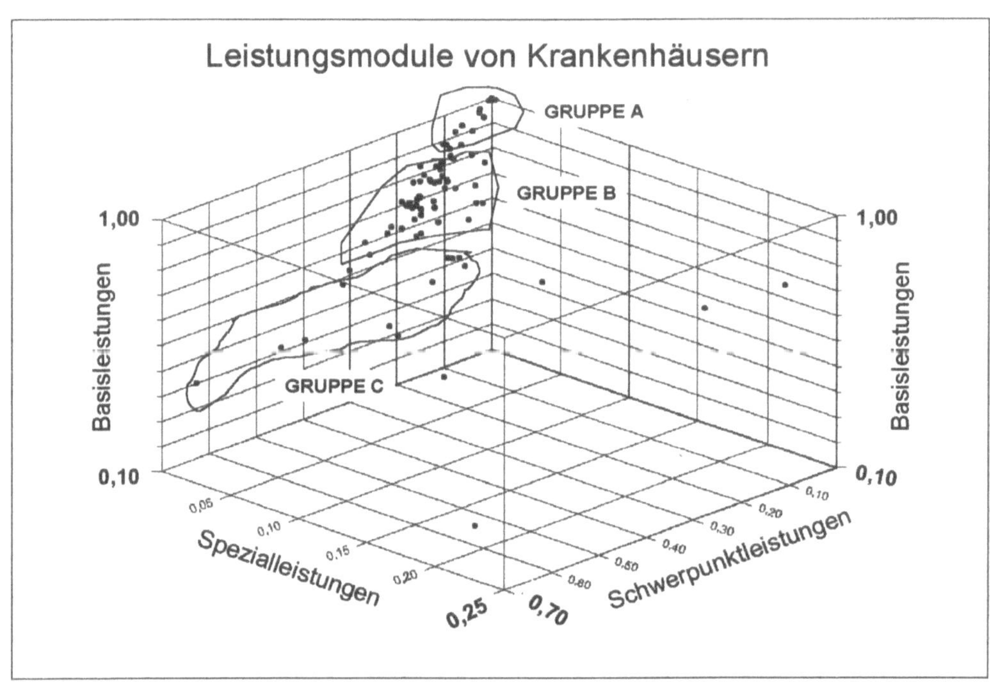

4.2 Leistungsstrukturen und Benchmarkwerte für die Krankenhäuser zur internen Steuerung

Für jede Gruppe (A bis C) der großen Fachgebiete werden die häufigen Leistungen aufgeführt (OPS-301/ICD-9) und den Modulen Basis-, Schwerpunkt- und Spezialleistungen zugeordnet. Für jede Leistung wird der prozentuale Anteil an dem gesamten Leistungsmodul ermittelt. Dann werden die leistungsbezogenen Benchmark-Werte aufgeführt: für ambulante Substitution und Verweildauer.

⇨	**Jedes Krankenhaus kann seine Abteilungen einer Gruppe zuordnen und sich aufgrund der Benchmarkwerte orientieren.**

Fachgebiet Innere Medizin

Tabelle 44: Leistungsstrukturen und Benchmarkwerte Innere Medizin[325] Gruppe A

Basisleistungen (durchschnittlich %)					Schwerpunktleistungen (ø. %)					Spezialleistungen (ø %)		
OPS-301	**ICD-9**	Anteil an Basis-Leistungen gesamt (%)	Ben-chmarking ambulante Substitution (%)	Ben-chmarking Verweil-dauer (øTage)	**OPS-301**	**ICD-9**	Anteil an Schwerpunkt-Leistungen gesamt (%)	Ben-chmarking ambulante Substitution (%)	Ben-chmarking Verweil-dauer (øTage)	**OPS-301**	**ICD-9**	Anteil an Spezial-Leistungen gesamt (%)
Gesamt												

Tabelle : Leistungsstrukturen und Benchmarkwerte Innere Medizin Gruppe B

Tabelle : Leistungsstrukturen und Benchmarkwerte Innere Medizin ***Gruppe C***

Fachgebiet Chirurgie

Fachgebiet Gynäkologie und Geburtshilfe

325 Vgl. auch Kapitel 8 und die Beispiele, vgl. Kapitel 6

Fachgebiet Psychiatrie

Tabelle 45: Leistungsstrukturen und Benchmarkwerte Psychiatrie

Basisleistungen (durchschnittlich %)					Schwerpunktleistungen (ø %)					Spezialleistungen (ø %)	
ICD	Anteil an Basis-Leistungen (%)	Benchmarking ambulante Substitution (%)	Benchmakring Tagesklin. Fälle (%)[326]	Benchmarking Verweildauer (øTage)	ICD	Anteil an Schwerpunkt-Leistungen (%)	Benchmarking ambulante Substitution (%)	Benchmakring Tagesklin. Fälle (%)	Benchmarking Verweildauer (øTage)	ICD	Anteil an Spezial-Leistungen (%)
Gesamt											

326 Vgl. hierzu Kapitel 3.2.2.3 „Konzeptioneller Ansatz für die Psychiatrie“

5 Akutstationärer Leistungsbedarf (rechnerisch) - für alle Krankenhäuser des Landes -

Krankenhaus-Einzelblatt Nr. 1[327]

Name des Krankenhauses	Kreis
Anschrift	Region

Tabelle 46: SOLL-Leistungen des Krankenhauses für die Versorgung der Bevölkerung

Fach-abteilung	Basisleistungen				Schwerpunktleistungen				Spezialleistungen				Gesamt			
	Rechner. Anzahl SOLL-Leistungen	Empfehlung*	% des Bedarfs		Rechner. Anzahl der SOLL-Leistungen	Empfehlung*	% des Bedarfs		Rechner. Anzahl der SOLL-Leistungen	Empfehlung*	% des Bedarfs		Rechner. Anzahl der SOLL-Leistungen	Empfehlung*	% des Bedarfs	
			R	ÜR			R	ÜR			R	ÜR			R	ÜR
Augenheilk.																
Chirurgie																
Gyn./Geb.																
HNO																
Innere Med.																
Neurochir.																
Neurologie																
Orthopädie																
Pädiatrie																
Psychiatrie																
Urologie																
....																
ZMK																
Gesamt																

R: Regional **ÜR:** Überregional

*: In Schleswig-Holstein werden ein letztes Mal im Vorwege normativer Entscheidungen zwei Gutachterempfehlungen abgegeben, die einerseits die Priorität „wirtschaftliche Versorgung" und andererseits eine „dezentrale, flächendeckende Versorgung" als Grundlage ausweisen.

327 Vgl. hierzu auch Kapitel 10

Tabelle 47: Korrespondierende Betten-Kapazitäten[328]

Fach-abteilung	Basisleistungen		Schwerpunktleistungen		Spezialleistungen		Plan-Betten ab 1.1.99#	GESAMT	
	Rechn. Betten SOLL	Normative Entscheidung der Beteiligten*	Rechn. Betten SOLL	Normative Entscheidung der Beteiligten*	Rechn. Betten SOLL	Normative Entscheidung der Beteiligten*		Rechn. Betten SOLL	Normative Entscheidung der Beteiligten*
Augenh.									
Chirurgie									
Gyn./Geb.									
HNO									
Innere M.									
Neurochir.									
Neurologie									
Orthop.									
Pädiatrie									
Psych.									(++)
Urologie									
....									
ZMK									
Gesamt									

(++): Mit tagesklinischen Plätzen

#: Verhältnisse in Schleswig-Holstein, auf das jeweilige Bundesland anzupassen.

***: Der rechnerische akutstationäre Leistungsbedarf ist Grundlage der normativen Entscheidung der Beteiligten. Diese normative Entscheidung ist nicht mehr in Form einer Empfehlung vom Gutachter zu treffen.**

328 Vgl. Kapitel 7; 9 und Anhang

Anhang

Ableitung von Kapazitäten aus Leistungsbedarfen

Zielsetzung

Die Krankenhaus-Rahmenplanung schließt eine krankenhausindividuelle Zuweisung von Leistungskapazitäten, wie z. B. OP-Kapazitäten, Funktionseinheiten oder Hotelkapazitäten (Betten) grundsätzlich aus. Daraus folgt zwingend, daß weitere, an Kapazitäten im Krankenhaus gebundene Zuweisungen seitens der Kostenträger und der Planungsbehörde eine andere Bemessungsgrundlage erfahren müssen. So darf sich weder die Einzelförderung von Investitionen noch die Pauschalförderung am Indikator „Krankenhausbett" orientieren. Gleichfalls ist die Personalbemessung oder die Finanzierung des Krankenhauses über Pflegesätze von der Bettenzahl des Krankenhauses abzukoppeln.

Abbildung 99: Ergebnis der Krankenhausplanung als Ausgangspunkt für ein flexibles Angebot an Krankenhausleistungen

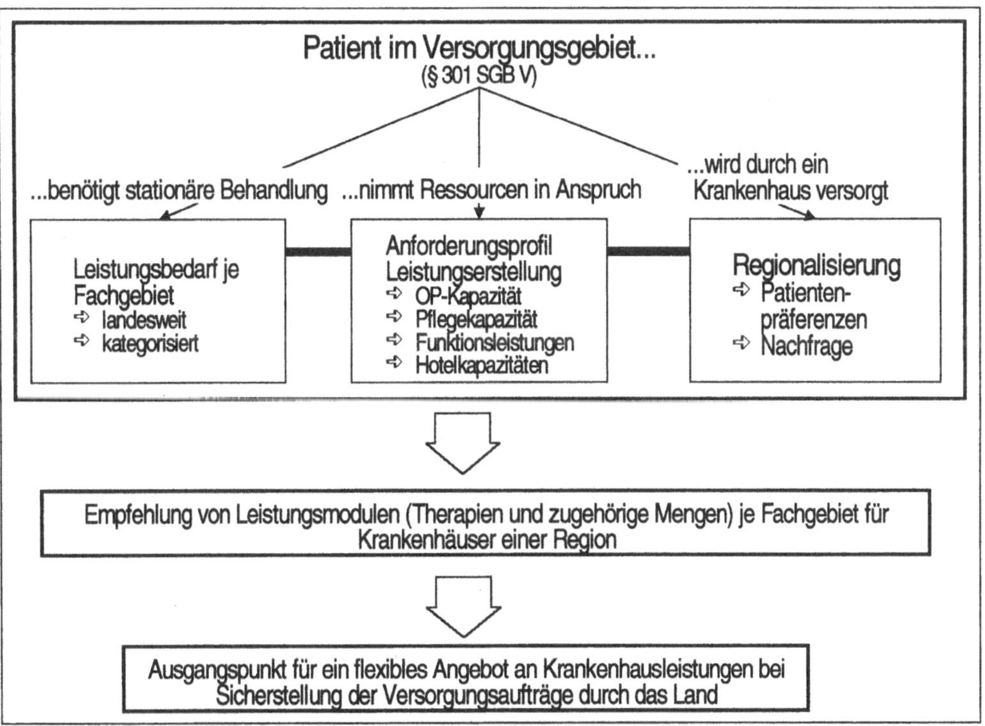

Dennoch ist es sinnvoll, als *Ausgangspunkt* für den Prozeß zur Verteilung der Leistungsmodule *einmalig bzw. letztmalig* auch eine Orientierung an Kapazitäten von einzelnen Krankenhäusern vorzunehmen. Die Kapazitätsorientierung kann jedoch analog der Philosphie zur leistungsorientierten Krankenhaus-Rahmenplanung nicht auf der Basis der gegenwärtig vorgehaltenen Kapazitäten erfolgen. Sie muß dem Anforderungsprofil zur Erstellung von einzelnen Leistungen folgen. Dies bedeutet zum einen, daß zunächst für alle stationären Leistungen innerhalb der Leistungsmodule, beschrieben durch den Behandlungsanlaß (ICD-9) sowie die Therapie (OPS 301), bestimmte Kapazitätsanforderungen abgeleitet werden. Zum anderen werden die Ergebnisse der Krankenhausplanung herangezogen und mit den Kapazitätsanforderungen verknüpft. Dazu werden die aus der Neustrukturierung der Behandlungspfade resultierenden landesweiten, fachgebietsbezogenen Leistungsbedarfe sowie die Ergebnisse der Lokalisierung des Leistungsbedarfs auf einzelne Krankenhäuser herangezogen (vgl. Abbildung 99).

Die Gesamtkapazität einer stationären Einrichtung errechnet sich dann durch *Aufsummierung der Kapazitätsanforderungen* einzelner Leistungen, die einem Krankenhaus als Leistungsbedarf zugewiesen wurden.

Die Orientierung der krankenhausindividuellen Kapazitäten nach dem in Abbildung 99 dargestellten Verfahren stellt den Ausgangspunkt für ein flexibles Angebot an Krankenhausleistungen dar. Damit ist ein Einstieg in den gewünschten Qualitäts-, Leistungs- und Preiswettbewerb gegeben, der im weiteren Zeitverlauf zur Qualitätsverbesserung und veränderten Marktanteilen, d.h. geänderten Leistungsbedarfen je Krankenhaus, und damit zwangsläufig zu veränderten Kapazitäten führt.

Charakterisierung der notwendigen Kapazitäten

Entsprechend der Zielsetzung zur Ableitung von Krankenhauskapazitäten aus den Leistungsbedarfen der Krankenhäuser ist zunächst eine strukturierte Darstellung der Kapazitäten im Krankenhaus vorzunehmen. Da sich die Kapazitäten aus den Anforderungen der einzelnen stationären Leistungen eines Krankenhauses ergeben, wird als Orientierungshilfe zur Beschreibung der Kapazitäten der *Prozeß zur Patientenbehandlung* herangezogen.

In Abhängigkeit des Behandlungsanlasses bzw. der durchgeführten Therapie (ICD-9/OPS 301) kommt der Patient mit zahlreichen Leistungsstellen des Krankenhauses in Berührung. Diese Leistungsstellen erbringen zum einen direkte Leistungen am Patienten, wie z. B. operative Eingriffe, oder indirekte Leistungen für den Patienten, wie z. B. die Bestimmung eines Blutbildes im Labor. Die Leistungsstellen repräsentieren somit den Kapazitätsbedarf eines Krankenhauses.

Bei der Analyse des Kapazitätsbedarfs sind - in Anlehnung an die klassische Betriebswirtschaftslehre - drei Produktionsfaktoren zu unterscheiden: (vgl. Abbildung 100).

- Anlagen (Betriebsmittel)
- Personal
- Sachmittel

Abbildung 100: Leistungsstellen und beispielhafte Kapazitäten im Krankenhaus

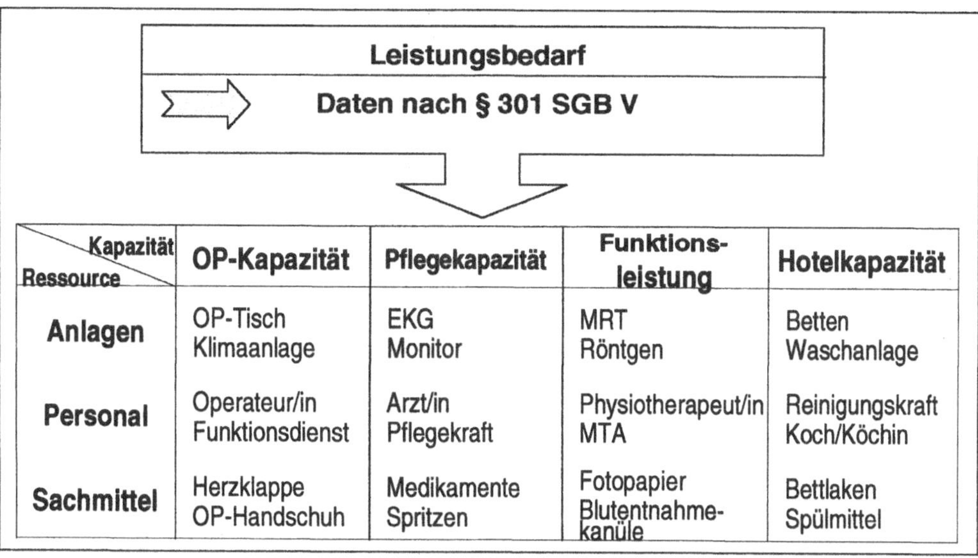

Kapazität / Ressource	OP-Kapazität	Pflegekapazität	Funktionsleistung	Hotelkapazität
Anlagen	OP-Tisch Klimaanlage	EKG Monitor	MRT Röntgen	Betten Waschanlage
Personal	Operateur/in Funktionsdienst	Arzt/in Pflegekraft	Physiotherapeut/in MTA	Reinigungskraft Koch/Köchin
Sachmittel	Herzklappe OP-Handschuh	Medikamente Spritzen	Fotopapier Blutentnahme-kanüle	Bettlaken Spülmittel

Anlagen im Krankenhaus stellen Güter dar, die über einen sehr langen Zeitraum genutzt werden können. Aufgrund dieser Eigenschaft ist die Kapazitätsplanung von Anlagen in Kombination mit einer zeitlich entsprechenden Leistungsprogrammplanung durchzuführen. Analoges gilt für den Produktionsfaktor Personal, der in einem Dienstleistungsbetrieb wie dem Krankenhaus im wesentlichen den Erfolg der Leistungen, d.h. die Heilung von kranken Menschen bestimmt. Sachmittel sind mit Ausnahme der Arzneimittel und Implantate zumeist geringwertige Güter und werden während der Patientenbehandlung sofort verbraucht. Sie sind kurzfristig beschaffbar und stellen somit für den Kapazitätsplanungsprozeß eine wenig problematische Größe dar. Neben den dargestellten Produktionsfaktoren wird ergänzend der *dispositive Faktor* genannt, der als Führung und Organisation eine optimale Kombination der Produktionsfaktoren hinsichtlich der Zielsetzung des Krankenhauses erreichen soll.

Operationskapazitäten

Die Operationskapazitäten eines Krankenhauses stellen in wertmäßiger Hinsicht einen bedeutsamen Anteil der Gesamtkapazitäten von stationären Einrichtungen dar[329]. Sie sind die zentralen Leistungsstellen bei der Erbringung von Krankenhausleistungen, bei denen operative Eingriffe vorgenommen werden. Grundsätzlich ist die Operation im Rahmen der Patientenbehandlung eine für den Erfolg der Behandlung entscheidende Therapiemaßnahme. Obwohl operative Eingriffe auch ambulant durchführbar sind, ist ein Großteil der Operationen nur im Zusammenhang mit einer vollstationären Behandlung möglich. Die Vorbereitung eines Patienten

329 Zu den Operationskapazitäten sind in einer weiten Definition auch die Ressourcen zu verstehen, die bei interventionellen Eingriffen, bspw. Herzkatheteruntersuchungen, Dilatationen, notwendig sind.

und auch die Pflege im Anschluß an die postoperative Phase bedarf dagegen in einigen Fällen nicht des stationären Aufenthalts.

Zu den *langfristig genutzten Anlagen* im Operationssaal zählen bspw. die gesamte fest installierte Einrichtung des Operationssaals (z. B. Operationstische, Narkosegeräte), die notwendigen Aggregate zur Gewährleistung einer sterilen Atmosphäre (z. B. Klimaanlage) und die Operationsinstrumente (z. B. Scheren, Mikroskope). Aufgrund der schnellen medizinisch-technischen Weiterentwicklung sind die Kapazitäten des Operationssaals in regelmäßigen Abständen zu aktualisieren. Allerdings ist hinsichtlich der zumeist langfristigen Nutzung der Anlagen im Operationssaal aus Sicht des Krankenhauses zu bedenken, daß auch mittelfristig eine adäquate Auslastung des Operationssaals gewährleistet werden kann.

Ungeachtet der hohen Bedeutung der Anlagen ist bei einer Dienstleistung, wie z. B. einer Operation, der *personelle Produktionsfaktor* für den Erfolg der Leistung entscheidend. Im Operationssaal arbeiten verschiedene Dienstarten im Rahmen eines Teamkonzeptes zusammen. Jedes Teammitglied hat dabei seinen eigenen Aufgaben- und Verantwortungsbereich. So ist der Anästhesist für die Überwachung und Stabilisierung der Vitalfunktionen des Patienten zuständig, während der ärztliche Operateur die eigentliche therapeutische Leistung am Patienten erbringt.

Bei der Durchführung einer Operation kommt der Qualifikation der einzelnen Mitarbeiter eine hohe Bedeutung zu. Ungeachtet der Tatsache, daß alle Mitarbeiter im Operationssaal eine sehr anspruchsvolle Ausbildung durchlaufen haben, können durch bestimmte Fachqualifikationen und Erfahrungen einzelner Mitarbeiter andere Kapazitätsarten (z. B. Sachmittel wie teure Nahtklammergeräte) substituiert werden. Die Sachmittel im Operationssaal umfassen alle Ver- und Gebrauchsgüter, die bei einem operativen Eingriff notwendig sind. Diese werden in Lagern bzw. Räumen nahe des Operationssaals deponiert, da sie zumeist unmittelbar bei der Operation verbraucht werden. Im Hinblick auf die Kapazitätsbestimmung haben sie unter dem Aspekt der Vorhaltung von Operationskapazität eine Bedeutung. Diese wird jedoch mit zunehmender „Just-In-Time“-Lieferung bzw. der Übernahme von Lagerfunktionen durch die Medizinproduktehersteller unwichtiger.

Pflegekapazitäten

Die Pflegekapazitäten haben einen engen Bezug zu der Entwicklung der Hospitalisierung. Die ursprünglich für die Pflege von Kranken eingerichteten Gebäude hielten primär Kapazitäten für die Pflege vor. Mittlerweile haben sich diese jedoch zu „High-Tech“-Einrichtungen weiterentwickelt, in denen auch die Pflege eine für die Patientenbehandlung veränderte Rolle erfahren hat. Hinsichtlich der Anlagen unterhalten Krankenhäuser hochtechnisierte Pflegeeinrichtungen, wie z. B. die Intensivstation mit ihrer aufwendigen Grundausstattung. In diesen Intensivstationen werden mit Hilfe von komplexen und teuren Maschinen Menschen mit lebensbedrohlichen Erkrankungen am Leben erhalten und Patienten nach operativen Eingriffen versorgt.

Demgegenüber ist eine Normalpflegeeinrichtung primär durch die persönliche Dienstleistung der Mitarbeiter gekennzeichnet. Dabei kommt dem pflegerischen Personal die wichtigste Rolle zu, da mit der Pflege der bspw. durch eine Operation eingeleitete therapeutische Behandlungsprozeß erfolgreich abgeschlossen werden soll. Der ärztliche Dienst ist dabei primär für die pflegebegleitende Medikation sowie für die regelmäßige Untersuchung des Patienten zuständig. Der Sachmitteleinsatz ist mit Ausnahme der Medikamente eine zu vernachlässigende Kapazitätsgröße.

Funktionsleistungskapazitäten

In Funktionsleistungsstellen werden dezidierte Aufgaben im Rahmen der Patientenbehandlung durchgeführt. Dabei kann zwischen Leistungen am Patienten und Leistungen für den Patienten unterschieden werden (vgl. Tabelle 48). Die Unterscheidung begründet sich in dem Umstand, daß im ersten Fall der Patient im Sinne des uno-actu-Prinzips versorgt wird, während im zweiten Fall die unmittelbare Beteiligung bzw. Gegenwart des Patienten nicht erforderlich ist.

Tabelle 48: Beispiele für Funktionsleistungen

Funktionsleistungen am Patienten	Funktionsleistungen für den Patienten
Sonographie	Labor
Radiologie	Histologie
Strahlentherapie	Pathologie
EEG/EKG	Mikrobiologie
Krankengymnastik	Apotheke

Die Funktionsleistungen am Patienten weisen hinsichtlich der Anlage- bzw. Betriebsmittelkapazitäten ein sehr heterogenes Bild auf. So sind bei der Ultraschalluntersuchung sehr aufwendige medizinisch-technische Geräte erforderlich, während bei der physikalischen Therapie zumeist der personelle Aufwand des Krankengymnasten bedeutsam ist.

Bei den Funktionsleistungen, die ohne Existenz des Patienten durchgeführt werden, überwiegt dagegen der Einsatz von Sachmitteln. Zumeist müssen *teure medizinische Spezialgeräte* vorgehalten werden, die hochqualifiziertes Personal in vielen Fällen substituieren. Im allgemeinen wird bei der Durchführung von Funktionsleistungen nur in geringem Maße auf Sachmittel bzw. Materialien zurückgegriffen.

Hotelkapazitäten

Eine letzte Kapazitätskategorie beschreibt die Hotelleistungen als elementare Komponente eines Krankenhauses (vgl. § 107 Abs. 1 Nr. 4 SGB V). Die Unterbringung und Verpflegung stellt eine der Leistungen von Pensionen bzw. Hotels vergleichbare Leistung dar. Somit sind zunächst die Gebäude bzw. Unterbringungseinrichtungen sowie die zur Versorgung der Menschen notwendigen Kapazitäten zu nennen (z. B. Küche, Wäscherei).

In Bezug auf die Höhe der Anschaffungskosten aller Anlagen im Krankenhaus stellen die Hotelkapazitäten die bedeutsamsten Komponenten dar. Und obgleich die Hotelleistungen einen nur sehr *indirekten Beitrag zur Zielsetzung* des Krankenhauses, der Heilung von Patienten, erbringen, haben auch die Betriebskosten zur Erbringung dieser Leistungen mit ca. 25-30% an den Gesamtkosten eines Krankenhauses einen wesentlichen Anteil. Die einzelnen Kostenarten der operativen Betriebskosten, differenziert nach Personal- und Sachkosten sind in Spalte 2 der Abbildung 101 aufgeführt.

Im Zusammenhang mit den Hotelkapazitäten ist im Hinblick auf die Finanzierung von stationären Einrichtungen in Deutschland die Unterscheidung von Betriebskosten und Investitionskosten von Interesse. So werden die in Abbildung 101 dargestellten Betriebskosten über die Pflegesätze der Krankenhäuser durch die Krankenkassen finanziert. Anlagen, d.h. auch medizinische Großgeräte, sowie bestimmte Gebrauchsgüter übernimmt jedoch grundsätzlich das Bundesland (sog. *duale Finanzierung*).

Von der Kapazitätsbestimmung aus den Anforderungsprofilen der Leistungen, die einzelne Krankenhäuser erbringen, sind deshalb gleichermaßen das Land sowie die Krankenkassen betroffen. Die Unterscheidung hinsichtlich des verantwortlichen Kostenträgers wird jedoch bei den folgenden Ausführungen nicht mehr thematisiert.

Abbildung 101: Betriebskosten der Hotelleistungen (Auszug aus dem Formblatt K1 der LKA)

K 1 Forderung für den Pflegesatzzeitraum

Tage insges. [7]: 13433

lfd. Nr.	Kostenarten	Basispflegesatz nach § 13 Abs. 3	Innerbetriebliche Leistungs-verrechnung 18) - insgesamt -	Abteilungspflege-sätze nach § 13 Abs. 2 Satz 1 und 2 - insgesamt -	Pflegesätze nach § 13 Abs. 2 Satz 3 und 4 sowie Abs. 4 - insgesamt -
	1	2	3	4	5
1	Ärztlicher Dienst		599.889	385.247	
2	Pflegedienst		0	1.475.976	
3	Med.-technischer Dienst		300.447		
4	Funktionsdienst		632.246		
5	Klinisches Hauspersonal	290.278			
6	Wirtsch.- und Versorg.dienst	469.424			
7	Technischer Dienst [14]	5.000			
8	Verwaltungsdienst	223.421			
9	Sonderdienste	0			
10	Sonstiges Personal	29.809			
11	Nicht zurechenbare Pers.ko.	11.943			
12	Personalkosten insgesamt	1.029.875	1.532.581	1.861.223	0
13	Lebensm. u. bezog. Leistungen	122.239			
14	Medizinischer Bedarf		221.729	284.378	
15	Wasser [19], Energie, Brennstoffe	156.257			
16	Wirtschaftsbedarf	88.728			
17	Verwaltungsbedarf	53.867			
18	Zentrale Verwaltgs.dienste	80.541			
19	Zentrale Gemeinsch.dienste	25.011			
20	Steuern, Abgaben, Vers.	59.841			
21	Instandhaltung [20]	88.119	62.686	4.968	
22	Gebrauchsgüter [21]	0	4.961	709	
23	Sonstiges	15.825			
24	Sachkosten insgesamt	690.428	289.376	290.055	0
25	Innerbetriebl. Leistungsverr.		1.821.957	1.821.957	
26	Zinsen für Betr.mittelkredite	0			
27	Krankenhaus insgesamt	1.720.303		3.973.236	
28	Pers. d. Ausbildungsstätten				
29	Sachko. d. Ausbildungsstätten				
30	Umlagen nach § 9 Abs. 3				
31	Ausbildungsstätten insges. [22]				
32	**Insgesamt (Nr. 27 u. 31)**	1.720.303		3.973.236	

Beispielhafte Ableitung von Kapazitäten

Grundsätzlich gilt, daß sich die Gesamtkapazität eines Krankenhauses aus der Summation der für die einzelnen Leistungen notwendigen Kapazität errechnet. Die Bestimmung der erforderlichen Kapazitäten eines Krankenhauses aus der Analyse der Leistungen ist ein aufwendiger Prozeß. Im folgenden werden Einflußparameter und anhand eines anschaulichen Beispiels Methoden zur Ableitung von Kapazitäten dargestellt.

Einflußparameter auf die Höhe von Kapazitäten

Die Höhe der notwendigen Kapazitäten eines Krankenhauses wird im wesentlichen durch das Spektrum der versorgten Patienten beeinflußt. Diese Patienten sind durch Behandlungsanlässe sowie die durchgeführten Therapien gekennzeichnet. Aus den Aufgaben der Diagnostik und den therapeutischen Maßnahmen erwachsen Anforderungen an Anlagen, Personal und den Verbrauch an Sachmitteln. Daneben wird die Höhe der notwendigen Kapazitäten durch die Spezifika einzelner Krankenhäuser sowie allgemein durch den Charakter des Krankenhauses als jederzeit verfügbarer Dienstleistungsbetrieb beeinflußt (vgl. Abbildung 102).

Leistungsstellenorientierte Einflußgrößen

Der Verbrauch an Ressourcen im Operationssaal ist durch eine *quantitative und qualitative Komponente* determiniert. So werden mit zunehmender Dauer einer Operation die Personalkapazitäten gebunden, Anlagen, d.h. der Operationssaal mit den dazugehörigen Einrichtungsgegenständen blockiert sowie tendenziell erhöhte Sachmittelverbräuche (z. B. Narkosegase, -medikamente) benötigt. In qualitativer Hinsicht werden Operationskapazitäten durch die Komplexität des operativen Eingriffs bestimmt. Laparoskopische Operationen erfordern ein hochwertiges Instrumentarium, und bei herzchirurgischen Operationen werden häufig Herz-Lungenmaschinen eingesetzt, deren Bedienung durch einen weiteren Mitarbeiter, den Kardiotechniker, sichergestellt wird. Die Komplexität des Eingriffs wird jedoch auch von dem körperlichen Zustand des Patienten, unabhängig von der Art des Eingriffs, beeinflußt. So stellt die Behandlung älterer Patienten grundsätzlich hohe Anforderungen an die Qualität und Ausstattung der Anästhesie.

Während die Anforderungen im Operationssaal unabhängig von der *Verweildauer* des Patienten im Krankenhaus anfallen, hat diese hinsichtlich der Pflege- und Hotelkapazitäten die entscheidende Bedeutung. Hotelkapazitäten werden überwiegend durch die regelmäßigen Aufgaben im Verlaufe des stationären Aufenthaltes gebunden. Dazu gehört die Reinigung der Patientenzimmer und Funktionsstellen sowie die Verpflegung des Patienten. Außerdem müssen bei den Hotelleistungen unabhängig von dem Behandlungsprozeß am Patienten bestimmte Aufgaben durchgeführt werden. Dazu gehören fallbezogene Tätigkeiten, wie Aufnahme, Entlassung und Abrechnung von Patienten.

Die stationäre Aufenthaltsdauer des Patienten, die im Zusammenhang mit der zugrundeliegenden Diagnose/Therapie anfällt, beeinflußt aber vor allem die für den Pflegebereich notwendige Kapazität. Pflegerische und ärztliche Leistungen fallen sehr häufig regelmäßig, d.h. jeden Tag an. Als Beispiele lassen sich die Visite, die Medikation, das Betten und Lagern des Patienten und ggf. das Waschen des Patienten nennen. Mit jedem Aufenthaltstag des Patienten werden räumliche Kapazitäten gebunden. Neben der rein quantitativen Einflußgröße „Verweildauer" sind jedoch auch qualitative Aspekte bei der Kapazitätsbemessung zu beachten. Die Versorgung eines intensivpflichtigen Patienten erfordert hoch qualifizierte Ärzte und Pflegekräfte sowie komplexe und technisch aufwendige Apparaturen. Letztgenannte Geräte kommen insbesondere bei beatmungspflichtigen Patienten zum Einsatz. Schließlich gilt auch für die Normalpflegestation, daß in Abhängigkeit des

Zustands des Patienten differenzierte Anforderungen an die Qualifikation des Personals zu stellen sind.

Abbildung 102: Beispielhafte Einflußgrößen auf die Krankenhauskapazitäten

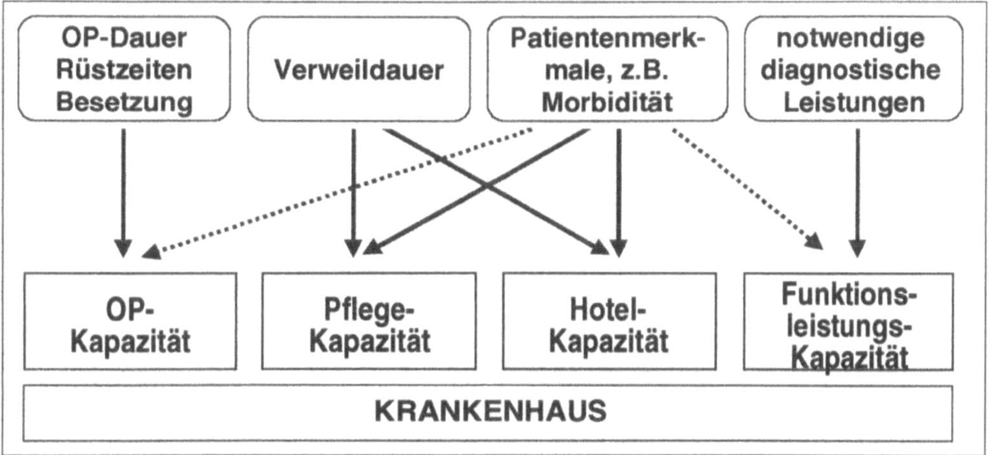

Die Kapazitäten im *Funktionsleistungsbereich* werden weitgehend durch die diagnostisch/therapeutischen Leistungen eines Krankenhauses determiniert. Dabei existiert zunächst ein Grundbedarf zur diagnostischen Abklärung eines Krankheitsbildes. So werden bei jedem Patienten standardisierte Laboruntersuchungen vorgenommen, die Ausgangspunkt für weitere diagnostische Maßnahmen sind oder als grundlegende Informationen im Vorfeld eines operativen Eingriffs dienen. Die Funktionsleistungskapazitäten variieren insbesondere mit der Art der fachgebietsbezogenen Subdisziplinen am Krankenhaus. Physikalische Therapien sind integraler Bestandteil der postoperativen Behandlung von Patienten, die aufgrund von Problemen an den Bewegungsorgangen der stationären Versorgung bedürfen. In dem Bereich der Inneren Medizin werden in der Kardiologie bestimmte diagnostische Maßnahmen (z.B Belastungs-EKG) notwendig; zur Untersuchung der Verdauungsorgane werden aufwendige Ultraschallmessungen oder Gastroskopien durchgeführt.

Die fachgebietsbezogenen Anforderungen an die Funktionsleistungen betreffen neben den beschriebenen Anlagen vor allem die Mitarbeiter im Arztdienst und Funktionsdienst. Der effektive Einsatz der Medizintechnik zum Nutzen des Patienten erfordert speziell ausgebildete Mitarbeiter, die über weitreichende Erfahrungen im Umgang mit den Geräten verfügen müssen.

Leistungsunabhängige Einflußgrößen

Die Höhe der Kapazität eines Krankenhauses ist jedoch teilweise auch von Faktoren abhängig, die keinen Bezug zu der spezifischen Leistung aufweisen. Dabei sind Anforderungen an die Kapazität entsprechend ihrer Relevanz für alle oder für einzelne Krankenhäuser zu unterscheiden. *Kapazitätsanforderungen für individuelle Krankenhäuser* liegen zumeist in der Historie und in dem Alter des Krankenhauses begründet. Ältere Krankenhäuser weisen naturgemäß eine mit höheren Instandhaltungsaufwendungen verbundene bauliche Substanz auf; die Anordung der Patientenräume und Funktionsstellen entspricht sehr selten den neueren Erkenntnissen einer effizienten Ablauforganisation im Patientenbehandlungsprozeß. Demzufolge wird vergleichsweise mehr Personal zum Transport des Patienten und zur Durchführung der logistischen Prozesse, z. B. Wäschetransport, Verpflegung, benötigt.

Für alle Krankenhäuser gilt, daß die stationäre Leistungserbringung ihrem Charakter als Dienstleistung entsprechend zeitlich nicht determinierbar ist. Die bedarfsgerechte, d.h. jederzeitige Versorgung der Patienten einer Region verlangt daher die Berücksichtigung von *Vorhaltekapazität*. Da der Patient im Rahmen seiner Behandlung alle oben diskutierten Kapazitäten in Anspruch nimmt, müssen bestimmte Vorhaltefaktoren grundsätzlich auf die Gesamtkapazität des Krankenhauses bzw. seiner Fachabteilungen angewendet werden.

Über die Vorhaltefaktoren hinaus ist auch dem Aspekt der Mindestbesetzung eine Bedeutung zuzumessen. So wird bei der Durchführung einer Operation eine bestimmte Mindestbesetzung erforderlich, die durch Qualitätsrichtlinien, bspw. der medizinischen Fachgesellschaften, vorgegeben wird. Auch ist eine adäquate Besetzung einer Normalpflegestation mit pflegerischem und ärztlichem Personal unabhängig von der Zahl der dort versorgten Patienten notwendig. Bei der Bestimmung der Kapazität sind deshalb diese Faktoren zu beachten.

Methodik zur Bestimmung von Kapazitäten

Die Bestimmung von Krankenhauskapazitäten ist - wie oben dargestellt - aus dem Anforderungsprofil der Leistungen eines Krankenhauses sowie den leistungsunabhängigen Einflußgrößen abzuleiten. In der Theorie und Praxis existiert eine Vielzahl von Verfahren, die zur Kapazitätsbestimmung herangezogen werden. Ergebnis der Kapazitätsbestimmung sind jedoch im wesentlichen zwei Informationsarten:

- An Leistungen orientierte Finanzmittel zur Kapazitätsbereitstellung und -sicherstellung
- Vorzuhaltende Bettenkapazitäten (und hieraus abgeleitete Investitionsmittel)

Kapazitäten werden demzufolge immer in *monetären Größen* ausgedrückt. Im folgenden werden unter Rückgriff auf eine bestimmte akutstationäre Leistung ausgewählte Berechnungsverfahren dargestellt, mit denen der Finanzbedarf zur Bereitstellung von Kapazitäten ermittelt werden kann.

Beispiel: Brustdrüsen-Radikaloperation mit Expandereinlage bei bösartigem Mammatumor

Die Radikaloperation eines bösartigen Brustdrüsentumors mit Expandereinlage bei der Frau ist als Fallpauschale FP 18.02 im bundesweiten Fallpauschalen-Entgeltekatalog definiert. Die Diagnose dieser Leistung wird mittels der ICD-9: 174 „Bösartige Neubildung der weiblichen Brustdrüse“ codiert. Die für die Abrechnung dieser Leistung obligate 4. Stelle des ICD-Schlüssels definiert die Lokalisation (z. B. 174.6 = Achselhöhlenende); die Fallpauschale umfaßt alle 9 Lokalisationsalternativen.

Abbildung 103: Fallpauschale 18.02

FP Nr.	Fallpauschalendefinition		ICD-9	OPS-3011)
1	2		3	4
18.02	Bösartiger Mammatumor	Brustdrüsen-Radikaloperation mit Expandereinlage (Absetzen einer Brustdrüse mit Ausräumung der regionären Lymphstromgebiete), ohne Strahlentherapie, Chemotherapie und musculocutane Lappen	174	5-873; 5-874.0 bis .2, 6. Stelle: .2 bis .4, .x; jeweils kombiniert mit 5-889.2

Die entsprechende Therapie wird im Fallpauschalenkatalog mit „Brustdrüsen-Radikaloperation mit Expandereinlage (Absetzen einer Brustdrüse mit Ausräumung der regionären Lymphstromgebiete), ohne Strahlentherapie, Chemotherapie und musculocutane Lappen" beschrieben. Die korrekte Dokumentation der Leistung erfordert zwei OPS 301-Codes: der erste OPS 301-Schlüssel bezeichnet die Operation, der zweite OPS 301-Schlüssel (5-889.2) dokumentiert die Implantation des Hautexpanders, der für den späteren kosmetischen Aufbau einer Brust erfolgt. Bei der Operation ist unerheblich, ob die Brustdrüse unter Einschluß (OPS 301: 5-873.1, .x, .y) oder ohne die darunter liegende Muskelhaut (Faszie) der Brustmuskulatur (OPS 301: 5-873.0) entfernt wird. Ohne Bedeutung ist außerdem, ob und in welchem Ausmaß im Rahmen des Eingriffs Brustmuskulatur mit entfernt wird (OPS 301: 5-874.0, .1, .2). Bestandteil der beschriebenen Leistung ist die operative Ausräumung des regionären Lymphstromgebietes (Lymphadenektomie). Der Umfang der Lymphadenektomie wird auf der 6. Stelle des OPS 301-Codes mit den Ziffern 2 (Level 1), 3 (Level 1+2), 4 (Level 1+2+3) und x („sonstige") beschrieben.

Mit der Beschreibung des operativen Eingriffs der Fallpauschale 18.02 über die vielen OPS 301-Schlüssel bzw. deren Kombinationen wird der *Vorteil eines Fallpauschalen-Systems* auch im Hinblick auf die Bestimmung von Kapazitäten deutlich. Da es sich bei den Fallpauschalen in Deutschland um leistungs- und kostenhomogene Fallgruppen handelt, sind auch die Anforderungen an die Krankenhauskapazitäten, die sich aus den einzelnen mittels OPS 301 verschlüsselten Leistungen ableiten, über eine repräsentative Anzahl von Patienten gleich. Dies drückt sich auch darin aus, daß in der Leistungsbeschreibung der Fallpauschale bestimmte Leistungen ausgeschlossen werden. So ist die Bildung eines muskulokutanen Lappens (Muskelhautlappen) mit einem stark erhöhten Aufwand verbunden und fällt daher - wie auch die Strahlen- und Chemotherapie - nicht unter die Fallpauschale.

Der Aufwand zur Ermittlung von Kapazitäten wird also bei Nutzung eines Fallpauschalen-Systems *stark reduziert*, da im Vergleich zu einzelnen ICD-9/OPS 301-Kombinationen nur eine beschränkte Anzahl von Fällen zu analysieren ist. Dies gilt jedoch nur unter der Voraussetzung, daß als ein Prinzip für die Fallgruppenbildung die Kostenhomogenität gewählt wurde.

Finanzielle Mittel als Ergebnis der Kapazitätsbestimmung

Die Berechnung der notwendigen finanziellen Mittel zur Erbringung von Krankenhausleistungen hat seit der Abkehr vom Selbstkostendeckungsprinzip weite Verbreitung im Krankenhauswesen gefunden. Das Spektrum der Berechnungen reicht dabei von der einfachen Bestimmung der Fallkosten des Krankenhauses über die Kalkulation von Kosten einer durchschnittlichen Operation bis hin zum differenzierten Ausweis des Aufwands einzelner diagnostischer bzw. therapeutischer Maßnahmen an einem Patienten.

Entscheidend für den *Differenzierungsgrad der Kalkulation* sind primär die Abgrenzbarkeit des Objektes, welches kalkuliert werden soll, sowie die Verfügbarkeit von Informationen. So sind bei der Berechnung von durchschnittlichen Fallkosten, die durch Division der Gesamtkosten eines Krankenhauses durch die Anzahl der versorgten Fälle errechnet werden, keine Informationen über die Art der Behandlungsanlässe/Therapiewege sowie der Kosten einzelner Leistungsstellen im Krankenhaus notwendig. Aufgrund des mangelnden Bezugs zur konkreten Leistung sind diese Verfahren zum Zwecke der Kapazitätsbestimmung unbrauchbar.

Abbildung 104: Leistungsdaten zur Personalbindung im Operationssaal

FP18.02 **Brustdrüsen-Radikaloperation mit Expandereinlage (Absetzen einer Brustdrüse mit Ausräumung der regionären Lymphstromgebiete) ohne musculocutane Lappen**

Lfd.-Nr.	Anzahl ÄD-OP	Anzahl FKD-OP	Anzahl ÄD-ANAE	Anzahl FKD-ANAE	Einleitungs-/Ausleitungs-Zeit (in	Schnitt-/Naht-Zeit (in Std.)	Vor-/Nachbereitung
1	3	4	2	1,25	04:20	03:30	00:42
2	1	2	1	0,5	03:45	02:45	00:33
3	2	3	1	0,5	03:55	02:30	00:25
4	1	2	1	0,75	03:10	01:55	00:36
5	2	3	1	1	03:35	02:30	00:29
6	1	3	1	0,5	03:45	02:30	00:36
7	2	2	1	0,5	02:54	01:40	00:32
8	1	2	1	0,5	03:35	02:25	00:25
9	2	3	1	1	04:35	03:25	00:32
10	1	2	1	0,5	03:55	02:10	00:35
11	2	2	1	0,5	03:35	02:15	00:36
12	2	3	1	1	03:20	02:20	00:28
				Mittelwert:	**03:42**	**02:29**	**00:32**
				Stdabw.:	00:27	00:32	00:05
				Minuten:	**222,00**	**149,58**	**32,42**

Anzahl ÄD - Operateuere	**1,67**
Anzahl OP-FKD:	**2,58**

Anzahl ÄD-Anästhesie	**1,08**
Anzahl FKD-Anästhesie	**0,71**

Vorausgesetzt werden müssen daher abgegrenzte vollstationäre Leistungen, wie bspw. die im obigen Abschnitt dargestellte Radikaloperation der Brustdrüsenoperation mit Expandereinlage. Für diese Leistung liegen beispielhaft Daten zur *Personalbindung* im Operationssaal vor (vgl. Abbildung 104). Die Daten entstammen dem Operationsprotokoll und unterscheiden die für die Personalbindung relevante Zeitdauer der Anästhesie (als Einleitungs-/Ausleitungszeit in Std.), der Vor- und Nachbereitung zur Operation (in Std.) und der Zeitdauer der Operation (als Schnitt-Naht-Zeit in Std.). Darüber hinaus wird für die einzelnen Dienstarten im Operationssaal die Anzahl der gleichzeitig beschäftigten Mitarbeiter innerhalb der Anästhesie- und Operationszeit aufgeführt.

Mit dieser Dokumentation ist für jeden einzelnen Patienten, welcher der FP 18.02 zugerechnet wird, exakt nachzuvollziehen, welche Personalressourcen zur Erbringung der operativen Leistung notwendig werden. Hieraus lassen sich über eine arithmetische Mittelwertbildung Durchschnittswerte errechnen, die zur Bestimmung der Kosten für das Personal herangezogen werden. Analog ist die Errechnung der benötigten Sachmittel im Operationssaal denkbar (vgl. Abbildung 105), die im Rahmen einer zeitlich begrenzten Selbstaufschreibung oder die mit Hilfe eines Materialwirtschaftssystems erfaßt werden.

Abbildung 105: Sachmittelverbrauch im Operationssaal (Auszug)

Artikel-art	Artikel-Nr. (Hersteller)	Artikelbezeichnung	Verbr. Einheit	Anzahl	Preis pro Verbr.E.	Kosten (in DM)
I	AA870900	Expandereinlage	STK	0,30	1.148,16	344,45
I	332100	Expandereinlage	STK	0,70	1.389,00	972,30
E	RET 561088	Universal-Set	STK	1,00	36,89	36,89
E	A 634103	Redon-Flaschen	STK	5,00	5,45	27,25
N	V 904	Vicryl 3/0 12 x 45	STK	2,00	19,75	39,50
N	303425	Sercilene 2/0	STK	3,00	9,85	29,55
E	706030	Saugertasche	STK	3,00	6,25	18,75
N	303425	Salene grün 2/0	STK	2,00	9,75	19,50
N	V 316	Vicryl 3/0 SH	STK	2,00	8,56	17,12
E	96F0113	Biogel Einmal-Handsch. 6,5	STK	3,00	2,25	6,75
E	54730070	Leukostrip (26 mm x 102 mm)	PKG	1,00	2,60	2,60
E	61010070	Leukostrip (13 mm x 102 mm)	PKG	1,00	2,60	2,60
E	960620	Manus Copolymer Handschuhe	STK	4,00	0,83	3,32
E	26.665.00.001	Dermoskript-Stift (Pfm)	STK	2,00	1,60	3,20
E	62741695	Mullkompressen (10 x 10) a 10 S	PKG	10,00	0,14	1,40
E	507592	Abdecktuch (75 x 90)	STK	2,00	0,53	1,06
E	6580	Micro-Touch 8	STK	4,00	0,83	3,32
E	893	Skalpellklinge Fig.23	STK	4,00	0,22	0,88
E	88897	nicht sterile Untersuchungshands	STK	4,00	0,06	0,24
N	No. 1478	Cutiplast steril	STK	1,00	0,15	0,15
E	525255	Einmalrasierer	STK	1,00	0,15	0,15
E	G1256245	Ranotupf RK IMG v Rauscher	PKG	3,00	0,07	0,21
					Summe	**1.531,19**

Bei vollständiger Berücksichtigung der unterschiedlichen Produktionsfaktoren, Anlagen, Personal und Sachmittel, ist der finanzielle Aufwand für die operative Leistung im Rahmen der FP 18.02 zu berechnen (vgl. Abbildung 106). Zur Ermittlung der *gesamten Kosten für den Operationssaal* eines Krankenhauses müssen alle operativen Leistungen der dargestellten beispielhaften Berechnung unterzogen werden.

Abbildung 106: Berechnung von Kosten im Operationssaal (Auszug)

Entgelt Nr. gemäß BPflV:	18.02	OPS:	5-873; 5-874.0 bis .2, 6. Stelle: .2 bis .4, .x; jeweils kombiniert mit 5-	
ICD-9:	174			
Diagnose:	Bösartiger Mammatumor			
Therapie:	Brustdrüsen-Radikaloperation mit Expandereinlage			
Fallzahl / Jahr	147			
Verweildauer	12,40			
	Bezugsbasis	Durschnittlicher Mengeneinsatz	Kosten in DM je Mengeneinheit	Durschnittliche Fallkosten in DM
OP + Anästhesie				
Arztdienst OP	OP-Minuten	182,00	1,45	440,71
	GZF	1,67		
Funktionsdienst OP	OP-Minuten	182,00	1,16	544,69
	GZF	2,58		
Arztdienst Anästhesie	Anästhesie-Minu	222,00	1,59	381,22
	GZF	1,08		
Funktionsdienst Anästhesie	Anästhesie-Minu	222,00	1,32	208,06
	GZF	0,71		
Summe Personalkosten				**1.574,68**
Medizinischer Bedarf OP	Standardliste	Stückliste		1.531,19
Medizinischer Bedarf Anästhesi	A-Artikel	Stückliste		332,36
Instandhaltung, Gebrauchsgüter (Medizin-Technik)	OP-Minuten	182,00	1,43	260,26
Summe Sachkosten				**2.123,81**
Gesamtkosten OP + Anästhesie				***3.698,49***

Das vorgestellte Verfahren erscheint sehr aufwendig. Dies gilt allerdings nur, wenn die benötigten Daten ausschließlich zum Zwecke der Berechnung erfaßt werden. Nach Einführung der Pauschalleistungen im Jahre 1995/96 haben mittlerweile viele Krankenhäuser entsprechende Dokumentationssysteme implementiert, die u.a. die oben dargestellten Leistungsdaten entsprechend des Behandlungsanlasses (ICD-9) und des Therapieweges (OPS 301) umfassen. Insofern kann davon ausgegegangen werden, daß ein zusätzlicher Aufwand zur Errechnung von diagnose-/therapiebezogenen Aufwendungen in den Leistungsstellen nicht anfällt.

Dies gilt bspw. seit Beginn der 90er Jahre schon für die Personalbindung des Pflegedienstes auf der Normalstation. Seit Einführung der Pflegepersonalregelung (PPR) werden die auf der Normalstation im Krankenhaus versorgten Patienten je Pflegetag in neun Pflegekategorien eingeteilt (vgl. Abbildung 107). Die Pflegekategorien umfassen nicht nur die einzelnen Tätigkeiten (z. B. Hilfe bei der Körperpflege), sondern sind gleichfalls mit einem Minutenwert der durchschnittlichen Personalbindung hinterlegt. Die PPR galt bis 1997 für alle Krankenhäuser in Deutschland und wird auch bei der *Bemessung der finanziellen Mittel* zur Bereitstellung von Pflegekapazität eingesetzt.

Abbildung 107: Pflegekapazität eines Krankenhauses

Patientengruppe	Pflegetage	Minutenwerte (inkl. Pflegegrundwert)	Summe
1	2	3	2 * 3
A1/S1	12.825	82	1.051.650
A1/S2	2.895	92	266.340
A1/S3	2.005	118	236.590
A2/S1	3.758	128	481.024
A2/S2	38.452	138	5.306.376
A2/S3	754	164	123.656
A3/S1	301	209	62.909
A3/S2	342	219	74.898
A3/S3	298	245	73.010
Zwischensumme	**61.630**		**7.676.453**
Pflegefallwert	61.630	70	4.314.100
Summe			**11.990.553**

Auf der Grundlage der PPR ist auch die Berechnung des Pflegeaufwands für einzelne Leistungen möglich. Dabei sind für jeden Einzelfall, im Beispiel die Patienten der FP 18.02, die Einstufungen in die Pflegekategorien je Tag heranzuziehen und als arithmetischer Mittelwert der Kalkulation zugrunde zu legen. In Abbildung 108 ist u.a. der finanzielle Aufwand zur Bereitstellung von Pflegekapazität für die FP 18.02 aufgeführt.

Abbildung 108: Ermittlung der Kosten für die Normalstation

Entgelt Nr. gemäß BPflV:	18.02	OPS:	5-873; 5-874.0 bis .2, 6. Stelle: .2 bis .4, .x; jeweils kombiniert mit 5-	
ICD-9:	174			
Diagnose:	Bösartiger Mammatumor			
Therapie:	Brustdrüsen-Radikaloperation mit Expandereinlage			
Fallzahl / Jahr	147			
Verweildauer	12,40			
	Bezugsbasis	Durchschnittlicher Mengeneinsatz	Kosten in DM je Mengeneinheit	Durchschnittliche Fallkosten in DM
Normalstation				
Arztdienst	Pflegetage	12,40	30,10	373,24
Pflegedienst (inkl. Pflegegrundwert)				
A1/S1	PPR-Minuten	492,00	1,18	580,56
A1/S2	PPR-Minuten	404,80	1,18	477,66
A1/S3	PPR-Minuten	0,00	1,18	0,00
A2/S1	PPR-Minuten	25,60	1,18	30,21
A2/S2	PPR-Minuten	110,40	1,18	130,27
A2/S3	PPR-Minuten	32,80	1,18	38,70
A3/S1	PPR-Minuten	0,00	1,18	0,00
A3/S2	PPR-Minuten	43,80	1,18	51,68
A3/S3	PPR-Minuten	196,00	1,18	231,28
Fallwert	PPR-Minuten	70,00	1,18	82,60
Summe Pflegedienst		1.375,40		1.622,97
Summe Personalkosten				**1.996,21**
Medizinischer Bedarf	A-Artikel	Stückliste		458,00
Instandhaltung, Gebrauchsgüter (Medizin-	Pflegetage	12,40	1,56	19,34
Summe Sachkosten				**477,34**
Gesamtkosten Normalstation				***2.473,56***

Die oben dargestellten Berechnungen sind beispielhaft auf der Ebene eines einzelnen Krankenhauses durchgeführt worden. Da mit der Kapazitätsbestimmung nicht das Selbstkostendeckungsprinzip wiederbelebt werden soll, ist zunächst die Erweiterung der Datenbasis auf mehrere Krankenhäuser zu fordern. Dies könnte analog dem Vorgehen im Rahmen des BMG-Projektes zur Kalkulation der Fallpauschalen und Sonderentgelte erfolgen, bei dem Krankenhäuser bzw. Fachabteilungen unterschiedlicher Größe, Trägerschaft und Spezialisierungsgrad einbezogen wurden.

Allerdings wird entsprechend der Philosophie dieser Planungsstudie hinsichtlich der Ermittlung von Referenzwerten, z. B. Schnitt-Naht-Zeiten, ein gegenüber dem BMG-Projekt verändertes Vorgehen präferiert. Demnach ist *anstelle der arithmetischen Mittelwertbildung das Benchmarkverfahren* anzuwenden. Durch Wahl von Referenzwerten, die sich aus einer Quartilsbetrachtung oder als Vorgabe eines Expertengremiums ergeben können, sind wiederum leistungsorientierte Anreize zu geben[330]. Die Referenzwerte führen damit zu einem gegenüber den heutigen Finanzmitteln abgesenkten Krankenhausbudget als Ausgangspunkt für den Wettbewerb im Gesundheitswesen.

Anzahl der Betten als Ergebnis der Kapazitätsbestimmung

Die Errechnung der Bettenanzahl für die einzelnen Krankenhäuser eines Versorgungsgebietes als Ergebnis der Kapazitätsbestimmung war in der Vergangenheit gleichzeitig das Resultat der Krankenhausplanung. Die allgemeine Methodik ist in der Literatur ausreichend erläutert[331].

Unter Berücksichtigung der BPflV '95 und der Verfügbarkeit von Leistungszahlen je Krankenhaus ist ein Diagnose-/Therapiebezug bei der Analyse der Verweildauer möglich. So sind aus den Formblättern V3, L3, L4 sowie K8 Informationen zur Verweildauer der fallpauschalierten Patienten abzuleiten. Damit läßt sich auch die Entwicklung der Verweildauer im Fallpauschalenbereich antizipieren und könnte als valide Größe in einer Bettenplanung Verwendung finden.

Der Bezug zu den fallpauschalierten Leistungen ist bei Verfügbarkeit von einzelfallbezogenen Daten nicht notwendig. Die dieser Planungskonzeption zugrunde liegende Datenbasis weist für jeden Fall die entsprechende Verweildauer aus. Zudem ist jeder Fall durch den ICD-9-Code sowie ggf. den OPS 301-Schlüssel eindeutig gekennzeichnet. Eine Zuordnung von Verweildauern auf Behandlungsanlässe/Therapiewege ist somit gleichfalls möglich. Die Errechnung der in Anspruch genommenen Betten ist sehr einfach durch *Addition der einzelnen Verweildauern* durchzuführen. Die Verfahren zur Bestimmung des zukünftigen Bettenbedarfs im Rahmen dieser Planungskonzeption werden ausführlich in Kapitel 7 beschrieben.

Neben den Kapazitätsanforderungen, die sich aus den einzelnen Leistungen eines Krankenhauses ergeben, werden noch andere Einflußfaktoren diskutiert, die gleich-

330 Vgl. ROTERING und GS$_b$G (1998), S. 658f.

331 Vgl. GSbG (1988), S. 39ff.; vgl. zum gegenwärtigen Stand der Krankenhausplanung SCHINDLER, BECHTEL, HALLAUER (1997), S. 84ff.

falls die Kapazität eines Krankenhauses determinieren. Damit sind insbesondere die Einflußfaktoren, die alle Krankenhäuser des Versorgungsgebiets betreffen, angesprochen[332]. Insofern sind zusätzliche Kapazitätsanforderungen zu berücksichtigen, die mit der *Vorhaltung von Kapazitäten* in Verbindung stehen. Dieses Kapazitäten werden hinsichtlich ihres Ergebnisses gleichfalls in einem Bedarf an Betten abgebildet[333].

Die Bestimmung der Betten für Vorhaltung orientiert sich an den ausgewiesenen Fachabteilungen der Krankenhäuser. Dieses Vorgehen wird damit begründet, daß eine diagnose-/therapieorientierte Vorhaltung für die Praxis keine Relevanz besitzt und die z.T. sehr niedrigen Fallzahlen ein solches Verfahren aus mathematischer Sicht nicht zulassen. Darüber hinaus sind Verschiebungen der Kapazität innerhalb der Fachabteilungen, ähnlich wie zwischen den Fachabteilungen eines Krankenhauses, grundsätzlich immer möglich. Als Datenbasis wird daher die Diagnosestatistik des Versorgungsgebietes herangezogen. Aus dieser lassen sich die Fallzahlen und unter Berücksichtigung der Bettenzahlen *Belegungsgrade* über ein Jahr in den einzelnen Fachabteilungen verfolgen. Im Ergebnis erhält man fachabteilungsbezogene Maßzahlen für die vorzuhaltenden Bettenzahl über die tatsächliche mittlere Inanspruchnahme hinaus.

Abbildung 109: Belegungsgrade Allgemeine Chirurgie und Gynäkologie / Geburtshilfe

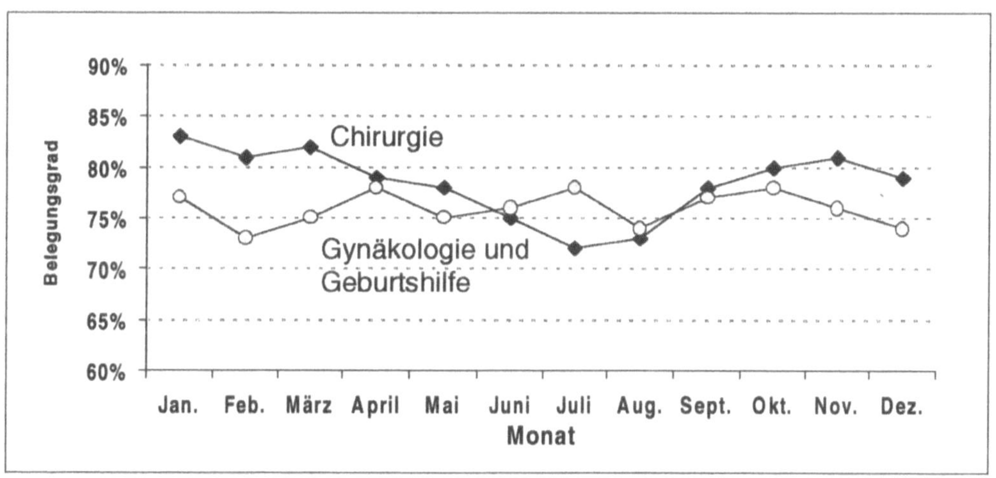

Im einzelnen werden für alle Fachabteilungen der Krankenhäuser die folgenden Werte berechnet:

- arithmetischer Mittelwert der Belegung über ein Jahr
- maximaler Wert der Belegung im Jahr

332 Die zusätzlich genannten Einflußfaktoren sind vor dem Hintergrund der individuellen Situation eines bestimmten Krankenhauses zu beurteilen und können daher nicht formal abgeleitet werden.

333 Natürlich sind hierzu auch finanzielle Ergebnisgrößen heranzuziehen. Dazu müssen bspw. Mindestbesetzungen oder Vorhaltungen aufgrund der Notfallversorgung in personeller und sachmittelbezogener Hinsicht quantifiziert werden und können dann in einen finanziellen Mehrbedarf umgerechnet werden.

- Standardabweichungen sowie Variationskoeffizienten

Die Abbildung 109 zeigt sehr eindrucksvoll auf, daß Schwankungen in der Belegung sowohl in der Allgemeinen Chirurgie wie auch in der Gynäkologie in *relativ engen Grenzen* verlaufen. Insgesamt zeigt die Auswertung des überwiegenden Anteils der Fachabteilungen hinsichtlich des Belegungsgrades das in Abbildung 110 dargestellte Bild.

Abbildung 110: Verteilung der Belegungsgrade

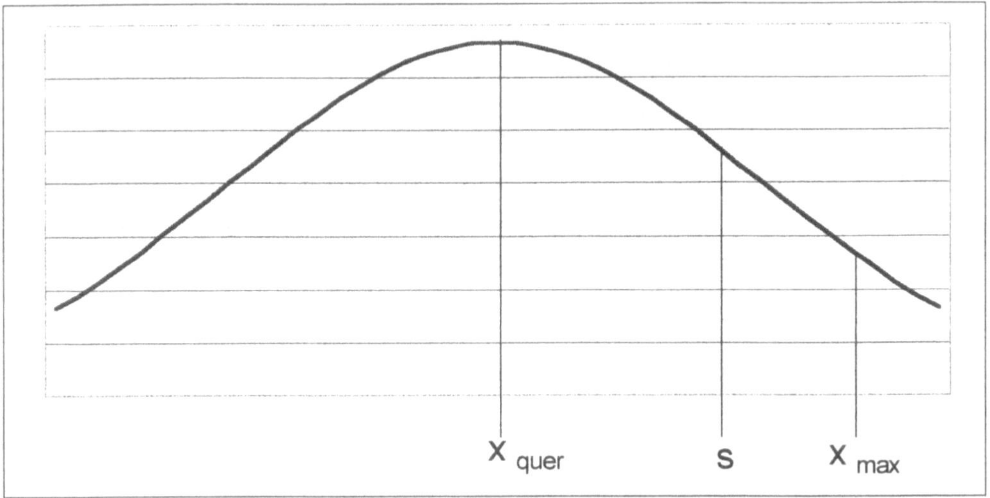

Unterstellt man eine „rechts abgeschnittene" Normalverteilung der Belegungsgrade, so ergibt sich aus dem globalen Variationskoeffizienten von *0,1895* über alle Fachabteilungen, daß in *91,5%* der Fälle die Bettenzahl genügend groß war. Beachtet man außerdem, daß die Fachbteilungen innerhalb des Jahres unterschiedlich ausgelastet sind und daher bestimmte Möglichkeiten zur Verschiebung von Betten durch temporäre Umwidmung bestehen, so erhöht sich dieser Wert noch deutlich.

Die in vielen Bundesländern als normative Vorgabe gewählten 15% der Gesamtbettenzahl als Vorhaltebetten entspricht bei dem durchgeführten Verfahren dem Maß *0,79*s (höchstens x_{max}). Dieses über alle Fachabteilungen der Krankenhäuser geltende Maß ist entsprechend der Fachdisziplin zu differenzieren.

Verzeichnisse

Literaturverzeichnis

Die Vielzahl der Literatur hat dazu beigetragen, Informationen über Entwicklungen und Innovationen im Gesundheitswesen zusammenzutragen. Nicht jede Literaturstelle ist auch im Text zitiert, weil die Literatur lediglich den allgemeinen Informationshintergrund gebildet hat.

Gesetzeszitate beziehen sich auf den Stand von 1999.

BMG (1994)
Bundesministerium für Gesundheit: Erklärung zur Modellmaßnahme „Einrichtung von Palliativeinheiten an Krankenhäusern“. zitiert in: M. Cremer: Palliativstation im Katharinen Hospiz am Park Flensburg. Erfahrungsbericht 05/92 bis 10/94, 1994

BMG (1995)
Bundesministerium für Gesundheit (Hrsg.): Analyse der quantitativen Entwicklung der stationären und ambulanten Operationen 1992 - 1994. Deutsches Krankenhaus Institut, Düsseldorf, Zentralinstitut für die kassenärztliche Versorgung in der Bundesrepublik Deutschland, Köln, Infratest Epidemiologie und Gesundheitsforschung, München, Mai 1995

BMG (1998)
Bundesministerium für Gesundheit (Hrsg.): Begleitforschung zur Bundespflegesatzverordnung 1995 - Zweiter Zwischenbericht. Düsseldorf, München 1998

BOSOFO (1994)
Institut für Sozialmedizinische Forschung BOSOFO e.V.: Vorläufige Zusammenfassung des Endberichts der Modellmaßnahme „Einrichtung von Palliativeinheiten an Krankenhäusern“ - Wissenschaftliche Begleitung. Herne 1994

BRENNER (1993)
G. Brenner: Zur aktuellen Situation des ambulanten Operierens in der Arztpraxis. Zentralinstitut für die kassenärztliche Versorgung in der Bundesrepublik Deutschland, Köln 1993

BREYER und ZWEIFEL (1997)
F. Breyer, P. Zweifel: Gesundheitsökonomie. 2. Aufl., Berlin, Heidelberg, New York 1997

BUCK (1997)
R. Buck: Substitutionspotentials von stationären Leistungen. In: M. Arnold, D. Paffrath (Hrsg.): Krankenhausreport '97 - Schwerpunkt: Sektorübergreifende Versorgung. Stuttgart u.a. 1997, S. 99 - 112

BUSCHMANN et al. (1998)
P. Buschmann, H.H. Rüschmann, C. Rotering, I. Gerber, K. Schmolling: Ambulante Fallpauschalen, Definition - Kalkulation – Einführungsstrategie; hrsg. von Gesellschaft für Systemberatung im Gesundheitswesen GS_bG in: Medizin und Systemforschung Bd. 9/I, Kiel 1998

V. DAHL, SASSE, HANRATH (1997)
J. v. Dahl, A. Sasse, P. Hanrath: Leistungsentwicklung im stationären Bereich: Innere Medizin. In: M. Arnold, D. Paffrath (Hrsg.): Krankenhausreport '97 - Schwerpunkt: Sektorübergreifende Versorgung. Stuttgart u.a. 1997, S. 51 - 62

DKG (1998a)
Deutsche Krankenhausgesellschaft e.V.: Positionen der Deutschen Krankenhausgesellschaft zur Weiterentwicklung im Gesundheitswesen. In: DKG.Aktuell, Nr. 6, April 1998

DKG (1998b)
Entwurf für eine Vereinbarung nach § 15 Abs. 1 Nr. BPflV über Fallpauschalen für Kurzzeitbehandlungen nach § 17 Abs. 2a KHG. Düsseldorf, 05. Mai 1998

DKG (1998c)
Deutsche Krankenhausgesellschaft e.V.: DKG: Krankenhäuser an Grenze der finanziellen Belastbarkeit. In: DKG.Aktuell, Nr. 17, September 1998

DKG (1999)
Krankenhausrecht – Ausgabe 1999, bearbeitet von D. Neubert, J. Robbers, 7. Auflage, Düsseldorf 1999

EICHHORN (1985)
S. Eichhorn: Krankenhausplanung in der Bundesrepublik Deutschland. WHO-Working group on planning methods for the hospital sector. Kiel, 25. - 29. November 1985

ELFES, BUSCHKOTTE, FERNHOLZ-GRÄFE (1997)
K. Elfes, C. Buschkotte, U. Fernholz-Gräfe: Mehr Patienten, mehr Betten nach der Jahrtausendwende? In: f&w, Nr. 03/1997, S. 198 - 203

ERDMANN (1995)
Y Erdmann (1995) Managed Care - Veränderungen im Gesundheitswesen der USA in den letzten Jahren. Nomos Verlagsgesellschaft Baden-Baden

FISCHER (1997)
W. Fischer: Patientenklassifikationssysteme zur Bildung von Behandlungsfallgruppen im stationären Bereich - Prinzipien und Beispiele. Bern 1997

GEISBE (1997)
H. Geisbe: Chirurgie im Wandel: Die evolutionären Veränderungen im stationären Leistungsgeschehen. In: M. Arnold, D. Paffrath (Hrsg.): Krankenhausreport '97 - Schwerpunkt: Sektorübergreifende Versorgung. Stuttgart u.a. 1997, S. 63 - 72

GS$_b$G (1988)
Gesellschaft für Systemberatung im Gesundheitswesen GS$_b$G (Hrsg.): Krankenhausplanung des Landes Schleswig-Holstein. Medizin und Systemforschung. Bd. 2, Kiel 1988

GSbG (1995)

Gesellschaft für Systemberatung im Gesundheitswesen GSbG (Hrsg.): Projekt Geriatrie des Landes Schleswig-Holstein - Wissenschaftliche Begleitforschung. Medizin und Systemforschung, Bd. 7, Kiel 1995

GSbG (1998a)

Gesellschaft für Systemberatung im Gesundheitswesen GSbG (Hrsg.): Geriatrie-Gutachten Hamburg. Erscheint voraussichtlich im Urban & Fischer Verlag.

GSbG (1998b)

Gesellschaft für Systemberatung im Gesundheitswesen GSbG (Hrsg.): Analyse der Fallzahlsteigerung im Krankenhaus von 1993 - 1996. Kriterium: OP versus Nicht-OP. Unveröffentlicher Bericht. Kiel, 1998

HALL und LAWRENCE (1998)

Hall MJ, Lawrence L (1998) Ambulatory surgery in the United States, 1996; in: Advance Data from Vital and Health Statistics no. 300. Hyattsville, Maryland: National Center for Health Statistics.

MEDICARE (1999)

Medicare DRGs Effective 10/1/99 – 9/30/00; Source: Federal Register Friday, July 30, 1999; Information Resource Products, Inc.; http://www.irpsys.com/drgtlw00.htm

MDK (1999)

Medizinischer Dienst der Krankenversicherung in Schleswig-Holstein: Unveröffentliche Ergebnisse zur Fehlbelegung in Krankenhäusern Schleswig-Holsteins. Fehlbelegungsprüfungen des MDK Schleswig-Holstein gemäß § 17a KHG, Lübeck 1999

MDS (1997)

Medizinischer Dienst der Spitzenverbände (Hrsg.): Nationaler Bericht - § 275a SGB V - Modellvorhaben zur Prüfung der Notwendigkeit der Krankenhausbehandlung. Zusammenfassender Bericht über die Ergebnisse der Erhebung in den Bundesländer. 1997

MINISTERIUM für Bildung, Wissenschaft, Forschung und Kultur (1997)

Das Ministerium für Bildung, Wissenschaft, Forschung und Kultur des Landes Schleswig-Holstein (Hrsg.): Strukturreform der Hochschulen. Kiel 1997

MSGE (1990)

Der Minister für Soziales, Gesundheit und Energie des Landes Schleswig-Holstein: Krankenhausplan 1990 - 1995 für das Land Schleswig-Holstein. Kiel 1990

NIEBUHR u.a. (1995)

H. Niebuhr, U. Nahrstedt, M. Reis, W. Wilhelm, K. Rückert: Interdisziplinäres Kurzzeittherapie-Centrum als organisatorische Antwort auf die zukünftigen Anforderungen an ein großes kommunales Krankenhaus. In: Chirurg, 34. Jg. Nr. 7, 1995, S. 151 – 155

PÖRKSEN und JANSEN (1999)

N. Pörksen, G. Jansen: Konzeption für die Psychiatrische Versorgung in Schleswig-Holstein, unveröffentlichtes Manuskript

PRAHL (1996)

G. Prahl: Wege aus der Krise - Neue Formen der ambulanten, ärztlichen Versorgung. Studie im Auftrag der Kassenärztlichen Vereinigung Schleswig-Holstein, Hamburg 1996

REISTER (1998)

M. Reister: Die Verweildauer im Krankenhaus. In: f&w, Nr. 2, 1998, S. 82 - 85

ROTERING und GSbG (1998)

C. Rotering: Schnell und einfach statt schwerfällig und teuer: MOKKA soll das Entgeltsystem für Krankenhäuser auf eine neue Grundlage stellen. In: Krankenhaus Umschau 9/98, S. 658 - 660

ROTH (1998)

A. Roth: Ried und Rendsburg im Vergleich - Auswertungen laufen. In: Nordlicht Aktuell, 05/98, 1998, S. 28 - 29

ROTH und RÜSCHMANN (2000)

A. Roth, H.-H. Rüschmann: Ökonomisches Plädoyer für eine integrative Versorgung - Patientenkarrieren chronisch Kranker in Schleswig-Holstein; in: M. Arnold, M. Litsch, F. W. Schwartz (Hrsg.): Krankenhausreport '99, Schattauer-Verlag, Stuttgart 2000, S. 93-118

RÜSCHMANN B (1999)

RÜSCHMANN B (1999) Komplexpauschalen am Beispiel der Kreuzbandruptur. Diplomarbeit im Fach Betriebswirtschaftslehre an der Christian-Albrechs-Universität zu Kiel, Eigenverlag Kiel 1999

RÜSCHMANN (1982)

H.-H. Rüschmann: Die Bedeutung der Krankenhaus-Diagnosestatistik bei der Analyse zentraler Probleme im Gesundheitswesen - Schwächen der Krankenhausbe darfsplanung und empirische Auswirkungen. Institut für Gesundheits-System-Forschung (Hrsg.), Kiel 1982

RÜSCHMANN (1998)

H.-H. Rüschmann: Neuorientierung der Krankenhausplanung - Staatlicher Dirigismus im Planungssystem versus Wettbewerbselemente im Finanzierungssystem. In: M. Arnold, D. Paffrath (Hrsg.): Krankenhaus-Report '98 - Schwerpunkt: Überkapazitäten im Krankenhaus. Stuttgart u.a. 1998

RÜSCHMANN (2000)

Ökonomie: Strukturänderungen zur flächendeckenden Finanzierung der akutgeriatrischen Versorgung; In: Nikolaus T (Hrsg.): Klinische Geriatrie, Springer-Verlag, Heidelberg, Berlin 2000, S. 17-26

RÜSCHMANN, ROTH, KRAUSS (2000)
H.-H. Rüschmann, A. Roth, C. Krauss: Vernetzte Praxen auf dem Weg zu *managed care*? - Eine empirische Erfolgsbewertung. Springer Verlag, Heidelberg 2000

SCHINDLER, BECHTEL, HALLAUER (1997)
W. Schindler, H. Bechtel, J. F. Hallauer: Anforderungen an die Krankenhausplanung aus der Sicht der Gesundheitssystemforschung. In: J. F. Hallauer (Hrsg.): Erwartungen an die Gesundheitssystemforschung zum Jahr 2000. Würzburg 1997

SCHUCHARD-FICHER u.a. (1982)
C. Schuchard-Ficher u.a.: Multivariate Analysemethoden. 2. Aufl., Berlin, Heidelberg, New York 1982

SGB V
Sozialgesetzbuch, 25., völlig überarbeitete Auflage, Stand: 1. Mai 1999; Deutscher Taschenbuch-Verlag, 1999

TSCHUBAR (1998)
F. Tschubar: Zwischenbericht zur wissenschaftlichen Begleitung des Modellvorhabens Herzerkrankungen Berlin. GEBERA Köln 1998

TUSCHEN und QUAAS (1996)
K. H. Tuschen, M. Quaas: Bundespflegesatzverordnung. 3. Aufl., Stuttgart, Berlin, Köln 1996

WISSENSCHAFTSRAT (1999)
Wissenschaftsrat: Stellungnahme zur weiteren Entwicklung der Medizinischen Fakultät der Christian-Albrechts-Universität zu Kiel und der Medizinischen Fakultät der Medizinischen Universität zu Lübeck. 1999

ZANGEMEISTER (1976)
C. Zangemeister: Nutzwertanalyse in der Systemtechnik. München 1976

Abkürzungsverzeichnung

1. NOG	1. Neuordnungsgesetz, 01.07.1997
2. NOG	2. Neuordnungsgesetz, 01.07.1997
A	Anbieter
Abs.	Absatz
ADT	Allgemeiner Daten Transfer
AEV	Arbeiter-Ersatzkassen e.V.
AG-KHG	Ausführungsgesetz Krankenhausfinanzierungsgesetz
AOK-SH	Allgemeine Ortskrankenkasse Schleswig-Holstein
AP-DRG	*all patient diagnosis related groups*
BEK	Barmer Ersatzkasse
BMA	Bundesministerium für Arbeit und Sozialordnung
BMG	Bundesministerium für Gesundheit
BPflV `95	Bundespflegesatzverordnung von 1995
BPflV	Bundespflegesatzverordnung
BSG	Blutkörperchensenkungsgeschwindigkeit
bzw.	Beziehungsweise
const.	constant
d. h.	das heißt
D. h.	Das heißt
DAK	Deutsche Angestellten Krankenkasse
DKG	Deutsche Krankenhausgesellschaft
DM	Deutsche Mark
DPS	*Dynamic Payment System*
DRG	*Diagnosis Related Groups*
EBM	Einheitlicher Bewertungsmaßstab
E_{FP}	Erlöskurve Fallpauschale
EK	Ersatzkassen (VdAK / AEV etc.)
E_{Pf}	Erlöskurve Pflegesatz
FP	Fallpauschale
FZ	Fallzahl
GKV	Gesetzliche Krankenversicherung

GKV-2000	Referentenentwurf eines Gesetzes zur Reform der gesetzlichen Krankenversicherung ab dem Jahr 2000 mit Stand 25.05.1999
GKV-SolG	GKV-Solidaritätsstärkungs-Gesetz, 01.01.1999
GOÄ	Gebührenordnung Ärzte
GRG	Gesundheitsreformgesetz, 8.12.1988
GS_bG	Gesellschaft für Systemberatung im Gesundheitswesen
GSG	Gesundheitsstrukturgesetz, 9.12.1992
HbA1c	Glykiertes Hämoglobin
HBG	*Health Benefit Groups*
HMO	*Health Maintenance Organization*
HNO	Hals-Nasen-Ohrenheilkunde
HRG	Health Ressource Groups
HVM	Honorarverteilungsmaßstab
ICD	Internationale Klassifikation von Erkrankungen
ICD-10	*International Classification of Disease Edition* 10
ICD-9	*International Classification of Disease Edition* 9
ICPM	*International Catalogue of Procedures in Medicine*
K	Konsument
Kap.	Kapitel
KdÖR	Körperschaft des öffentlichen Rechts
K_{FP}	Kostenkurve Fallpauschale
KH	Krankenhaus
KHG	Krankenhausfinanzierungsgesetz
K_{Pf}	Kostenkurve Pflegesatz
KVSH	Kassenärztliche Vereinigung Schleswig-Holstein
LKA	Leistungs- und Kostenaufstellung
LKF	Leistungsorientierte Krankenanstalten-Finanzierung
MCO	*Managed Care Organization*
MDK	Medizinischer Dienst der Krankenversicherung
MDS	Medizinischer Dienst der Krankenversicherungen der Länder
Mio.	Millionen
MOKKA	**Mo**dulares **K**lassifikations- und **Ka**lkulationssystem
MQR	Medizinische Qualitätsgemeinschaft Rendsburg

Mrd.	Milliarden
N	Nachfrager
o.a.	oben angeführte(n)
OP	Operation(s)
OPS	Operationsschlüssel
PK	Primärkrankenkasse (AOK etc.)
PKV	Private Krankenversicherung
PLZ	Postleitzahl
PMC	*Patient Management Categories*
PPR	Pflegepersonalregelung
PRG	*Patient Related Groups*
PRN	*Projet de Recherche en Nursing*
RPN-K	Regionales Praxisnetz Kiel
SE	Sonderentgelt
SGB	Sozialgesetzbuch
SH	Schleswig-Holstein
TKK	Techniker Krankenkasse
Tsd.	Tausend
VD	Verweildauer
VdAK	Verband der Angestellten Krankenkassen
Vgl.	vergleiche
WHO	Weltgesundheitsorganisation
Z	Zahler
z. B.	zum Beispiel
z. T.	zum Teil

Abbildungsverzeichnis

Beispielverzeichnis

Tabellenverzeichnis

Autoren

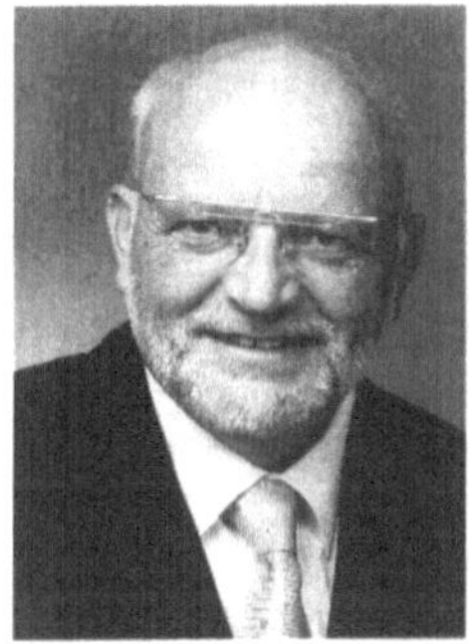

Prof. Dr. rer. pol. Hans-Heinrich Rüschmann (*1947)

Professor für Gesundheitsökonomie an der Christan-Albrechts-Universität zu Kiel, Diplom-Mathematiker, Promotion in Wirtschaftswissenschaften, gesundheitsökonomische Grundlagenforschung, insbesondere zur Krankenhaus-Finanzierung und Krankenhaus-Planung sowie zur Entwicklung von finanziellen Steuerungsinstrumenten für integrative Versorgungsstrukturen; wissenschaftliche Politikberatung für die drei Bundesministerien (Gesundheit, Arbeit, Forschung), WHO, mehrere Landesregierungen, Verbände der Krankenkassen auf Bundes- und Länderebene, Universitätskliniken, Schwerpunktkrankenhäuser und niedergelassene Ärzteschaft, Träger und Betreiber eigener Modellkliniken zur Erprobung innovativer Finanzierungsformen, Gründer der Gesellschaft für Systemberatung im Gesundheitswesen GS$_b$G 1985 in Kiel und der wissenschaftlichen Reihe „Medizin und Systemforschung".

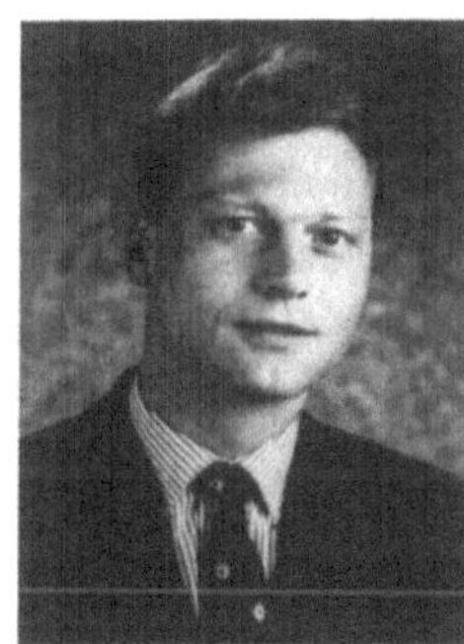

Dr. rer. pol. Klaus Schmolling (* 1961)

Studium der Betriebswirtschaftslehre in Würzburg, Austin (Texas) und Köln; anschließend Promotionsstudium (1994) und gleichzeitig Tätigkeit als wissenschaftlicher Mitarbeiter an den Lehrstühlen für Informatik und Wirtschaftsinformatik an der Universität zu Köln; Autor und Mit-Autor zahlreicher Veröffentlichungen im Bereich des Gesundheitswesens, insbesondere in Finanzierungsfragen.

Von 1995 bis 1997 Geschäftsbereichsleiter „Finanzierung, Öffentliche Aufträge, EDV" bei der Gesellschaft für betriebswirtschaftliche Beratung mbH (GEBERA) in Köln. Von 1997 bis 1999 Projektleiter bei der Gesellschaft für Systemberatung im Gesundheitswesen GS$_b$G in Großhansdorf.

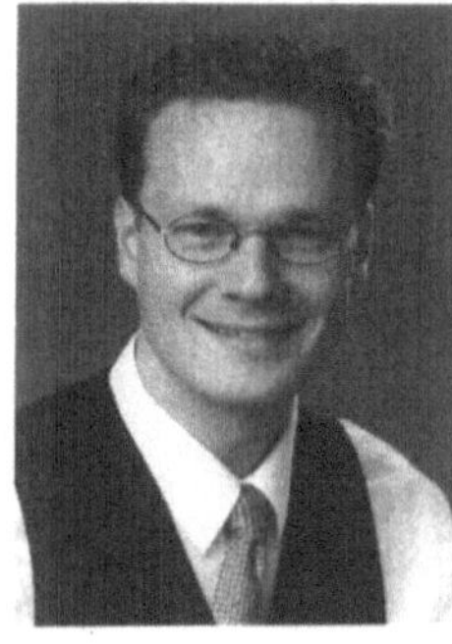

Dipl.-Inf. Christian Krauss (* 1972)

Studium der Informatik an der Christian-Albrechts-Universität zu Kiel mit Schwerpunkt „Medizin", seit 1997 wissenschaftlicher Mitarbeiter der Gesellschaft für Systemberatung im Gesundheitswesen GS$_b$G in Kiel. Arbeitsschwerpunkte: Datenmanagement und Informatik, Vernetzte Praxen, Krankenhaus-Rahmenplanung, Operative Onkologie.

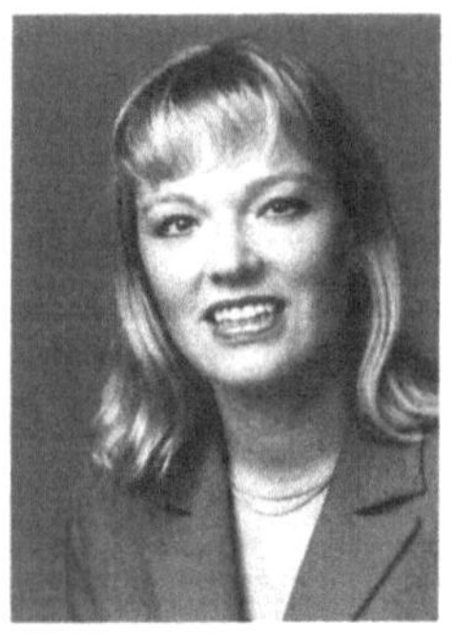

Dr. med. Andrea Roth MPH (* 1965)

Studium der Humanmedizin in Lübeck, Göttingen und Wien; nach ärztlicher Tätigkeit in der Inneren Medizin Studium der Gesundheitswissenschaften in Hannover, von 1995 bis 1998 Qualitätssicherungsbeauftragte und Öffentlichkeitsarbeit bei der Kassenärztlichen Vereinigung Schleswig-Holstein, Gründerin des Instituts *managed*GKV; freie Mitarbeiterin der Gesellschaft für Systemberatung im Gesundheitswesen GS$_b$G in Kiel. Arbeitsschwerpunkte: Integrierte Versorgungssysteme, Versorgung chronisch Kranker, Qualitätsmanagement.

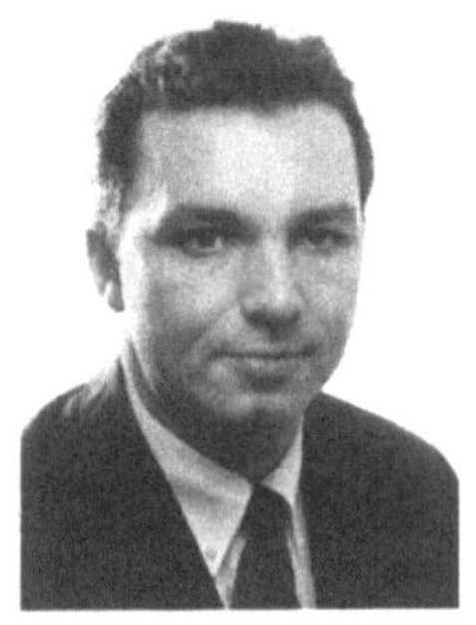

Dipl.-Kfm. Jörg Förster (* 1964)

Studium der Betriebswirtschaftslehre in Kiel, Geschäftsführer einer Klinik, wissenschaftlicher Mitarbeiter der Gesellschaft für Systemberatung im Gesundheitswesen GS$_b$G von 1991 bis 1998, seither freier Mitarbeiter mit Schwerpunkten: Wirkungen von Finanzierungssystemen, betriebswirtschaftliche Kalkulationen, Management im Gesundheitswesen.

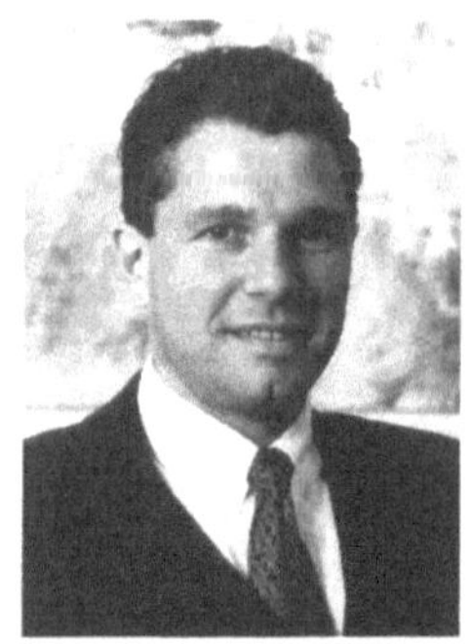

Dr. sc. pol. Christian Rotering (* 1961)

Studium der Betriebswirtschaftslehre in Kiel, Promotion und wissenschaftlicher Mitarbeiter am Lehrstuhl für Innovationsmanagement, seit 1988 wissenschaftlicher Mitarbeiter der Gesellschaft für Systemberatung im Gesundheitswesen GS$_b$G, Aufbau und Geschäftsführer einer Modellklinik in Schleswig-Holstein. Wissenschaftliche Projekte: Kalkulation von Fallpauschalen (MOKKA), Komplexpauschalen, Finanzierungsmodelle.

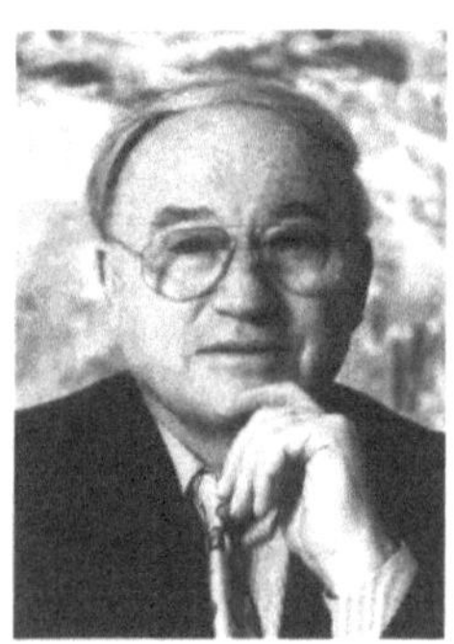

Günther Jansen (* 1936)

Beratender Mitarbeiter der Gesellschaft für Systemberatung im Gesundheitswesen GS$_b$G mit Arbeitsschwerpunkten: Geriatrische und psychiatrische Versorgung; Verwaltungsleiter einer Klinik; von 1988 bis 1992 Minister für Arbeit, Soziales, Gesundheit und Energie in Schleswig-Holstein.

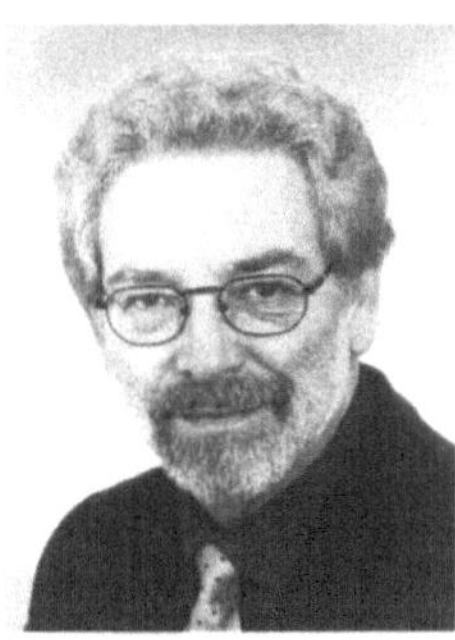

Dipl.-Math. Reinhold Thode (* 1948)

Mathematiker und Informatiker, seit Gründung der Gesellschaft für Systemberatung im Gesundheitswesen GS$_b$G 1985 freier wissenschaftlicher Mitarbeiter, Entwicklung von Software für Krankenhäuser und Arztpraxen. Tätigkeitsfelder: Mathematische Modelle und Berechnungen zu den Analysen der GS$_b$G.

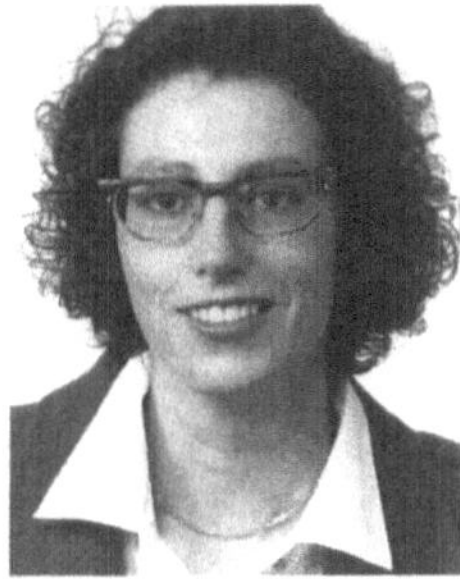

Dipl. Vwl. Ines Gerber (* 1969)

Studium der Volkswirtschaftslehre an der Universität Wien sowie an der University of California, Irvine. 1995 Weiterbildung im Bereich Gesundheitsmanagement in Köln. Seit 1995 als wissenschaftliche Mitarbeiterin der Gesellschaft für Systemberatung im Gesundheitswesen GS$_b$G tätig mit den Schwerpunkten Kostenrechnung, Vergütungssysteme und Krankenhausmanagement in Universitätskliniken.